조직검사 실습

Practical Histotechnology

집필진

공동저자

강지언(나사렛대학교)
강진석(남서울대학교)
강효진(호남대학교)
김극준(대경대학교)
김다현(대구한의대학교)
김은정(상지대학교)
김은중(충북보건과학대학교)
김인정(대전과학기술대학교)
김재경(단국대학교)
김종완(동의과학대학교)
김진목(마산대학교)
김진수(대전보건대학교)
김진희(청주대학교)
박 호(원광보건대학교)
박미숙(김해대학교)
박정연(진주보건대학교)
박충무(동의대학교)
박호현(목포과학대학교)
신재호(을지대학교)
안승주(대구보건대학교)
우계형(세명대학교)
우명수(전주기전대학교)
우현준(세명대학교)
유영빈(건양대학교)
윤대위(중원대학교)
이기종(연세대학교)
이동섭(혜전대학교)
이순신(순천향대학교)
이은령(경운대학교)
이혜자(신성대학교)
장재현(안산대학교)
전승환(수원과학대학교)
정경아(광주보건대학교)
정상봉(대경대학교)
조민호(경동대학교)
최연일(동남보건대학교)
최완수(인제대학교)
한경희(신한대학교)
현혜진(대구보건대학교)
황구연(서영대학교 광주)
황다현(호서대학교)

(가나다 순)

머리말

1993년도『조직검사 실습』책의 초판 발행 이후 한국임상병리학과 조직세포교수회 교수님들과 학생들의 관심에 힘입어 여섯 번째 개정판을 내놓게 되어 감개무량함을 금할 수 없습니다.
1판에서는 병원뿐만 아니라 조직을 취급하는 관련 연구 종사자들에게 도움을 주고자 조직검사 분야에서 이루어지고 있는 다양한 염색기법들을 많이 실었습니다. 그러나 그동안 실습교재로 사용하시는 교수님들의 수정 의견을 반영하여 개정하게 되었습니다.

특히 교재를 사용하는 교수님들께서 학교에서 조직검사 실습에 할당된 실습시간이 부족하기 때문에 제한된 시간 내에 실습할 수 있는 주요 염색법들로 편집해 달라는 의견을 많이 주셨습니다.
이를 위해 현재 병원 현장에서 주로 사용하고 있는 염색법들을 파악하기 위해 병원 병리과에서 오랜기간 종사하신 분들의 의견을 청취하였습니다. 사용이 많지 않은 염색법들은 빼고 가능한 현재 주로 사용되고 있는 염색법들 위주로 재편집하였습니다.

특히 6판에서는 학생들이 염색법을 이해하는 데 조금이나마 쉽게 정리할 수 있도록 주요 염색법의 과정을 그림으로 도식화하여 각 염색법에 삽입하였습니다.
개정할 때마다 이 책을 사용하여 실습하는 학생들에게는 좀 더 이해가 쉽고, 교수님들께는 실습교육을 편하게 할 수 있도록 편집하려고 하지만, 마무리할 때가 되면 항상 아쉬움이 남는 것 같습니다. 다음 개정 때는 좀 더 새로운 내용과 편집을 약속하고 후일을 기약해 봅니다.

끝으로 조직검사실습서 발간에 항상 도움을 아끼지 않으신 성곤무역 윤무열 사장, 6판의 편집 작업에 참여하신 국민건강보험 일산병원 병리과 지수일 실장과 서울대학병원 병리과 최철웅 선생께도 감사드립니다. 그리고 개정판을 낼 때마다 좋은 책을 만들기 위해 노력하는 고려의학 최병진 사장님과 직원 여러분들께 진심으로 감사의 마음을 전합니다.

2019년 8월
연구실에서 저자 대표

차례

CHAPTER **01** 실험실 안전과 실험 준비

1.1 병리 실험실 위해의 종류 / 2
1.2 조직검사 실습실 안전과 준비 / 6

CHAPTER **02** 시약의 준비와 현미경 사용법

2.1 용액의 제조와 관리 / 16
2.2 현미경의 취급법 / 24

CHAPTER **03** 고정과 절취

3.1 조직 검체 취급법 / 36
3.2 조직의 고정 / 38
3.3 절취 / 46

CHAPTER **04** 탈회

4.1 탈회액과 탈회과정 / 54
4.2 골수 생검조직의 표본제작 / 63

CHAPTER **05** 포매

5.1 파라핀 포매법 / 68
5.2 조직미세배열법 / 76

CHAPTER **06** 박절

6.1 파라핀블록의 박절 / 90
6.2 동결절편 제작법 / 97

CHAPTER **07** 기본 염색 과정

7.1 일반 염색법 / 106
7.2 봉입 / 109

CHAPTER **08** Hematoxylin–Eosin (H&E) 염색

8.1 Harris H&E 염색 / 118
8.2 Mayer H&E 염색 / 122
8.3 H&E 염색의 주별 관리사항 / 125
8.4 동결절편의 H&E 염색 / 126
8.5 동결절편 염색용액의 주별 관리 / 127
8.6 Hematoxylin과 eosin 염색의 불량 원인 / 128
8.7 퇴색된 H&E 염색표본의 재염색 / 130

CHAPTER **09** 아교섬유 염색

9.1 Masson's trichrome 염색 / 136
9.2 van Gieson 염색 / 141
9.3 Picro–sirius red 염색 / 144
9.4 PTAH 염색 / 148

CHAPTER **10** 그물섬유 염색

10.1 Gomori reticular fiber 도은법 / 158
10.2 Gordon–Sweets의 도은법 / 163

CHAPTER **11** 탄력섬유 염색

11.1 Verhoeff iron hematoxylin 염색 / 174
11.2 Gomori aldehyde fuchsin 염색 / 178

CHAPTER 12 바닥막(기저막) 염색

12.1 PAMS 염색 / 184
12.2 AZAN 염색 / 189

CHAPTER 13 뼈 및 연골조직 염색

13.1 von Kossa 염색 / 200
13.2 Alizarine red S 염색 / 204
13.3 Safranin O–fast green 염색 / 207

CHAPTER 14 신경계의 염색법

14.1 니슬소체 : Cresyl echt violet 염색(Vacca, 1985) / 216
14.2 말이집 : Klüver–Barrera luxol fast blue 염색 / 219
14.3 신경원섬유의 염색(Bodian법) / 222
14.4 Bielschowsky 염색(Sevier–Munger 변법) / 226

CHAPTER 15 핵산 염색

15.1 포일겐 반응 / 236
15.2 Methyl green–pyronin (Unna–Pappenheim) 염색 / 239

CHAPTER 16 탄수화물 염색

16.1 Mayer Mucicarmine 염색 / 250
16.2 PAS 반응 / 254
16.3 Diastase–PAS 염색 / 258
16.4 Alcian blue–PAS 염색 / 262
16.5 Colloidal iron 염색 / 265
16.6 High iron diamine–Alcian blue pH 2.5 (HID–AB) 염색 / 269

CHAPTER 17 아밀로이드 염색

17.1 Puchtler alkaline congo red 염색 / 282
17.2 Highman methyl violet 염색 / 287
17.3 Thioflavine T 형광염색 / 289

CHAPTER 18 지질 염색

18.1 Oil red O 염색 / 296
18.2 Sudan black B 염색 / 300
18.3 Nile blue 염색 / 302

CHAPTER 19 생체 내 색소 및 무기질 염색

19.1 Fontana–Masson 염색 / 312
19.2 멜라닌의 표백법 / 316
19.3 Schmorl 염색 / 319
19.4 Fouchet 반응(Hall법) / 322
19.5 Prussian blue 염색 / 324

CHAPTER 20 조직 내 병원체의 염색

20.1 Gram 염색(Brown–Hopp법) / 336
20.2 Ziehl–Neelsen 염색(Wade–Fite 변법) / 339
20.3 Auramine–rhodamine 형광염색 / 342
20.4 Grocott methenamine silver 염색 / 345
20.5 Warthin–Starry 염색 / 350
20.6 Diff–Quik Giemsa 염색 / 354
20.7 Orcein 염색(Shikata 변법) / 357
20.8 Victoria blue 염색 / 360

CHAPTER 21 세포 내 과립의 염색법

21.1 Grimelius 염색 / 372
21.2 Toluidine blue 염색(변법) / 376
21.3 Alcian blue–safranin O 염색 / 379

CHAPTER 22 효소조직화학

22.1 뼈대근 생검조직의 기본 취급 요령 / 388
22.2 뼈대근 생검조직의 동결 과정 / 390
22.3 ATPase 염색(calcium법) / 393
22.4 NADH-TR (tetrazolium-reductase) 'diaphorase' 염색 / 397
22.5 Succinic dehydrogenase 염색 / 400
22.6 Acid phosphatase 염색 / 403
22.7 Alkaline phosphatase 염색 / 408
22.8 α-Naphthyl acetate esterase 염색 / 412
22.9 Modified Gomori trichrome (sarnat, 1983) / 416

CHAPTER 23 면역조직화학

23.1 효소항체법 / 424
23.2 형광항체법 / 455
23.3 모세관 원리를 이용한 면역 수동염색 / 461
23.4 자동면역염색기를 이용한 면역염색 / 464
23.5 면역염색법의 문제 원인 및 해결법 / 464

CHAPTER 24 분자병리검사와 유세포 분석

24.1 제자리 부합법(ISH) / 470
24.2 형광제자리부합법 / 478
24.3 제자리 중합효소연쇄 반응(IS-PCR) / 481
24.4 조직 및 파라핀 포매조직으로부터 핵산 추출법 / 488
24.5 자멸사세포(apoptotic cells)의 검출을 위한 TUNEL 염색(파라핀절편) / 494
24.6 유세포 분석 / 498

CHAPTER 25 전자현미경 염색

25.1 투과전자현미경 / 510

CHAPTER 26 부록 / 520

찾아보기 / 541

CHAPTER 01

실험실 안전과 실험 준비

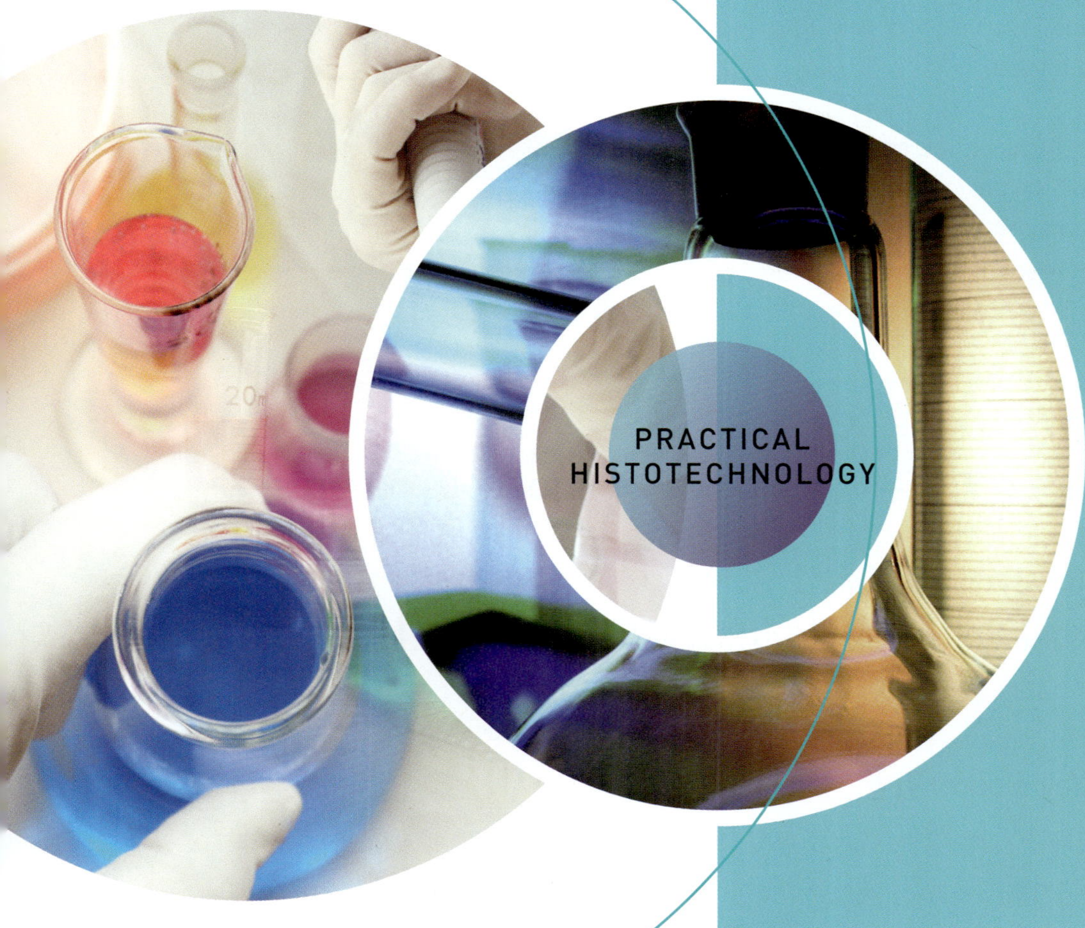

병리과(검사실)는 병원이란 특수 환경에 놓여 있어서 이 분야에 종사하는 임상병리사(medical laboratory technologist)들에게는 감염성 질환, 위해화학물질, 방사성물질들을 비롯하여 작업에 따른 여러 기계적 손상 위험에 노출되어 있기 때문에 실험자의 안전을 위하여 병리과 내에서 발생할 수 있는 위해(hazard)와 그 예방법 및 발생 시 행동 요령을 반드시 숙지하고 있어야 한다.

1.1 병리 실험실 위해의 종류

학습목표 instructional objectives

1. 병리 실험실에서 발생하는 위해의 종류를 알아야 한다.
2. 흔히 사용하는 독성 화학물질 5가지 목록을 작성하고 특수 위해를 확인한다.
3. 고정과 파라핀 침투과정에 사용되는 시약의 목록과 각 시약과 관련된 위해를 확인한다.
4. 다음 용어를 정의할 수 있어야 한다.
   1) 최저 독성량(toxic dose low, TDL)
   2) 최저 독성농도(toxic concentration low, TCL)
   3) 최저 치사량(lethal dose low)
   4) LD50
   5) 최대 허용노출한계(permissible exposure limit, PEL)
   6) 단기간 노출한계(short-term exposure limit, STEL)
5. 위해 표시법(hazard identification) 및 상징부호의 의미를 알아야 한다.

1. 생물학적 또는 감염성 위해(biological or infectious hazards)

1) 접촉매개성(contact-borne) 감염

입을 이용한 피펫팅에 의해 입이나 눈에 손가락을 접촉하거나, 필기구나 다른 실험 기자재의 구강 접촉에 의해 전파된다.

2) 공기매개성(air-borne) 감염

건조된 감염 먼지나 검체액이 튀어 공기를 통해 그 입자들이 호흡기나 피부에 흡입 또는 흡착되므로써 발생한다.

3) 혈액매개성(blood-born) 감염

환자의 혈액, 혈청, 삼출액, 조직 등에 포함된 감염성 물질들을 검사할 때 사용되는 바늘, 깨진 유리, 피펫 등에 찔려 혈액을 통해 이루어지므로 특히 후천성면역결핍증, 간염 등에 걸리기 쉽다. 따라서 검체 취급 시 이들 감염에 대한 일반 예방책(universal precaution)이 수립되어 있어야 한다.

2. 화학적 위해(chemical hazards)

1) 독성물질(toxic substances)

(1) 사람 및 실험동물에게 암, 종양을 유발하는 물질

(2) 사람 및 실험동물로부터 유발된 병변이 자손에게 영구적으로 전달되는 변화를 유발하는 물질

(3) 사람 및 실험동물의 배아 발생과정에서 신체적 결함의 발생 원인이 되는 물질

(4) 실험동물 및 가축에게 호흡기도, 피부, 눈, 입 및 기타 경로를 통하여 적정량이 노출되었을 때 치사의 원인이 될 수 있는 물질

(5) 피부, 눈, 기도에 자극을 일으키는 물질

(6) 사람의 정신력을 둔화시키고 욕구를 감소시키거나 행동을 변화시키는 물질

(7) 일정시간 동안 일정량, 일정농도의 물질이 호흡기도, 피부, 눈, 입 및 일정 연령의 남녀 정상인 또는 신체 장애인에 부작용을 나타내거나, 가역적, 비가역적 신체적 손상 및 죽음을 초래할 수 있는 물질

화학물질의 독성량 주의

① 최저 독성량(toxic dose low : TDL) : 흡입이 아닌 경로로 체내에 들어와 독성효과를 나타내는 최소 물질량

② 최저 독성농도(toxic concentration low : TCL) : 흡입에 의해 체내에 들어와 독성효과를 나타내는 최소 물질량

③ 최저 치사량(lethal dose low) : 일반적으로 사람을 치사시키는 최저량 또는 동물의 경우는 최저 단일 치사량으로 정의한다.

④ LD50 : 흡입과는 다른 경로로 노출되었을 때 실험동물군의 50% 치사율을 예상할 수 있는 화학물질의 산출량

⑤ 최대 허용노출한계(permissible exposure limit : PEL) : 고용인이 8시간의 근무시간 내에 평균 이상으로 위험 화학물질에 노출되지 않도록 한 한계. 단기간 노출한계(short-term exposure limit : STEL)는 짧은 시간 내에 허용된 노출 한계

2) 부식성 물질(corrosive substances)

폐기를 목적으로 직접 접촉에 의해 55°C에서 1년에 6.35 mm 이상의 비율로 ASE 1020 강철을 부식시키거나 또는 어떤 한정된 조건 하에서 저강도 강철을 파괴할 수 있는 물질로 규정하고 있다. 이 정의에 의하면 산은 부식성 물질로 분류된다. 따라서 산은 대부분의 금속성 표면과의 접촉 및 신체적 부식 위험에 노출되지 않도록 주의해야 한다. 따라서 병리실험실에서 사용하는 위해성 물질들은 위해 표시를 하여 위해 종류에 따라 적합한 보관함을 설치하여 보관하여야 한다(그림 1-1~3)

3) 화재 및 폭발 위험성 물질(fire and explosive hazards)

액체 유기화합물은 대부분 화재의 위험성을 지니고 있다. 그러나 일부 건조 상태의 피크린산이나 은용액은 폭발성 위험을 초래하는 것도 있다. 화재는 발화원의 존재 하에 산화제에 의해 연료가 신속히 산화되는 것으로 정의한다.

(1) A급 화재 : 나무, 플라스틱, 종이, 직물 등에 의해 발생된 화재로써 물이나 물을 기초로 한 용액으로 소화할 수 있다.

(2) B급 화재 : 가연성 액체나 가스에 의해 발생된 화재로 소화 시 연료로부터 산소 차단이 필요하다.

(3) C급 화재 : 전기에 의해 발생된 화재로 비전도체에 의한 소화가 필요하다.

(4) D급 화재 : 나트륨, 칼륨, 마그네슘, 리튬과 같은 반응성 금속에 의해 발생하는 화재로써 쉽게 분산되고 폭발하므로 조절 및 소화하기가 매우 어려운 화재이다.

위해 표시법(hazard identification)

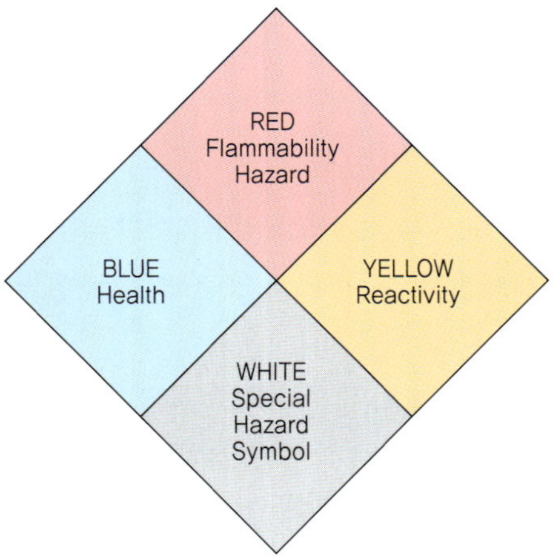

그림 1-1. 화학 시약에 사용되는 화학위해 표시라벨. 위의 적절한 색코드 위해 부위에 NEPA 0-4 등급체계(4 = severe, 3 = serious, 2 = dangerous, 1 = minor 0 = none)의 번호를 붙여 사용한다.

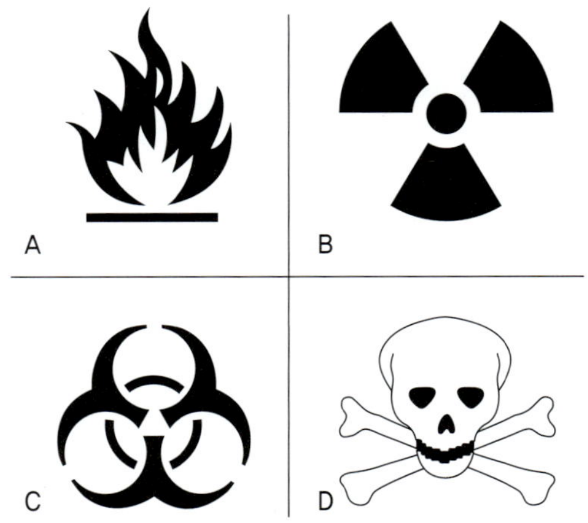

그림 1-2. 특별한 위해를 표시에 사용하는 일부 상징(symbol). A. 가연성 위해(flammable hazard); B. 방사선위해(radiation hazard); C. 생물위해(biohazard); D. 독극물(poison).

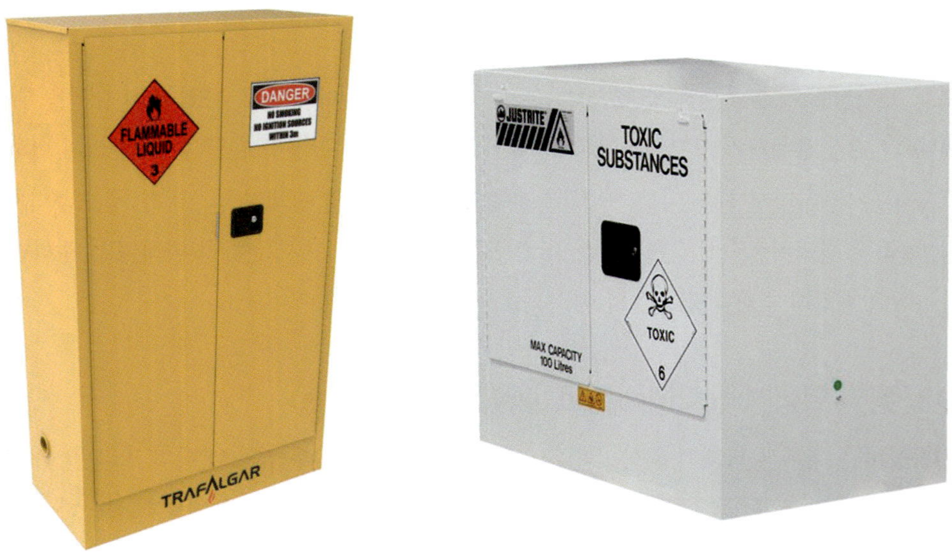

그림 1-3. 가연성 액체나 독성물질을 보관하는 보관함.

3. 기계적 위해(mechanical hazards)

기계적 위해는 주로 예리한 기구, 초자류, 전기기구에 의해 발생한다. 실험실에서 이용하는 예리한 도구들은 기계적 위험을 일으킬 수 있는 대표적인 예로써 사용 과정이나 사후 처리 및 관리에 있어 매우 주의해야 한다. 노출된 칼날은 칼보호대를 반드시 사용하고 일회용 칼날들은 사용 후 적절한 "sharp container"에 담아 별도로 처리하거나 관리해야 한다(그림 1-4). 초자류는 금이 갔는지를 주기적으로 점검하여 결함이 발생하였을 때에는 즉시 폐기해야 한다. 또한 사용하는 모든 전기기구들은 접지를 해야 하고 전선 상태를 주기적으로 점검해야 한다. 그리고 모든 장비 점검은 문서로 만들어 관리해야 한다.

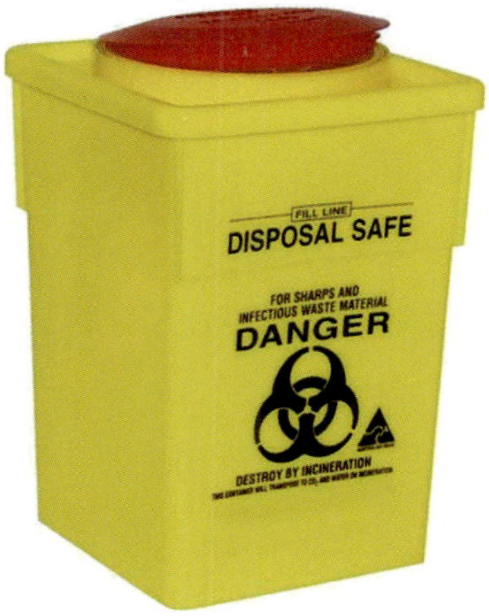

그림 1-4. 'Sharp container'. 사용한 주사기 바늘이나 박절칼 등 예리한 기구들을 폐기할 때 사용하는 용기이다.

1.2 조직검사 실습실 안전과 준비

학습목표 instructional objectives

1. 조직검사 실습실에서 갖춰야 할 기본 수칙을 알고 있어야 한다.
2. 조직검사 실습실에서 발생할 수 있는 사고의 종류와 예방법을 알고 있어야 한다.
3. 실습 보고서 작성법에 대해 알고 있어야 한다.

1. 조직검사 실습실에서의 기본 수칙

- 실습실 내에서는 다른 학생의 실습에 방해가 되지 않도록 항상 정숙히 하며 정해진 휴식시간 이외에는 자리를 뜨지 않도록 한다.
- 실습대와 그 주변을 항상 청결하게 정돈하고, 실습실 내에서는 반드시 깨끗한 가운을 착용하고 있어야 한다.
- 실습실 내에서는 실습서와 필기도구 이외의 물건, 즉 겉옷, 우산 또는 가방 등의 지참을 금한다.
- 실습에 이용되는 실험기구(현미경, 절편기, 자동침투장치, 화학저울, pH 측정기 등)는 먼저 그 사용법을 익힌 다음 조교의 지시에 따라 수행한다. 만일 고장이 발생하였을 때에는 곧 지도교수에게 알린다.
- 실습 시작 전에 필요한 모든 기구와 시약을 점검하여 준비해 두어야 한다.
- 실습에 사용한 유리기구는 항상 잘 세척하여 말려 둔다.
- 조직검사 실습실의 경우 다른 실습실보다 현미경의 사용이 빈번하므로, 본인에게 할당된 현미경은 항상 깨끗이 청소하고 주의하여 다룬다.
- 현미경을 사용하지 않을 때에는 반드시 조명등을 끄도록 한다.
- 표본제작과 관찰이 끝난 표본은 파손 및 분실이 되지 않도록 각자가 보관을 철저히 하며 학기말에는 반드시 반납하여야 한다.

2. 실습실 사고의 원인과 대책

1) 사고원인

조직검사 실습실은 다른 실습실만큼 위험한 곳은 아니지만, 그래도 시약에 의한 신체손상, 화재, 폭발 등 여러 가지 사고가 일어날 수 있다. 이러한 사고는 대부분 실습학생의 부주의나 실험실에서 지켜야 할 규칙을 어기고 무책임한 행동을 하였거나, 충분한 사전 준비 또는 시약에 대한 안전지식이 없이 실습에 임했을 때 일어나는 수가 많다. 따라서 각 실습 과정 중에 일어날 수 있는 위험한 사고의 원인을 미리 살펴서 사고 발생을 미리 예방하도록 하는 것이 중요하다.

(1) 비생물학적 위험(nonbiological danger)

실습실에 따라 다소 차이가 있기는 하나 다음과 같은 요소들에 의해 흔히 일어날 수 있다.

- 전원이나 전기기구에 의한 감전 또는 화재
- 알코올램프에 의한 화재
- 화학약품에 의한 신체손상
- 가열기구나 칼과 같은 기구에 의한 신체 손상

(2) 생물학적 위험(biological danger)

조직검사 실습실의 경우 크게 문제시되지 않으나, 특정 병원성 미생물에 의해 감염된 조직으로 실습이 필요할 때, 감염의 위험이 있을 수 있다. 고정된 조직을 받아 사용하면 비교적 안전하다. 단, 크로이츠펠트-야콥질환(Creutzfeldt-Jakob disease, CJD) 또는 변형 크로이츠펠트-야콥질환(variant Creuzfeldt-Jakob disease, vCJD)과 같은 프리온 질환(prion disorder)의 조직을 다룰 때는 고정된 조직이라도 96% 포름산(formic acid)에 넣어 조직편이 거의 반투명 상태가 될 때까지 1시간 정도 두었다가 다음 과정을 수행한다. 프리온 질환의 조직을 다룬 작업대나 기구는 2 M 수산화나트륨(sodium hydroxide)에 1시간 멸균하며, 유리기구는 차아염소산 나트륨(sodium hypochlorite)에 넣어 소독한 후 사용해야 한다.

2) 실습실 사고의 예방 및 대책

(1) 실습실에서의 의복 차림

실습실에서는 항상 실습복을 입어야 하며, 유독성 약품은 장갑 등을 착용하고 취급한다.

(2) 피펫 사용

피펫을 다룰 때는 입을 사용하지 말고 반드시 필러(piller)나 보조피펫(pipet aid)을 사용하도록 한다. 특히 강산이나 강알카리 취급 시 주의가 필요하다.

(3) 알코올 램프의 사용

알코올램프의 사용 시에는 알코올이나 파라핀이 램프의 벽에 묻지 않도록 하고 램프용 알코올은 약간의 염료를 풀어 색이 보이도록 하며, 사용 후 뚜껑을 덮을 때는 바로 위에서 덮지 말고 비스듬히 덮어 불을 끈다. 알코올 불꽃은 눈에 잘 띄지 않기 때문에 취급 시 세심한 주의가 필요하다.

(4) 유기용매의 취급

인화성 유기용매를 미리 파악하여 사용 시 불기에 가까이 놓이지 않도록 주의한다. 유기용매나 그 용액을 담은 플라스크나 비이커는 직접 끓이지 말아야 하고, 특히 에테르, 아세톤, 메탄올, 에탄올, 벤젠 등의 끓는점이 비교적 낮고 인화되기 쉬운 용매를 가열할 때는 분젠버너나 가열판을 사용하지 말고 온수조에서 하는 것이 좋다.

(5) 유독성 약품의 취급

조직검사 실습실에서는 고정액을 비롯하여 많은 유기용매 및 염료 들이 이용되고 있는데, 이들은 대부분 인체에 해로운 것이 많다. 따라서 이들에 대한 위험성을 미리 파악하여 예방하는 것이 중요하다(표 1-1).

표 1-1. 조직병리검사실에서 사용하는 일부 화학물질의 유해성

종류	용도	유 해 성	
		급성	만성
Auramine O	염색액		암 유발
Acetone	탈수액, 고정액	약한 눈, 코, 목 자극, 혼수상태	
Acridine dyes	염료		염색체변이, 암 유발
Acrolein	고정액	눈물샘 자극, 기도자극	
Benzene	투명제	마취효과	백혈병, 간, 콩팥 손상, 재생불량성 빈혈
Carbon tetrachloride	간 독성물질	두통, 메스꺼움, 약한 황달, 식욕상실, 마취효과, 간과 콩팥 손상	
Chloroform	투명제	간 손상, 메스꺼움, 마취효과, 식욕상실, 간과 콩팥 손상, 기도 및 점막 자극	
Chromic acid	산화제		피부궤양
Diaminobenzidine	발색제		암 유발
Dioxane	탈수 및 투명제	마취효과, 간과 콩팥 손상	
Ethanol	고정제, 탈수제	눈, 기도 자극, 마취 효과	기관지염, 간 손상
Formalin	고정액	기도와 점막 자극	각막염, 피부균열, 피부궤양, 후두염, 기관지염, 폐렴
Glutaraldehyde	고정액	기도와 점막 자극	
Hydrochloric acid	시약	부식효과, 기도 손상	
Methanol	고정액	마취효과, 점막 자극, 시신경 손상	망막 및 시신경 손상
Mercury	고정액	메스꺼움, 구토, 두통, 복통	피부염, 콩팥 및 신경 손상

(6) 폭발성 시약의 취급

많은 종류는 아니지만 일부 시약 제조 과정에서 용액을 오래 방치하였을 때 폭발을 일으키기도 한다. 대표적인 예로 Harris hematoxylin 용액의 제조 시 산화수은(mercuric oxide)을 뜨거운 상태에서 첨가할 경우, 도은법에서 사용하는 암모니아은용액(ammoniacal silver)을 장기간 방치하였다가 폐기할 경우, 고정액이나 염색액 제조에 사용하는 피크린산(picric acid)의 건조상태로 보관할 경우 폭발이 일어날 수 있기 때문에 항상 제조 과정이나 시약을 취급할 때 안전성을 고려해야 한다.

(7) 위험성이 있는 각종 기구의 취급

조직검사 실습실은 특히 칼 종류들이 많이 사용되므로 자상(stab)에 주의해야 한다. 실험용 동물의 해부나 고정조직의 절취 시 주위에서 자극적인 언행을 삼가해야 한다. 절편기(microtome) 사용 시 특히 손가락이 칼에 끼이지 않도록 주의하며, 사용 후에는 반드시 칼을 빼서 보관하거나 보호대를 끼워두었다가 사용한다. 만일 자상을 입었을 경우는 바로 소독약으로 응급처치 해야 하고, 상처가 클 때는 지도교수에게 연락하여 즉시 병원에 가서 치료를 받도록 한다.

3. 실습보고서의 작성

실습보고서는 교과서, 실습강의, 실습지침 등에 따라 요점을 파악하여 간단명료하게 작성한다. 특히 조직염색표본을 그릴 경우에는 다음의 요령에 따라 표본을 정확히 이해하면서 그리도록 한다.

- 장기의 명칭, 표본의 명칭, 염색방법, 동물의 종명을 기입한다.
- 저배율로부터 고배율로 이동하면서 표본의 전체를 관찰하여 원하는 부분을 찾은 다음 저배율 관찰소견부터 그리기 시작한다. 그림마다 확대 배율을 반드시 기록한다.
- 관찰 부분은 인공산물(artifact)이 없는 곳을 택하여 그린다.
- 그림은 색연필과 가늘게 나오는 컬러펜을 사용하여 그린다.
- 각 구조들의 명칭을 반드시 기입하며, 한글과 영어로 표기한다.
- 그린 후에는 반드시 지도교수에게 제출하도록 한다.

참고문헌

1. Carson FL. Histotechnology. A self-instruction text. 2nd Ed. ASCP press, Chicago, 1996.
2. CDC safety manual. General laboratory health and safety. http://www. cdc.gov/ od/ohs/manual/labsfy.htm
3. HHMI Laboratory safety program. Energy resonse guide: general instruction http://www.hhmi.org/science/labsafe/erg/index.html
4. Leong ASY. Principles and practice of medical laboratory science: vol.1 Basic Histotechnology. Churchill Livingstone, New York, 1996.
5. OSHA technical manual. Section VI. Hospital investigation: Health Hazards. http://www.osha-slc.gov/dts/osta/otm/otm-vi/otm-vi-1.html

1.1 실 습 보 고 서

성명		학번		실습일자		확인	

실험실 안전과 실험 준비

실습 01 담당교수로부터 실험실 안전 교육을 받는다.

실습 02 일반 안전수칙을 기술해 본다.

실습 03 병리실험실에서 발생할 수 있는 생물학적 위해 · 화학적 위해에 대해 조사한다.

실습 04 사용할 시약, 염료 등에 대한 MSDS를 찾아보기와 유해성 및 취급법에 대해 조사한다.

실습 05 병리실험실에서 자주 사용하는 fomalin, xylene, ethanol, HCl. ammonia의 NCiS(화학물질정보시스템: http://ncis.nier.go.kr/ghcs/ghsList.do)에 접속하여 물질의 유해성에 관한 그림문자 표시 사항을 알아 본다.

핵심문제

01 다음 화학물질 중 독성과 가연성을 동시에 가진 것은?

① 크로로포름
② 자일렌
③ 빙초산
④ 염산
⑤ 수은

02 포르말린은 어떤 성질 있는 것으로 간주하는가?

① 발암 잠재성
② 강한 산화제
③ 가연성 액체
④ 약산
⑤ 강산

03 화학물질 중 폭발성이 있어 검사실에 보관하지 말아야 하는 것은?

① 염화제이수은
② 무수 피크르산
③ 크로로포름
④ 빙초산
⑤ 수은

04 포름알데히드의 최대허용노출한계(permissible exposure limit, PEL)는?

① 0.5 ppm
② 0.75 ppm
③ 1.25 ppm
④ 2.0 ppm
⑤ 2.5 ppm

05 소화기 종류 중 xylene에 의한 화재 시 사용하는 것은?

① A
② B
③ C
④ D
⑤ E

06 섭취했을 때 실험동물군의 50% 치사율을 예상 할 수 있는 화학물질의 양을 무엇이라 하는가?

① LD_{50}
② PEL
③ STEL
④ TWA
⑤ TCL

07 실습실에서 염산(약 6N)을 취급하다가 왼쪽팔에 소량이 튀겼다면 어떻게 행동하는게 가장 적절한가?

① 신속히 산을 중화한다.
② 즉시 응급실로 달려간다.
③ 즉시 에어샤워를 시행하고 상처부위를 얼음으로 차게한다.
④ 팔을 가볍게 물로 닦아낸 후 응급실에 연락한다.
⑤ 찬물과 비누로 10분간 팔을 닦아낸 후 치료할 곳을 찾는다.

08 보관 캐비넷 밖의 실험실에서 가연성 액체를 보관할 수 있는 총량(gallons)은?

① 5
② 10
③ 40
④ 60
⑤ 70

09

아래의 그림에서 Cryostat 실이나 육안절취실에 특별 위해를 표시하는 상징은?

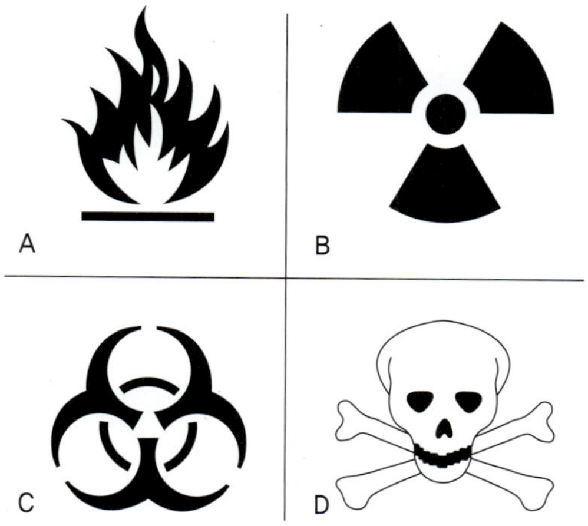

① A　　② B
③ C　　④ D
⑤ E

10

위의 그림에서 toluene, ethanol, methanol의 특별 위해를 표시하는 상징은(두가지)?

① A　　② B
③ C　　④ D
⑤ E

정답 1. ② 2. ① 3. ② 4. ② 5. ② 6. ① 7. ⑤ 8. ②
9. ③ 10. ①, ④

CHAPTER 02

시약의 준비와 현미경 사용법

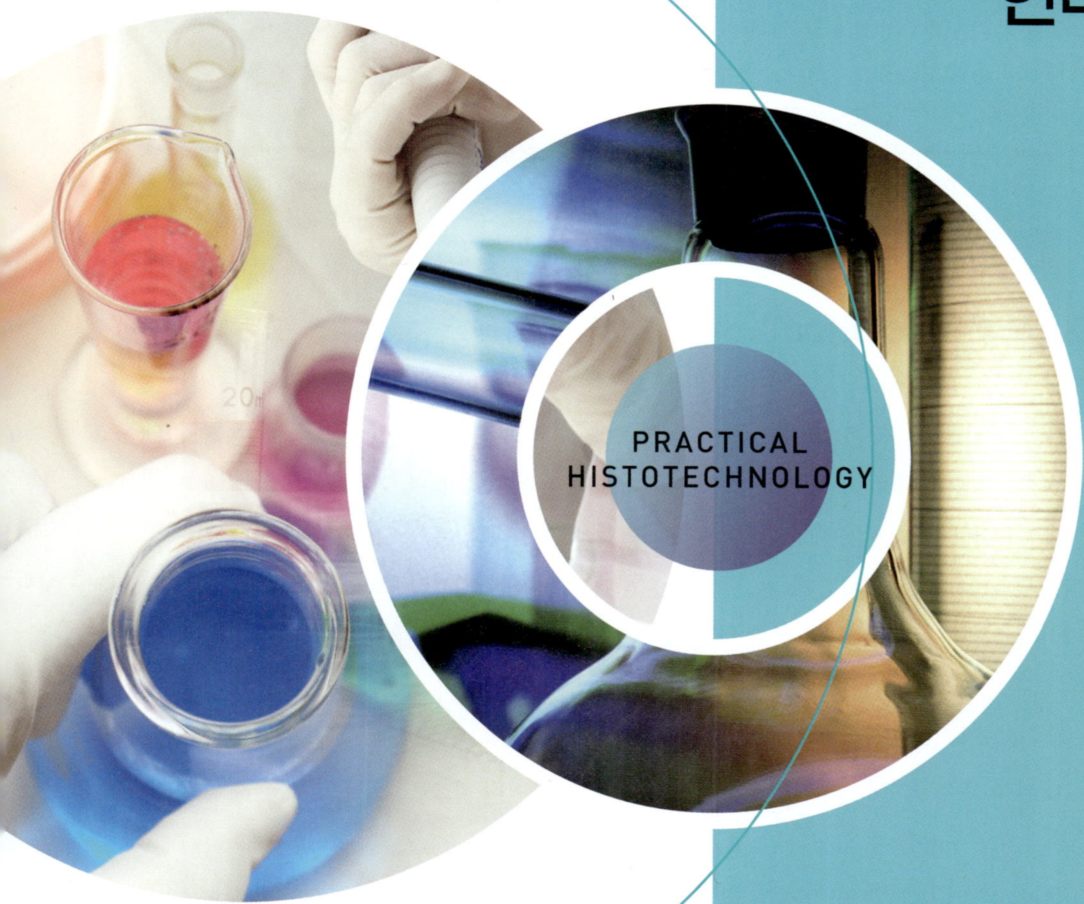

조직검사 실습은 조직절편의 준비와 함께 염색을 위한 용액의 준비로부터 시작한다. 기본 시약의 제조법을 비롯하여 실습 주제별로 필요한 염색 용액을 제조하는 것을 배우는 것이 가장 기초 목적이다. 여기서는 퍼센트, 몰, 노르말 농도별 용액의 제조와 염색용액 제조 시 필요한 중량인자, 수화물 제조 및 물의 종류 그리고 시약의 관리법들을 기술하였다. 또한 염색표본 관찰을 위해 필수적인 광학 현미경 사용 및 그 관리법에 대해서도 간략히 기술하였다.

2.1 용액의 제조와 관리

학습목표 instructional objectives

1. 퍼센트, 몰, 노르말 농도 용액의 개념 및 제조법을 알아야 한다.
2. 염색용액 제조 시 염료함량(dye content)을 보정할 수 있어야 한다.
3. 용액 제조 시 수화물(hydrate)에 대해 이해해야 한다.
4. 미터법에서 사용하는 기본 단위의 개념을 이해해야 한다.
5. 섭씨와 화씨의 온도변환을 할 수 있어야 한다.
6. 포화용액, 콜로이드용액, 완충액에 대해 이해해야 한다.
7. 용액의 희석 비율에 대해 알아야 한다.
8. 용액의 보관과 관리에 대해 이해해야 한다.

1. 퍼센트 농도 용액(% solution)

퍼센트(%)는 100분율을 말한다. 즉, 10%는 전체 100 부분에서 10 부분을 의미한다. 조직검사 분야에서는 weight/volume (W/V) 또는 volume/volume (V/V) 퍼센트 용액이 사용된다. 액체를 희석할 때는 필요한 저장액에 적절한 용매(solvent)를 사용하여 100 ml이 되도록 희석한다. 만일 용질(solute)이 고체라면 필요한 양을 용량 플라스크(volumetric flask)에 넣고 적절한 용매를 사용하여 100 ml까지 희석한다. 이 희석 방법은 W/V 기준에 의한 정확한 % 농도의 용액을 만드는 데 사용된다. 조직검사 분야에서는 W/W %는 사용하지 않는다.

10% 용액을 10/100 또는 1/10으로 표현하는 거와 같이 또한 비율(1 : 10)로도 표현한다. 간혹 학생들은 1 : 10을 1 부분 + 10 부분 또는 1 부분 + 9 부분인지를 혼동하기도 한다. 1 : 10은 후자가 맞는 표현이다. 10(1 + 9) 대신 11(1 + 10)을 사용하여 희석하면 농도가 분명하게 변화한다.

0.9% sodium chloride (NaCl) 100 ml을 만들려면 NaCl 0.9 g을 달아 약간의 증류수(용매)에 녹인 다음, NaCl이 완전히 녹으면 증류수를 충분히 넣어 마지막 부피가 100 ml이 되도록 만든다. 실린더, 피펫 또는 용량 플라스크로 용액을 측정할 때는 눈의 위치를 메니스커스(meniscus)에 맞춰 읽어야 정확하다. 삼각 플라스크나 비이커의 눈금은 너무 부정확하기 때문에 용액을 제조할 때는 용량 초자기구를 사용해야 한다.

1) % 농도 용액의 제조

요구하는 % : 100 = 필요한 g 또는 ml : 요구하는 양

예 : 10% sodium chloride 300 ml을 만들려면,

10 : 100 = X : 300

100 X = 3,000

X = 30 g (sodium chloride)을 300 ml가 되도록 희석한다.

2) 이미 제조된 저장액이나 고농도의 용액으로부터 필요한 농도의 사용액으로 만들려면 다음의 공식을 사용한다.

처음 % × 처음 부피 = 요구하는 % × 요구하는 부피

예 : 5% sodium thiosulfate로부터 2% 용액 50 ml을 만들려면,

$$5 \times X = 2 \times 50$$

$$5 X = 100$$

$$X = \frac{100}{5} = 20 \text{ mL (5\% sodium thiosulfate)}$$

3) 실린더를 이용한 % 농도 용액의 제조(그림 2-1)

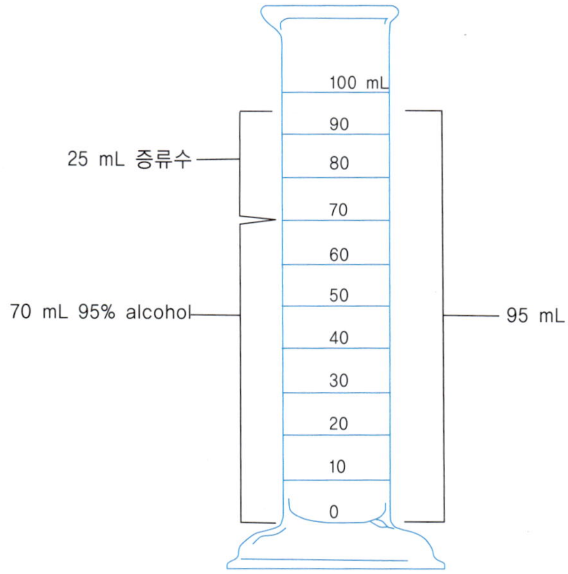

그림 2-1. 실린더를 이용하여 간단히 95% 에탄올에서 70% 에탄올 95 mL를 제조하는 방법

2. 몰과 노르말 농도 용액(Moral and Normal solution)

몰(Molar: M)과 노르말(Normal: N) 농도 용액은 일반 조직병리검사에서는 흔히 사용되지 않으나 완충액의 제조나 효소조직화학이나 면역조직화학에 사용되는 시약들에서 흔히 사용되고 있다. 몰 농도 용액은 일단 그람분자량(gram molecular weight)을 알면 제조하기 쉬운 반면, 노르말 농도 용액은 일부 화학에 대한 이해나 원소의 원자가에 이해가 없으면 제조하기가 어렵다.

1 spM 용액은 물 1 L에 녹아 있는 용질의 1 그람분자량을 의미한다. 용질의 1 그람분자량(또는 화학식량(formula weight))은 그람으로 나타내는 분자 내의 모든 원자의 결합된 원자량의 합니다. 예를 들면, potassium chloride(KCl)의 분자량은 74.55(K = 39.10, Cl = 35.45)이므로 1 M 용액에는 증류수 1 L에 KCl 74.55 g이 들어 있다. 대부분의 시약들은 병에 화학식량이 표시되어 있고, 대부분의 화학책에는 각 원자들에 대한 원자량이 나와 있다.

1 N 용액은 1 L의 용액에 용질 1 그람당량(gram-equivalent weight)이 들어 있는 용액을 의미한다. 1 그람당량은 유리된 한 개의 원자 또는 수소 1.008 g과 결합될 수 있는 용질의 양을 말한다. 또한 1 그람당량은 분자량을 수소이온 해리 또는 치환 수로 나눈 것으로 정의 할 수 있다. 대부분의 예에서, 즉 hydrochloric acid (HCl) 또는 sodium hydroxide (NaOH)에서와 같이 용액의 몰 농도와 노르말 농도가 같다. 그러나 sulfuric acid(H_2SO_4)와 같은 예에서는 두 개의 치환할 수 있는 수소원자를 가지고 있어서 1N 용액은 1M 용액의 두 배와 동일하다. 달리 말하면, sulfuric acid 1 그람분자량은 98 g과 동일하고, 1 그람당량은 49 g과 동일하다. 따라서 sulfuric acid 98 g을 1 L의 물에 희석하면 1M 또는 2 N 용액이 된다.

1) 몰 농도 용액

용액 1 L에 들어 있는 용질의 그람분자량 수를 뜻하며 M이라는 기호로 나타낸다. 즉, 용질의 분자량(g) 만큼 달아서 물을 첨가하여 1 L가 되도록 만든 용액이다.

예 1 : 용질이 고체인 경우

1 M NaOH용액(NaOH의 분자량 = 40)

NaOH 40 g을 적은 양의 증류수에 녹인 후 1,000 mL까지 증류수로 채운다.

예 2 : 용질이 액체인 경우

다음의 식에 의해 얻어진 값(mL)을 증류수로 희석하여 1,000 mL 되게 한다.

$$\frac{\text{원하는 농도} \times \text{분자량}}{\text{비중} \times \text{농도(\%)}} = \text{ml/1 L}$$

1 N H_2SO_4용액(분자량 = 98.08, 농도 = 97%, 비중 = 1.835)

$$\frac{1 \times 98.08}{1.835 \times 0.97} = 55.4 \text{ mL/1 L}$$

2) 노르말 농도 용액

용액 1 L에 들어 있는 용질의 그람당량수를 나타내며, N이란 기호로 표시한다.

예 1 : 용질이 고체인 경우

1 N NaCl용액(분자량 = 58.46, 원자가 = 1)

NaCl 58.46 g을 원자가로 나눈 양(이 경우 58.46 g)을 적은 양의 증류수에 녹인 후, 1,000 mL까지 증류수로 채운다.

예 2 : 용질이 액체인 경우

다음과 같은 식에 의해 얻어진 값(mL)을 증류수로 채워 1,000 mL이 되게 한다.

$$\frac{\text{원하는 농도} \times \text{분자량}}{\text{원자가} \times \text{비중} \times \text{농도}(\%)} = \text{mL/1 L}$$

1 N HCl용액(분자량 = 36.5, 비중 = 1.19, 농도 = 37%, 원자가 = 1)

$$\frac{1 \times 36.5}{1 \times 1.19 \times 0.37} = 82.95\ \text{mL/1 L}$$

3. 용액 제조에서 중량인자(gravimetric factor)의 사용

중량인자는 염색 용액 제조에 사용되는 분말 염료의 실제 염료 함량(그림 2-2)의 차이를 보정하는 한 방법이다. 이 계산을 사용하면 염색용액 내에 포함되는 염료 함량이 동일하게 유지될 수 있기 때문에 좀 더 일관성 있게 사용할 수 있다.

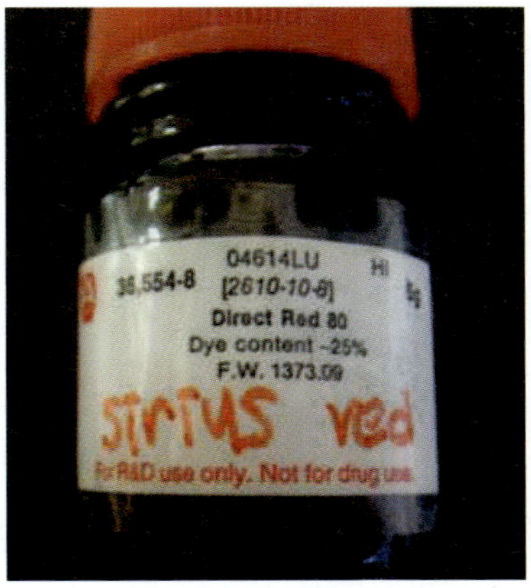

그림 2-2. Sirius red. 염료색인 일반명 : Direct Red 80, 염료함량 : 25%

중량인자를 구하려면 다음 공식을 사용한다.

$$\frac{\text{현재염료의 농도}}{\text{새염료의 농도}} = \text{중량인자}$$

예 : 1% acid fuchsin 50 mL을 제조하려 한다. 현재 염료의 염료 함량이 80%이고 새 염료의 염료 함량이 65%라면?

현재 염료의 필요량은

1 : 100 = X : 50

100 X = 50

X = 0.5 g(현재 염료)

중량인자 계산 : $\frac{80}{65} = 1.23$

새 염료의 필요량은

0.5 × 1.23 = 0.615 또는 0.62 g(acid fuchsin)을 50 mL이 되도록 희석한다.

4. 수화물(hydrates)

용액 제조에 있어 수화물은 명기된 정확한 화합물을 사용하거나 무수물질과 수화물질을 구별하는 데 매우 중요하다. 만일 화합물이 수화물이라면 화학물질 단위 내에 물이 포함되어 있고 그 술식에는 특정 물 분자의 숫자가 포함되어 있는 화합물이 사용된다. 예를 들면 황산칼슘(calcium sulfate) 화합물의 경우 anhydrite($CaSO_4$) 화학식량 136.15, 석고붕대(plaster of paris) ($CaSO_4 \cdot 1/2\ H_2O$) 화학식량 145.15, 석고(gysum) ($CaSO_4 \cdot 2H_2O$) 화학식량 172.18의 세 종류가 있다. 실험실에서 흔히 하나 이상의 다른 수화물을 사용할 수 있다면 적절히 조정하여 사용하여야 한다.

예를 들어 술식에서 anhydrous sodium acetate(분자량 82.03) 10 g이 필요한데 trihydrate(분자량 136.08)만 가지고 있다면 다음과 같이 계산하여 사용한다.

$10 : 82.03 = X : 136.08$

$82.03\ X = 1360.80$

$$X = \frac{1360.80}{82.03}$$

$X = 16.59\ g$

즉 10 g의 anhydrous 대신에 16.59의 trihydrate를 사용한다.

5. 미터법(metric system)

의학관련 실험실에서는 중량(weights)과 측정(measures)의 미터법을 사용해야 한다. 따라서 미국제도(US system)를 미터법으로 바꿀 필요가 있을 때가 많다. 미터법의 주요 단위는 길이의 치수인 미터(meter), 부피의 치수인 리터(liter), 그리고 중량의 치수인 그람(gram)이다.

접두어는 나눗셈과 곱셈을 나타내기 위해 기본 단위와 함께 사용된다.

- deci−(d) : 10분의 1
- centi−(c) : 100분의 1
- milli−(m) : 1,000분의 1
- micro−(μ) : 1,000,000분의 1(때로 명사 micron으로 사용되고 있다)
- nano−(n) : 1,000,000,000분의 1
- kilo−(k) : 1,000배

1 microliter는 1 μl, 1/1,000,000 L, 0.000001 L 또는 10^{-6}으로도 쓰며, 1 milliter는 1 mL, 1/1,000 L, 0.001 L 또는 10^{-3}으로 쓴다. 이밖에 다른 단위들도 비슷한 방법으로 표기한다.

부피의 표현으로 미국에서는 'mL'를 좀 더 흔히 사용하지만 미터법에서는 cubic centimeters(cc) 또는 milliliter(mL)을 바꾸어 사용되기도 한다. 전세계적으로 채택하고 있는 International System of Unites(SI)

에서는 부피(volume) = 길이 × 길이 × 길이, 그리고 1 cubic meter = 1,000 L를 사용하고 있다. Liter는 공식 용어로 SI 목록에 1 L는 정확히 1,000 cc으로 표기되어 있지 않으나 편리를 위하여 아마도 계속 모든 영역에서 사용하게 될 것이다. 그러나 cubic decimeter로 사용하는 것이 가장 정확한 표기이다. 4°C에서 1,000 cc 물의 중량은 약 1,000 g이다. 미국을 비롯한 국제 의과학 문헌에서는 현재 SI 단위를 표준으로 채택하고 있기 때문에 조직 실험실 종사자들도 이 의미를 알고 있어야 한다.

미터법과 US 제도를 변환하기 위해서는 다음의 단위가 같은 값임을 기억해야 한다.

- 1 lb = 4.54 g
- 1 m = 39.37 in
- 1 in = 2.54 cm
- 1 L = 1.06 qt
- 1 qt = 0.95 L

종종 다음 예에서와 같이 비율을 사용하여 산출하기도 한다.

1 mg = X centigrams(cg)

1 : 1,000 = X : 100

주해 : 1,000 mg = 1 g 그리고 100 cg = 1 g. 따라서 양쪽이 같다면

$$1{,}000\ X = 100$$

$$X = \frac{100}{1{,}000} = \frac{1}{10} = 0.1\ \text{cg 또는 } 1\ \text{mg} = 0.1\ \text{cg}$$

6. 온도 변환(temperature conversion)

미터법을 사용할 때 온도는 다른 척도로 측정된다. 온도는 화씨(Fahrenheit degree) 대신 섭씨(Celcius degree)(공식적으로 centigrade)로 보고한다. 따라서 서로 변환할 필요가 있다. 물은 32°F 또는 O°C에서 얼고 212°F 또는 100°C에서 끓는다. 정상 체온은 98.6°F 또는 37°C이다. 다음 식은 섭씨와 화씨를 변환하기 위해 사용된다.

$$°C = \frac{(°F-32) \times 5}{9} \quad \text{또는 } °C = (°F-32) \times 0.555$$

$$°F = \frac{°C \times 9}{5} + 32 \quad \text{또는 } °F = (°C \times 1.8) + 32$$

7. 포화용액(saturated solution)

용질에 따라 용매에 녹는 양에는 한계가 있는데, 이를 그 용매에 대한 용해도(solubility)라 한다. 포화용액은 어떤 온도에서 용매에 고체 또는 기체 상태의 용질이 녹을 수 있는 최대량을 포함한 용액을 말한다. 이

에 대해 용질의 용해도 이상으로 용매에 더 녹아 있는 용액을 과포화용액(hypersaturated solution)이라 하며, 어떤 용매에 용질을 용해도보다 더 녹일 수 있는 용액을 불포화용액(unsaturated solution)이라 한다. 각종 시약의 용해도는 부록 536쪽을 참고하면 된다.

예 : 피크르산 포화수용액

Picric acid는 실온에서 증류수 100 mL에 약 1.2 g이 포화농도이므로 이 양보다 약간 더 달아 증류수 100 mL에 녹여 상층액을 포화용액으로 사용한다.

8. 콜로이드용액(colloidal solution)

용매에 들어 있는 입자가 콜로이딘막(colloidin membrane)을 통과하지 못할 정도로 크며, 가라앉지도 않아 용매에 떠 있는 상태의 용액을 말한다. 조직검사 실습에서는 수단염료(sudan dyes)나 질산은 용액(silver nitrate solution)이 콜로이드용액 상태로 사용되기도 한다.

9. 완충액(buffer solution)

완충액이란 약한 산과 그 염류 또는 약한 염기와 그 염류를 함께 녹여 만든 용액으로, 적은 양의 산 또는 염기를 넣어 주어도 pH의 변화가 없이 일정한 pH를 유지시킬 목적으로 사용되는 용액을 말한다.

완충액의 제조는 부록(527~531쪽)을 참고하면 된다.

10. 용액의 희석(dilution of solution)

용액을 사용하다 보면 '몇 대 몇'으로 희석하라는 지시가 있을 때 가끔 혼동이 일어나는 수가 있다. 예컨대, 어느 용액을 1 : 3으로 희석하라고 하면 시료 1.0 mL에 용액 3 mL를 첨가하여 최종부피가 4.0 mL가 되게 하라는 뜻일 수도 있다. 이 경우 희석계수는 4이다. 한편 어떤 경우에는 1 : 3으로 희석하라고 하면 검체 1.0 mL에 용액 2.0 mL를 첨가하여 최종 부피가 3.0 mL가 되게 하라는 뜻으로 사용되기도 한다. 이 경우의 희석계수는 3이다. 이처럼 용액의 희석 방법은 통일되어 있지 않기 때문에 실습 상황에 따라 사용하지만, 일반적으로 후자의 경우가 많이 이용된다.

11. 물의 사용

조직검사 실습에 사용하는 물은 수돗물, 1차증류수, 2차증류수, 3차증류수 및 탈이온수가 있다. 일반염색 및 특수염색의 경우 적어도 2차증류수 이상을 사용하는 것이 좋다. 또한 철분을 비롯한 금속류의 염색에는 탈이온수를 사용해야 한다. 보통 수돗물의 증류 시 처음 나오는 증류수에는 염소가 많이 들어 있기 때문에 100~200 mL 정도는 버린 다음 받아 사용한다. 증류장치는 유리제품이 좋다.

12. 시약의 제조 및 관리

시약이나 제조용액은 보존 상태가 좋지 않을 때는 먼지, 풍화, 물기의 흡수, 산화, 환원, 빛에 의한 분해 등의 여러 요인에 변질될 수 있으므로 다음과 같은 주의가 필요하다.

- 시약의 측량 또는 취급 시에는 제조회사의 라벨 상의 정보와 MSDS (material safety data sheet)를 읽고 제시되어 있는 주의 사항에 따라 사용한다.
- 시약은 원칙적으로 마개가 있는 경질 유리병을 사용하나 알칼리 용액의 경우 유리병 대신 폴리에틸렌 또는 폴리프로필렌 용기에 보관한다. 또한 빛이나 산화에 의해 쉽게 변질될 수 있는 시약(예 : 포르말린, 헤마톡실린, 메틸렌블루 등)은 갈색병에 넣어 잘 밀폐하여 저장하고 Giemsa나 Wright용액, Schiff시약 등과 같이 온도에 민감한 용액들은 적정 보관온도를 파악하여 보관한다. Giemsa나 Wright 용액은 용액 내에 염료가 거의 포화상태이므로 15°C 이하가 되면 염료가 석출되어 침전물이 생기며, Schiff시약은 실온에서 불안정하고 빛에 의해 쉽게 변질되므로 냉암소에 보관한다.
- 모든 제조된 시약은 시약병에 시약명, 농도, 제조년월일, 유효기간, 저장조건, 위험성을 즉시 명확하게 표시한다. 만일 유효기간이 알려져 있지 않을 경우 "유효기간이 결정되지 않았음(expiration data not determined)"으로 표시한다.
- 저장액(stock solution)에서 직접 피펫팅하는 것은 오염의 가능성이 있으므로 다른 용기에 적당량을 덜어 사용한 후 나머지는 버린다.
- 특히 염료를 사용하여 염색액을 만들 때는 반드시 생물학적 염료위원회(Biological Stain Commission, BSC)에서 인증된 염료색인(color index)(그림 2-3)이 표시되어 있는 것으로 제조한다.

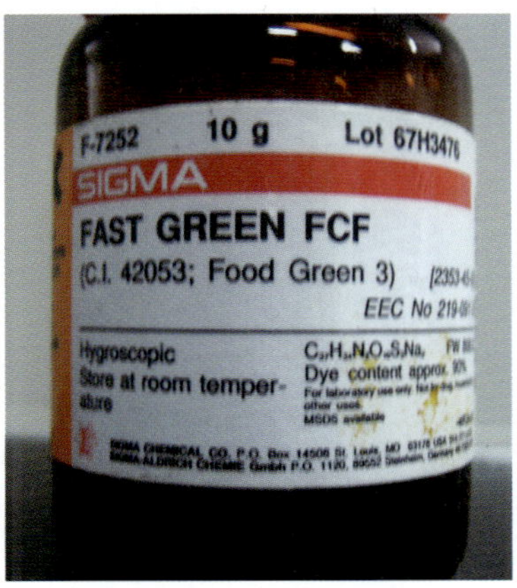

그림 2-3. Fast green FCF. 염료색인번호 : 42053, 일반명 : Food green 3

- 모든 용액은 사용하지 않을 때는 뚜껑을 잘 닫아 둔다.
- 입으로 피펫팅하는 것을 피하고 반드시 보조피펫을 사용한다.

- 액체시약은 눈금 표시가 된 실린더나 피펫을 사용하여 측정한다. 그러나 플라스크나 비이커는 측정용으로 사용하지 않는다.
- 모든 용액은 건조시약과 액체 시약이 잘 섞이도록 삼각 플라스크에 넣어 교반기를 사용하여 잘 혼합한다. 액체에 건조분말 시약을 녹일 때는 실린더를 사용하지 않아야 한다.
- 포화용액(saturated solution)을 만들 때는 교반기를 사용하지 말고 용매에 용질을 혼합한 후 하룻밤 두었다가 상층액을 취해 사용한다.
- 강산, 액상 페놀, 기타 위험성 시약들은 눈높이 아래 선반에 보관한다.
- 시약을 취급할 때는 시약과 시약의 교차오염에 주의해야 한다.

2.2 현미경의 취급법

학습목표 instructional objectives

1. 광학 현미경의 구성요소를 익혀야 한다.
2. 광학 현미경의 운반과 보관 및 렌즈의 손질법에 대해 알아야 한다.
3. 광학 현미경 관찰 순서를 이해한다.

현미경은 제조회사에 따라 여러 모델이 판매되고 있으나 기본적으로 광학부분(optical part)와 기계부분(mechanical part)로 구성되어 있다. 실습 시 현미경을 처음 취급하는 학생은 현미경의 구성요소와 사용법 그리고 관리 및 관찰방법에 대하여 철저히 익혀 두어야 한다.

1. 광학현미경의 구성요소

각 학교 실습실에서 현미경 모델을 가지고 그 구성요소들의 명칭과 사용법에 대하여 공부한다. 그림 2-4는 한 회사의 현미경을 예로 들어 놓은 것이다.

2. 현미경의 관리

1) 현미경의 운반과 보관

현미경을 운반할 때는 한손으로 현미경의 팔(arm)을 잡고 다른 한손으로는 받침대(base)를 받치고, 가슴 쪽으로 끌어안듯이 하여 진동과 충격이 없도록 주의하여 운반한다. 현미경을 운반할 때는 다른 물건을 함께 들지 않도록 한다(그림 2-5).

현미경은 습기와 먼지가 없는 곳에 보관한다. 사용 후에는 현미경 덮개(cover)를 씌워 보관한다.

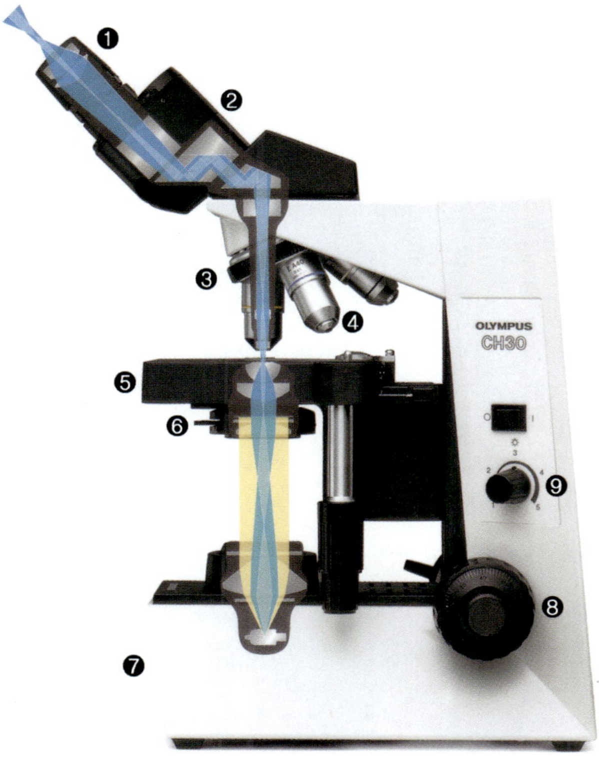

그림 2-4. 광학현미경의 구조. ① 접안렌즈 ② 경통 ③ 회전판 ④ 대물렌즈 ⑤ 제물대 ⑥ 집광기 ⑦ 앞 손잡이 ⑧ 미동과 조동나사 ⑨ 빛 강도 조절기

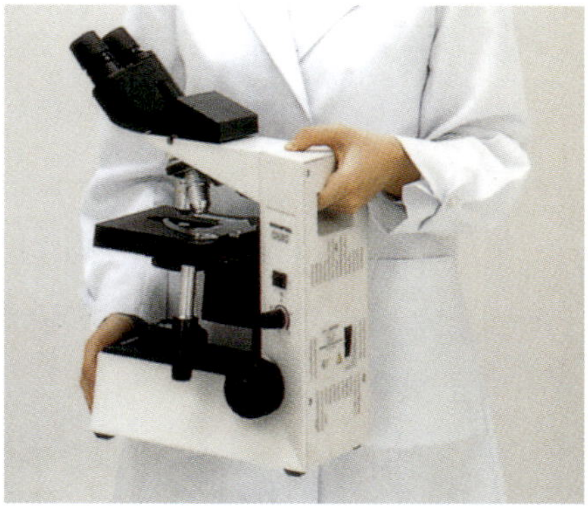

그림 2-5. 현미경 운반 자세

2) 현미경의 손질

현미경은 습기가 많은 장소에 보관하면 렌즈에 묻어 있는 카나다발삼(canada balsam)이나 유침오일(immersion oil)에 곰팡이가 증식하여 렌즈가 못쓰게 되거나 기계부분이 부식되기도 한다. 따라서 현미경은 보관 시 실리카겔(silica gel), 염화칼슘(calcium chloride) 등의 제습제를 가까이 두어 습기를 제거해준다. 조직검사 실습실에서 많이 사용하는 유기용매(organic solvent), 산(acid) 등도 금속을 부식시키므로 현미경을 사용하고 난 뒤에는 항상 렌즈에 묻어 있는 발삼 또는 오일이나 유기용매 등은 깨끗이 제거하여 보관한다.

3) 렌즈의 손질

(1) 지문이나 손에 묻은 기름때는 잘 지워지지 않으므로 렌즈의 표면은 손으로 만지지 않아야 한다.

(2) 렌즈에서 먼지를 제거할 때는 바람을 불어 터는 솔(blower brush)을 이용하여 털어낸다.

(3) 렌즈의 표면을 닦아야 할 경우에는 반드시 렌즈종이(lens paper)를 사용한다.

(4) 렌즈에 묻어 있는 오일이나 발삼을 제거할 때는 에테르-알코올(ether 70 : 100% ethanol 30)이나 자일렌(xylene)을 사용한다. 가급적 에테르-알코올을 사용하는 것이 렌즈보호에 효과적이다.

(5) 렌즈의 이상으로 인하여 관찰하기 어려울 때는 실습 조교에게 알려 처리하도록 한다.

3. 현미경의 관찰순서

먼저 현미경은 표본이 기울어지지 않도록 실험대 위에 놓아야 하며 현미경 받침대의 두 끝이 바깥쪽을 향하도록 조정하여 다음 순서에 따라 관찰한다.

- 완성된 조직표본은 현미경 관찰에 앞서 육안으로 표본 전체를 관찰한다.
- 먼저 저배율로 표본을 관찰한다. 우선 조동나사를 사용하여 표면과 대물렌즈와의 거리가 약 0.5 cm 정도 되게 조절한 다음, 접안렌즈를 통하여 표본을 관찰하면서 조동나사를 사용하여 상이 분명해질 때까지 경통을 천천히 올린다. 상이 더 정확해야 할 경우는 미동나사로 조절한다.
- 그 다음 더 자세하게 고배율로 표본을 관찰하고자 할 때는 대물렌즈를 고배율로 돌려 접안렌즈로 관찰한다. 상이 정확하지 않을 때에는 미동나사를 사용하여 조절한다.
- 만일 유침 대물렌즈(oil immersion objective)의 관찰이 필요할 때는 먼저 표본 위에 한 방울의 유침오일(cedarwood oil)을 떨어뜨린 다음 대물렌즈가 유침오일에 잠겨 표본과 거의 닿을 정도로 조절한 후에 미동나사를 사용하여 상을 맞춘다. 사용 후에는 반드시 에테르-알코올이나 자일렌을 묻힌 렌즈종이로 오일을 제거한다.
- 각 배율의 관찰 시에는 재물대 밑의 조리개(substage diaphragm)를 적절히 조절하여 투과되는 빛의 양을 조절한다. 저배율일 때는 투과되는 빛의 양이 적으므로 조리개를 줄이고, 고배율일 경우에는 투과되는 빛이 양이 적으므로 조리개를 열어 적당한 밝기로 맞추어 관찰한다.
- 관찰이 끝난 경우에는 표본이 재물대 위에 있는지 반드시 확인하고 조명등을 끈 다음 현미경 보관소에 주의하여 반납한다.

참고문헌

1. Carson FL. Histotechnology. A self-instruction text. 2nd Ed. ASCP press, Chicago, 1997.
2. Churukian CJ. The Manual of the Special Stains Laboratory of the Department of Pathology and Laboratory Medicine, 6th ed. Rochester, NY, University of Rochester Medical Center, 1993.
3. Sheehan DC, Hrapchak BB. Theory and Practice of Histotechnology. 2nd ed. Columbus, Ohio, Battelle Press, 1980.

2.1

실 습 보 고 서

성명		학번		실습일자		확인	

실습 01 다음 용액의 제조에 필요한 용질의 양을 구한다.

① 0.05% potassium metabisulfite 500 mL

② 0.25% light green 1,000 mL

③ 3% alcian blue(1% acetic acid에 용해) 500 mL(참고 : 이것은 두 문제로 다루어야 한다. 첫째, 용매를 제조하고, 그 다음 용매에 첨가할 용질의 양을 결정한다)

④ 1 : 100 silver nitrate 250 mL

실습 02 다음 용액의 %와 양을 구한다

① 1,000배 희석한 ammonium hydroxide 7.5 mL은 몇 % 용액인가.

② 5% 용액에 2.5 g의 용질이 들어가도록 만들려면 몇 mL가 필요한가?

③ 200 mL 내의 0.2 g은 몇 %의 용액인가?

실습 03 다음 용액을 제조한다.

① 10% ferric chloride용액을 사용하여 2% 용액 50 mL 제조

② 80% alcohol을 사용하여 60% 용액 500 mL 제조

③ 20% formalin 100 mL를 10% 용액으로 제조

실습 04 다음 용액을 제조한다.

① 1% alcian blue 100 mL, 현재 염료의 염료농도는 80%, 새 염료의 염료농도는 86%

② 0.5% acid fuchsin 250 mL, 현재 염료농도는 82%, 새 염료의 염료농도는 88%

실습 05 다음 각각의 화학물질 1 M과 1 N 용액 1,000 mL을 만드는 필요한 용질의 양을 구한다(원자량 : Na = 22.99; Cl = 35.45; Ca = 40.08; S = 32.06; O =16; H = 1; K = 39.10; C = 12.01; Al = 26.98).

① NaCl
② $CaCl_2$
③ $CaSO_4$
④ $CaSO_4 \cdot 2H_2O$
⑤ H_2SO_4
⑥ K_2CO_3
⑦ $Al(OH)_3$

실습 06 다음 용액을 제조하는 데 필요한 용질의 양을 구한다(원자량은 위의 실습 5를 참고한다).

① 0.1 N H_2SO_4 200 mL
② 0.5 M CaO 500 mL
③ 0.2N KCl 100 mL
④ 0.5N AlCl3 200 mL

실습 07 다음 미터법과 US 제도를 변환한다.

① 1 dg = ? mg
② 1 cm = ? mm
③ 1 μℓ = ? mL
④ 1 kg = ? lb
⑤ 6 in = ? cm
⑥ 350 mg = ? g
⑦ 5 μm = ? mm
⑧ 1 mm = ? cm
⑨ 1 ml = ? cc(주의!)
⑩ 5 mm = ? in
⑪ 1 km = ?mm

실습 08 다음의 온도를 변환한다.

① −20°C를 화씨로
② 4°C를 화씨로
③ 72°F를 섭씨로
④ 20°F를 섭씨로

실습 09 picric acid 포화수용액 1,000 mL를 만들어 본다.

실습 10 현미경의 각 부위 명칭과 관리법을 기술해 본다.

실습 11 현미경 렌즈 클리닝 용액으로 렌즈를 닦아 본다.

정답

실습 01
① 2.75 g potassium metabisulfite
② 2.5 g light green
③ acetic acid 5 mL, 물 299.25 mL, light green 1.5 g
④ 2.5 g silver nitrate

실습 02
① 0.75% ② 50 mL ③ 0.1%

실습 03
① 10% ferric chloride 10 mL, 물 40 mL
② 80% alcohol 375 mL, 물 125 mL
③ 물 100 mL, 총량이 200 mL가 된다.

실습 04
① alcian blue 0.93 g ② acid fuchsin 1.16 g

실습 05
① 1 M = 58.44 g; 1 N = 58.44 g ② 1 M = 110.98 g; 1 N = 55.49 g
③ 1 M = 136.14 g; 1N = 68.07 g ④ 1M = 172.14 g; 1N = 86.07 g
⑤ 1M = 98 g; 1N = 49 g ⑥ 1M = 138.21 g; 1N = 69.11 g
⑦ 1M = 77.98 g; 1N = 25.99 g

실습 06
① 0.98 g ② 14.02 g ③ 1.49 g ④ 4.44 g

실습 07
① 100 mg ② 10 mm ③ 0.01 mL ④ 2.2 lb ⑤ 15.24 cm ⑥ 0.35 g ⑦ 0.005 mm
⑧ 0.1 cm ⑨ 1 cc ⑩ 0.195 in ⑪ 1,000,000 mm

실습 08
① −4°F ② 39.2°F ③ 22.2°C ④ −6.7°C

핵심문제

01 1 um과 동일한 값은?

① 1 cm의 100분의 1
② 1 cm의 1,000분의 1
③ 1 m의 1,000분의 1
④ 1 m의 10,000분의 1
⑤ 1 m의 1,000,000분의 1

02 1 kg은 대략 동일한 값은?

① 7.2 pounds
② 4.54 pounds
③ 2.2 pounds
④ 2.7 pounds
⑤ 3.2 pounds

03 1 cm^3과 동일한 값은?

① 0.0001 L
② 0.001 L
③ 0.01 L
④ 0.1 L
⑤ 1 L

04 완충용액(buffered formalin)이 중요한 이유는?

① 약산이나 약알카리를 첨가하여도 pH의 변화가 거의 없다.
② 대부분의 염료가 조직에 염색되는 능력을 의미 있게 강화시킨다.
③ 염기성 성질을 의미 있게 강화시킨다.
④ 반응에서 항상 중성을 유지해준다.
⑤ 산성 성질을 의미 있게 강화시킨다.

05

1 L의 용액에 어떤 화학물질의 1그람분자량(화학식량)이 녹아 있을 때 이 용액을 무엇이라 부르는가?

① 노르말
② 표준
③ 모랄
④ 완충
⑤ 포화

06

NaCl(원자량, Na = 23과 Cl = 35.5) 2모랄 용액의 제조법으로 맞는 것은?

① 증류수 1,000 mL에 NaCl 58.5 g을 첨가한다.
② 증류수 1,000 mL에 117.0 g을 첨가한다.
③ NaCl 58.5 g에 총량이 1,000 mL까지 증류수를 희석한다.
④ NaCl 117.0 g에 총량이 1,000 mL까지 증류수를 희석한다.
⑤ NaCl 175.5 g에 총량이 1,000 mL까지 증류수를 희석한다.

07

1 N Na_2SO_4(원자량 Na = 23, S = 32, O = 16)를 제조법으로 올바른 것은?

① 증류수 1,000 mL에 Na_2SO_4 142 g을 첨가한다.
② 증류수 1,000 mL에 Na_2SO_4 71 g을 첨가한다.
③ Na_2SO_4 142 g에 총량이 1,000 mL되게 증류수를 채운다.
④ Na_2SO_4 71 g에 총량이 1,000 mL되게 증류수를 채운다.
⑤ Na_2SO_4 213 g에 총량이 1,000 mL되게 증류수를 채운다.

08

증류수 500 mL에 3.75 mL의 수산화암모늄(ammonium hydroxide)을 희석하였다면?

① 0.075% 용액
② 0.75% 용액
③ 0.13% 용액
④ 1.3% 용액
⑤ 13% 용액

09 1 uL와 동일한 값은?

① 0.1 mL
② 0.01 mL
③ 0.001 mL
④ 0.0001 mL
⑤ 0.00001 mL

10 1:50 희석 항체 2 mL이 필요할 경우, 만일 희석되지 않은 농축항체를 사용하여 희석하려면 다음 희석법 중 정확한 것은?

① 2 mL에 농축항체 0.4 mL을 희석한다.
② 2 mL에 농축항체 4 uL을 희석한다.
③ 2 mL에 농축항체 40 uL을 희석한다.
④ 2 mL에 농축항체 400 uL을 희석한다.
⑤ 2 mL에 농축항체 4000 uL을 희석한다.

11 다음 중 20 ℃에 일치하는 화씨 온도는?

① -6.6^{o}
② 68°
③ 72°
④ 94°
⑤ 116°

12 다음 중 20°F와 일치하는 섭씨 온도는?

① -21°
② -6.6^{o}
③ 30°
④ 68°
⑤ 70

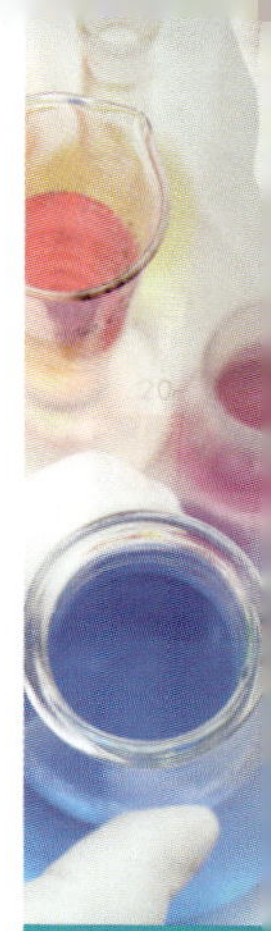

13 3인치(inch)와 대략 동등한 값은?

① 0.13 cm　② 7.6 cm
③ 76 cm　④ 7.6 cm
⑤ 0.76 cm

14 증류수 500 mL에 light green 2.5 g이 녹였다면 몇 % 용액인가?

① 0.2　② 0.25
③ 0.50　④ 1.25
⑤ 12.5

15 0.2 N 용액 200 mL을 제조하는데 필요한 KOH(K=39.10, O=16, H=1)의 그람은?

① 2.24　② 5.61
③ 11.22　④ 22.44
⑤ 33.66

정답 1. ⑤　2. ③　3. ②　4. ①　5. ③　6. ④　7. ④　8. ②
9. ③　10. ③　11. ②　12. ②　13. ②　14. ③　15. ②

CHAPTER 03

고정과 절취

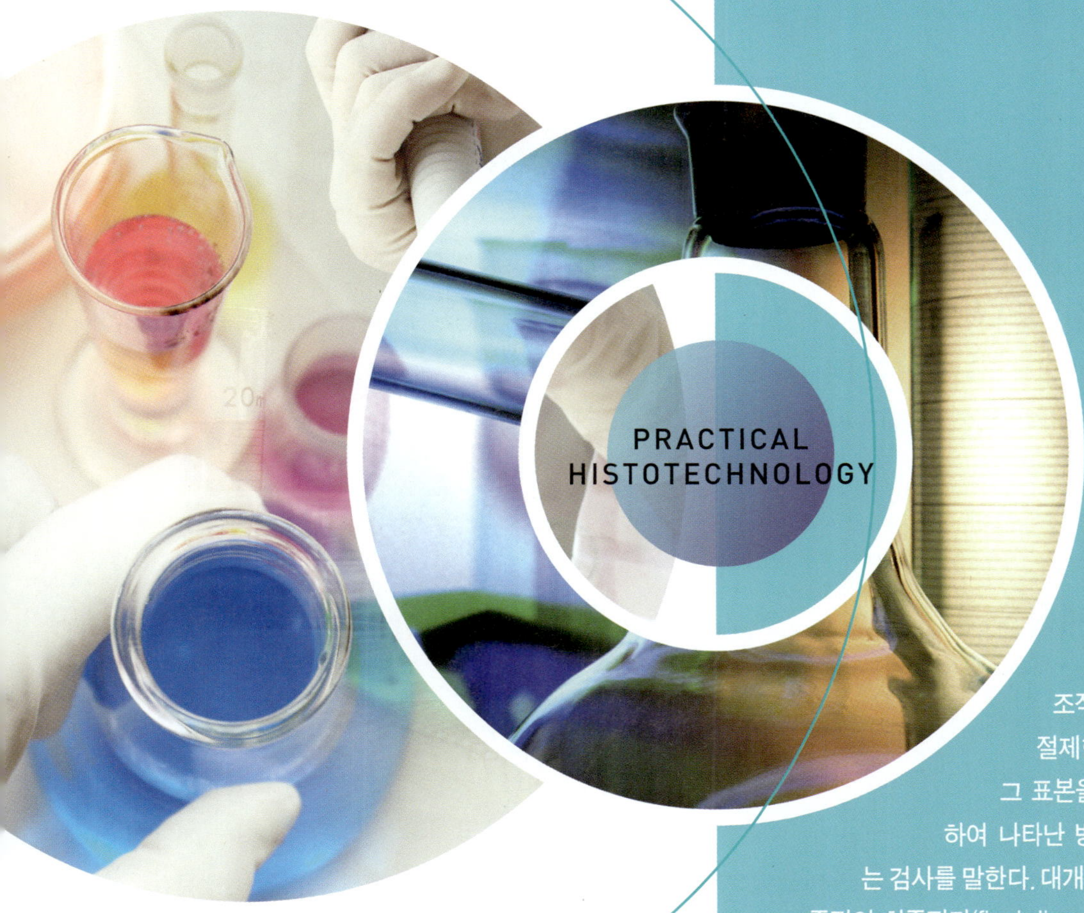

조직병리학적 검사란 생체의 일부에서 절제한 조직으로 현미경 표본을 만들고, 그 표본을 병리전문의(pathologist)가 검경하여 나타난 병변에 따라 병리조직 진단을 내리는 검사를 말한다. 대개 조직검사에서 얻게 되는 진단은 최종적인 최종진단(final diagnosis)의 의미가 있기 때문에, 이 진단에 기초하여 임상의사(clinician)는 치료방침을 결정하여 환자를 처치하게 된다.

이 과정에서 임상병리사의 역할은 병리과에 접수된 검체를 적절히 처리하여 목적에 따라 좋은 조직표본을 신속하게 제작해 내는 것이다.

최근 조직표본 제작에 관한 기술이 현저하게 발달하여 제작방법에 따른 폭넓은 지식이 요구되고 있다. 특히 조직검사는 표본제작자의 기술과 경험에 의해 표본의 질이 결정되고, 표본의 질적 차이가 곧 진단의 정보를 좌우하게 된다.

3.1 조직 검체 취급법(Tissue specimen handling)

학습목표 instructional objectives

1. 검체 접수 시 반드시 확인해야 할 사항을 알아야 한다.
2. 조직표본 제작 순서와 각 단계의 의미를 파악해야 한다.

1. 검체의 접수

검체의 접수는 병리과 업무 중 가장 첫 작업으로 환자의 검체가 바뀌거나 분실되지 않도록 주의해야 하며 그 과정은 다음과 같이 진행한다.

- 검사의뢰서와 검체가 일치하는지 확인한 후 접수한다.
- 표본병에 검체가 들어 있는지 그리고 검체 수, 임상진단명(clinical diagnosis)과 임상소견(clinical findings) 등이 기재되어 있는지를 확인한다.
- 검사의뢰서에 일련번호(serial numbers)를 기록한 후 검체에도 같은 번호를 표시한 다음 검사 대장에 기입하거나 전산에 입력한다.

2. 조직표본 제작순서

일반적으로 조직검사실에서는 조직편을 10% 포르말린에 고정한 후 파라핀절편을 제작한 후 광학현미경으로 그 염색소견을 관찰하여 병리조직 진단을 내리고 있다. 그 과정은 일반 생검검체나 수술검체의 경우 고정(fixation), 절취(gross cutting), 수세(washing), 탈수(dehydration), 투명(clearing), 파라핀침투(paraffin infiltration), 포매(embedding), 박절(microtomy), 염색(staining) 및 봉입(mounting)의 순서로 진행된다(그림 3-1). 그러나 검사의 특성이나 검체의 종류에 따라 진행 과정이 약간 달라지기도 한다. 조직진단에는 목적에 따라 효소조직화학, 면역조직화학(형광항체법, 효소항체법), 전자현미경관찰법 등 여러 가지 방법이 사용되기도 한다.

1) 고정

조직의 단백질을 변성시켜 단단히 변화시킴으로써 사후변화를 막고 그 후 진행 과정에서 조직이 분해되는 것을 막아준다. 고정과 그 후 거치는 과정은 모두 단순한 화학적 확산에 의한 것이므로 조직편의 두께가 얇을수록 신속하게 진행된다.

2) 절취

접수된 검체로부터 육안적 변화를 기술한 후, 진단에 가장 중요한 부위를 유리슬라이드 내에 들어 갈 수 있도록 일정한 크기로 잘라 낸다. 병변부위와 정상부위가 함께 포함되도록 자른다.

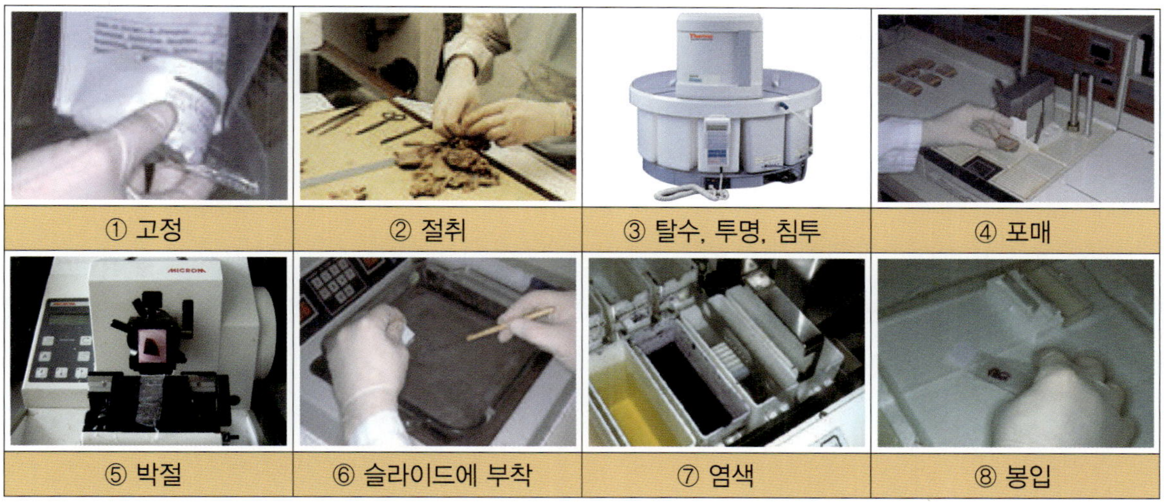

그림 3-1. 일반 조직표본 제작 과정

3) 탈수

파라핀 포매를 위해 조직으로부터 수분을 제거하는 과정으로 저농도의 알코올로부터 점진적으로 고농도의 알코올(70% → 80% → 90% → 95% → 무수 or absolute)로 이동한다.

4) 투명

탈수를 위해 사용된 조직 내 알코올을 제거하고 파라핀에 혼합될 수 있는 중간제(또는 탈알코올)에 조직을 둔다. 탈수와 투명 과정에서 조직 내의 지방이 용해되므로 파라핀 포매조직이 지방염색으로 사용될 수 없는 이유이다.

5) 파라핀 침투

조직 내에 남아 있는 중간제(탈알코올제), 투명제를 제거하고 조직 내부에 정상적으로 존재하는 공간이나 세포와 세포 사이의 공간을 유형의 지지제(파라핀)를 채워 박절 시 조직의 공간적 구성이 변형되지 않도록 일정한 강도를 유지시키기 위한 단계이다.

6) 파라핀 포매

침투가 완료된 조직을 박절 시 용이하도록 60℃에 녹아있는 파라핀을 이용하여 일정한 모양으로 만들어 주는 과정이다.

7) 박절

현미경 관찰을 위해 조직을 절편(sections) 상태로 얇게(4~5 μm) 잘라내는 과정이다.

8) 염색

조직이나 세포학적 특성을 확인하기 위해 다양한 염색법들이 사용된다. 염색을 위해서는 조직절편으로부터 파라핀을 제거한 후 고농도 알코올로부터 저농도 알코올로 이동하여 조직절편을 함수시킨다. 일반 구조의 관찰에는 헤마톡실린-에오신(hematoxylin-eosin) 염색이 사용한다.

9) 봉입

염색이 끝난 절편을 저농도 알코올로부터 고농도 알코올로 이동하여 탈수하고 중간제(예 : xylene)로 알코올을 제거하여 투명 과정을 거친 후 캐나다발삼(canada balsam)과 같은 봉입제를 사용하여 커버글라스를 덮는다.

3.2 조직의 고정

학습목표 instructional objectives

1. 고정 시 주의해야 할 사항을 알아야 한다.
2. 장기별 고정법에 대해 알아야 한다.
3. 고정 시 발생할 수 있는 색소들을 알아야 한다.
4. 고정 색소의 제거법을 알아야 한다.

1. 일반 사항

- 큰 검체는 용기에 고정액을 약간 채운 후 적절한 전처리 과정을 수행한 다음 용기에 넣는다. 그 다음 검체의 전체 표면이 충분히 덮이도록 고정액을 추가한다. 고정액에서 잘 뜨는 검체는 용기의 뚜껑을 닫기 전에 몇 장의 수건이나 거즈로 표면이 마르지 않도록 덮어 준다.
- 일반적으로 작은 검체(펀치생검, 침생검, 소파생검)들은 절취할 필요가 거의 없다. 특히 작은 조직편(신장, 간장)은 핀셋으로 강하게 집어 조직이 손상되지 않도록 하며, 고정용기에 넣기 직전에 조직이 건조되지 않도록 주의한다. 고정용기는 유리나 플라스틱제의 입구가 넓은 용기를 사용한다(그림 3-2, 3-3).

- 절제생검, 수술적출검체, 부검검체와 같이 큰 장기나 조직은 다음의 기준에 따라 고정한다.

1) 조직의 크기

결합조직, 피막이 있는 조직, 큰 장기 및 큰 종양은 고정액의 침투성이 나쁘기 때문에 적당한 두께로 잘라 식빵조각(toast-track)처럼 할면(cut surface)을 만들어주면 고정액이 훨씬 빠르게 침투한다. 단, 병변부위가 손상되지 않도록 주의한다.

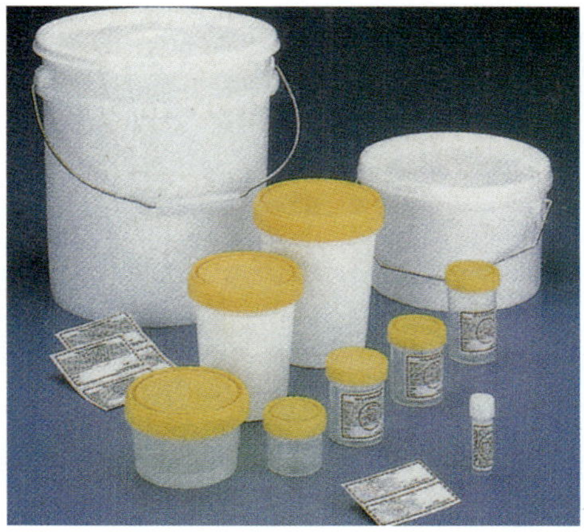

그림 3-2. 각종 크기의 고정 용기

2) 고정액의 양

고정액의 양은 고정할 조직 부피의 최소 10배 이상은 되어야 한다. 보통 10~20배 정도가 가장 좋다. 고정액 양이 적고 조직의 부피가 크면 침투력이 현저하게 떨어져 고정 상태가 불량해진다(그림 3-3). 조직의 크기에 따라 적합한 고정 용기를 준비해 두는 것이 필요하다. 고정액이 오래되어 혼탁해지면 바로 신선한 용액으로 교환해 준다.

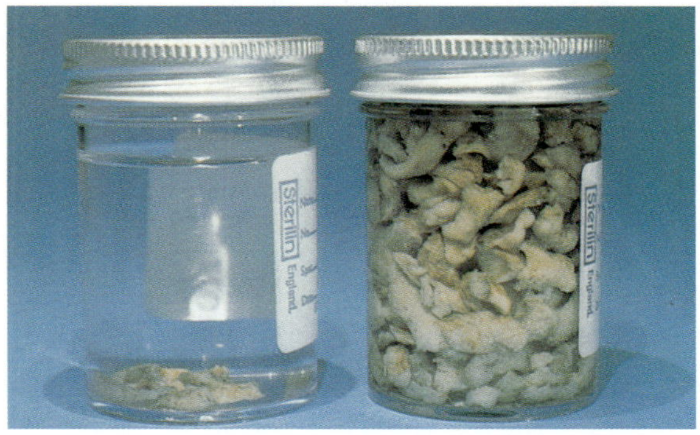

그림 3-3. 왼쪽 : 고정액의 양이 조직부피의 10~20배로 적당하다. 오른쪽 : 조직부피에 비해 고정액의 양이 너무 적다.

3) 고정시간

고정액의 종류나 조직편의 크기에 따라 다르지만, 조직편의 중심부까지 고정액이 침투할 시간이 필요하다. 보통 24~48시간 고정한다. 포르말린의 경우 실온에서 1시간에 약 0.8 mm 정도 침투하지만, 시간 경과에 따라 고정액의 침투율이 저하되므로 이를 고려하여 조직을 미리 적당한 두께인 4 mm로 잘라 고정하는 것이 좋다.

4) 고정액의 온도

일반 광학현미경 표본제작에는 보통 실온(18~20℃)에서 고정한다. 그러나 전자현미경 표본제작이나 효소조직화학 검사를 위한 조직의 고정에는 냉장고 온도(2~4℃)에서 수행한다.

2. 특수 사항

수술 중 적출검체와 같이 큰 장기나 큰 종양은 절제면에서 수축과 뒤틀림이 발생하기 쉽고, 또 고정액의 침투가 나쁜 장기에서는 특별한 처리가 필요하다(위, 장, 자궁, 콩팥 등).

1) 위(stomach)

위는 부풀어 있는 관상형의 장기로써 그 벽이 서로 다른 조직으로 구성된 4층(점막, 점막밑조직, 근육층, 장막)으로 이루어져 있어서 그대로 고정할 경우 각 층 사이에 고정액의 침투성 차이로 인하여 뒤틀림이 발생할 수 있다. 뒤틀림이 발생하면 점막 주름이 제대로 펴지지 않아 표본제작 및 진단에 큰 영향을 미칠 수 있다. 따라서 위장은 고정 전에 큰굽이(대만부, greater curvature)를 절개하고 나비모양으로 단단한 코르크 판에 잘 펴서 핀으로 고정한 후 고정액에 넣는다(그림 3-4 A).

위장 조직에서 점막 부분에만 병변이 있어 암세포의 침범 부위를 확인할 경우 내시경점막밑절제술(endoscopic submucosal dissection, ESD)을 수행할 수 있다(그림 3-4 B).

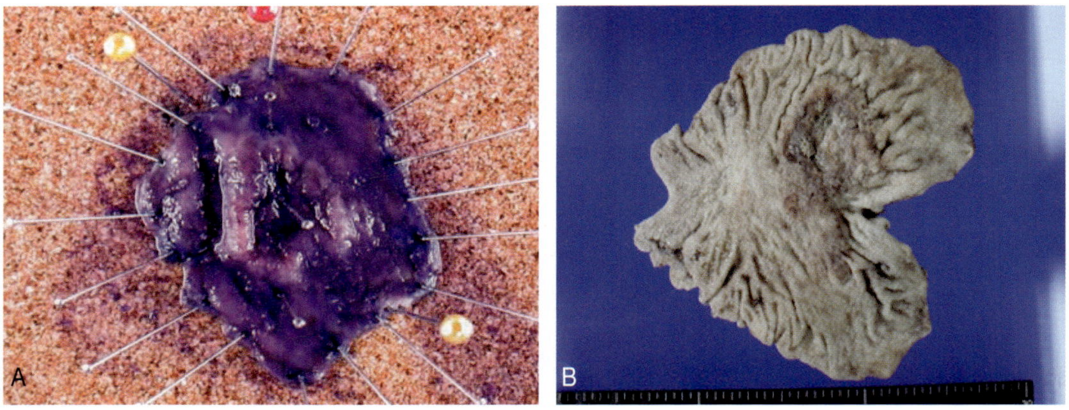

그림 3-4. (A) 위절제 조직의 고정 후 사진. 판 위에 잘펴서 고정되어 점막이 잘 보존되어 있다. (B) 중앙에 궤양성 종양부위가 보인다.

2) 창자(bowel)

창자 안쪽에 들어 있는 변 내용물은 창자의 외부에서 가볍게 마사지하여 밖으로 배출시킨다음 창자 안쪽으로 찬물을 흘려보내 내용물이 없도록 좀 더 깨끗이 제거해 준다. 협착된 창자의 경우에는 고정액이 협착부위를 잘 통과할 수 있도록 해 주어야 한다. 만일 고정액의 통과가 어려울 때에는 검체를 열어 일반적인 방법으로 고정하는 것이 더 좋다.

고정에 앞서 창자에 붙어 있는 림프절과 지방은 제거하여 분리 고정할 수도 있다. 국소적인 장염의 경우에는 사진 촬영을 위해 일부 그물막지방(대망지방, omental fat)은 그대로 두기도 한다.

3) 자궁(uterus)

자궁은 서양배모양(pear-shape)의 장기이며 대부분 근육성 조직으로 구성되어 있기 때문에 고정액의 침투가 매우 느리게 진행된다. 따라서 자궁절제 검체를 접수한 그대로 고정할 경우 특히 자궁속막(endometrium)의 자가융해가 현저하게 발생할 수 있다. 자궁을 T자형 또는 Y자형으로 절개하면 자궁속막이 노출되고 고정액의 침투력이 훨씬 빨라진다.

4) 폐(lung)

폐는 엽(lobe)으로 이루어진 장기로써 많은 공기를 포함하고 있어서 고정액에 담그면 고정액으로 부유되어 고정액 침투가 어려워진다. 따라서 엽절제(lobectomy) 검체나 부검에 의해 장기 전체가 의뢰될 경우에는 기관 내 또는 기관지 내 주입법(intratracheal or intrabronchial injection method)을 이용하여 고정액을 주입한 후 고정액에 넣어 고정한다.

5) 지라(비장, spleen)

지라를 포함한 콩팥, 림프절 등의 피막을 가진 장기들은 고정 전에 크기에 따라 4 mm의 두께로 절단하여 고정한다. 절단하지 않고 고정할 경우 고정액의 침투가 불량하여 표면만 고정되며 내부는 비고정 상태로 남게 된다(그림 3-5).

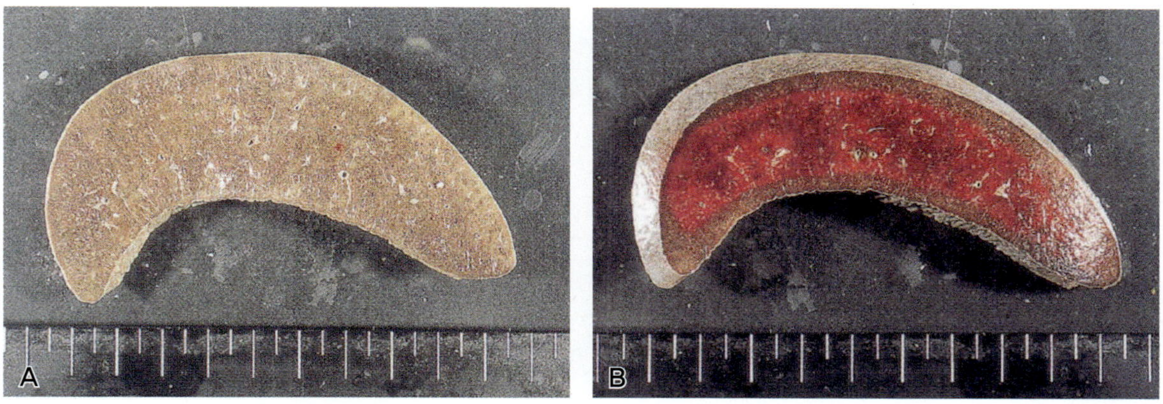

그림 3-5. 지라(비장). A. 절단하여 고정한 경우, B. 절단하지 않고 통째로 고정한 경우는 장기의 표면만 고정되고 내부는 고정되지 않아 붉은색으로 남아 있다.

3. 고정액의 선택

고정액의 종류는 목적에 따라 어떤 것을 사용할 것인가가 결정된다(표 3-1).

표 3-1. 조직검사실에서 흔히 사용하는 고정액

	고정액의 종류	조성		고정시간	비고
포르말린계	10% Formalin	37~40% formalin 증류수	1 vol 9 vol	1~2일	포르말린색소 제거
	중성포르말린	37~40% formalin Calcium carbonate 증류수	10 mL 10 g 90 mL	1~2일	탄산칼슘 대신 탄산마그네슘도 사용 가능
	Formol-saline	37~40% formalin Sodium chloride 증류수	100 mL 8.5 g 900 mL	1~3일	

	Neutral buffer formalin (NBF)	37~40% formalin NaHPO · HO NaHPO(anhydrous) 증류수	100 mL 4 g 6.5 g 900 mL	3일간	가능하면 4℃에서 고정한다.
알코올계	무수알코올	무수에탄올(100% ethanol)		3시간	고정 후, 무수에탄올에서 탈수
	Carnoy 용액	Absolute ethanol Chloroform 빙초산	60 mL 30 mL 10 mL	2~3시간	사용시간조정 고정 후, 무수에탄올에서 탈수
피크르산계	Bouin 용액	Picric acid 포화수용액 37~40% formalin 빙초산	75 mL 25 mL 5 mL	2~3시간	사용시 조정 고정 후, 수세없이 직접 70% 에탄올에서 탈수로 옮김
중크롬산계	Müller 용액	Potassium dichromate Sodium sulfate 증류수	2.5 g 1.0 g 100 mL	6~8일간	오래 보존할 수 있다.
	Ortho 용액	Müller 액(위의 처방) 37~40% formalin	9 vol 1 vol	1~2일	사용 직전에 혼합
승홍계	Zenker 용액	Müller 액 Mercuric chloride 빙초산	100 mL 5 g 5 mL	6~8시간	탈승홍과정을 수행함
	Helly 용액	Müller 액 Mercuric chloride 37~40% formalin	100 mL 5 g 5 mL	1~6시간	탈승홍과정을 수행함 사용 직전에 포르말린을 첨가함
	B-5 용액 (pH 5.8~6.0)	Mercuric chloride Sodium acetate(무수) 37~40% formalin 증류수	4.5 g 1.25 g 10 mL 100 mL	12~24시간	포르말린은 사용직전 첨가함
조직화학	Acetone	무수아세톤		1~2일	0~4℃에 고정, 효소, 고정
효소항체법	Zamboni 용액	Paraformaldehyde Picric acid 포화수용액 위의 두 시약을 섞어 60℃에서 가열 교반한 후 2.5% NaOH를 떨어뜨려 완전 용해한 후에 0.15 M phosphate buffer(pH 7.3)을 첨가하여 1,000 mL까지 채운다.	20 g 150 mL	4~12시간	실온에서 12개월간 안정
	PLP 용액	A액 : 0.1 M lysine—0.05 M phosphate buffer(pH 7.4) B액 : 8% paraformaldehyde 용액 사용전 A액과 B액을 3 : 1의 비율로 혼합하고 sodium periodate을 0.1 M이 되도록 첨가하여($NaIO_4$ 21.4 mg/10 mL) 용해한다.		4~12시간	사용 시 조제 A액 : 4℃에 1주 보존가능 B액 : 4℃에 3주 보존가능 신선한 용액이 좋다.

1) 포르말린계 고정액

포르말린은 고정액 중 가장 흔히 사용되는 것으로 사용법이 간편하고, 침투성이 우수하며, 일반염색이나 면역조직화학적염색 등에 널리 사용할 수 있고, 또 보존액의 역할도 겸비한 우수한 고정액이다. 포르말린은 포름알데히드(H · CHO)를 약 37% 함유한 수용액이다. 고정에는 보통 10% 포르말린수용액이 사용된다.

포르말린 증기는 자극성이 강한 냄새가 나며, 호흡기 점막이나 안구 점막을 자극하기 때문에 취급 시 유해가드 제거장치(fume hood) 아래에서 보안경(goggle), 글로브, 앞치마를 입고 취급한다. 포르말린 내의 포름알데히드는 대기 중에 방치하면 산화되어 포름산을 형성하여 조직의 염색성을 해치기 때문에 햇빛을 피하여 갈색 병에 보관한다. 만일 산성화된 포르말린 용액의 사용으로 조직절편 위에 색소(그림 3-6)가 출현하면 다음과 같은 방법으로 제거한다.

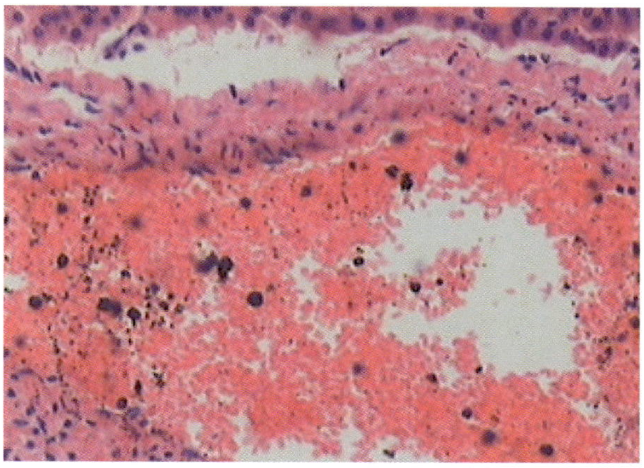

그림 3-6. 포르말린색소. HE염색. 혈관 내에 혈액과 함께 흑갈색 색소가 침착되어 있다.

(1) 포르말린색소 제거법

• 피크르산법

① 탈파라핀, 함수, 수세

② 피크르산 포화알코올용액(saturated picric acid alcohol)에 옮겨 30분~2시간 둔다.

③ 흐르는 수돗물에 수세한다.

④ 수세 후 황색의 피크르산이 남아 있으면 탄산리튬알코올 포화용액(saturated lithium carbonate/70% alcohol)에 담가 제거한다.

⑤ 흐르는 수돗물에 수세한다.

⑥ 다음 염색 과정을 수행한다.

• 카다세위치(Kadarsewitch)법

① 탈파라핀, 함수

② ~5% 염화암모늄용액(ammonium chloride 1~5 g + 70% ethanol 100 mL)에 옮겨 색소가 제거될 때까지 둔다(색소 함유량에 따라 5분~4시간).

③ 흐르는 수돗물에 수세한다.

④ 다음 염색 과정을 수행한다.

• 베로카이(Verocay)법

① 탈파라핀, 함수.

② 수산화칼륨용액(1% potassium hydroxide 수용액 1 mL + 80% ethanol 100 mL)

③ 흐르는 수돗물에 5분간 수세 후, 80% ethanol에 5분간 담가 둔다.

④ 흐르는 수돗물에 수세한다.

⑤ 다음 염색 과정을 수행한다.

2) 알코올계 고정액

글리코겐이나 산성점액다당류 등의 수용성 물질이 잘 보존된다. 단백질은 알코올에서 변성되어 보존되지만 지질은 용해되어 제거된다. 알코올 단독으로 고정된 조직은 현저한 수축이나 변형이 발생하여 형태학적으로 나쁜 결과를 초래하기 때문에 다른 물질(포르말린이나 초산)과 혼합하여 사용하는 것이 많다. 글리코겐, 점액, 핵산(형질세포, 신경세포의 니슬소체), 철, 칼슘, 요산 등의 검출에 사용된다.

3) 피크르산계 고정액

피크르산은 히스톤(세포핵 단백질)이나 염기성단백질과 반응하여, 아미노산과 결정성 피크르산염을 형성한다. 이 과정에서 조직절편이 황색으로 착색된다(그림 3-7). 피크르산은 단백질 응고작용, 다당류 침전작용 및 약한 탈회작용이 있으며, 조직 침투성이 빠르다. 내분비세포의 염색, 글리코겐, 다당류 등의 증명에 사용된다. 용액은 사용 직전에 제조하고, 침투가 빠르므로 고정 상태를 보아가며 너무 오래 두지 않도록 주의하며, 고정 후에는 바로 수세하지 말고 50~70% 알코올 또는 탄산리튬 알코올 포화용액(saturated lithium carbonate/70% alcohol)에 옮겨 충분히 피크르산을 제거하고 나서 탈수과정으로 이동한다.

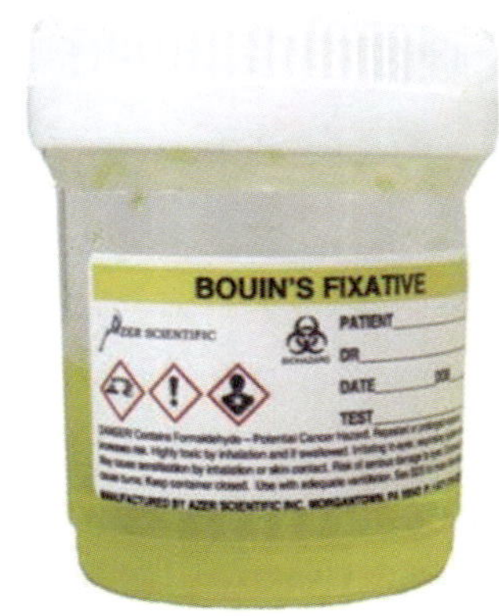

그림 3-7. Bouin 용액. picric acid로 인하여 노랑색으로 보인다. 고정 후에는 조직절편에 착색된 picric acid를 제거한다.

4) 승홍계 고정액

승홍(수은)은 단백응고작용이 강한 양호한 고정액이나, 조직침투성이 나빠서 수축의 원인이 된다. 이 때문에 다른 고정액과 혼합하여 사용하는 것이 많다. 승홍($HgCl_2$)은 독성이 있는 수은화합물이다. 조직 내 미세구조가 잘 보존되기 때문에 조혈장기, 혈액세포 등의 검사에 적당하다. 승홍계 고정액(예 : Zenker)(그림 3-8)에는 고정 중에 금속성기구의 사용하지 말아야 하고, 수은은 공해물질이므로 정해진 폐기용기에 담아 처리해야 한다. 승홍은 조직 침투성이 나쁘기 때문에 고정시간은 대략 4~6시간을 요한다. 고정 후에는 반드시 승홍색소를 제거하기 위한 탈승홍 과정이 필요하다.

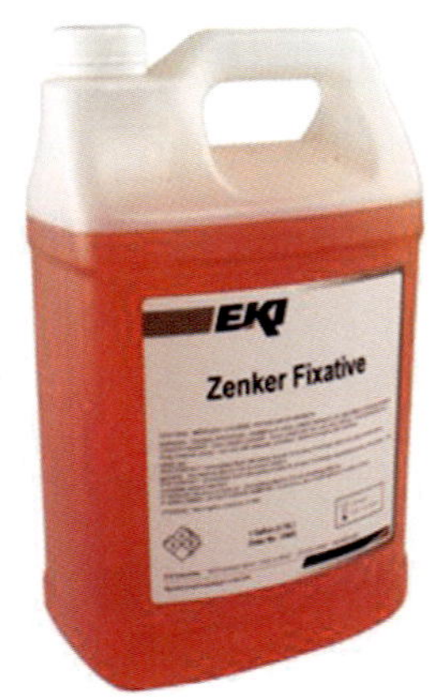

그림 3-8. Zenker용액. potassium dichromate로 인하여 적갈색을 띤다. 용액 내에 염화수은(mercuric chloride)이 함유되어 있어 고정 후 승홍색소가 침착되므로 염색 전에 제거해야 한다.

승홍색소 제거

① 탈파라핀, 100%, 90%, 80%까지만 함수과정을 진행한다.
② 루골 요오드 용액(iodine 2 g + potassium iodide 3 g + 80% ethanol 100 mL)에 절편을 옮겨 색소의 침착량에 따라 2~24시간 담가 둔다.
③ 3~5% 티오황산나트륨(sodium thiosulfate) 수용액에 옮겨 5분간 요오드를 제거한다.
④ 흐르는 수돗물에 수세한다.
⑤ 다음 염색 과정을 수행한다.

5) 중크롬산계 고정액

지질고정에 우수하여 세포의 단위막이 고정되며, 미토콘드리아, 골지장치 등의 미세구조가 잘 보존된다. 부신수질세포나 이 세포에서 발생하는 갈색세포종(pheochromocytoma)의 고정에 사용된다. 이 고정제는 조직으로부터 완전히 제거되지 않으면 탈수 시 알코올과 반응하여 불용성 침전물이 생성되어 제거할 수 없게 된다. 따라서 고정 후 흐르는 수돗물에 충분히 수세해야 한다. 수세가 부족하여 색소가 발생하였을 경우는 다음 방법에 따라 제거한다. 공해물질이므로 폐기 처리에 주의한다.

중크롬산염 색소제거

① 탈파라핀, 함수, 수세
② 2% HCl(70% 에탄올에 희석)에 16~24시간 둔다.
③ 흐르는 수돗물에 수세한다.
④ 다음 염색 과정을 수행한다.

3.3 절취(gross cutting)

학습목표 instructional objectives

1. 절취에 필요한 준비 시설 및 기구들을 알아야 한다.
2. 절취의 기본 순서를 이해해야 한다.
3. 일부 장기의 절취법을 이해해야 한다.

병변의 현미경적 관찰을 하기 위해 조직검체를 정리 · 정형하는 과정을 절취라고 부른다. 따라서 이 과정은 병리전문의가 직접 하는 것이 원칙이지만, 병리전문의의 책임하에 병리사가 대행할 수도 있음으로 절취의 요점, 부위의 결정방법, 소견의 기술방법 등을 숙지해 두는 것이 중요하다.

1. 준비 시설

절취실(gross room)은 환기가 잘되는 독립된 방에 Grosslab(그림 3-9)과 사진 촬영장치(그림 3-10)를 갖춘 상태에서 수행한다.

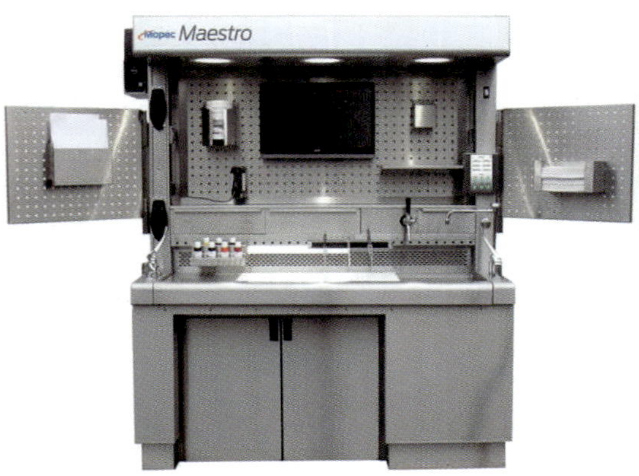

그림 3-9. Grosslab. 배기장치(exhaust system), filter, microphone, 백열등이 부착되어 있다.

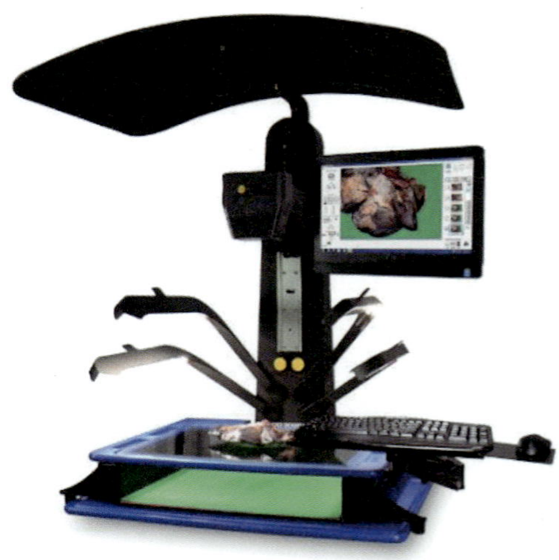

그림 3-10. 육안표본 사진촬영 및 영상저장 장치

2. 준비 기구(그림 3-11, 12)

- 절취용 칼(뇌도, brain knife 또는 butcher type knife)
- 메스대와 외과용 메스(scarpel handles and blades)
- 절취용 가위(dissecting scissors)와 핀셋(forcep)
- 저울과 자(balance and ruler)
- 액체 측정용 깔때기와 용기(funnel and cup for measuring liquids)
- 조직 고정이나 헹굼을 위한 용기(container for rinsing and fixing specimens)
- 조명장치가 달린 확대경(illuminated magnifier)
- 절취용 도마와 그릇(cutting boards and trays)
- 조직캡슐(tissue capsule) 또는 조직카세트(tissue cassette) 등 절취에 필요한 기구

3. 절취의 기본 순서

- 충분한 육안적 관찰을 행한다.
- 육안소견의 기록, 육안사진의 촬영 및 가능한 경우 스케치를 한 다음 절취부위를 선정한다.
- 절취부위는 주병변이 충분히 관찰되며 주변조직과의 연관을 이해할 수 있는 곳을 선택한다.
- 한 장기에서 필요에 따라 몇 개의 조직편을 절취할 경우에는 각 조직편의 절취부위 위치관계를 명확히 해둔다(그림 3-12).
- 조직편의 크기는 유리슬라이드 크기는 통상 76 mm × 26 mm 이내로, 두께는 5 mm를 넘지 않는 것이 좋다.
- 현미경 관찰을 필요로 하는 조직면의 반대쪽에 묵즙 등으로 표시해 둔다.
- 절취 조직편은 건조되지 않도록 주의한다.
- 특히 생검조직과 같은 작은 검체는 채취한 그대로 전부 표본을 만들도록 한다.
- 조직편의 잘못된 취급이나 분실방지를 위해 노력해야 한다.
- 조직편의 고정이 불충분한 경우에는 절취 후 재고정을 하고나서 다음의 탈수조작으로 넘어간다.
- 다른 조직들의 오염을 막기 위해서는 한 증례마다 절취대나 메스에 부착한 조직편을 깨끗이 제거하고나서 다음의 절취에 임한다.
- 지방성분이 많은 장기(유방조직 등)는 메탄올과 클로로포름 동량액으로 탈지한다.
- 골조직이나 석회침착 병변은 적당한 크기로 절취하고 탈회한 후 다시 정형한다.
- 각 검사실 별로 육안조직 표본검사 지침에 따른다.

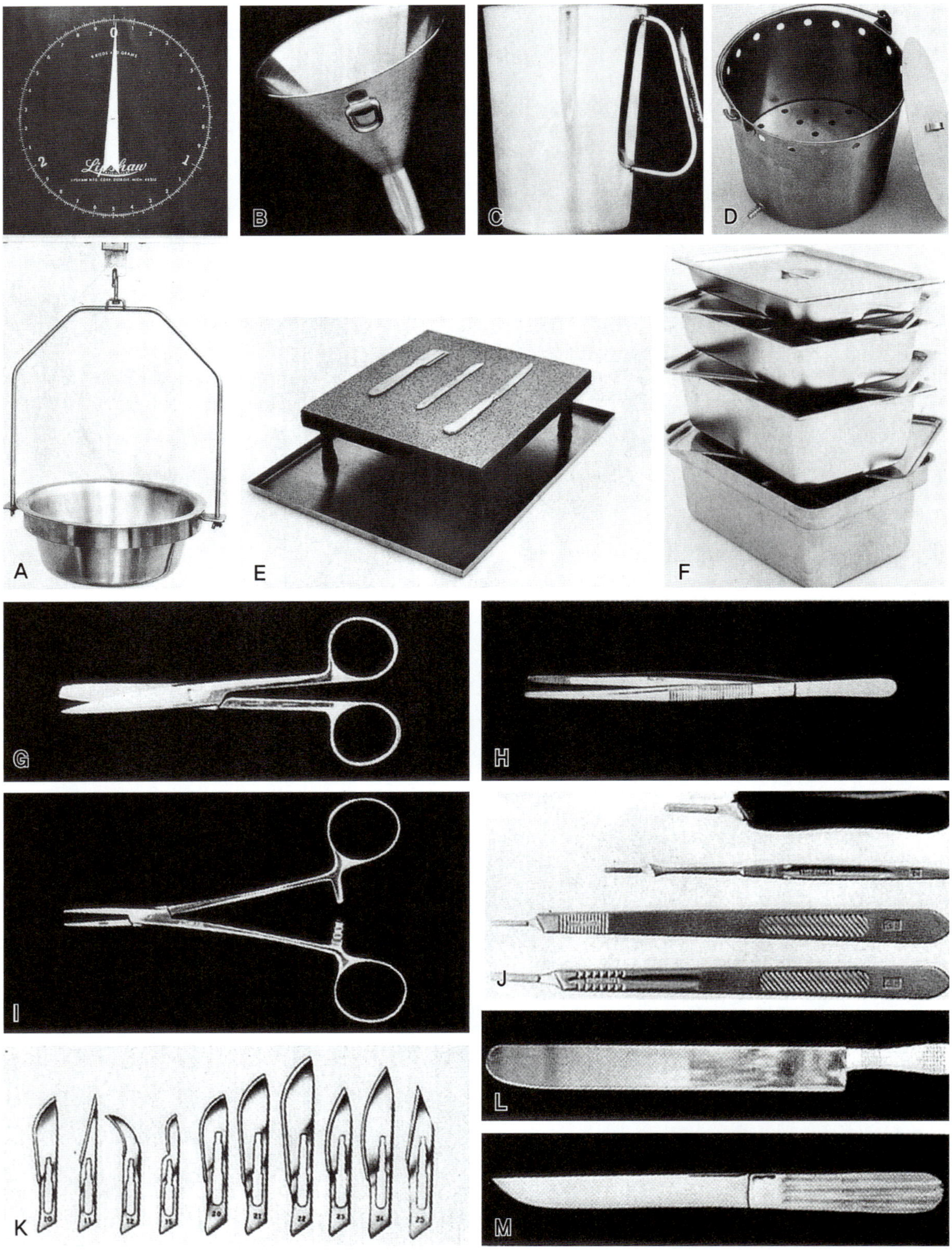

그림 3-11. 절취용 기구. A. 저울(scale for weighing specimens), B-C. 액체측정용 깔때기(funnel) 및 컵(cup), D. 헹굼용기(rinsing container), E. 도마(cutting board), F. 고정용기, G. dissecting scissor, H. thumb forcep, I. mosquito forcep, J-K. scalpel handles과 blade, L-M. brain knife와 butcher's type knife.

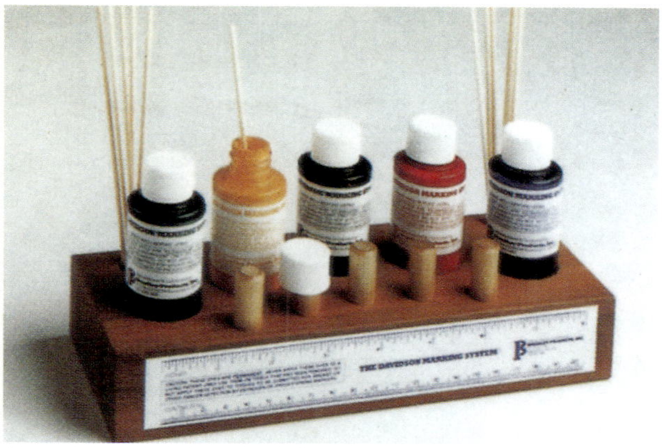

그림 3-12. 육안 표시용 컬러잉크(Davidson marking system)

4. 절취 후 처리

- 조직편은 적당한 크기의 플라스틱 카세트나 조직 캡슐에 넣어 수세 후 탈수과정으로 이동한다.
- 절취 후 남은 검체는 만일의 분실이나 추가정보(지방염색, 전자현미경소견 등)가 필요한 경우를 대비하여 병리조직진단이 끝날 때까지 잘 보관해둔다.
- Dictaphone이 장착되어 있는 Grosslab을 이용하여 육안소견을 구술로 녹음한 경우 검사결과보고서에 기재한다.

참고문헌

1. Dapson RW. Fixation for the 1990's: A review of needs and accomplishments. Biotech Histochem 68;75, 1993.
2. Kiernan JA. Histological & Histochemical Methods: Theory & Practice. New York, Pergamon Press, 1990.
3. Leong AS-Y. Fixation and fixatives. In: Woods AE, Ellis RC. Laboratory Histopathology. New York, Churchill Livingstone, 1994.
4. Lillie RD, Fullmer NM. Histopathologic Technic and Practical Histochemistry. New York, McGraw-Hill Book Co, 1976.
5. Luna LG. Artifacts produced during tissue fixation. J Histotechnol 6:18, 1983.
6. Westra WH, Hruban RH, Phelps TH, Isacson C. Surgical Pathologic Dissection: An illustrated guide. 2nd Ed. New York, Springer, 2003.

3.1

실 습 보 고 서

성명		학번		실습일자		확인	

고정과 절취

실습 01 실험동물(동물실험윤리위원회 심의 과정을 통과한)로부터 다음의 장기들을 준비하여 앞에서 제시된 조건대로 고정한 경우와 그렇지 않고 통째로 고정액에 넣어 고정한 경우를 비교해 본다.

① 위
② 폐
③ 콩팥

고정 조건을 지킨 경우(육안사진)			장기를 그대로 고정한 경우(육안사진)		
위	폐	콩팥	위	폐	콩팥

단면 소견	
위 :	
폐 :	
콩팥 :	

실습 02 **지라, 간, 콩팥을 준비하여 다음의 고정액에 넣어 각각 고정하여 본다.**

① 10% neutral buffered formalin (NBF)

② Bouin 용액

③ 무수에탄올

④ Carnoy 용액

⑤ 10% formalin 수용액

⑥ Zenker 용액

실습 03 **위의 고정액에 고정된 조직을 수세, 탈수, 투명, 침투과정을 거쳐 포매한 후 각각 4 μm의 두께로 잘라 일반 H&E염색을 하여 현미경으로 검경한 후 다음의 물음에 대해 답한다.**

① 절편에 고정에 의해 색소가 발생하였는가? 색소가 발생했다면 같은 절편을 준비하여 색소를 제거한 후 H&E 염색을 하여 비교해 본다.

② 염색 후 모든 절편이 유사하게 염색되었는지 또는 일부 염색시간이 조절이 필요하다고 판단되면 같은 절편을 준비하여 염색시간을 조절해 본다.

	10% NBF	Bouin	무수에탄올	Carnoy	10% formalin	Zenker
출현색소						
색상 변화						
색소제거 시약						
염색 상태						

실습 04 개체가 큰 실험동물(동물실험윤리위원회 심의과정을 통과한)로부터 적출한 장기를 대상으로 육안 소견 기재법과 절취법을 익혀 본다.

장기	육안 소견	절취법

CHAPTER **04**

탈회
Decalcification

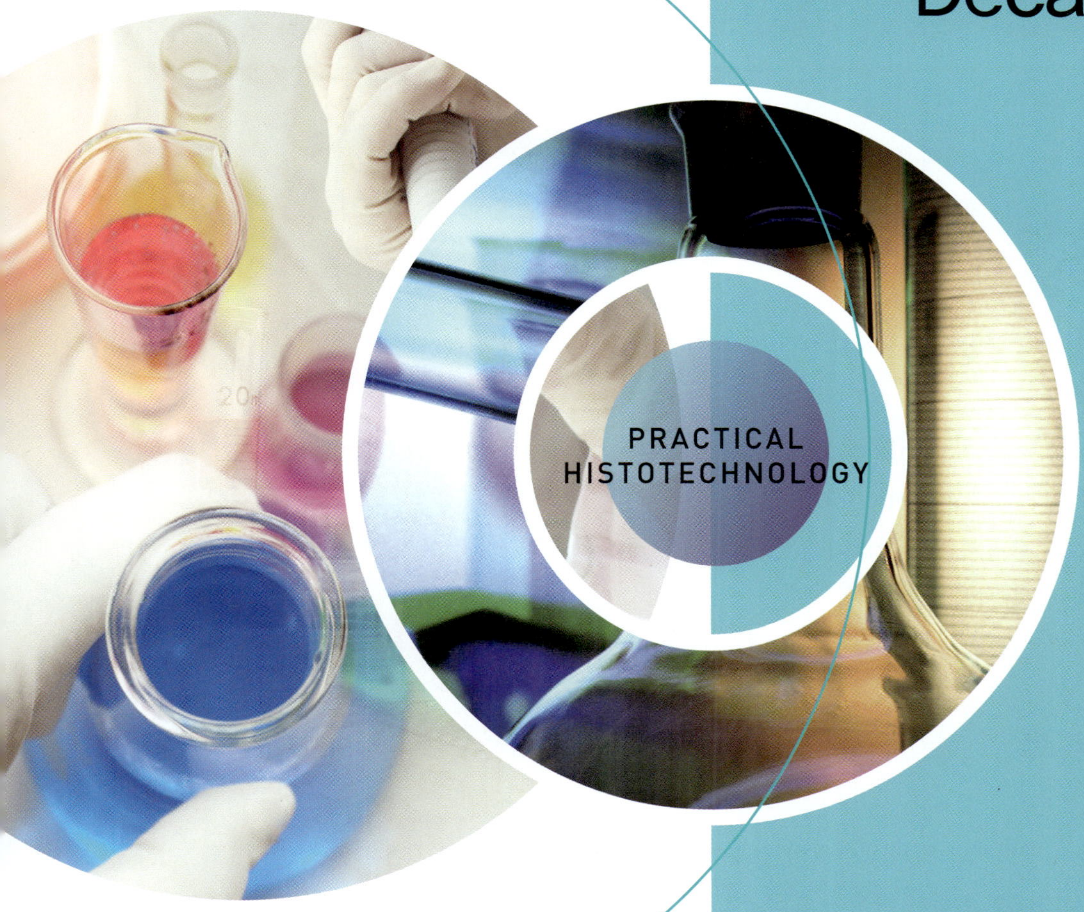

뼈나 치아, 폐결핵 환자의 석회화 병소, 난소의 피부모양 기형낭종(dermoid cyst), 기타 대사이상으로 인한 이소성 골화(heterotropic ossification)로 발생된 석회화 조직은 그 자체가 조직 내의 유기질(organic matrix)에 인산칼슘(calcium phosphate)을 주성분으로 한 무기염이 침착되어 있어, 그대로는 파라핀 또는 셀로이딘 절편을 박절하기가 어렵다. 따라서 이들 조직을 용이하게 박절하기 위해서는 조직 내의 칼슘염을 미리 용해하여 제거하는 과정이 필요하며, 이를 탈회라 한다.

4.1 탈회액과 탈회과정

학습목표 instructional objectives

1. 탈회법의 선택 기준에 대해 알아야 한다.
2. 탈회액의 종류와 적용에 대해 알아야 한다.
3. 산탈회 순서에 대해 알아야 한다.
4. 탈회촉진법들에 대해 이해해야 한다.
5. 탈회 확인법의 종류와 장 · 단점을 이해해야 한다.

1. 탈회법의 선택

탈회법에는 여러 가지가 있으나 실제로 다음과 같은 조건을 고려하여 선택한다.

- 탈회가 신속할 것
- 조작이 간단하며, 가격이 저렴할 것
- 조직 손상이 적고, 염색성이 저하하지 않을 것

이들 조건을 완전히 충족시키는 방법이 없으며 어느 탈회액이나 장 · 단점이 있기 때문에 탈회의 목적과 조직의 두께에 따라 선택하여 사용한다.

2. 탈회액의 종류

탈회용액에도 산성 탈회액과 EDTA와 같이 킬레이트제(chelating agents)를 사용한 중성 탈회액 그리고 2가지 종류 이상의 물질액을 혼합한 탈회액 등이 있다.

1) 5% nitric acid 수용액

Conc. nitric acid	5 mL
증류수	95 mL

2) 10% formic acid 수용액

Conc. formic acid	10 mL
증류수	90 mL

3) Plank-Rychlo용액

Aluminium chloride(결정)	7 g
Formic acid	5 mL
Conc. HCl	8.5 mL
증류수	100 mL

4) 10% EDTA 용액(pH 6.8~7.2)(효소조직화학적 검사용)

Tris	12 g
EDTA 2 Na	100 g
증류수	1,000 mL

증류수에 Tris를 녹인 다음 EDTA 2 Na를 첨가한다. 이 용액은 산성이며, EDTA가 완전히 녹지 않아 백색침전물이 존재한다. 여기에 KOH를 조금씩 첨가하면서 용해하면 용액의 pH가 중성에 가까워지면서 침전물이 녹아 투명한 용액으로 변한다. 최종 pH는 6.8~7.2로 조정한다.

5) EDTA-G 용액(면역조직화학적 검사용)

EDTA 2 Na	14.5 g
NaOH	1.25 g
Glycerol	15 mL
증류수	100 mL까지 채운다.
교반기에서 용해한다.	

3. 뼈조직 탈회의 일반 과정

- 뼈 또는 일부 석회침착조직은 조직표본제작에 들어가기 전에 칼슘염을 제거해야만 한다. 칼슘의 제거는 자가 제조용액 또는 상품화된 용액 및 필요에 따라 EDTA 용액 등이 사용된다.
- 모든 조직은 탈회 전에 10% NBF에 충분히 고정하여야 한다. 완전한 탈회에 소요되는 시간은 검체의 두께나 뼈조직의 밀도에 따라 다르다.
- 탈회액에서 좀 더 신속하게 탈회하고자 할 경우에는 뼈조직을 미리 얇게 잘라 탈회하며, 산 탈회액에

서는 가능한 노출시간을 최소화하여야 한다.

- 보통 뼈조직은 하룻밤 탈회한다. 다음날 아침 검체를 점검하여 탈회 유무를 확인한다. 탈회가 불충분할 경우에는 신선한 탈회액으로 교환한 후 2~3시간 이내에 다시 확인한다.
- 탈회완료 판정은 검체의 유연성(pliability)으로 확인하는 물리적 방법과 calcium oxalate로 검사하는 화학적 방법으로 확인한다. 물리적 방법에서 바늘 등과 같은 것으로 조직을 찌르지 않도록 주의한다.
- 탈회가 완료되면, 조직을 흐르는 수돗물에 5~10분간 수세하여 조직으로부터 탈회액을 완전히 제거한다.
- 파라핀 포매를 위한 침투과정을 진행한다.

4. 탈회 순서

1) 뼈조직편의 절취

(1) 비교적 소량의 석회화가 형성된 연한 조직은 절취용 칼(gross knife)을 사용하며 절취하고, 뼈와 같이 단단한 조직은 경조직용 전동톱(그림 4-1)를 사용하여 물을 부어가면서 5 mm 두께 전 · 후로 잘라낸다. 후자의 경우는 뼈속질이 가능한 많이 노출되도록 자르는 것이 바람직하다. 치아의 경우도 치수(dental pulp)가 되도록 많이 노출시키는 것이 좋다.

(2) 경조직용 톱이 없을 경우에는 보통 톱(그림 4-2)으로 대충 잘라내어 탈회를 시작한 후, 탈회 중간에 필요한 크기를 절취용 칼로 잘라 준다.

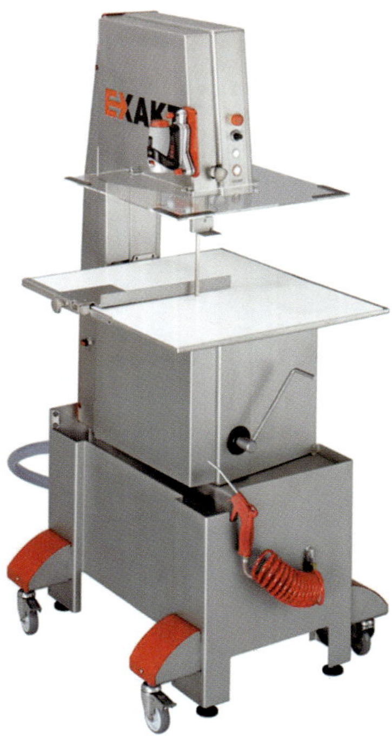

그림 4-1. 석회화조직의 절단에 사용하는 전동톱(electric saw, EXAKT Technologies, Inc.)

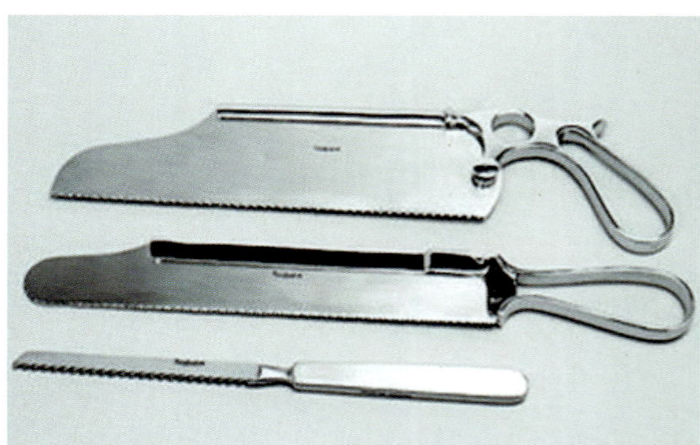

그림 4-2. 석회화조직의 절단에 사용하는 도구. metacarpal saw

(3) 조직편의 크기는 특별한 요구가 없는 한 보통 유리 슬라이드 위에 얹을 수 있도록 15 mm × 30 mm 정도가 좋다. 탈회속도는 조직편의 크기보다는 두께에 큰 영향을 받으므로 5 mm 이하의 두께로 다듬어 준다.

(4) 절취는 충분히 고정된 조직으로 하는 편이 쉬우며, 이것이 석회화 부위에 부착되어 있는 연조직의 장해도 적게 발생한다. 고정이 불충분한 조직이나 미고정 조직은 절취 후 즉시 고정액에 담가 충분히 고정한다.

2) 뼈조직편의 탈지(defatting)

(1) 일반 탈회액은 대개 수용액이므로 조직 내의 지방을 제거하면 탈회액의 침투가 촉진되기 때문에 탈회시간을 단축할 수 있다. 특히 탈회 완료에 오랜 시간이 걸리는 EDTA (ethylene diamine tetraacetic acid) 탈회의 경우 매우 효과적이다.

(2) 알코올에 의한 탈지는 2차 고정의 의미도 있으므로 고정이 불충분한 조직의 재고정 효과 면에서도 필요한 조작이다.

(3) 탈지 방법은 고정 후 절취 조직편을 상승계열 알코올(70, 80, 90%, 무수알코올)에 담가 충분히 탈지하고, 이어 다시 하강계열 알코올(90, 80, 70%)을 통과하여 침수한다. 탈지 시간은 일반적인 크기의 조직편을 강산으로 탈회할 경우 전 과정에 1일 정도면 충분하다.

3) 탈회

(1) 충분히 고정된 조직편은 흐르는 수돗물로 수세한다(특히, 염산이 포함된 탈회액의 경우 조직에 남아 있는 포르말린과 염산이 결합하면 발암물질인 bis-chloromethyl ether가 형성되므로 반드시 수세가 필요하다).

(2) 탈회할 조직의 50~100배의 탈회액을 준비하여 탈회를 시작한다.

(3) 탈회액은 24시간마다 새 용액으로 교환해 준다.

4) 탈회 촉진법

탈회를 촉진하기 위해 다음과 같은 여러 방법이 고안되어 있다.

(1) 탈회에 의해 용출된 무기염은 액의 하층에 침전하므로 조직편을 탈회액의 위 또는 중간층에 매달아 탈회한다.

(2) 탈회액 내 조직 위에 형성된 공기(CO_2)를 흔들어서 제거하던가, 초음파장치를 사용하여 액을 교반한다.

(3) 산탈회 경우에 발생하는 가스 때문에 감압(reduced pressure)하에서 탈회한다.

(4) 탈회액 내에 전류를 흘려 녹아 나온 Ca^{2+}를 전극에 끌어당겨 제거한다(전기분해 탈회법).

(5) 탈회액에 녹아나온 Ca^{2+}를 이온교환수지에 흡착하여 제거한다(이온교환수지법).

(6) 탈회액을 37°C 또는 56°C로 가온한다.

그러나 이 방법들에는 각각 장단점이 있어 일반적으로 충분한 양(조직 1 g당 100 mL 정도)의 탈회액에 담가 1일에 2~3회 탈회액 용기를 교반하는 방법이 가장 간단한 탈회촉진법이다. 그림 4-3과 같은 뼈탈회 장치를 사용하면 편리하다.

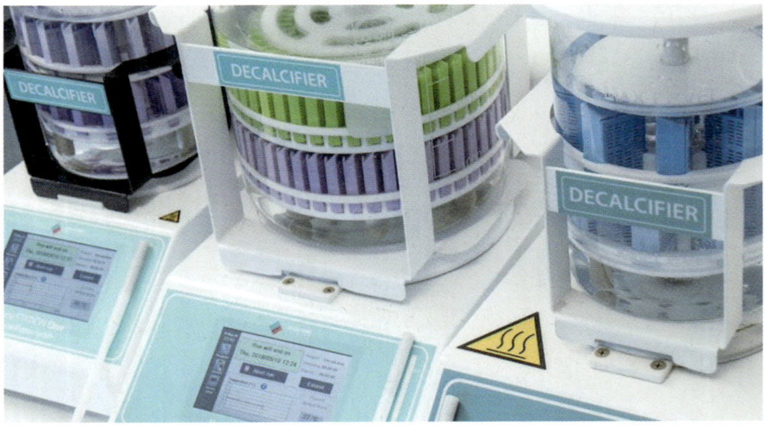

그림 4-3. 뼈탈회장치(Milestone's BoneSTATION). 고정과 탈회를 할 수 있으며, 가온 및 교반이 가능하다.

표면탈회법(surface decalcificaton)

이미 포매된 블록 내에 소량의 칼슘 침착이 있을 때 1~2장의 절편을 박절하기 위해 임시적으로 탈회를 할 때 시행하는 방법이다.

1) 포매조직의 표면이 노출되도록 파라핀을 다듬은 후, 1% HCl에 15~60분간 담가 둔 다음, 박절을 시작하면 처음 몇 장의 절편을 사용할 수 있다. 만약 여러 장의 조직절편이 필요할 때는 앞의 과정을 반복한다.
2) 위의 과정을 즉시 해야 할 경우에는 10% HCl을 적신 여과지에 포매조직의 표면을 누르고 잠시 두었다가 처음 몇 장만 박절하여 사용하기도 한다.

포매조직의 표면이 노출되도록 파라핀을 다듬은 후 다음과 같은 용액에 1시간 또는 하룻밤 담가 둔다.

① 4~5% phenol 수용액
② 60% ethanol 9 : glycerol 1
③ glycerol 9 : aniline 1
④ 1% 세정제(detergent)

5. 탈회 확인법

탈회 종료 시기를 판정하는 데는 다음과 같은 방법들이 사용되고 있다.

1) X-선 촬영에 의한 방법

현미방사선법(microradiography)에 사용하는 연성 X-선 발생장치가 가장 적합하며, 이것에 의한 판정법은 현재 탈회정도를 확실히 파악할 수 있는 유일한 방법이다(그림 4-4).

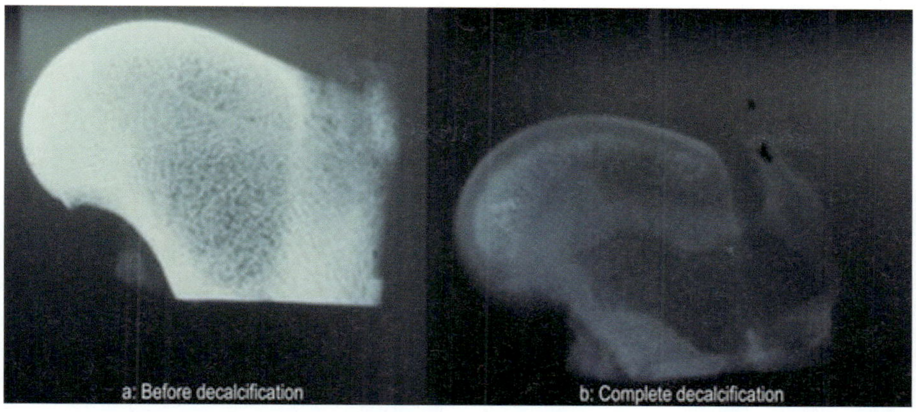

그림 4-4. 사람 뼈의 탈회 진행 상태를 찍은 연성 X-선 사진. 왼쪽은 탈회전 사진이고, 오른쪽은 탈회가 완결된 상태의 사진이다. 탈회가 안 된 부분은 비투과성을 보이며, 탈회된 부분은 반투과성을 나타낸다.

2) 화학적 방법; calcium oxalate test

탈회액 내에 녹아 나온 Ca^{2+}에 수산암모늄(ammonium oxalate)을 가하여 백색 침전물(calcium oxalate)을 만드는 것을 목적으로 하여 고안된 방법이다.

(1) 탈회 완료 시점에 새 탈회액으로 교환하여 1~2시간 둔다.

(2) 탈회액 5 mL를 시험관에 옮긴 후 시험관에 리트머스 시험지를 1 cm 정도를 잘라 넣어 일차로 강 암모니아(ammonia water) 한 방울씩 떨어뜨려가면서 리트머스 시험지가 청색으로 변할 때까지 첨가한다.

(3) 탈회액 내에 Ca^{2+}이 존재하면 젖빛 혼탁(그림 4-5B)이 발생하며 이 경우 탈회를 더 진행한다.

(4) 젖빛 혼탁이 생기지 않으면 다시 탈회액 5 mL를 시험관에 취한 후 수산암모늄 포화수용액(saturated ammonium oxalate)을 2 mL 첨가하여 수산칼슘(calcium oxalate)이 침전되는지를 확인한다. 수산암모늄 첨가 후 흰색 침전물이 생기면 탈회를 더 진행해야 하고 첨가 후 30분이 지나도 침전물이 생기지 않으면 탈회가 완결된 것으로 판단한다.

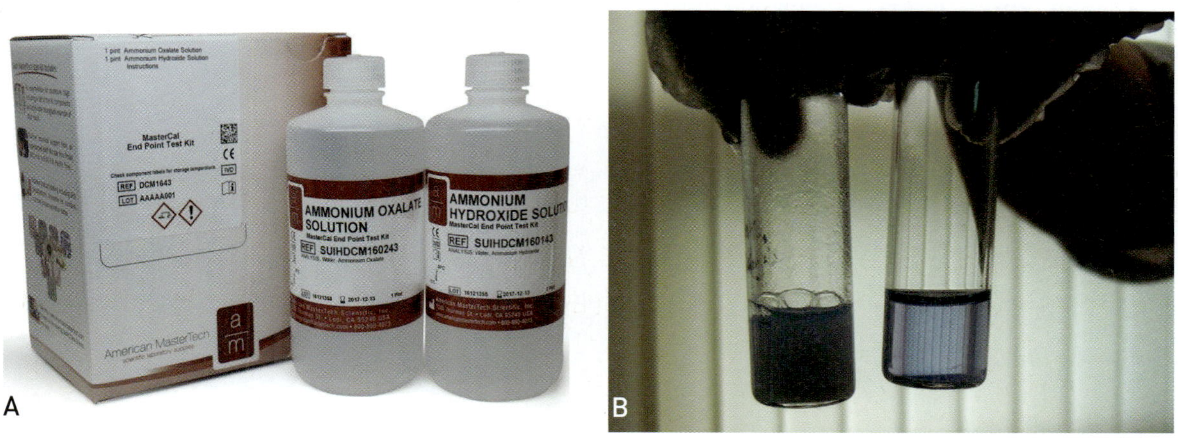

그림 4-5. 수산칼슘검사(calcium oxalate test). A. 탈회 확인 시약과 B.탈회 완료 확인 시험. B 사진의 왼쪽은 탈회액 내에 칼슘이 남아 수산화암모늄(ammonium hydroxide)과 반응하여 젖빛의 수산화칼슘(calcium hydroxide)을 형성한 것으로 더 탈회를 해야 하고, 오른쪽과 같이 투명하게 보일 때는 새 탈회액을 취하여 수산암모늄(ammonium oxalate)을 첨가하여 수산칼슘(calcium oxalate) 결정이 형성되는지를 확인한다.

3) 물리적 방법

탈회부위를 손으로 가볍게 눌러보거나, 침으로 찔러보거나, 일부를 칼로 잘라 탈회 여부를 알아보는 간단한 방법(그림 4-6)이나 검체에 물리적 손상이 발생할 수 있으므로 가급적 사용하지 않는 것이 좋다.

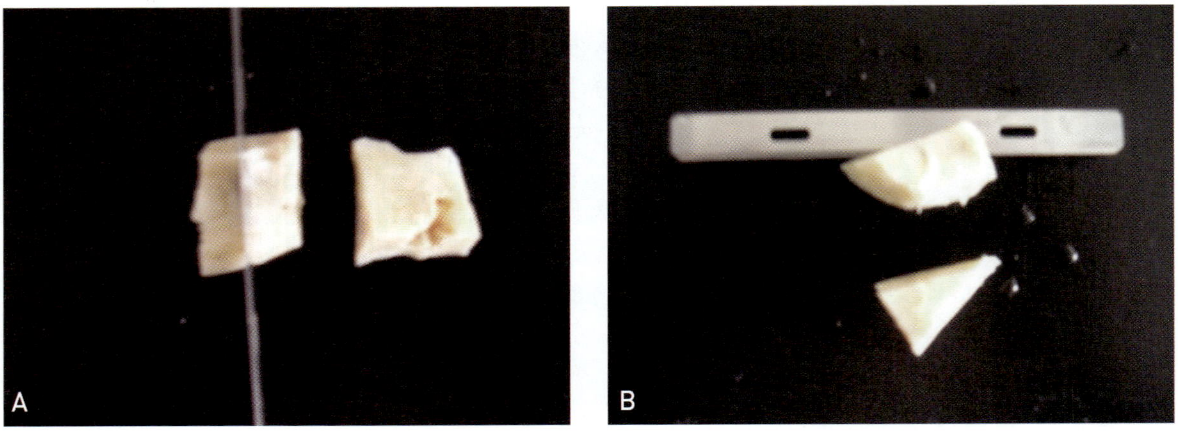

그림 4-6. 칼을 사용한 물리적 탈회 확인 방법. 칼 절단법

6. 탈회 후의 처리

산에 의한 탈회 종료 후에는 15분 정도 흐르는 수돗물로 수세한 다음 중화제로 0.25% 탄산리튬(lithium carbonate) 용액으로 60분간 중화시킨 후 다음 과정으로 넘어간다. EDTA 탈회법을 사용하였을 경우는 중화 과정 없이 바로 다음 단계로 이동한다.

7. 탈회의 결과

1) 10% 포름산에 의한 탈회

현재 가장 실용적인 방법으로 사용된다. 속도가 비교적 빠르고 다른 산성 탈회액에 비해 조직 장해나 염색성의 저하가 가장 적다.

(1) 재료와 방법

랫드(rat)의 정강뼈(경골, tibia). 포르말린 고정. 크기 50 × 4(길이 × 폭)mm. 1~2 mm 두께의 겉질 뼈로 둘러싸여 있으며 뼈속질의 대부분은 황색 뼈속질. 탈지조작을 생략하고 10% 포름산수용액에 넣어 실온에서 탈회하면 12시간에서 약 1/3, 24시간에서 약 절반 정도가 탈회되었으나 남아 있던 유기염이 완전히 제거되는 데는 72시간이 걸렸다.

(2) H&E 염색 소견

조직 전체는 약간 호산성을 보이지만 뼈기질 및 세포 모두 형태적 장해는 거의 볼 수 없다. 세포핵 및 호산성과립 등 세포질염색성도 양호하게 유지되어 각종 뼈속질세포가 잘 구별된다(그림 4-7).

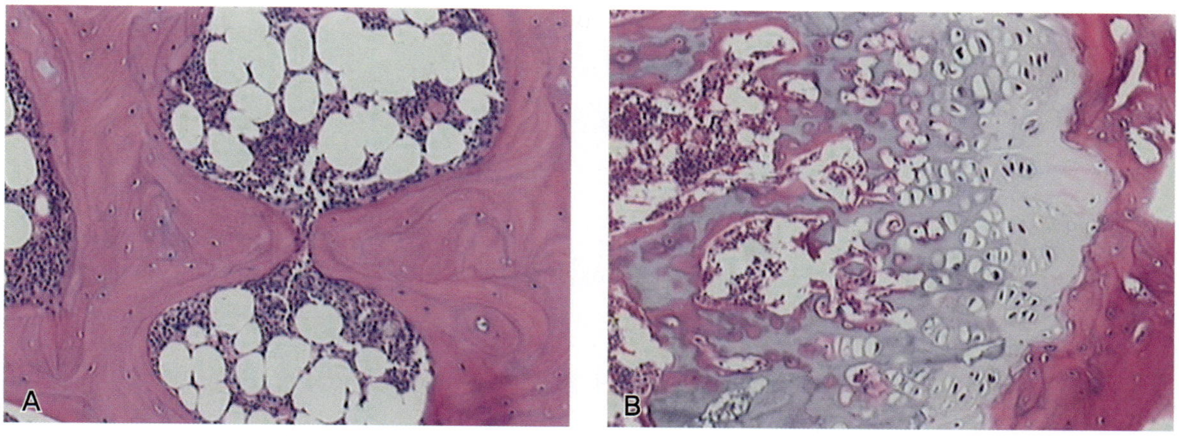

그림 4-7. 랫드의 정강뼈(tibia). 10% 포름산 탈회 후의 조직 소견. H&E 염색. A. 뼈기질 및 세포 모두 형태에 장해가 없다. 핵과 세포질의 염색성도 양호하며 각종 뼈속질 세포도 형태가 매우 잘 보존되어 있다. ×400. B. 성장판 부위의 연골의 보존상태도 매우 우수하다. ×200.

2) 5% 질산(nitric acid)에 의한 신속탈회

특히 신속을 요하는 탈회나 큰 골조직괴의 탈회에는 약간의 조직 장해나 염색성의 저하를 감안하고 강력한 산성 탈회액을 사용한다. 가장 신속한 방법은 질산과 염산을 단독으로 사용하는 것이다.

(1) 재료와 방법

재료는 포름산에 의한 탈회법과 같다. 탈지조작은 생략하고 실온에서 탈회하면 Plank-Rychlo액과 5% 질산수용액은 모두 같은 결과를 보이며, 12시간에서 무기염이 약간 남았으나 18시간에서 완전히 제거되었다.

(2) H&E 염색 소견

탈회액에 충분히 중화하였음에도 불구하고 핵의 염색성이 상당히 저하되어 조직 전체가 호산성을 나타내었다. 일부 세포의 팽창, 용해 등 약간의 형태적인 장해도 발생하여 각종 뼈속질세포의 구별이 곤란하였다. 이 장해 정도는 질산 탈회 쪽이 좀 더 현저하였다(그림 4-8, 9).

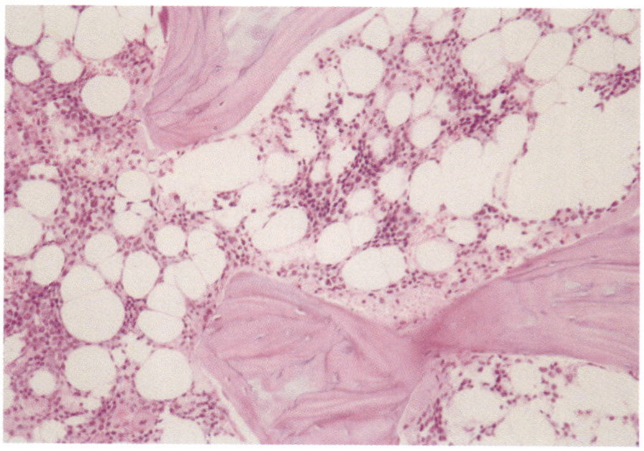

그림 4-8. Plank-Rychlo 용액에 의한 탈회(랫드의 정강뼈) H&E 염색. ×400. 세포핵의 염색성은 비교적 좋으나 모든 세포가 전체적으로 호산성을 띠고 있어서 호산구의 구별이 곤란하다.

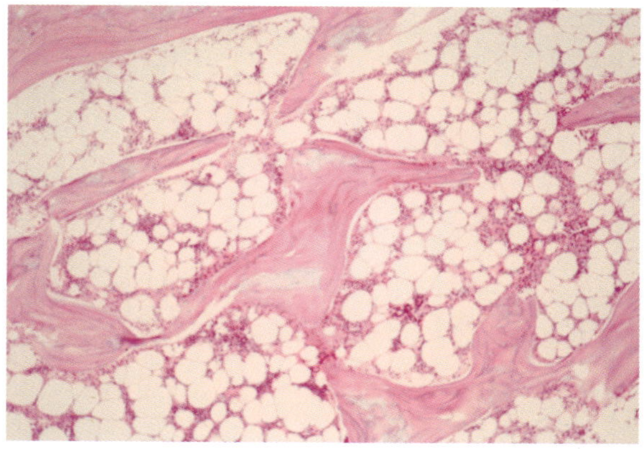

그림 4-9. 5% nitric acid 탈회(랫드의 정강뼈) H&E 염색. ×400. 핵 염색성의 뚜렷한 저하와 함께 조직 전체가 호산성으로 변하여 있으며, 일부 세포는 팽창 및 용해되어 각종 뼈속질 세포들의 구별이 곤란하다.

(3) 참고

대체로 신속한 탈회표본 제작에는 조직을 가능한 작게 잘라내어 뼈속질을 충분히 노출시키는 것이 중요하다. 이 방법의 경우 탈회시간을 20시간 이내로 하면 염색성의 저하도 어느 정도 방지할 수 있다.

3) EDTA에 의한 탈회

EDTA의 탈회력은 산에 비해 매우 약하여 뼈나 치아와 같이 치밀하게 석회화된 조직의 탈회에는 많은 시간이 걸린다. 그러나 중성용액을 사용하기 때문에 조직에 대한 장해가 적고 그 구조나 염색성의 보존도 좋다. 따라서 이 탈회법은 조직화학적 염색을 포함하여 전자현미경적 검색을 필요로 하는 경우에 사용할 수 있다.

(1) 재료와 방법

재료는 포름산에 의한 탈회법과 같다. 메탄올로 탈지조작을 하여 10% EDTA로 탈회하면 실온 4일에서 해면뼈(spongy bone)는 탈회되었으나 치밀하게 석회화된 약간 두꺼운 겉질뼈(cortical bone)는 무기질 침착이 남아 있었으며 완전한 탈회에는 9일이 걸렸다.

(2) H&E 염색 소견

조직전체가 호산성을 나타내지 않고 뼈기질(bone matrix) 및 세포 모두 형태 장해를 볼 수 없다. 핵 및 호산성과립 등 세포질 염색성도 잘 유지되어 있고 각종 뼈속질세포도 잘 구별된다(그림 4-10).

(3) 참고

이 방법의 경우 탈회시간을 단축하기 위해 40~50℃의 항온수조에서 탈회를 하여도 특별한 조직 장해가 없었고 실온에서 탈회하는 시간의 약 절반을 줄일 수 있었다.

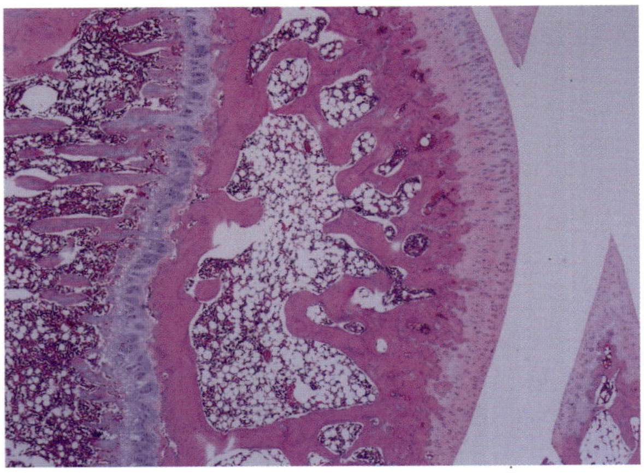

그림 4-10. 마우스 정강뼈(tibia)의 관절면. EDTA-G 탈회. EDTA-G 탈회 후 소견. 뼈잔기둥(bone trabecula), 관절면의 연골 및 뼈속질 세포의 보존 상태와 염색성이 매우 우수하게 유지되어 있음을 볼 수 있다. H&E 염색. ×40.

4.2

뼈속질 생검조직의 표본제작

학습목표 instructional objectives

1. 뼈속질천자 생검조직 표본제작과정을 이해한다.
2. 뼈속질코어 생검조직 표본제작과정을 이해한다.

1. 뼈속질천자 생검조직(bone marrow aspiration biopsy)

- 뼈속질천자 직후 즉시 혈액도말표본(blood smear)을 제작한 후, 슬라이드를 공기건조시킨다.
- 나머지 뼈속질 천자액은 페트리 접시에 담아 응고시킨다.
- 도말표본은 진단검사의학과로, 뼈속질응고물(clots)과 코어 생검조직(core biopsies)은 병리과로 운반한다.
- 천자물이 응고된 후, 페트리 접시로부터 응고괴를 조심스럽게 떼어 내어 10% NBF에 고정한다.
- 만일 응고괴가 크면, 작게 여러 조각으로 잘라 카세트에 넣는다.
- 응고괴의 양(volume), 경도(consistency), 색(color) 등을 묘사해 둔다.

2. 뼈속질코어 생검조직(bone marrow core biopsies)

- 먼저 혈액검사실에 날인표본(touch preparation)을 제작해야 하기 때문에 반드시 혈액 담당자와 협조해야 한다.
- 슬라이드 번호는 뼈속질 번호와 일치되게 표기하여 공기건조시킨다.
- 코어 생검조직은 직접 Bouin 용액에 넣어 조직검사실로 운반한다.
- 조직검사실에 접수된 코어 생검조직은 수돗물에 헹구어 직접 탈회액에 넣는다.
- 탈회가 끝나면 코어의 크기를 측정하고 육안소견을 기록한 후, 뼈속질 번호와 일치되게 표기하여 카세트에 넣어 5분간 흐르는 수돗물에 수세한 다음 10% NBF에 둔다.

참고문헌

1. Brain EB. The Preparation of Decalcified Sections. Charles C. Thomas, Springfield, IL, 1966:69-143.
2. Carson FL. Histotechnology. A self-instruction text. 2nd Ed. ASCP press, Chicago, 1997.
3. Sheehan DC, Hrapchak BB. Theory and Practice of Histotechnology. 2nd ed. Columbus, Ohio, Battelle Press, 1980.

4.1 실 습 보 고 서

성명		학번		실습일자		확인	

탈회

실습 01 탈회액(5% nitric acid, 10% formic acid, 10% EDTA)을 준비하여 같은 두께의 뼈조직을 같은 시간 탈회한 후 탈회율을 평가해 본다. 탈회율은 유연성(pliability)을 사용하여 확인한다.

실습 02 1과 같이 탈회한 후 각각의 탈회액에서 탈회가 완료된 조직으로부터 조직절편을 만들어 H&E염색 한 후 그 염색성을 비교해 본다.

	5% nitric acid	10% formic acid	10% EDTA
핵 미세구조			
핵 염색성			
세포질 염색			

실습 03 탈회액(5% nitric acid, 10% formic acid, 10% EDTA)을 준비하여 같은 뼈조직 절편으로부터 효소조직화학, 면역조직화학 염색을 한 후 그 결과를 비교해 본다.

	5% nitric acid	10% formic acid	10% EDTA
효소조직화학			
면역조직화학			

실습 04 Calcium oxalate test에 의한 탈회 확인검사를 사용하여 탈회 진행상태에 따른 시험 결과를 비교해 본다.

	완전 탈회	불완전 탈회
Ammonia water 첨가 시		
Ammonium oxalate 첨가 시		

실습 05 10% formic acid 용액에 뼈조직을 사용하여 온도와 시간별로 탈회정도를 확인해본다.

시간	온도	탈회 완료 유무	탈회확인방법
12시간	실온(RT)		
	37℃		
24시간	실온(RT)		
	37℃		
48시간	실온(RT)		
	37℃		
72시간	실온(RT)		
	37℃		

CHAPTER **05**

포매 Embedding

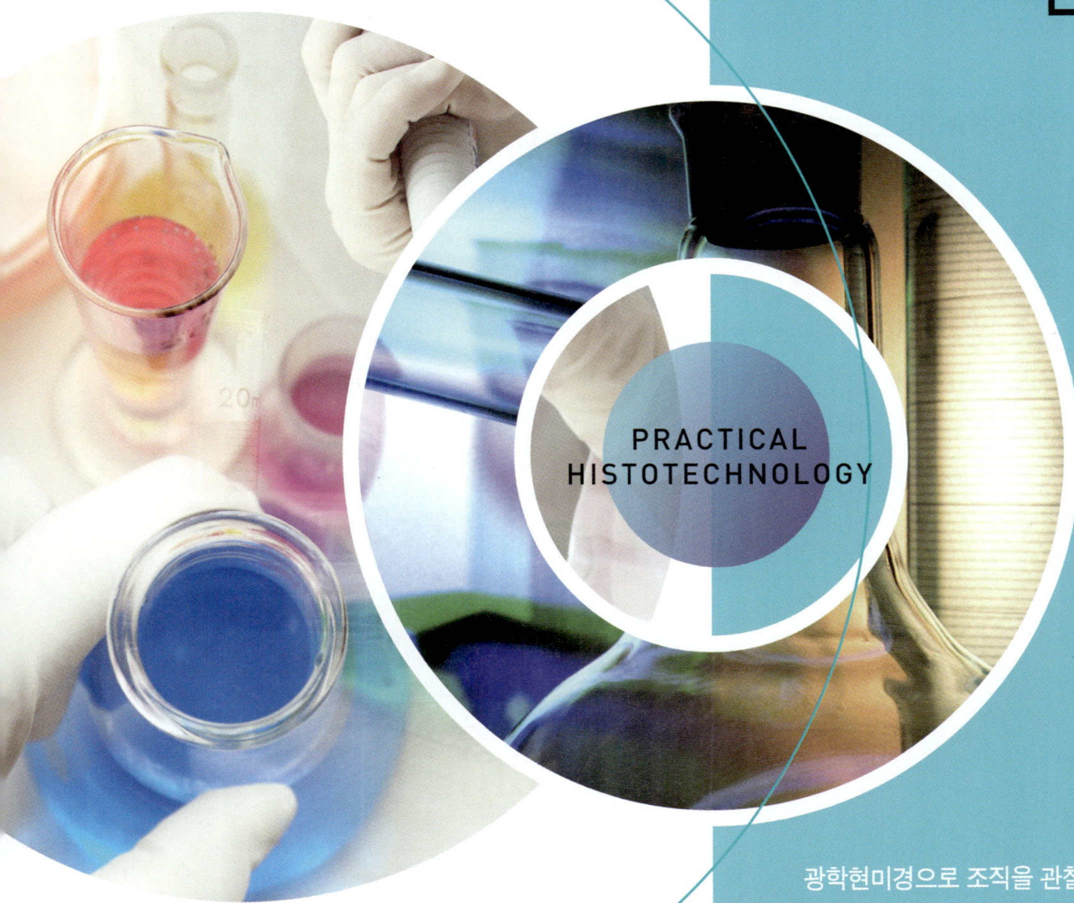

광학현미경으로 조직을 관찰하는 경우 보통 2±4 μm 두께로 균일하게 박절해야 하는데, 미고정 조직은 물론 고정이 끝난 조직이라도 그대로의 상태에서는 경도가 균일하지 못하고 부드러워 균일하게 박절하는 것이 불가능하다. 따라서 균일하게 절편을 생산하기 위해서는 포매제(파라핀, 셀로이딘, 카보왁스, 젤라틴 등)를 조직 내로 침투시켜 단단하게 굳혀야 하는데, 이 과정을 포매라 부른다.

보통 조직검사실에서는 일반적으로 파라핀 포매법이 사용되고 있다. 파라핀 포매를 위해서는 먼저 탈수(dehydration), 투명(clearing), 파라핀 침투(paraffin infiltration) 과정을 통과한 다음포매하여 파라핀 블록(paraffin block)을 제작한다.

5.1

파라핀 포매법

학습목표 instructional objectives

1. 수동 조직처리법의 사용용도 및 용기 배열을 이해해야 한다.
2. 자동조직처리기의 구성 요소와 용기 배열을 알아야 한다.
3. 자동조직처리기의 회전형과 밀폐형의 차이를 이해해야 한다.

1. 수동 조직처리법(manual tissue processing)

이 조직처리법은 지금은 거의 사용되지 않는 방법이나 자동조직처리기(automatic tissue processor)를 갖추지 못한 소규모의 조직검사실, 갑작스런 정전이나 자동조직처리기의 고장이 발생했을 경우, 특별히 큰 조직편을 포매해야 할 경우 그리고 신속히 침투해야 할 경우에 활용하면 효과적이다.

보통 크기의 조직편은 그림 5-1과 같이 용기를 배열하여 표 5-1의 진행표에 따라 수행하며, 특히 신속하게 표본을 제작해야 할 조직은 표 5-2와 같은 진행표에 따라 수행한다. 마지막 파라핀 침투과정은 파라핀오븐(paraffin oven) 내에서 수행한다.

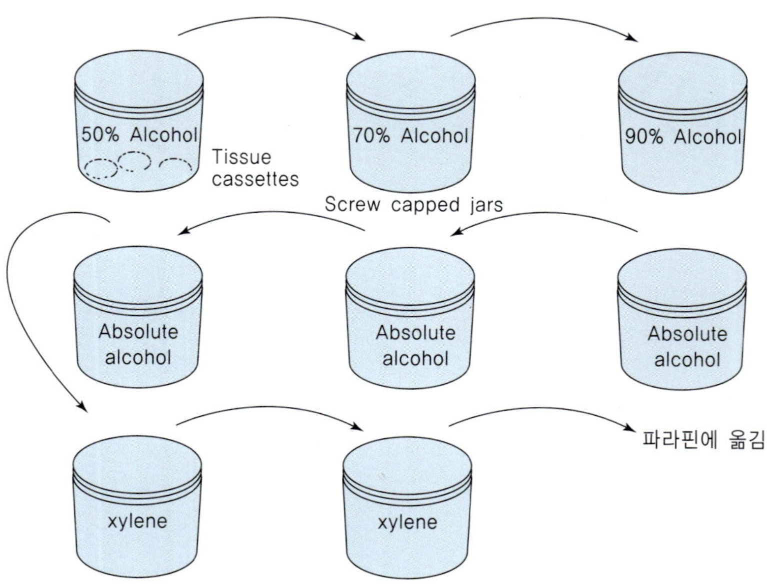

그림 5-1. 수동조직처리 과정의 용기 배열

표 5-1. 일반 크기의 조직 처리 시간(두께 3~5 mm)

용기	용액	시간(hr)
1	70% EtOH	3~8
2	90% EtOH	16
3	100% EtOH	2
4	100% EtOH	3
5	100% EtOH	3
6	Xylene 또는 Toluene	8
7	Xylene 또는 Toluene	8
8	Paraffin wax	1
9	Paraffin wax	1
10	Paraffin wax	1

표 5-2. 신속 수동조직 처리 시간(두께 3 mm 이하)

용기	용액	시간(min)
1	10% Formalin (60℃)	30~60
2	100% EtOH	30
3	100% EtOH	30
4	100% EtOH	30
5	Xylene	10
6	Xylene	15
7	Paraffin wax	20
8	Paraffin wax	20
9	Paraffin wax	20

2. 자동 조직처리법(automatic tissue processing)

보통 조직검사실에서는 탈수에서 파라핀 침투까지의 과정이 자동조직처리기(automatic tissue processor)에 의해 수행된다. 이것은 진탕교반장치, 가온장치, 흡인감압장치 등을 하나로 통합하여 자동화한 장치이다.

자동조직처리기에는 회전형(rotary type)과 밀폐형(enclose type)의 두 종류가 있다. 그러나 회사에 따라 여러 기종이 판매되고 있으므로 각 기종의 사용방법에 대해서는 구입한 회사의 사용자 매뉴얼(user manual)을 참고한다.

1) 회전형 자동조직처리기

회전형 자동조직처리기는 조직통(tissue basket)에 들어 있는 조직편이 운반기(carrier)에 의해 각 시약용기를 이동하도록 되어 있고 시약용기가 외부로 노출되어 있다. 아날로그 방식과 디지털 방식의 두 종류가 있는데, 근래에는 각 단계의 시간을 입력할 수 있는 프로그램이 설치되어 있는 디지털 방식(그림 5-2)이 주로 판매되고 있다. 디지털 방식은 별도의 진공장치(vacuum apparatus)를 장착할 수 있도록 되어 있다.

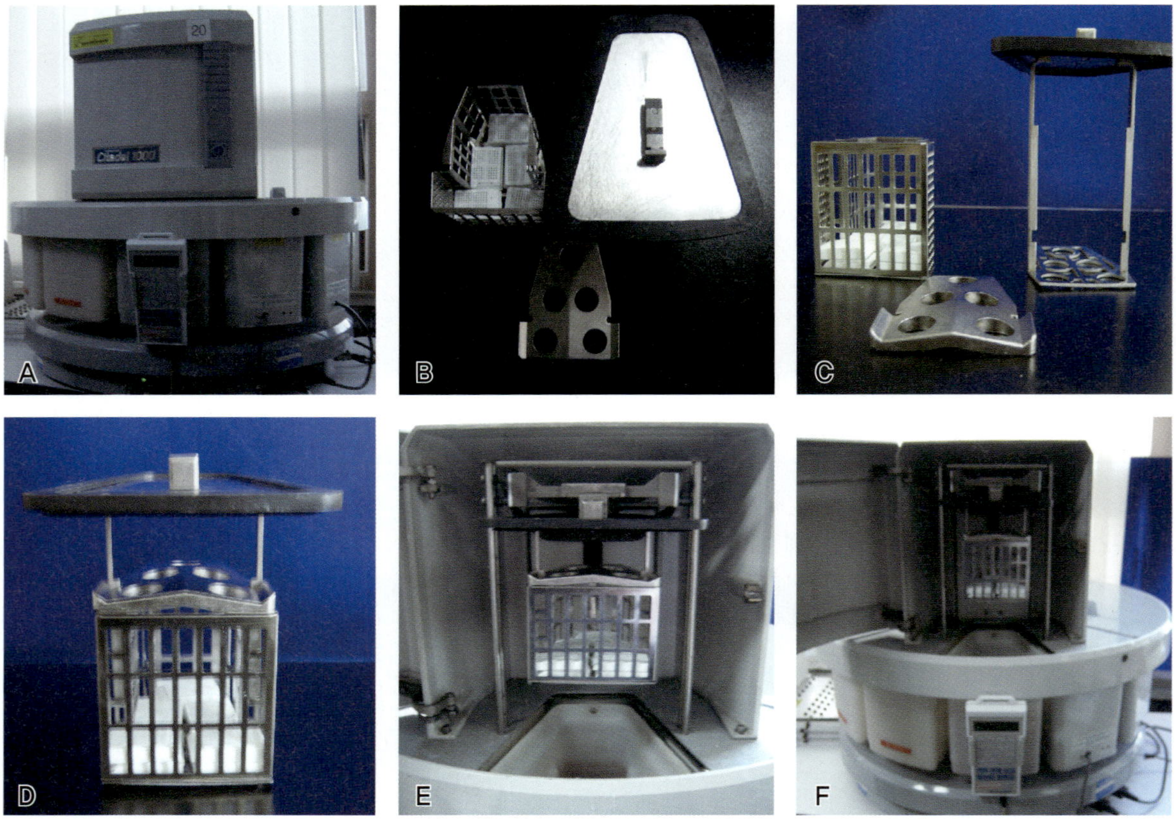

그림 5-2. Shandon사의 automatic tissue processor(회전형)(A). 운반기구(carrier)와 조직통(tissue baskets)의 장착과정(B~F)

회전형 자동조직처리기에 의한 표준 침투과정은 표 5-3과 같다.

표 5-3. 회전형 자동조직처리기에 의한 조직처리 시간

용기	용액	시간(hr)
1	70% EtOH	1
2	80% EtOH	1
3	90% EtOH	1
4	95% EtOH	1
5	100% EtOH	1
6	100% EtOH	1
7	100% EtOH	1
8	Xylene	1
9	Xylene	1
10	Xylene	1
11	Paraffin wax	2 또는 1 (진공)
12	Paraffin wax	2 또는 1 (진공)

2) 밀폐형 자동조직처리기

이 조직처리기는 디지털 방식으로 단계별 시간, 온도, 진공상태 등을 입력할 수 있도록 프로그램화되어 있다. 그 구조는 조직편이 들어 있는 조직통(tissue well)과 시약통이 분리되어 있으며, 모든 용기는 외부와 차단되어 내장되어 있다. 회전형 조직처리기의 이동 방식과 다르게 시약통의 단계별 시약이 관을 통해 조직통으로 출입하도록 되어 있다(그림 5-3).

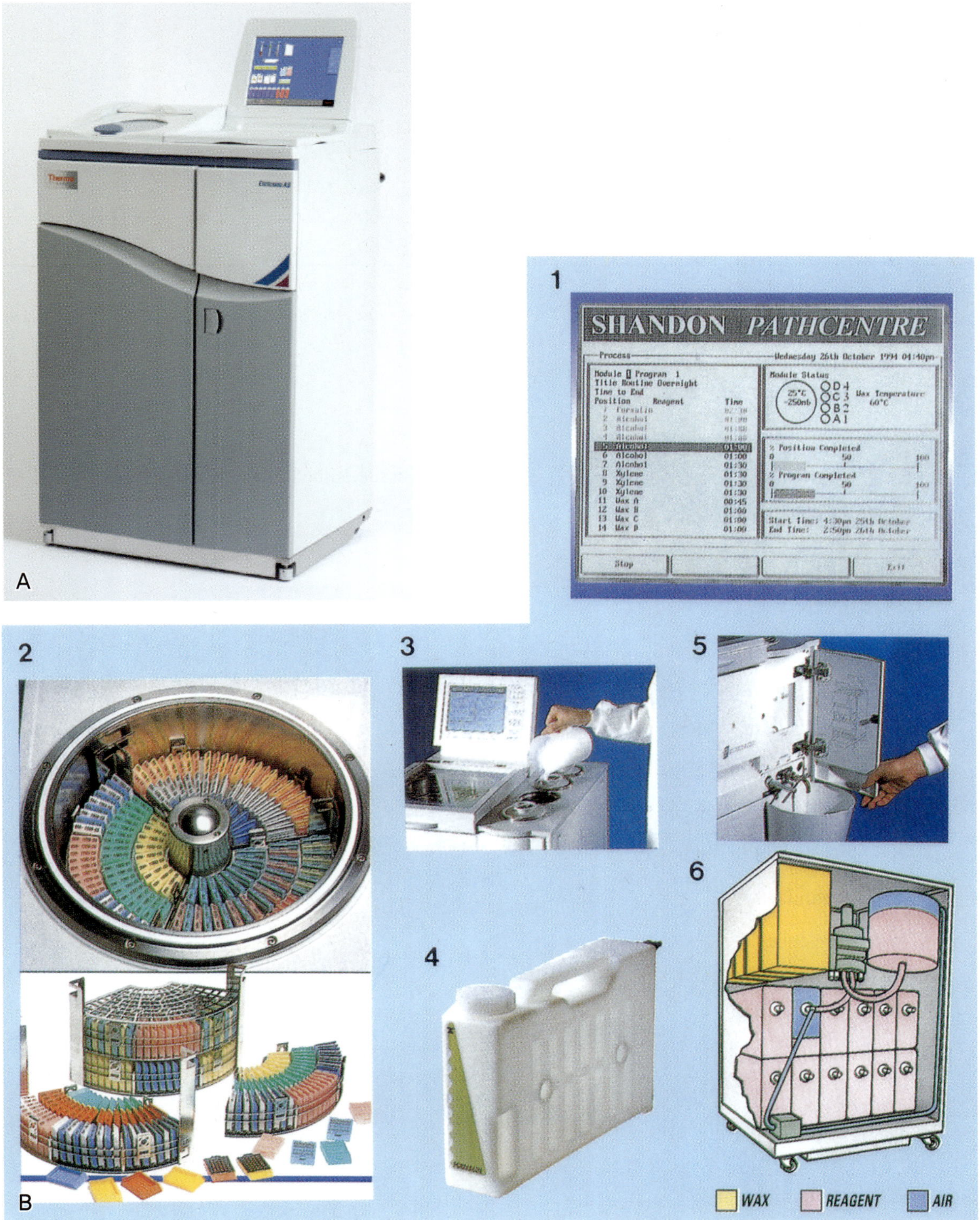

그림 5-3. Shandon사의 automatic tissue processor(밀폐형)(A)와 부품들(B). 1 : 프로그램판넬(programme panel), 2 : 원형반응 챔버(circular reaction chamber)와 티슈카세트(tissue cassettes), 3 : 파라핀 용해조(paraffin bath), 4 : 플라스틱 용기, 5 : 파라핀 배액기(wax drain reservoir), 6 : 내부용기 배열 밀폐형 자동조직처리기에 의한 표준 침투과정은 표 5-4와 같다.

표 5-4. 밀폐형 자동조직처리기에 의한 조직 처리 시간

용기	용액	온도(℃)	시간 (hr)
1	70% EtOH	40	1
2	80% EtOH	40	1
3	90% EtOH	40	1
4	95% EtOH	40	1
5	100% EtOH	40	1
6	100% EtOH	40	1
7	100% EtOH	40	1
8	Xylene	40	1
9	Xylene	40	1
10	Xylene	40	1
11	Paraffin wax	60	1(진공)
12	Paraffin wax	60	1(진공)

3. 파라핀 포매 과정

파라핀 침투가 끝난 조직편은 수동 포매 또는 조직포매장치(tissue embedding center)를 이용하여 파라핀 블록을 제작한다.

1) 수동 포매

(1) 준비물(그림 5-4)

① L형 포매틀(L-type embedding box) 또는 포매 접시(embedding mold)

② 포매 대목(embedding block)

③ 포매링(embedding ring) 또는 조직 카세트(tissue cassette)

④ 파라핀 분주기(paraffin dispenser)

⑤ 파라핀 용해조(paraffin bath)

⑥ 스파튤라(spatula)

⑦ 얼음조각(ice cubes)

⑧ 파라핀(paraffin wax, 융점 : 56~58℃)

⑨ 알코올램프

⑩ 핀셋(forcep)

⑪ 글리세린(glycerin)

⑫ 자일렌 수조(xylene bath)

⑬ 번호 표시표(number label)

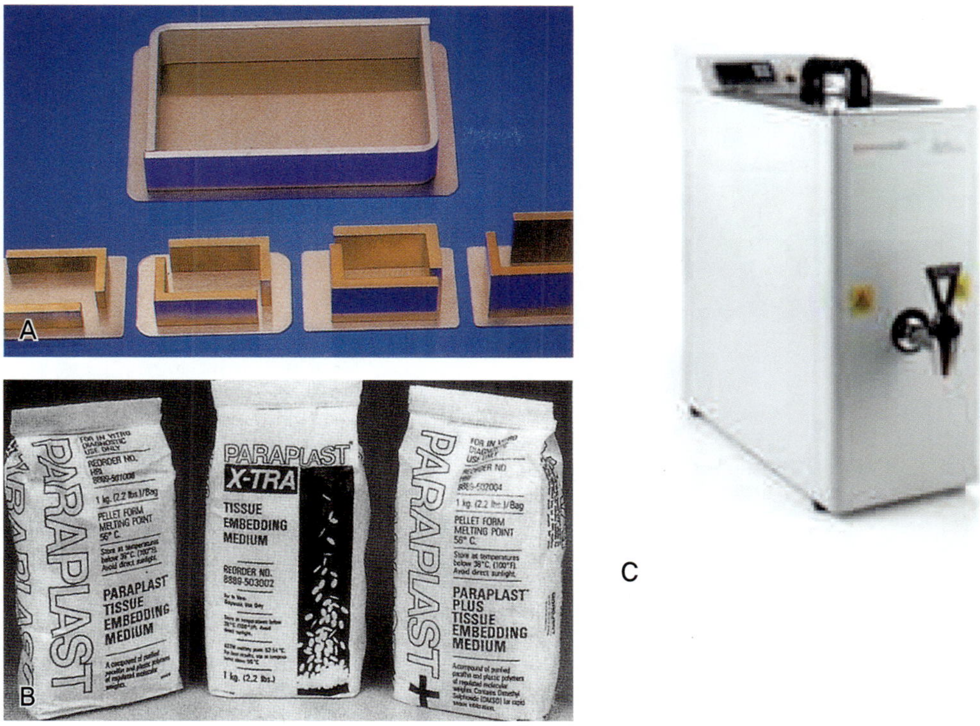

그림 5-4. 수동 파라핀 포매 기구들. A. L형 포매틀(L-type embedding box), B. 파라핀, C. 파라핀 분주기(paraffin dispenser)

(2) 포매 과정

① 침투가 끝난 조직편을 60℃의 파라핀 용해조에 넣어 둔다.

② 조직편의 크기에 따라 L형 포매틀 또는 포매 접시를 선택한 다음 글리세린을 발라둔다.

③ 파라핀 분주기에서 파라핀을 포매틀을 절반쯤 분주한다.

④ 파라핀이 굳기 전에 신속히 조직편의 박절면을 밑을 향하여 심고 핀셋(알코올램프로 끝을 가온)으로 고르게 눌러 준 다음 포매틀에 나머지 파라핀을 채운다.

⑤ 파라핀이 굳기 시작하여 얇은 막이 형성되면 번호표를 붙인다.

⑥ 그 다음 L형 포매틀에 포매된 조직편은 신속히 얼음 위에서 그대로 굳힌 다음, 포매 대목을 스파튤라를 사용하여 파라핀 블록에 부착시킨다. 포매 접시를 사용하여 포매한 경우는 포매링 또는 조직 카세트를 올려놓고 파라핀을 채운 다음 신속히 얼음 위에서 굳힌다.

⑦ L형 포매틀이나 조직 카세트 덮개는 자일렌 액조에 넣어 파라핀을 제거하여 다시 사용한다.

2) 조직포매장치에 의한 포매

조직포매장치는 파라핀 분주기(paraffin dispenser), 가온판(heated plateform), 냉각판(cooled plateform), 파라핀 용해실(paraffin warming chamber), 핀셋가온기(forcep warmer) 등이 하나로 통합된 장치로 여러 회사에서 제작하여 판매되고 있다(그림 5-5 A). 이 장치를 이용하면 포매과정이 간편하여 시간과 인력의 낭비가 적고 화재 위험도 감소시킬 수 있다. 현재 대부분의 조직검사실에서 사용되는 필수 장비 중 하나이다.

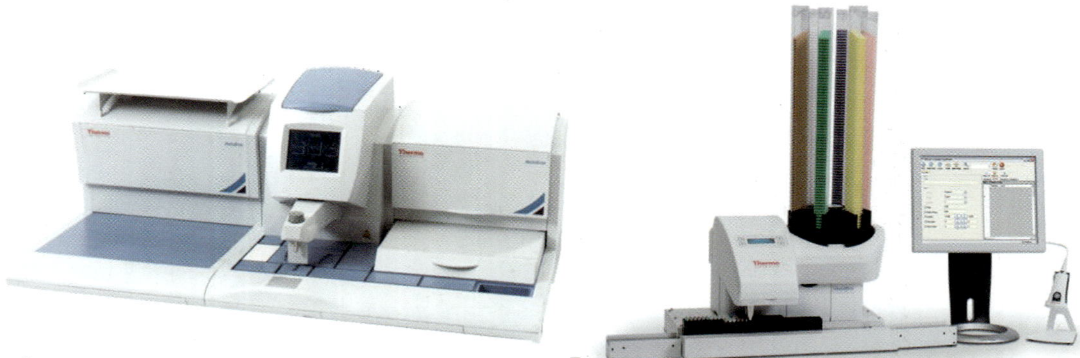

A B

그림 5-5. A. 조직포매 장치(tissue embedding center), B. 번호표시 장치(permanant cassette marking system)

(1) 준비물

① 조직포매 장치(tissue embedding center)

② 포매접시

③ 포매링 또는 조직카세트

④ 핀셋

⑤ 자일렌 수조

⑥ 번호표시 장치(그림 5-5 B)

(2) 포매 과정

① 포매 과정이 끝난 조직편을 파라핀 가온챔버 안에 넣어 보관한다(그림 5-6 A).

② 가온판의 온도를 60℃로 조정하고 냉각판의 스위치를 켜 둔다.

③ 조직편의 크기에 따라 포매접시를 준비하고 파라핀을 절반쯤 채운다(그림 5-6 B).

④ 파라핀이 굳기 전에 가온된 핀셋을 사용하여 조직편의 박절면을 밑을 향하도록 심고 고르게 눌러 준다.

⑤ 포매링이나 조직카세트를 포매접시 위에 얹고 파라핀을 채운다(그림 5-6 C).

⑥ 파라핀이 얇게 막을 형성하면 즉시 포매접시를 냉각판에 옮겨 굳힌다(그림 5-6 D).

⑦ 완전히 굳으면 포매접시를 분리하여 자일렌 액조에 넣고 파라핀을 제거하여 다시 사용한다.

4. 포매 시 주의 사항

- 조직편은 갑자기 고농도의 알코올에서 처리하면 표면만 급속히 탈수가 일어나서 갈라지는 탈수부족 현상이 발생하기 때문에 저농도 알코올에서 순차적으로 고농도 알코올로 이동시킨다. 알코올의 교환은 무수알코올을 새로운 무수알코올로 바꾸고 각 용기를 한 단계씩 앞으로 이동한다(슬라이딩 방식).
- 조직편을 자일렌에 오랜 시간 두면 수축과 경화가 발생하므로 주의한다.

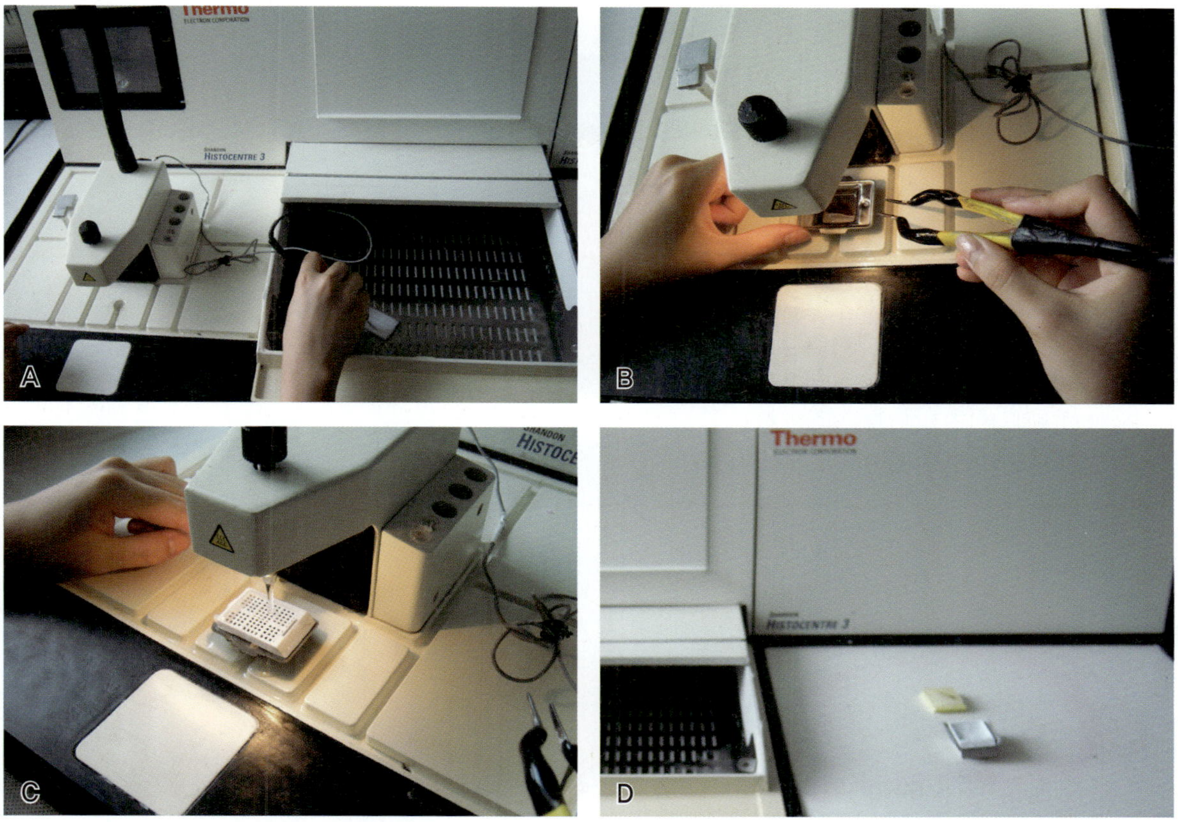

그림 5-6. 조직포매장치(Thermo scientific 사)를 이용한 파라핀 블록 제작 과정

- 포매는 절취에 참여한 사람이 직접 하는 것이 바람직하다.
- 포매 방향은 병변 부위를 밑을 향하여 심되 조직이 중앙에 위치해야 한다. 탈회 뼈조직의 경우 약간 경사지게 포매하는 것이 박절이 쉽고 양질의 절편을 생산할 수 있다(그림 5-7).
- 파라핀은 경질파라핀(hard paraffin, 융점 56~58℃)과 연질파라핀(soft paraffin, 융점 45~52℃)의 두 종류가 있는데 보통 융점 56~58℃ 정도의 경질파라핀이 흔하게 사용되고 있다.

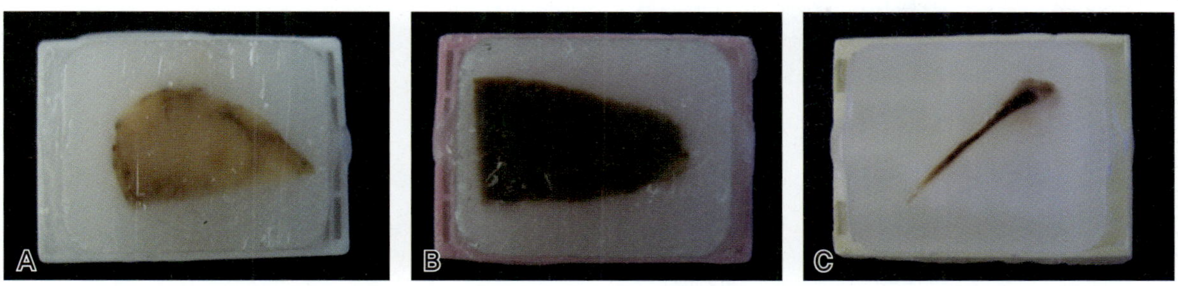

그림 5-7. 파라핀 포매 블록. A. 정위치 B. 약간 치우친 포매 C. 탈회뼈조직의 포매(45°)

5.2 조직미세배열법

학습목표 instructional objectives

1. 조직미세배열에 대해 이해해야 한다.
2. 조직미세배열의 사용 용도를 알아야 한다.
3. 조직미세배열의 장점에 대해 알아야 한다.
4. 조직미세배열의 종류와 사용 용도를 이해한다.

1. 목적

조직미세배열(tissue microarray, TMA)은 특수한 침을 사용하여 보통의 조직파라핀블록으로부터 일부의 조직을 찍어 내어 여러 환자의 조직 또는 블록을 한 장의 같은 슬라이드 위에서 볼 수 있도록 재배치하는 방법이다. 이 과정은 특수 침이나 펀치로 공여 파라핀블록(donor paraffin block)으로부터 원하는 조직부위에 구멍을 뚫어 얻어낸 심(core)을 파라핀만 포매된 수용 파라핀블록(acceptor paraffin block)에 옮겨 가지런히 배열하는 것이다. 이 기법은 1987년 처음 Wan, Fortuna 그리고 Furmanski가 처음 기술하였고, 그 후 Battifora에 의해 소시지(sausage) 블록 기법, 즉 잘라낸 조직 심을 블록 내의 특정 위치에 심는 방법으로 변형하였으며, 1998년 Kononen과 그의 동료들에 의해 지금의 코어 조직기법(core tissue technique)이 개발되어 폭발적으로 사용이 증가하고 있다(그림 5-8).

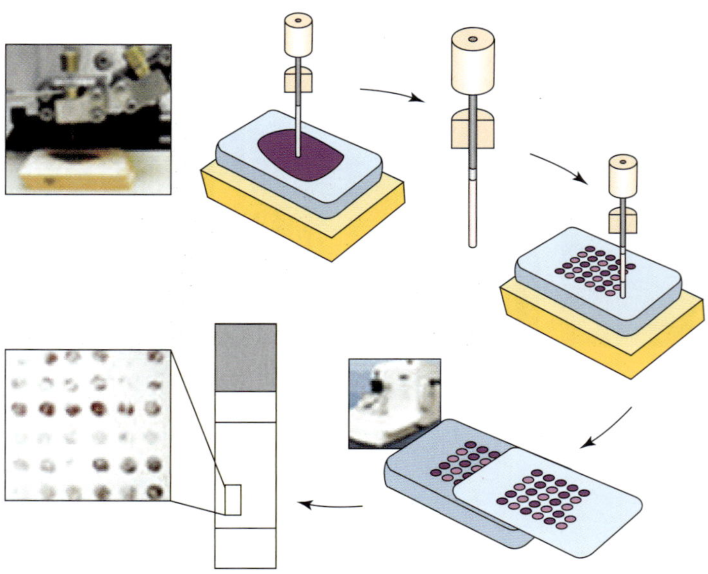

그림 5-8. 코어 조직기법을 이용한 조직미세배열 슬라이드의 제작 개요

2. 용도

- 일반염색(hematoxylin-eosin)
- 조직화학(histochemistry)
- 면역조직화학(immunohistochemistry, IHC)
- 제자리부합법(in situ hybridization, ISH)
- 형광제자리부합법(Fluorescent in situ hybridization, FISH)
- RNA 또는 DNA 발현 분석
- Apoptosis 검출을 위한 TUNEL 검사

3. 방법

1) 막대모양 조직기법(rod-shaped tissue techniques)

공여파라핀블록으로부터 막대모양으로 잘라 수용 파라핀 블록에 재배열하는 기법으로 소시지 조직 블록, 바둑판 조직 블록, 단순화 다중조직 블록 및 다중검체조직 블록 기법이 있다(그림 5-9).

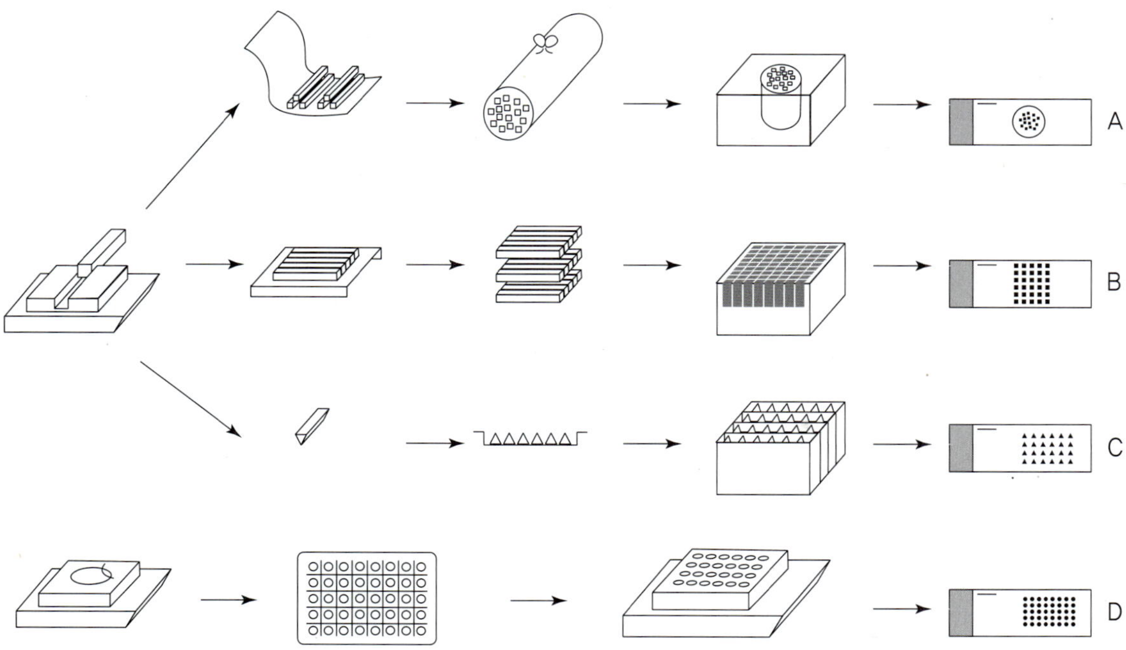

그림 5-9. 막대모양 조직기법. A. 소시지 조직 블록(sausage tissue block), B. 바둑판 조직 블록(checkerboard tissue block), C. 단순 다중조직 블록(simplified multitissue block), D. 다검체 조직 블록(multispecimen tissue block).

2) 코어 조직기법(core tissue technique)

특수 팁이나 펀치를 사용하여 공여 파라핀 블록에서 조직을 찍어내어 수용 파라핀 블록으로 옮겨 재배열하는 기법으로 여러 기법이 사용되고 있다(그림 5-10).

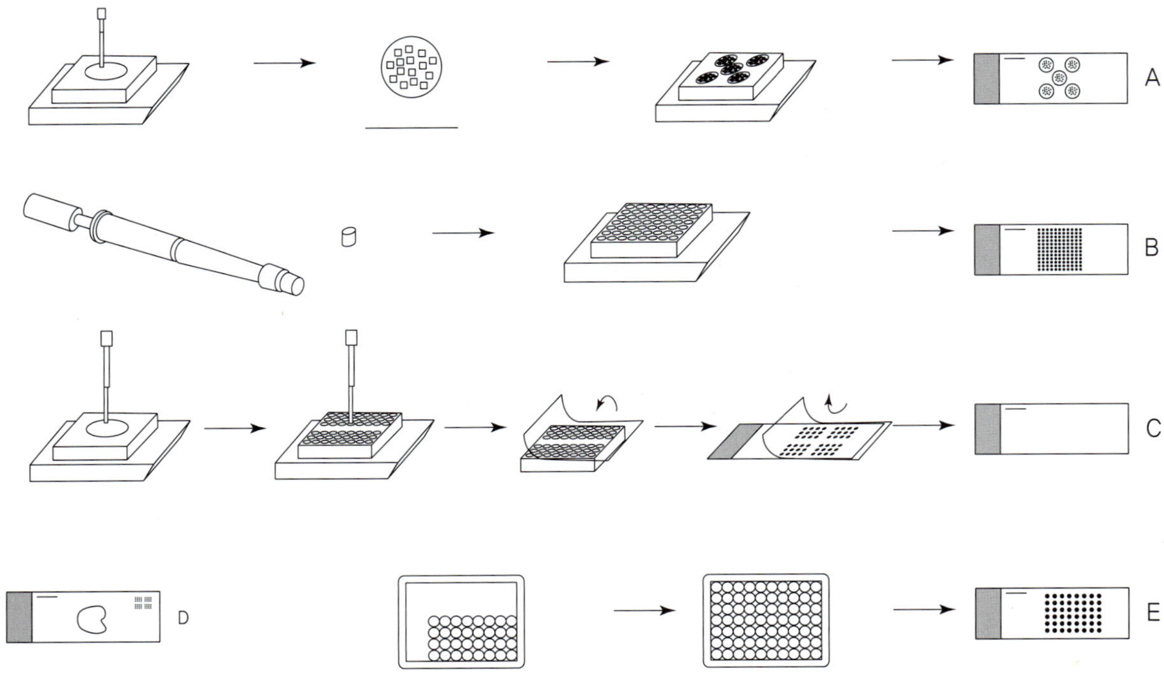

그림 5-10. 코어 조직 기법. A. 파라핀 포매조직 코어(paraffin-embedded tissue cores), B. 항체를 위한 다중블록 대조(multiblock control for antibody), C. 조직미세배열(tissue microarray), D. 조직미세배열 대조(tissue microarray control) E. 고밀도 조직배열(high density tissue array) (수기에 의해 구축)

4. 조직미세배열의 종류

1) 냉동조직미세배열(cryo-tissue microarrays)

OCT (optimal cutting temperature) 콤파운드에 포매한 동결조직을 사용하기 때문에 포르말린-고정조직에 비해 RNA 또는 단백질분석에 우수한다. 또한 면역조직화학 분야에서도 동결조직을 사용하기 때문에 더 많은 항체 검출이 가능하다.

2) 다중종양조직미세배열(multi-tumors tissue microarrays)

이 배열은 한 슬라이드 위에 여러 다른 종류의 조직이 배열된다. 1998년 처음 Kononen 등에 의해 6종류의 유전자 증폭을 위해 사용되었다. 또한 유방암 조직에서 p53 발현의 조사를 위해서도 사용되었다.

3) 진행조직미세배열(progression tissue microarrays)

이 배열은 특정 기관(예 : 유방 내의 종양) 내의 서로 다른 종양(또는 질환) 진행 단계를 조사하는 데사용된다. 이 배열 슬라이드를 사용하여 원하는 종양(또는 질환) 표지자(tumor markers)나 생화학적분석을 할 수 있다.

4) 예후조직미세배열(prognosis tissue microarrays)

종양생검조직검체 등에서 환자의 진행 상태를 추적하는 데 사용되며 데이터를 분석하여 다른 임상 데이터와 비교하는 데 좋은 배열기법이다.

5. 실험 예(그림 5-11)

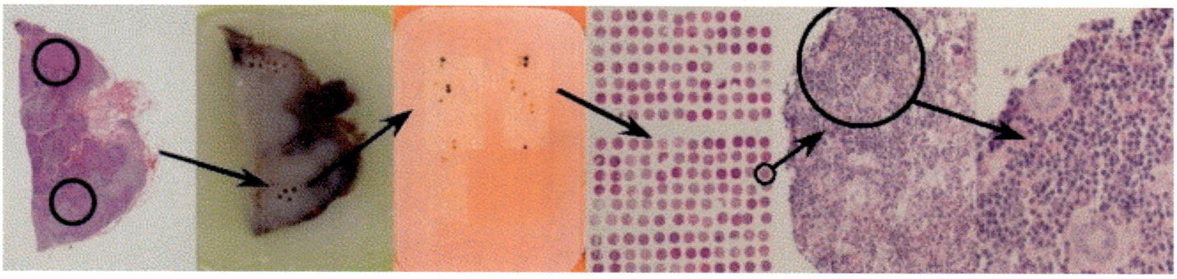

그림 5-11. 호지킨 림프종 조직(Hodgkin lymphoma tissue)의 조직미세배열과 염색 소견. H&E 염색

6. 조직미세배열 기법의 장점

- 희귀 검체의 증폭 사용
- 높은 작업처리량(high throughput)
- 실험의 균일성(experimental uniformity)

한 번에 한 장의 슬라이드 위에서 여러 검체(50~500개)(그림 5-12)를 같은 시간에 시약의 농도, 반응시간, 온도, 수세 조건 등을 일정하게 수행할 수 있으며 면역염색의 경우 스팀 또는 압력밥솥을 이용한 전통적인 항원부활법도 적용할 수 있다.

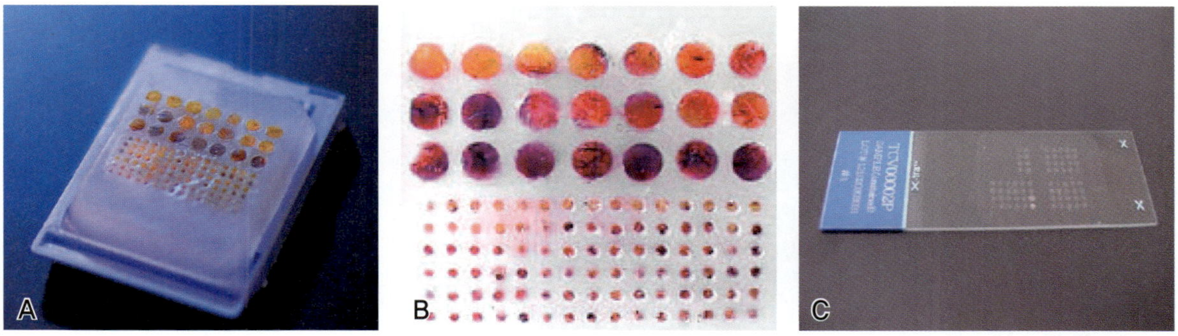

그림 5-12. 수용 블록. A. 한 개의 파라핀 블록 내에 여러 공여 블록으로부터 천공 핵심(core)을 수용 블록에 포매한블록. B. 한 블록 내에 반은 2 mm 반은 0.6 mm 핵심이 포매되어 있다. C. 블록으로부터 박절된 파라핀 절편 슬라이드

1) 검사 양 및 비용의 감소

0.6 mm 침을 사용하면 한 블록으로부터 여러 개의 조직을 채취할 수 있으며 한 장의 슬라이드 위에서 반응시키기 때문에 소량의 시약만으로도 시행할 수 있음

2) 진단을 위해 본래의 블록을 사용하지 않음

공여 블록으로부터 실험에 필요한 소량의 조직만 사용하기 때문에 나머지 조직의 원형을 그대로 유지하여 보관할 수 있다(그림 5-13).

3) 자동화가 가능하고 데이터를 컴퓨터 처리할 수 있음

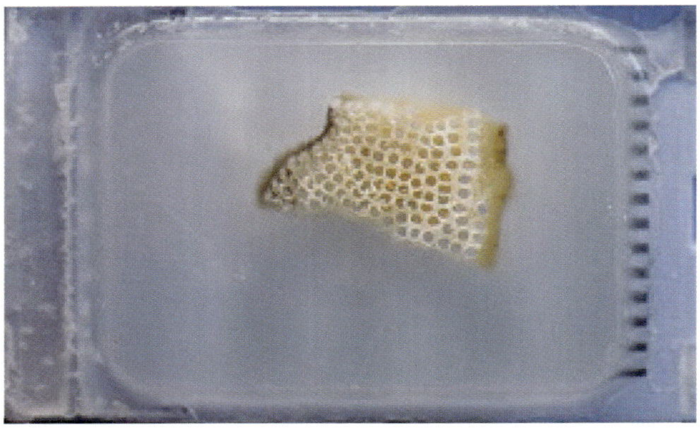

그림 5-13. 잔여 공여 블록. 조직을 0.6 mm 생검 침으로 찍어 내어 수용 블록으로 옮겨 심고 남아 있는 블록 내 조직 모양

7. 조직미세배열 제작과정(수기법)

조직미세배열장치(그림 5-14)를 사용하여 공여 블록(donor block)에서 조직심을 파내어 수용 블록(acceptor block)으로 옮겨 배열하고 박절하여 슬라이드 절편을 제작한 후 필요한 염색을 시행한다(그림 5-15, 5-16, 5-17).

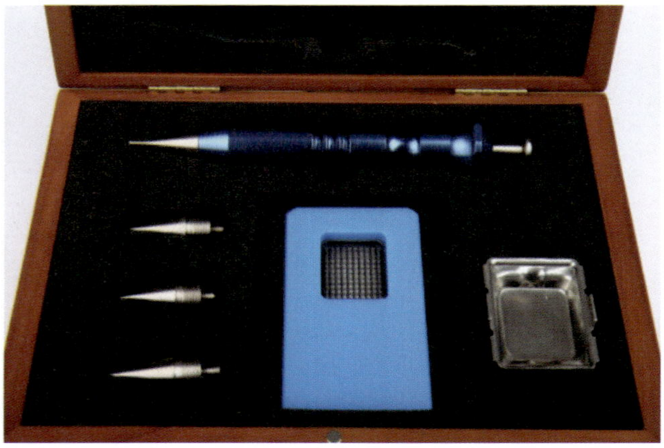

그림 5-14. 수기용 조직미세배열기(Manual Tissue Microarrayer, Quick-Ray®)

포매틀로 수용 블록(recipient block)을 구축하는 법

1. 수용 블록 포매틀이 가온되도록 70~80℃에서 30분 동안 건조기 내에 둔다.

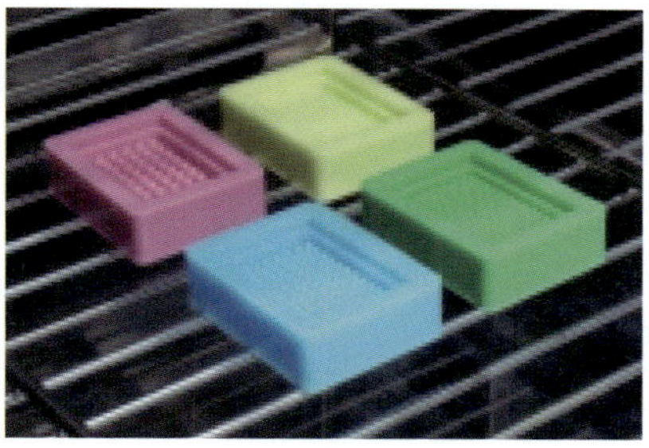

2. 수용 블록 포매틀 내의 핵심막대(core rods) 꼭대기가 완전히 잠길 때까지 액화 파라핀(60~65℃)을 서서히 분주한다.
   1) 파라핀이 핵심막대 사이에 기포를 형성하지 않도록 서서히 분주한다.
   2) 약간의 기포가 형성되면 가열된 핀셋으로 제거한다.

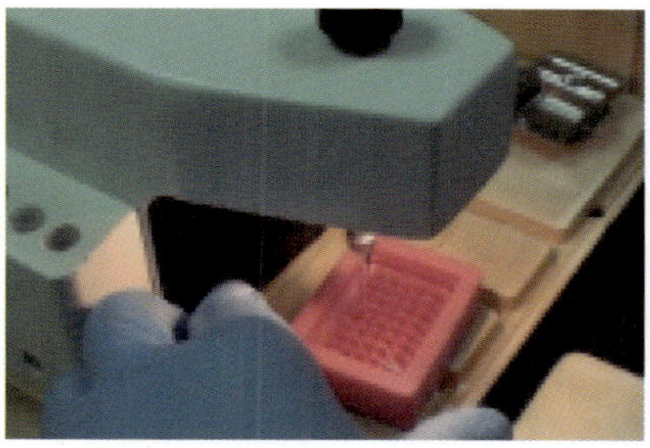

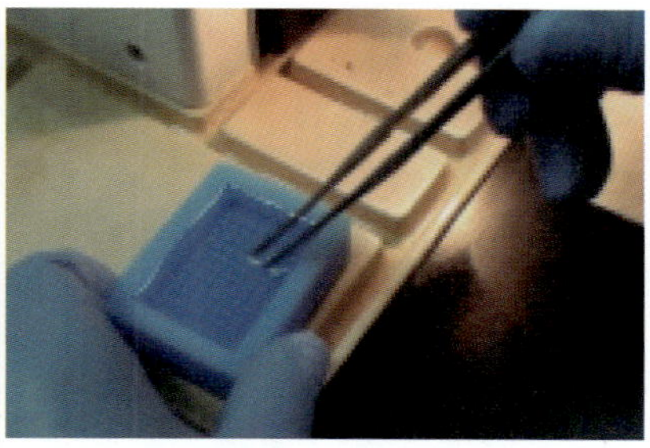

3. 포매틀 위에 카세트를 올려놓는다.

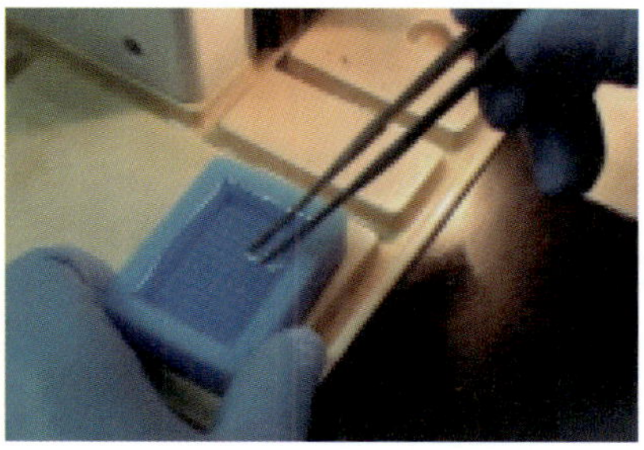

4. 카세트 내로 액화 파라핀을 충분히 분주한다.

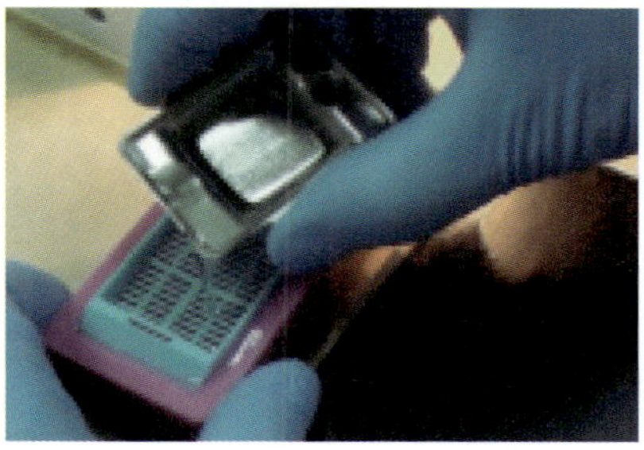

5. 수용 블록 포매틀과 카세트를 실온 또는 4°C에서 30~60분간 굳힌다.

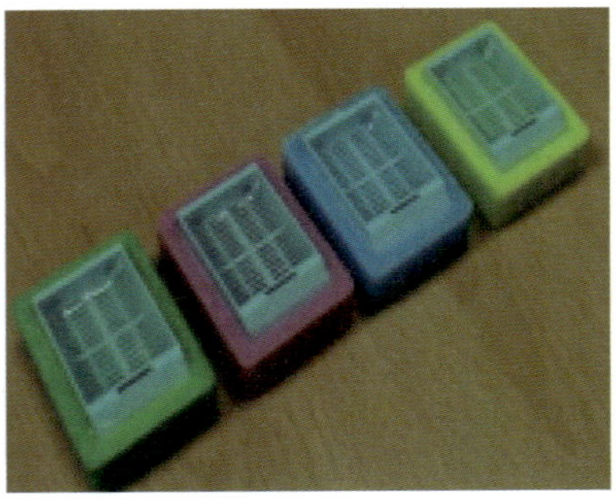

6. 카세트로부터 수용블록포매틀을 서서히 주의 깊게 분리한다.

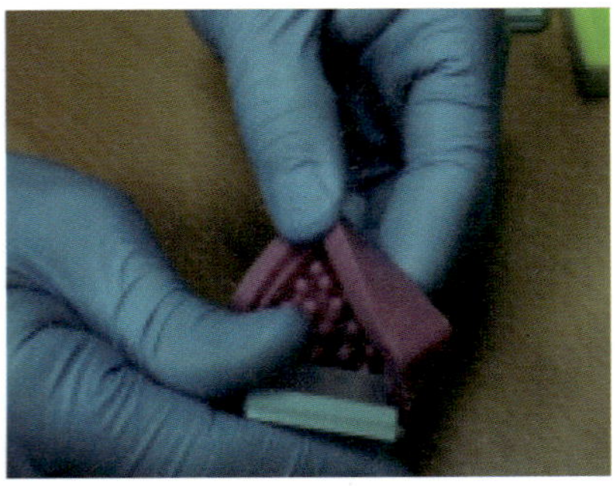

7. 수용 파라핀 블록의 주변부를 다듬어 준다.

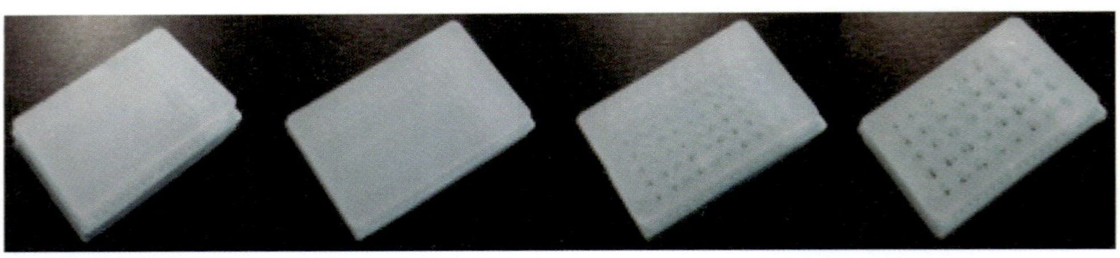

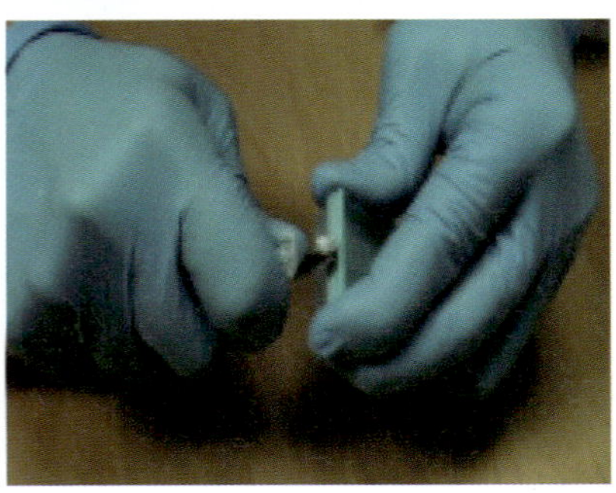

수용 블록 내로 검체조직을 배열하는 법

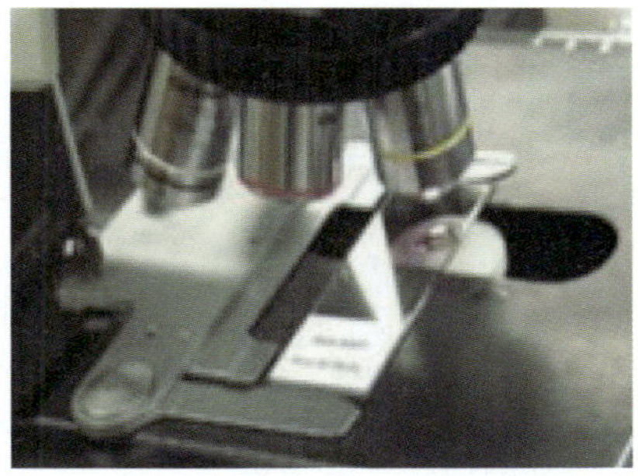

1. 현미경 제물대 위에 유성펜으로 표시할 수 있도록 참고 슬라이드와 공여 블록을 위치시킨다.

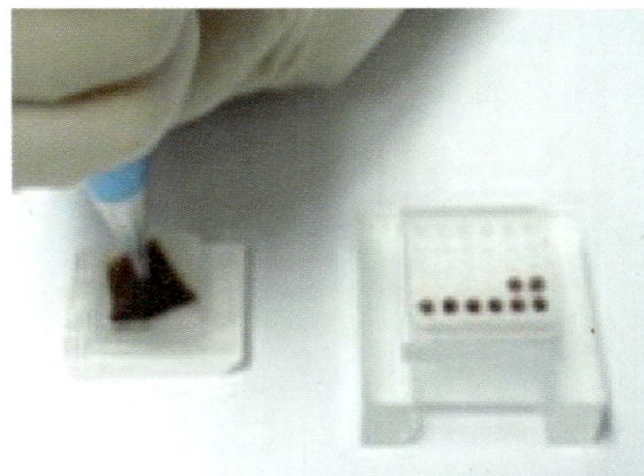

2. 파라핀 펀치 추출기를 사용하여 공여 블록으로부터 표시된 조직을 추출한다.
   1) 평편한 책상 위에 공여 블록을 둔다.
   2) 펀치 추출기를 손으로 꼭 잡고 힘을 준다.
   3) 펀치 추출기 바늘을 공여 블록의 표시된 위치에 수직으로 둔다.
   4) 바늘이 공여블록에 5 mm 정도 깊이 들어가도록 서서히 삽입한다. (너무 빨리 깊게 삽입하면 바늘이 손상되므로 주의한다.)

3. 미리 만들어 둔 수용 블록의 구멍 내로 추출한 조직을 옮긴다.
   1) 수용블록을 편평한 실험대에 둔다.
   2) 추출한 조직이 들어 있는 펀치 바늘을 일치하는 수용블록의 구멍에 수직으로 세운다.
   3) 펀치바늘 손잡이를 서서히 눌러 가며 수용 블록의 구멍 내로 추출조직을 4 mm 깊이로 밀어 넣는다.
   4) 박절하기 좋도록 수용블록의 윗면에 노출되어 있는 모든 조직을 눌러 고르게 해 준다.

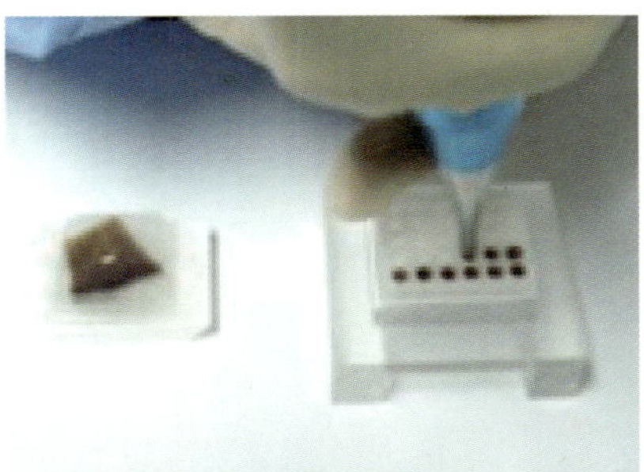

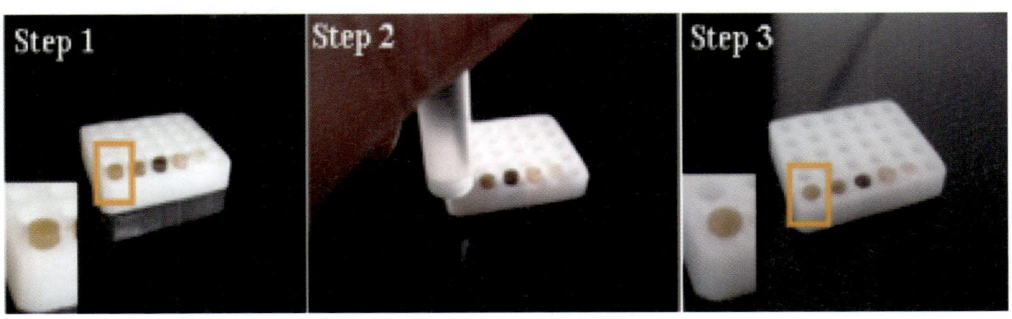

4. 수용 블록을 박절면이 밑으로 오도록 포매틀(base mold) 내로 밀어 넣고 60℃의 오븐에서 30분간 둔다('Step 3'의 수용블록의 윗면이 박절면이 된다).

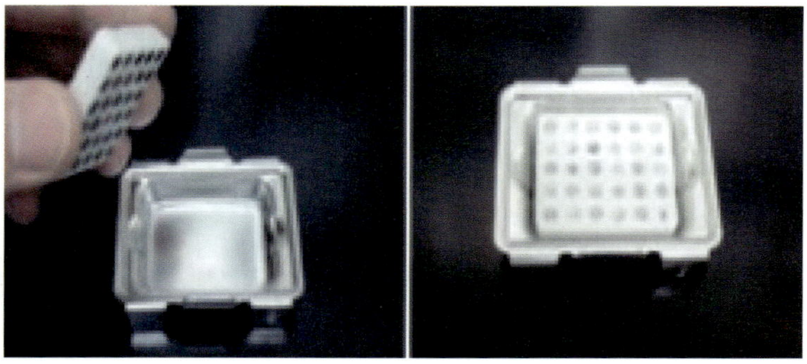

5. 완전히 투명해지면 수용 블록을 꺼내 포매한다.

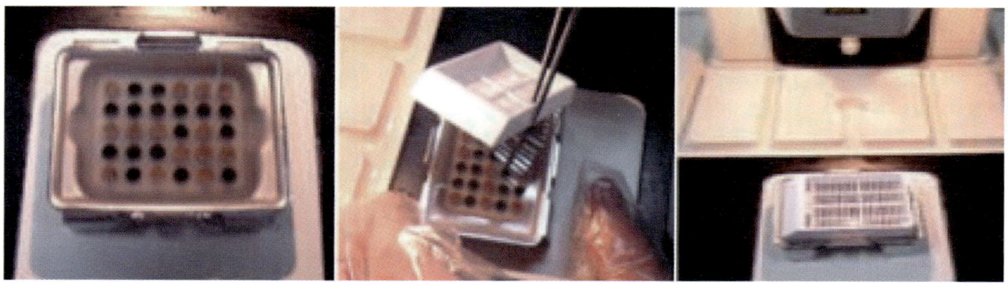

포매 1단계 2단계 3단계

6. 냉각판 위에서 블록을 굳힌다.
7. 약 4 um 두께로 박절한다.

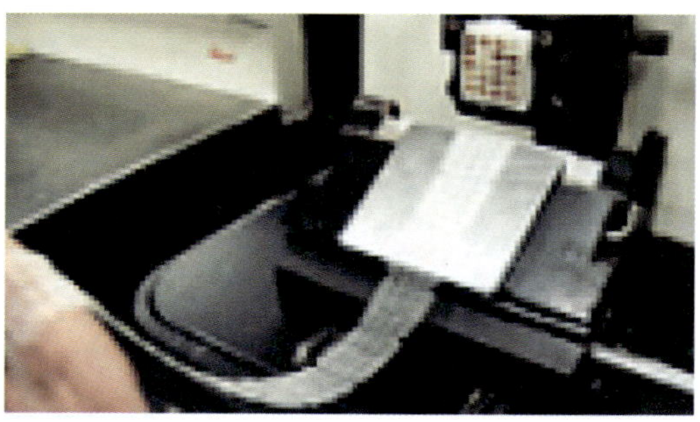

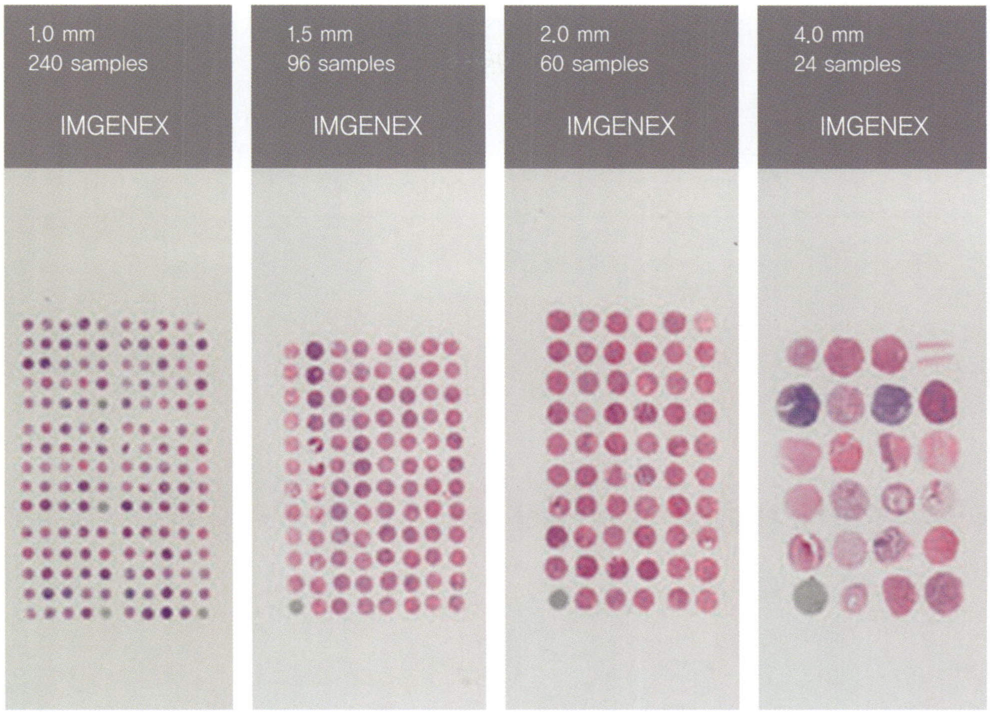

그림 5-15. 조직미세배열 파라핀 블록을 박절하여 H&E 염색한 표본

참고문헌

1. Buij R, Dogterom AA. An improved method for embedding hard tissue in polymethyl methacrylate. Stain Technol 58:135-141, 1983.
2. Carson FL. Histotechnology. A self-instruction text. 2nd Ed. ASCP press, Chicago, 1997.
3. Humason GL. Animal Tissue Techniques. San Francisco, WH Freeman & Co, 1979.
4. Sheehan DC, Hrapchak BB. Theory and Practice of Histotechnology. 2nd ed. Columbus, Ohio, Battelle Press, 1980.
5. Weaker FJ, Richardson L. A modified processing and sectioning technique for hard tissues. Am J Med technol 44:1030-1032, 1978.

5.1 실 습 보 고 서

성명		학번		실습일자		확인	

포매

실습 01 파라핀 수동침투를 위한 12용기를 배열하여 본다.

실습 02 파라핀 자동조직처리기를 사용해 보고 사용 매뉴얼을 작성한다.

실습 03 수동 파라핀 포매에 필요한 기구들을 나열해 본다.

실습 04 조직포매장치에서 부분별 온도와 명칭을 기록하고 직접 파라핀블록을 제작하여 본다.

실습 05 검체에 따른 포매방향을 그려본다.

피부	소화관	담낭

충수돌기	간(종양)	혈관

CHAPTER **06**

박절

Microtomy

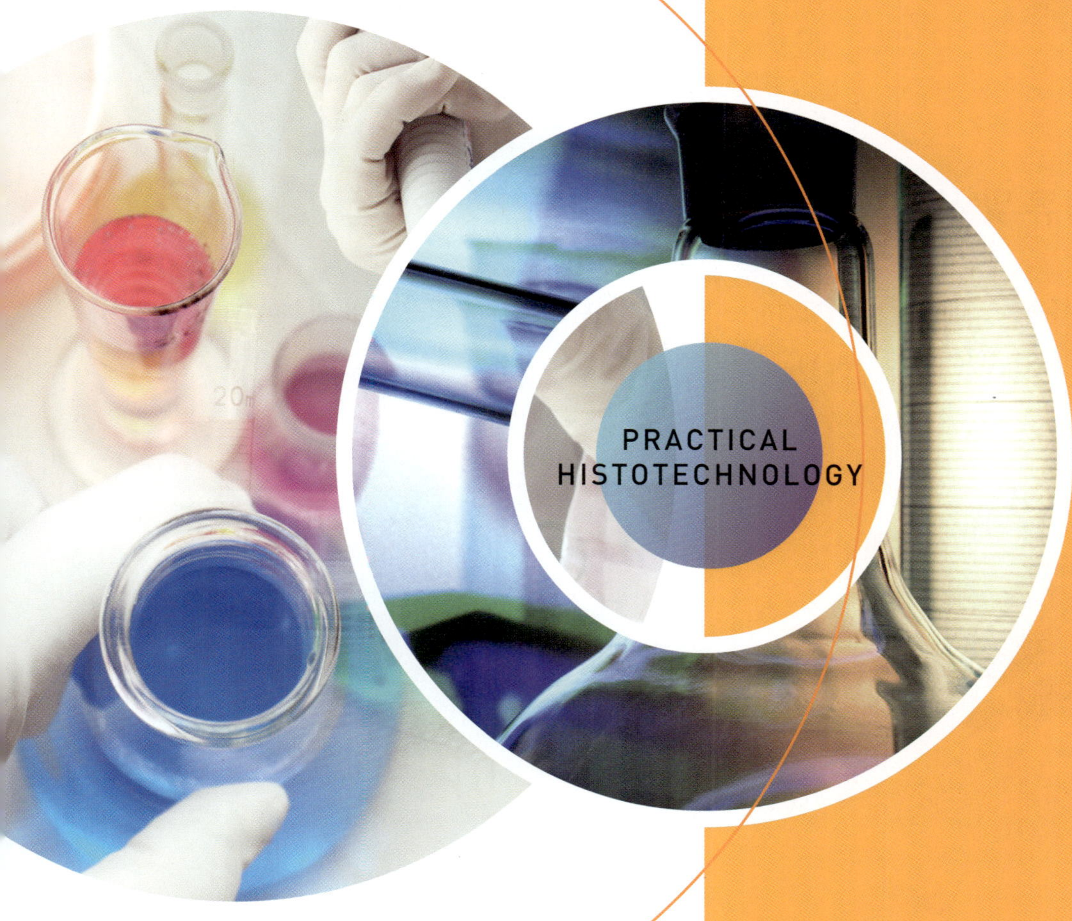

현미경 아래에서 조직이나 세포의 미세구조를 관찰하려면 세포가 중첩되지 않도록 얇은(2±4 μm) 두께로 잘라내어야 한다. 이를 위해서 포매된 조직편을 절편기(microtome)를 사용하여 검경에 적합한 두께의 절편을 생산하는 과정을 박절이라 한다. 박절과정은 자동화가 쉽지 않아 현재에도 여전히 개인적 경험에 의해 수행되기 때문에 많은 노력과 숙련을 필요로 하는 과정이다.

조직검사의 성패는 일차적으로 얼마나 좋은 조직 절편을 생산하는지에 달려 있다고 해도 과언은 아니다.

6.1 파라핀블록의 박절

학습목표 instructional objectives

1. 절편기의 종류와 작동 원리를 이해한다.
2. 절편기에 장착하는 칼의 각도들에 대해 이해해야 한다.
3. 박절 시 사용되는 절편기 외의 주변 기구들의 종류와 사용법을 알아야 한다.
4. 접착제의 종류들과 사용 용도를 알아야 한다.
5. 박절 시 발생할 수 있는 결함의 원인과 교정법을 알아야 한다.

1. 절편기의 종류 및 사용

절편기는 포매블록을 4~5 μm 두께로 박절하는 정밀기계이다. 구조적으로 활주식(sliding type)과 회전식(rotary type)으로 대별된다(그림 6-1 A, B). 현재 우리나라에는 회전식 절편기가 많이 공급되어 있다.

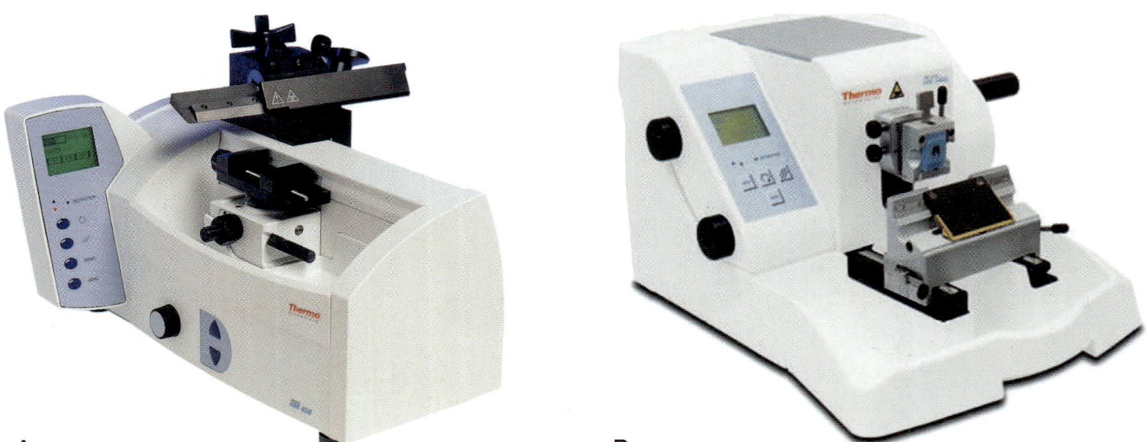

A B

그림 6-1. 절편기의 종류. A. 활주식 절편기(Reichert-Jung사) B. 회전식 절편기(Microm사) 회전식 절편기는 칼이 고정되어 있고 파라핀블록이 손잡이를 돌릴 때마다 상하로 이동하여 박절하도록 되어 있다. 그러나 활주식 절편기는 반대로 파라핀블록이 고정되어 있고 칼이 활주로(slideway)를 미끄러져 가면서 박절되도록 설계되어 있다.

2. 파라핀 블록의 박절

1) 준비물

(1) 박절용 칼(microtome knife) 또는 1회용 칼날과 칼날고정대(disposable blade와 knife holder)(그림 6-2 A)

(2) 부유온수조(flotation bath) (그림 6-2 B)

(3) 슬라이드 가온기(slide warmer) (그림 6-2 C)

(4) 끝이 뾰족한 핀셋(fine pointed forcep)

(5) 외과용 메스(scalpel)

(6) 해부용 침(seeker)

(7) 종이수건(paper towel)

(8) 슬라이드 건조대(slide rack)

(9) 유리 슬라이드(slide glass)

(10) 50% 에탄올

(11) 접착제(section adhesives)

(12) 가습기(humidifier)

(13) 얼음조각(ice cubes) 또는 스프레이식 동결제(Histo-Freeze 등)

(14) 연필 또는 라벨번호 표시기

(15) 절편 리프터(section lifter)

2) 기본 박절 요령(회전식 절편기)

(1) 박절해야 할 블록은 미리 조직포매센터의 냉각판이나 얼음 위에 냉각시켜 둔다.

(2) 칼고정대(knife holder)에 칼을 끼운 후 각 고정나사를 충분히 조인다.

(3) 틈의 각(clearance angle)과 당기는 각(slope angle)을 조정하고 충분히 조인다(그림 6-3 A, B).

(4) 파라핀블록을 블록 고정대(block holder)에 단단히 고정한다(블록은 긴 쪽을 가로로 뉘여 고정하는 것이 좋다).

(5) 조동 핸들(coarse adjustment)을 움직여 블록 표면의 불필요한 여분의 파라핀을 15~20 μm 두께로 잘라내어 조직의 박절면을 노출시킨다.

(6) 칼날을 잘 드는 위치로 이동시킨다.

(7) 두께조절기(thickness adjuster)를 조정하고 미동 핸들(fine adjustment)을 움직여 박절을 시작한다(필요에 따라 박절면에 얼음조각으로 냉각시키거나 입김을 불어 주면 훨씬 박절이 잘 되는 경우도 있다(그림 6-4 A, B).

(8) 몇 장의 절편이 잘려져 나오면 붓으로 떠서 50% 에탄올에 적신 유리 슬라이드 위에 끌어당기듯이 펴준다(그림 6-4 C).

(9) 45°C의 부유온수조에 절편을 띄운 다음, 유리슬라이드 측면 날이나 절편 리프터(section lifter)등을 사용하여 한 장씩 절편을 분리한다(그림 6-4 D).

(10) 유리슬라이드를 수직으로 세워 절편을 적당한 위치에 붙여 들어올린다(그림 6-4 E).

(11) 슬라이드 건조대에 세워 물기를 제거한 다음 60°C의 슬라이드 가온기(slide warmer)나 부란기(incubator)에서 1시간 이상 건조시킨다(그림 6-4 F).

(12) 절편 제작이 끝난 파라핀블록은 박절면을 액화 파라핀으로 씌워 굳힌 후 적당한 장소에 보관한다(그림 6-4 G).

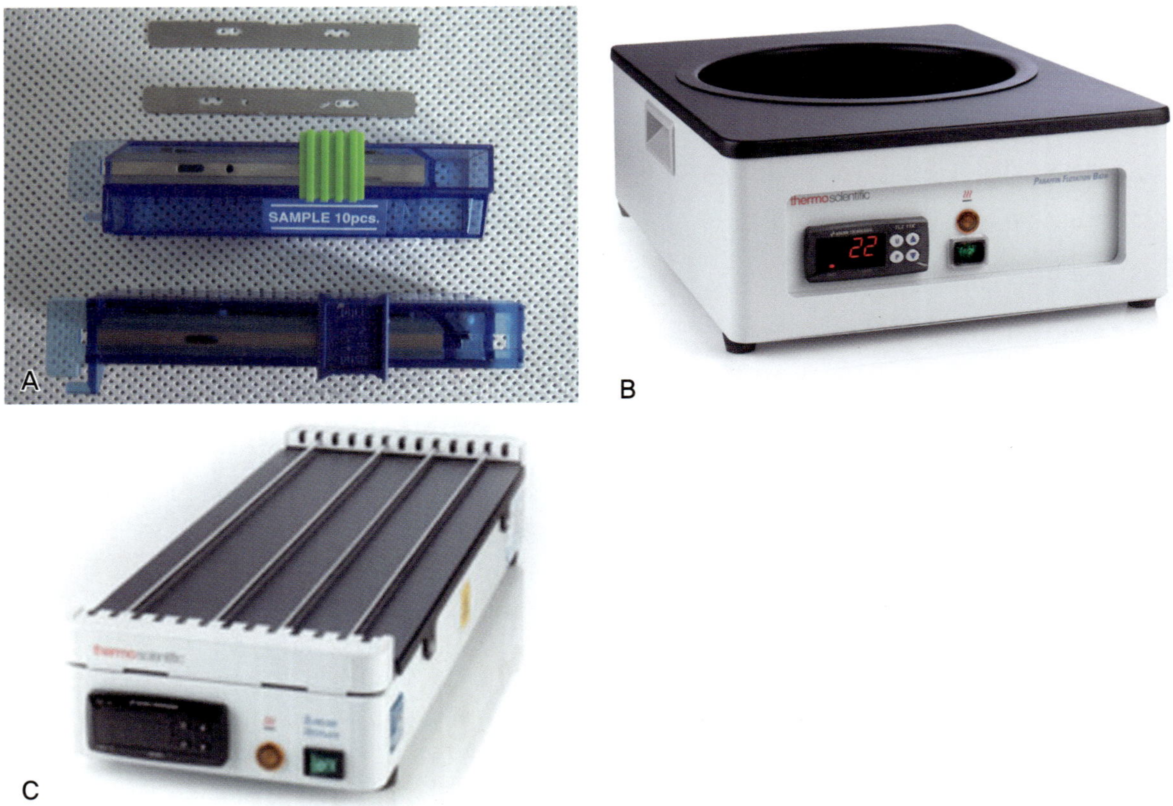

그림 6-2. A. 일회용 박절칼, B. 부유온수조(flotation bath), C. 슬라이드 가온기(신전기, slide warmer)

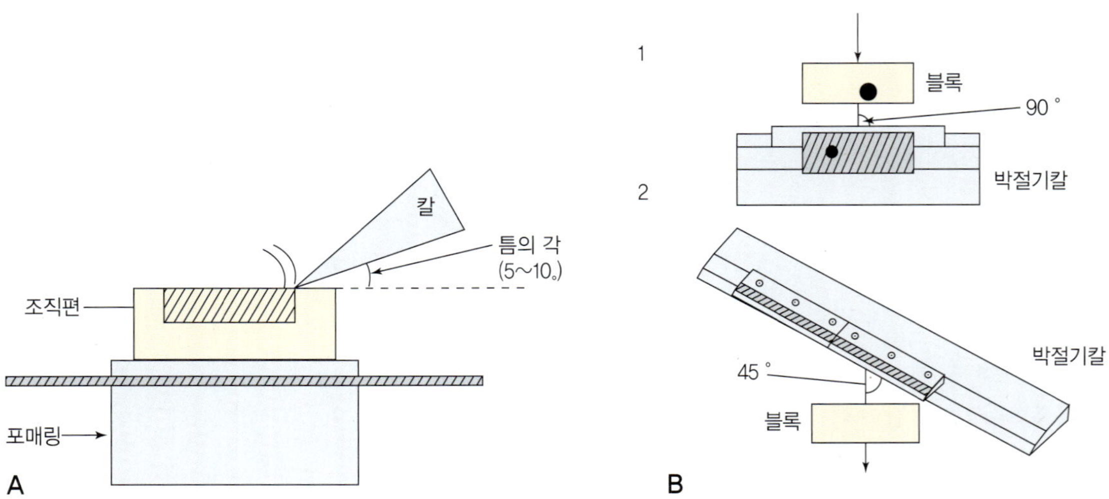

그림 6-3. 칼의 각도. A. 틈의 각(clearance angle), B. 당기는 각(slope angel) 1 : 회전식 절편기, 2 : 활주식 절편기

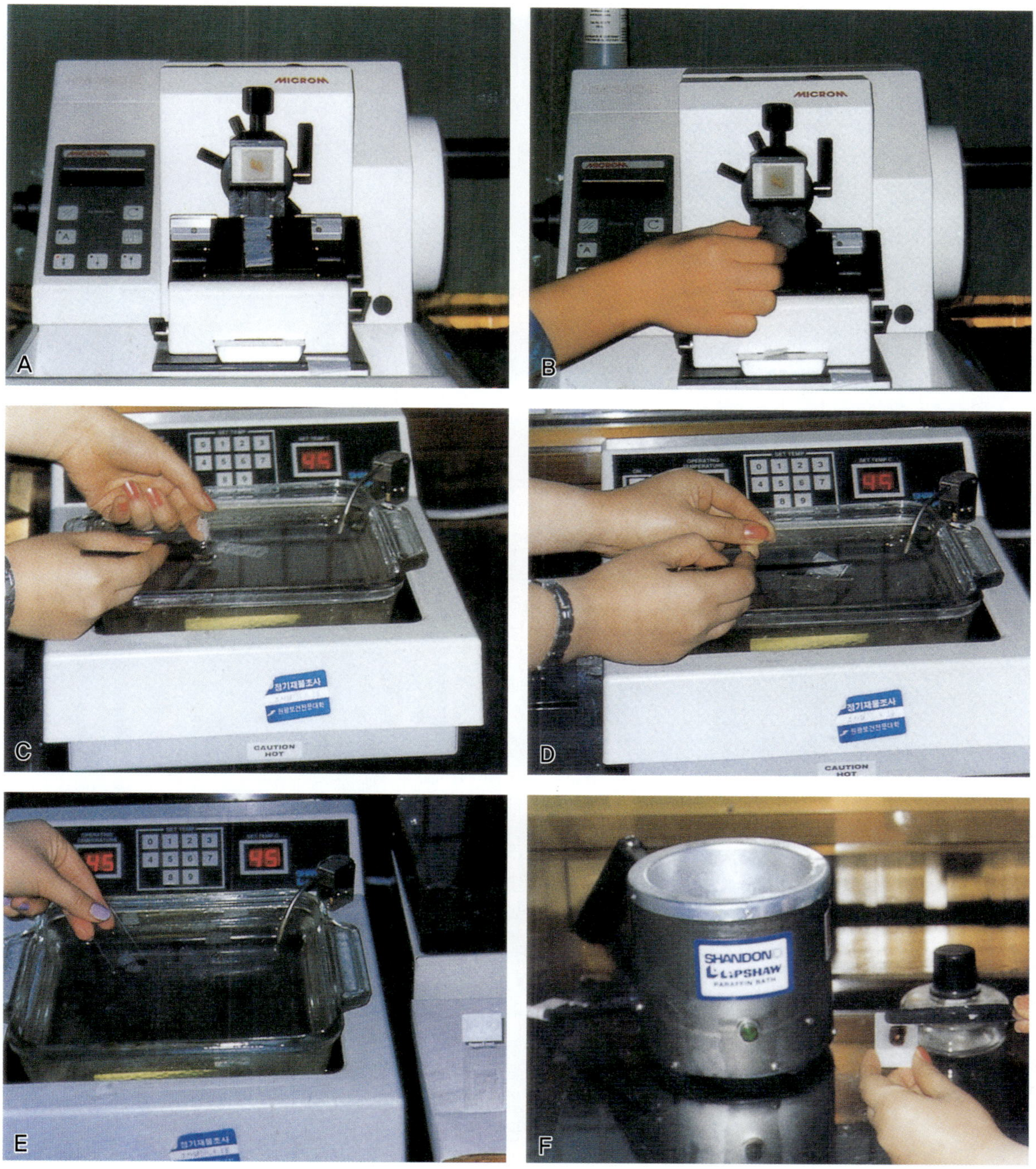

그림 6-4. 절편의 제작과정. A. 파라핀 블록의 표면을 깍아내어 조직면을 노출시킨다. B. 파라핀블록 및 칼을 냉각시킨다. C. 박절된 절편의 리본(ribbon)을 붓으로 주름을 펴가면서 부유온수조에 띄운다. D. 절편 리프터나 유리 슬라이드의 측면 날을 이용하여 절편을 분리한다. E. 유리슬라이드 위에 절편을 부착시켜 들어올린 후 슬라이드 건조대에서 물기를 뺀 다음 슬라이드 가온기에서 건조시킨다. F. 절편 제작이 끝난 파라핀블록은 표면을 파라핀으로 도포하여 조직손상을 막아준다.

3) 박절 시 주의사항

(1) 절편기는 정밀기계이므로 매우 신중하게 취급해야 한다.

(2) 블록표면 깍아낸 후(다듬기, trimming) 조직이 노출되면 3~4장의 절편을 박절하여 버리고, 그 다음 절편부터 사용한다.

(3) 박절속도는 균일하게 유지하여야 한다.

(4) 블록은 냉장고나 얼음 위에 냉각시켜 두었다 사용하는 것이 좋다.

(5) 부유온수조에서 절편을 띄울 때는 기포가 들어가지 않도록 주의하고, 유리슬라이드로 뜰 때는 절편의 뒷면(광택이 나는 쪽)이 유리슬라이드에 밀착되도록 한다.

(6) 유리슬라이드는 탈지를 위해 1% HCl-alcohol에 담가 두었다가 사용한다.

4) 박절 시 결함의 원인

박절 시 발생하는 문제점은 칼날의 연마 상태, 파라핀 침투 과정의 결함, 절편기의 부적절한 사용 등으로 인한 것이 대부분이기 때문에 사전에 이러한 문제점들을 찾아내어 예방하는 것이 필요하다. 그럼에도 불구하고 박절 시 그림 6-5와 같은 결함이 발생되었을 때에는 그 원인을 파악하여 교정해야 한다.

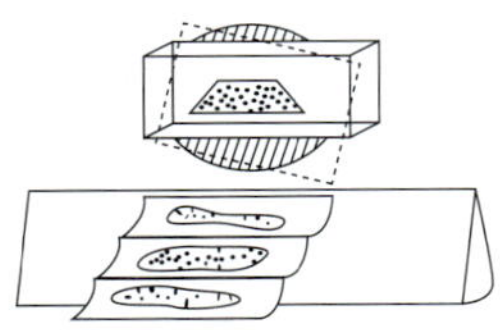	A. 리본이 구부러지고 평탄하지 않을 경우 a. 칼과 블록이 평행을 이루지 못할 때 b. 블록의 모양이 장방향(직각)이 아닐 때 c. 칼날이 고르지 못할 때 d. 불순한 파라핀으로 포매하였을 때
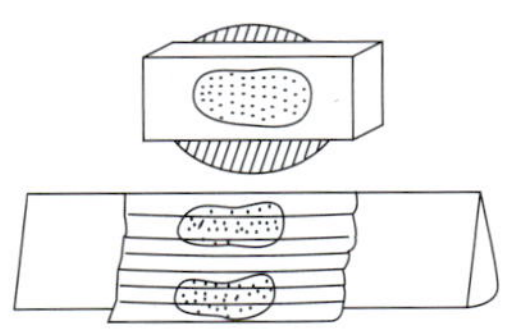	B. 절편이 압축되고 주름이 잡히는 경우 a. 날이 무딘 칼을 사용하였을 때 b. 칼과 블록이 따뜻할 때 c. 칼의 기울기가 너무 수직으로 세워져 있을 때 d. 절편을 너무 얇게 박절할 때 e. 블록 재물대나 칼고정대의 클램프가 헐겁게 죄어졌을 때
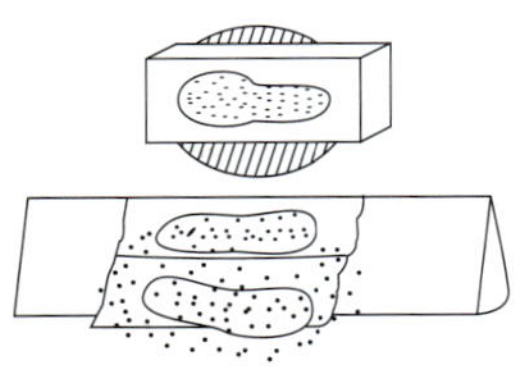	C. 절편이 부스러지거나 해체되는 경우 a. 탈수 · 투명 · 침투가 불완전하게 되었을 때 b. 침투나 포매에 사용한 파라핀이 너무 뜨거운 상태에서 사용되었을 때
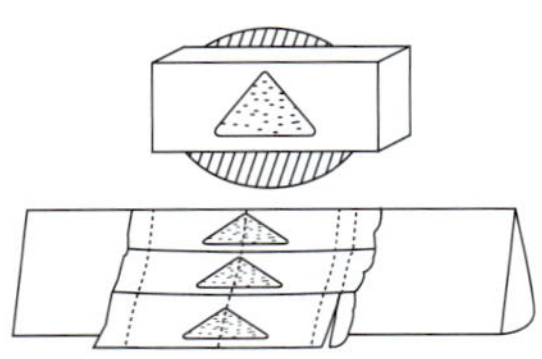	D. 절편에 수직으로 금이 생기면서 갈라지는 경우 a. 칼날에 톱날 같은 흠이 있을 때 b. 블록이나 칼날에 먼지 등이 붙어 있을 때 c. 칼날의 기울기가 너무 클 때 d. 조직편이나 파라핀에 석회질 · 모래알 · 이물질 등이 끼어 있을 때
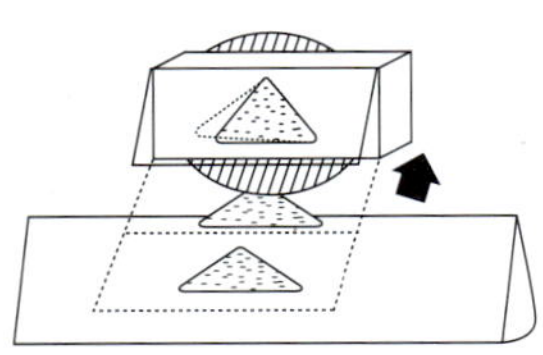	E. 절편이나 리본이 위로 치켜 올려진 듯한 경우 a. 칼의 기울기가 너무 수직으로 세워졌을 때 b. 칼날이 지저분할 때 c. 날이 무딘 칼을 사용하였을 때
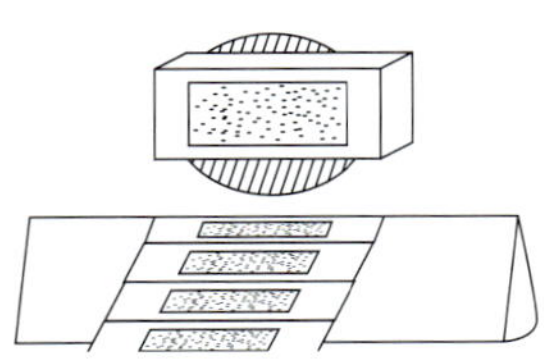	F. 절편의 두께가 일정하지 않을 때 a. 블록이 지나치게 클 때 b. 블록 재물대나 칼고정대가 느슨하게 죄어졌을 때 c. 지나치게 단단한 조직을 따뜻한 물에 적시지 않고 그대로 박절할 때 d. 틈의 각이나 당기는 각이 적당치 않을 때

그림 6-5. 박절 시 발생되는 결함의 원인

5) 박절 후 처리

(1) 절편기는 정밀한 기계이기 때문에 사용 후 부착된 파라핀을 제거하고 녹이 슬지 않도록 나사 부분이나 활주로에 기름칠을 하여 둔다. 박절용 칼도 습기를 완전히 제거하고 기름을 칠하여 칼집에 보관해 두었다가 사용한다.

(2) 박절 후 블록은 박절면을 파라핀으로 얇게 도포(조직의 건조, 벌레 먹는 것을 막기 위함)하여 보관한다.

(3) 박절 후 블록은 재검사나 추시(follow-up) 등이 필요하기 때문에 분실을 방지하고 쉽게 찾을수 있도록 보관과 정리를 체계화하여 관리한다.

3. 슬라이드 접착제(adhesives) 및 코팅 슬라이드(coating slide)의 제조

1) 일반표본용 접착제

(1) Mayer egg albumin(소형 조직검사실에 적합)

Egg albumin (powder)	2.5 g
0.5% NaCl	50 mL
Glycerol	50 mL

혼합하여 4℃에 보관한다.

유리슬라이드 위에 얇게 발라 두었다가 사용할 때 몇 방울의 물을 떨어뜨린 다음 그 위에 절편을 올려놓고 신전기에 올려놓으면 절편이 펴지면서 슬라이드에 강하게 부착된다. 염색 후 배경 염색이 진하여 지금은 거의 사용하지 않는다.

(2) Gelatin 희석액(대형 조직검사실에 적합)

증류수 2,000 mL당 시약숟갈 1/4 정도의 gelatin 분말을 용해시켜 사용한다. 약간의 증류수에 gelatin 분말을 넣어 약하게 가온하여 완전히 녹인 후, 직접 부유온수조(flotation bath)의 물에 희석하여 사용한다.

(3) STA-ON 용액(Surgipath사 제품)

증류수 1,000 mL당 10 mL씩 희석하여 사용한다. (2)의 gelatin 희석액과 같은 용도로 사용할 수 있다.

2) 코팅슬라이드의 제작

(1) Chrome-gelatin coated slide(고정조직의 동결절편 접착제로 적합)

① 1,000 mL의 증류수에 5 g의 gelatin을 넣어 50~60℃에서 녹인다(60℃를 넘지 않도록 주의한다).

② ①의 gelatin 용액에 0.5 g의 chrome alum (chromic potassium sulfate)을 첨가하여 용해한다.

③ ②의 용액을 식힌 후 유리슬라이드를 약 1분간 담가 두었다가 티슈페이퍼 위에서 슬라이드를 세워 과잉의 용액을 제거한다.

④ 37℃에서 하룻밤 건조시켜 사용한다.

(2) Poly-L-lysine coated slide(면역염색용으로 적합)

① 유리슬라이드를 준비하여 5% chromic acid에 6회 세척한다.

② 다시 증류수에 6회 수세한다.

③ 0.01% Poly-L-lysine(100 mg/1,000 mL)수용액에 넣어 5분간 둔다.

④ 유리슬라이드에 묻어 있는 과잉의 용액을 티슈페이퍼 위에서 제거한 후, absolute methanol에 2회 세척하여, 건조시킨 후 깨끗이 보관하였다 사용한다.

⑤ 사용한 용액은 여과하여 냉장고에 보관한다. 다시 사용할 때는 실온에 두었다가 사용한다.

(3) 3-aminopropyltriethoxysilane coated slide(면역염색 및 ISH 염색용으로 적합)

① 유리슬라이드를 준비하여 세척제(detergent)에 30분간 둔다.

② 흐르는 수돗물에 30분간 수세한다.

③ 증류수에 5분씩 2회 수세한다.

④ 95% ethanol에 5분씩 2회 교환한다.

⑤ 10분간 공기건조시킨다.

⑥ 신선하게 제조한 2% 3-aminopropyltriethoxysilane(무수아세톤에 녹임) 용액 또는 상품화된 silane 용액(Surgipath사)에 넣어 5~10초간 둔다.

⑦ 증류수로 2회 가볍게 수세한다.

⑧ 60℃에서 하룻밤 건조시킨 후, 실온에서 보관한다.

Silane 코팅슬라이드 제조

200장의 슬라이드를 제작하는데 silane용액 300 mL이면 충분하다. silane이 도포된 슬라이드는 무한정으로 보관이 가능하다.

(4) 시판되는 코팅슬라이드(면역염색 및 ISH 염색용)

① Polysine™ Microslide (Thermo사)(그림 6-6 A)

② Probe On™ Plus slide (Fisher Scientific사)(그림 6-6 B)

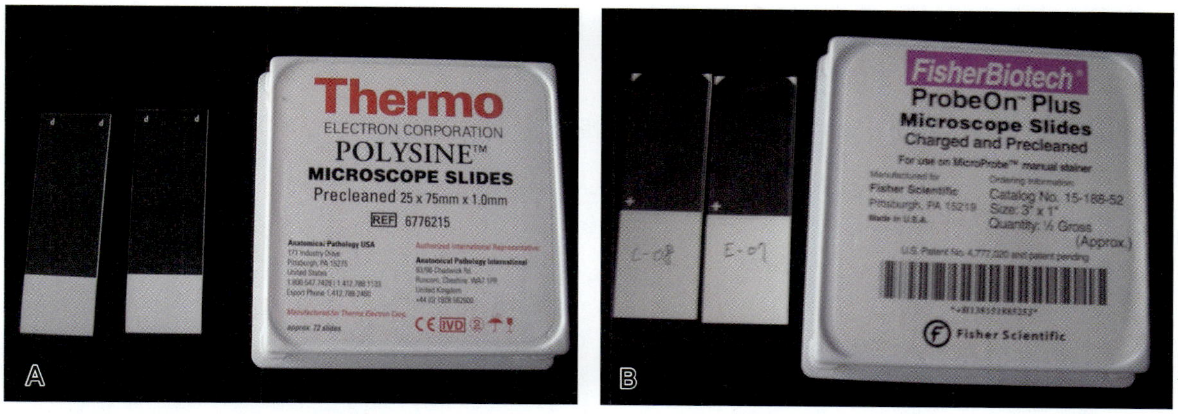

그림 6-6. 시판코팅슬라이드(coating slide). A. poly-L-lysin이 도포된 슬라이드. B. 3-aminopropyltriethoxysilane이 도포된 슬라이드로 모세혈관 틈(capillary gap)을 이용한 면역염색에 사용되는 슬라이드

6.2 동결절편 제작법

학습목표 instructional objectives

1. 동결절편의 사용 용도를 알아야 한다.
2. Cryostat의 구성 요소와 사용법을 알아야 한다.
3. 동결절편 제작에 사용되는 포매제와 동결제를의 사용법을 익힌다.
4. 고정된 조직의 박절 시 조직편의 전처리법을 알아야 한다.

1. 목적

동결절편 제작법은 cryostat을 이용하여 미고정된 신선한 조직편이나 고정된 조직편을 젤리모양의 OCT compound에 포매하고 드라이아이스—아세톤이나 드라이아이스—액체질소 등으로 순간적으로 동결시켜 조직표본을 제작하는 방법이다. 이 방법을 이용하면 얇은 절편의 박절이 가능하며 조직화학적 검색(효소조직화학, 형광항체법, 효소항체법)에 응용할 수 있다. 또 파라핀 표본에 비해 미세한 점에서 해상력이 떨어지는 결점이 있지만 아주 빠른 시간 내에 표본제작이 가능하고 병리진단을 신속히 얻을 수 있기 때문에 특히 수술 중 신속 진단에 많이 사용되고 있다.

2. Cryostat에 의한 절편기법

Cryostat는 내부에 회전식 절편기가 장착된 냉동실(cold chamber)로 내부온도는 −20°C 내외에서 사용한다(그림 6-7).

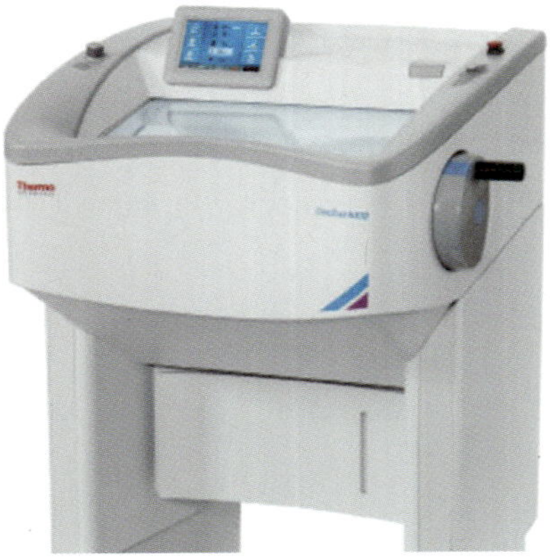

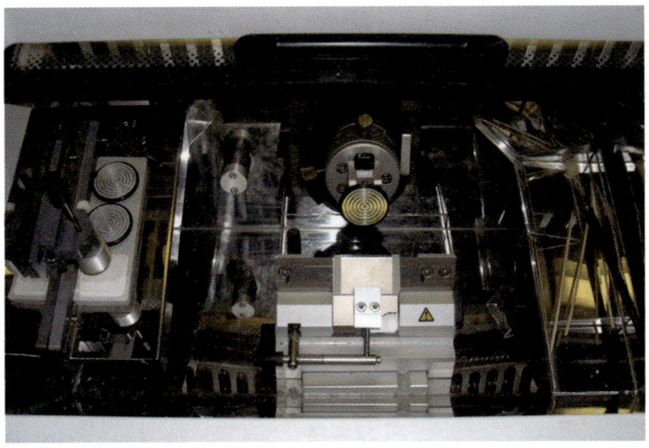

그림 6-7. Cryostat과 내부 chamber (Shandon 사)

1) 절취

조직편은 두께 2~3 mm, 크기 1.5 cm 이내가 박절하기 쉽다.

2) 동결

(1) 금속시료대(metal disc)에 포매제(OCT compound)를 약간 떨어뜨린다(그림 6-8 A).

(2) 박절면을 위로 향하여 조직편을 심는다.

(3) 포매제를 추가하여 조직을 피복하고 분사식 동결제(그림 6-8 B)를 사용하여 표면을 살짝 냉각시킨다.

(4) Cryostat 내의 열추출기(heat extractor)를 사용하여 조직편을 완전히 동결시킨다(그림 6-8 C).

3) 박절

(1) 블록면이 칼날에 수평이 되도록 금속 시료대를 절편기에 장착한다(그림 6-9 A).

(2) 칼날에 블록 표면을 접근시켜 왼손으로 조동조절판을 조절하고 오른손으로 미동 핸들을 돌려가 면서 블록을 깎아 내어 조직의 표면을 노출시킨다(그림 6-9 B).

(3) 절편신전판(anti-roll plate)을 잘 조절하여 칼날에 접근시킨다.

(4) 절편두께조절기(thickness adjuster)로 박절할 절편의 두께를 조절하고 일정한 속도로 핸들을 돌린다.

(5) 절편신전판 밑에 절편이 박절된다(그림 6-9 C).

(6) 절편이 생산되면 절편신전판을 젖히고 유리슬라이드 표면을 절편에 근접시켜 부착시킨다(그림 6-9 D).

(7) 미고정 응급 조직검사의 경우 포르말린 원액 1 : methanol 4의 비율로 혼합한 액에 30초간 고정한다.

(8) 수세 후 필요한 염색을 수행한다.

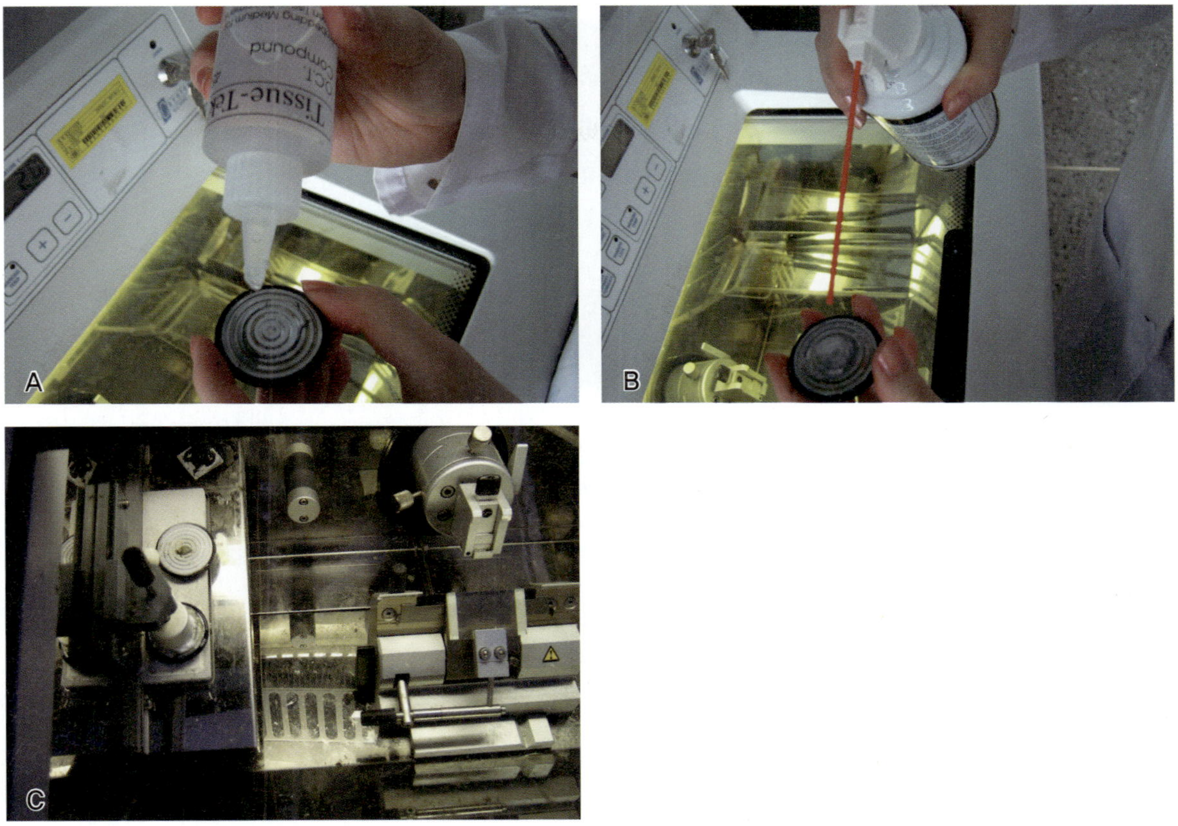

그림 6-8. 조직 동결과정

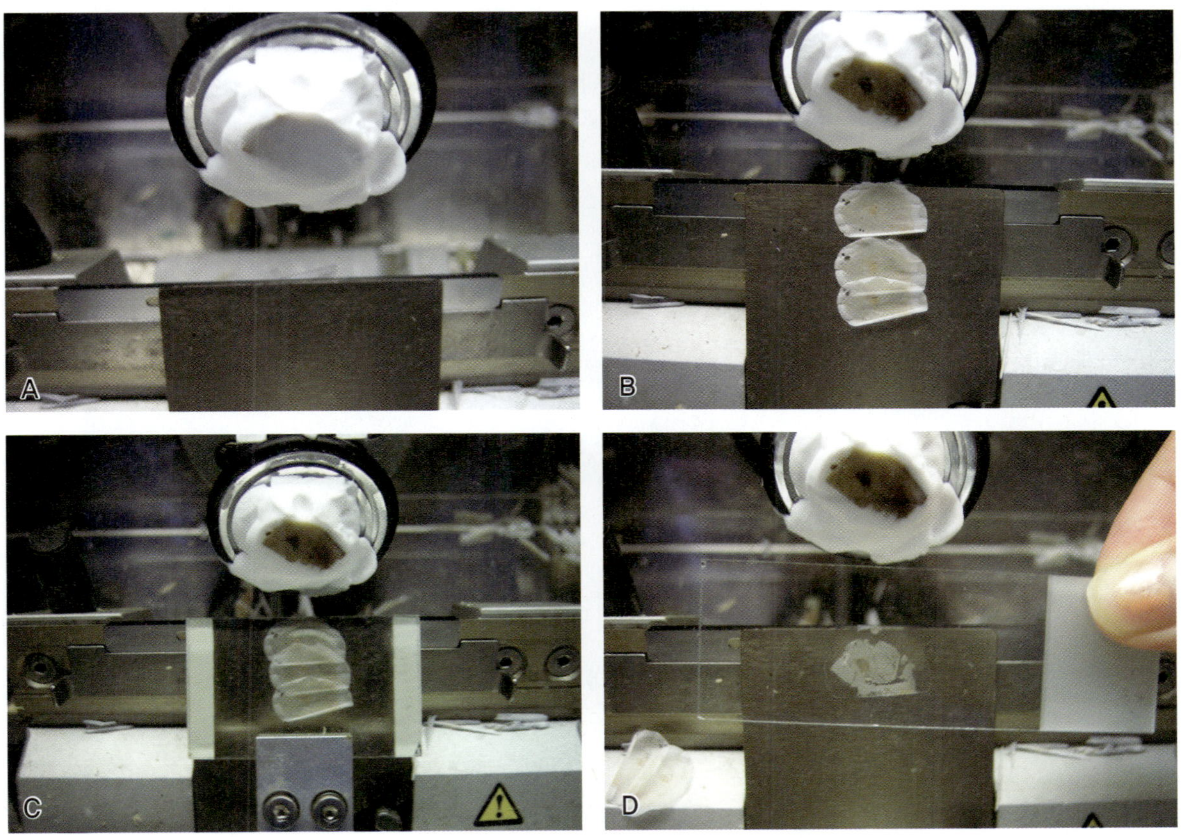

그림 6-9. 동결 박절과 절편을 유리 슬라이드에 부착하는 과정

4) 박절 시 주의할 점

(1) Cryostat의 내부온도는 −20℃ 내외가 되도록 조정하여 항시 사용할 수 있도록 하여둔다. 조직의 종류에 따라 조직의 동결 온도를 조절할 필요도 있다(표 6-1).

(2) 조직 주변의 지방조직은 가능한 한 제거한 후 표본을 제작한다.

표 6-1. 조직의 종류에 따른 적정 동결 온도

온도(℃)		
−10~−15	−20	−30
뇌 림프절 갑상샘 간 콩팥 지라 고환	피부(지방 제외) 유방(지방 제외) 혀 근육 창자 이자 자궁 난소	피부(지방 포함) 유방(지방 포함) 지방조직 그물막(omentum) 치즈 양 물질

(3) 동결은 신속히 수행한다. 동결이 느리거나 좋지 않아 재동결하면 조직에 얼음결정이 형성되어 세포질이나 핵이 공포상으로 되기 쉽다(그림 6-10).

(4) 동결을 신속히 하기 위해서는 동결용 분사식 동결제(aerosol spray)를 사용하는 것도 좋다.

(5) 절편이 절편신전판 밑으로 들어가지 않을 때는 절편신전판의 앞날을 칼날 끝에서 0.5 mm 정도 평행하게 뒤쪽으로 이동해준다.

(6) 특히 감염 위험이 있는 조직편을 취급할 때는 박절 후 소독하여 둔다. 또 감염 예방을 위해 장갑을 사용하는 것도 필요하다.

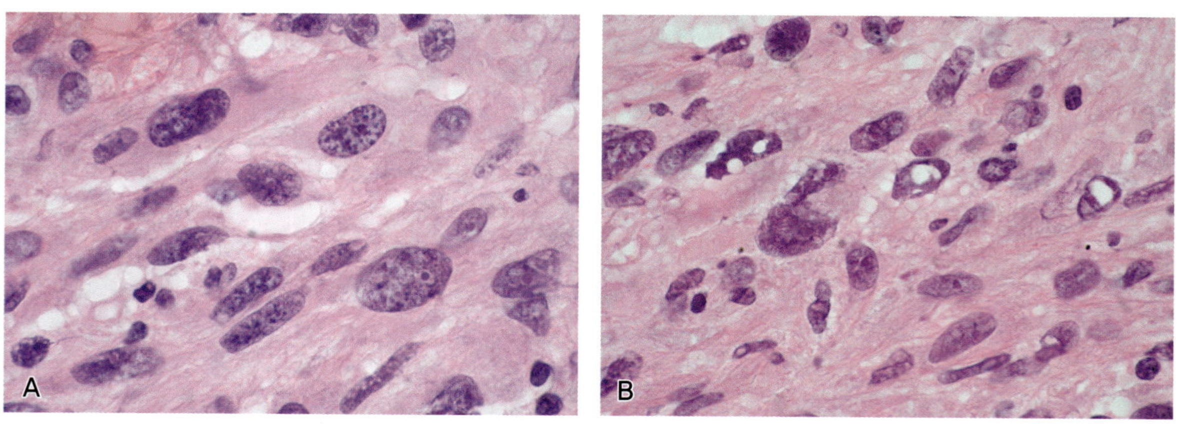

그림 6-10. 암종 조직의 동결절편 H&E 염색. A. 얼음결정 없이 잘 보존된 염색표본 B. 얼음결정으로 인해 핵 내에 공포가 관찰된다.

5) 고정된 조직의 박절법

고정된 부검조직, 수술적출검체나 생검조직을 cryostat을 이용하여 박절할 경우(지방염색 등)에는 때에 따라 검체가 칼날위에서 해체되거나 부스러지기도 한다. 이러한 경우에는 조직편을 수세하지 않고 30~50% sucrose 수용액이나 gum sucrose액에 1~2일간 담가 두었다가 동결하여 박절을 하는 것이 좋다.

- Gum sucrose 용액

Gum acacia	2 g
Sucrose	60 g
증류수	200 mL

증류수에 녹인 후 냉장고에 보관하여 두었다가 사용한다.

참고문헌

1. Carson FL. Histotechnology. A self-instruction text. 2nd Ed. ASCP press, Chicago, 1997.
2. Culling CFA, Allison RT, Barr WT. Celluar Pathology Techniques, London, Butterworths, 1985.
3. Rentrop M, Knapp B, Winter H, Schweizer J. Aminoalkylsilane-treated glass slides as support for in situ hybridization of keratin cDNAs to frozen tissue sections. under varying fixation and pretreatment conditions. Histochem J 18:271, 1986.
4. Sheehan DC, Hrapchak BB. Theory and Practice of Histotechnology. 2nd ed. Columbus, Ohio, Battelle Press, 1980.

6.1 # 실 습 보 고 서

성명		학번		실습일자		확인	

박절

실습 01 절편기의 안전 장치가 어디에 몇 군데 있는지 적어본다.

실습 02 사용하는 절편기의 틈의 각(clearance angle)을 찾아 기록해 본다.

실습 03 박절속도에 따른 절편의 두께를 비교해 본다.

실습 04 박절 시 사용되는 부유온수조(flotation bath)와 슬라이드 가온기(slide warmer)의 온도를 점검하여 기록해 둔다.

실습 05 부유온수조의 온도가 높거나 낮았을 때 발생하는 현상들을 점검해 본다.

실습 06 절편기 사용 중 가장 절편 형성이 어려웠던 검체를 기록해 본다.

실습 07 전기냉동절편기(cryostat)를 사용하여 동결절편을 제작하여 응급검사 시 사용되는 신속 H&E 염색 과정을 시행해 보고, 각 단계별 소요시간을 기록해 본다.

실습 08 전기냉동절편기(cryostat) 사용 시 고정조직과 비고정신선조직을 박절해 보고 그 차이점을 기술한다.

실습 09 전기냉동절편기(cryostat)를 사용하여 고정조직을 박절할 때 gum sucrose 전처리를 하여전 처리를 하지 않고 박절한 것과 비교해 본다.

실습 10 박절 후 시행하는 염색법에 따른 슬라이드 종류를 선택해 본다.

슬라이드 종류	조직 종류	염색법
frosted slide		
Poly-L-lysine coated slide		
Silanized coated slide		

CHAPTER 07

기본 염색 과정

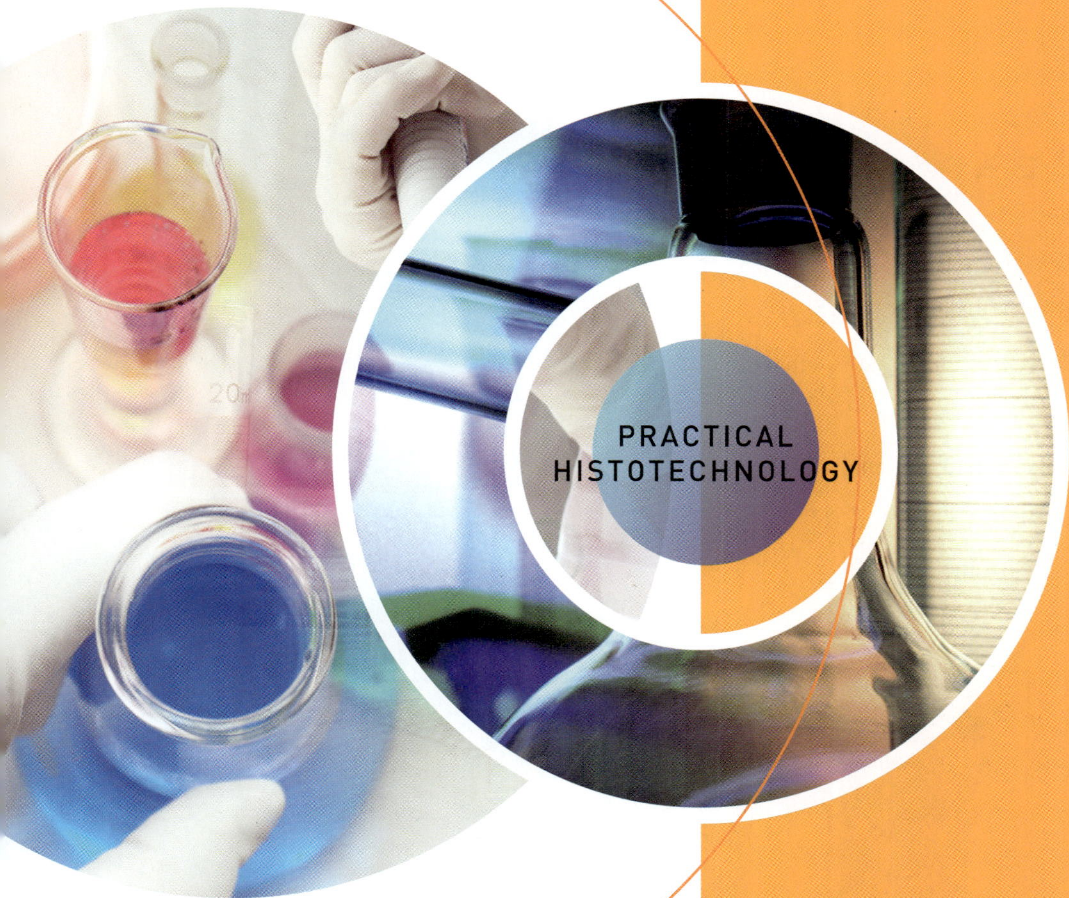

조직검사의 특징은 모든 진단에서 염색이 필수로 사용된다는 점이다. 따라서 기본적인 염색과정이 어떻게 진행되고 각각의 단계들은 어떤 과정인가를 이해하고 있어야 한다. 이 장에서는 조직검사의 가장 일반적인 hematoxylin-eosin (H&E) 염색을 대상으로 염색의 전후 단계의 염색용기 배열 및 자동염색기의 특징들에 대해 서술하였다.

7.1 일반 염색법(Routine staining)

학습목표 instructional objectives

1. 파라핀 절편을 사용한 일반염색 진행순서를 단계별 사용되는 용액들을 알아야 한다.
2. 일반 염색을 위한 용기 배열을 할 수 있어야 한다.
3. 진행성염색과 퇴행성염색의 차이를 이해한다.
4. 자동염색기의 종류와 사용법을 알아야 한다.

1. 수동에 의한 염색

1) 준비물

(1) 염색용기(수평 염색병, Coplin jar)(그림 7-1)

(2) absolute or 무수, 95%, 90%, 80% ethanol

(3) Xylene

(4) Carbol-xylene (xylene 3 : phenol 1)

(5) Canada balsam 또는 합성수지 봉입제

(6) 유독가스 제거장치(fume hood)

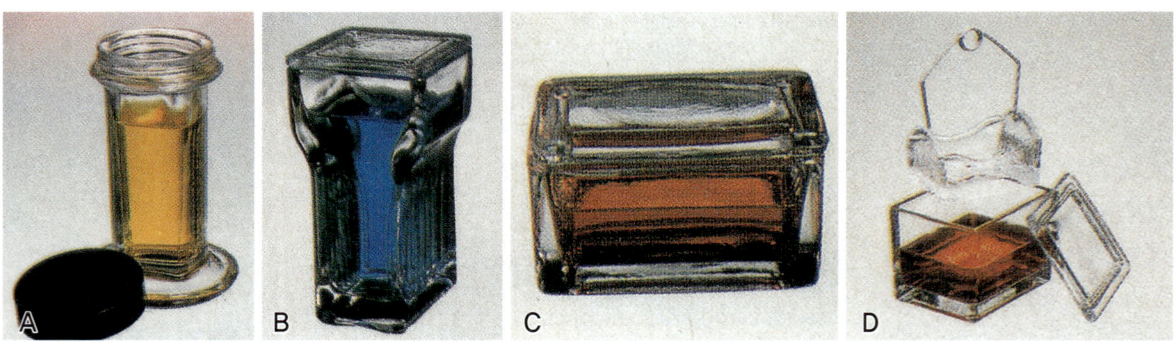

그림 7-1. 염색 준비기구. A. 코프린 염색용기(Coplin staining jar), B. 수직염색용기(vertical staining jar) C. 수평염색용기(horizontal glass staining dish), D. 슬라이드운반대(slide rack)

2) 염색용기 배열

파라핀 절편의 일반염색 과정은 탈파라핀(deparaffinization) → 탈자일렌(dexylene) → 재함수(rehydration) → 염색(staining) → 탈수(dehydration) → 투명(clearing) → 봉입(mounting) 순서로 진행한다.

3) 퇴행성 염색과 진행성 염색

염색의 진행과정에는 과염색 후에 원하는 부분만 남겨놓고 탈색하는 퇴행성 염색과 원하는 곳만 염색한 후 바로 수세 과정으로 진행하는 진행성 염색으로 나눈다. 대표적인 일반염색인 hematoxylin-eosin(H&E) 염색의 Harris와 Mayer 방법의 진행 과정을 간략히 나열하면 다음과 같다(그림 7-2, 3)

진행성 염색

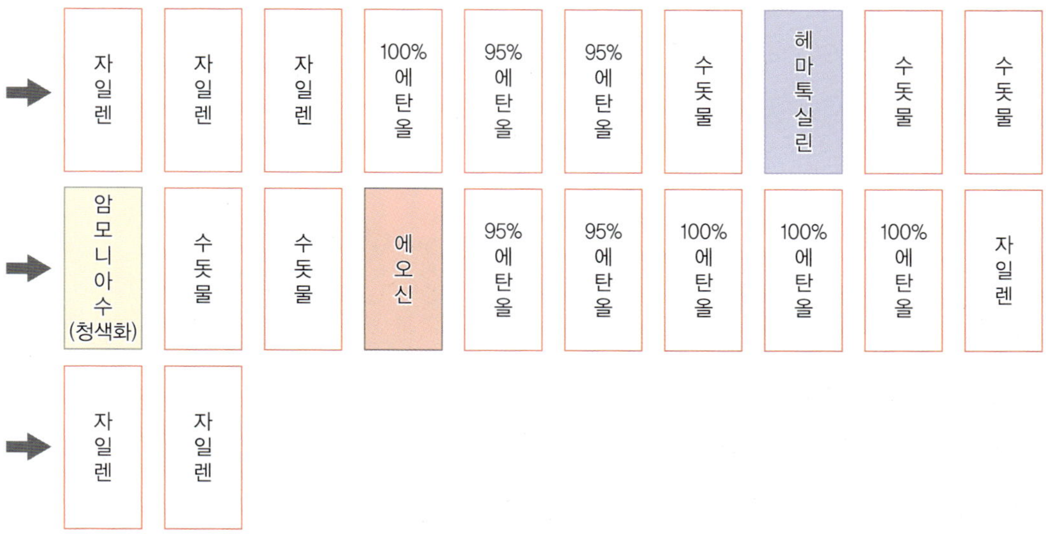

그림 7-2. 진행성 염색(Mayer hematoxylin-eosin) 과정과 용기배열

퇴행성 염색

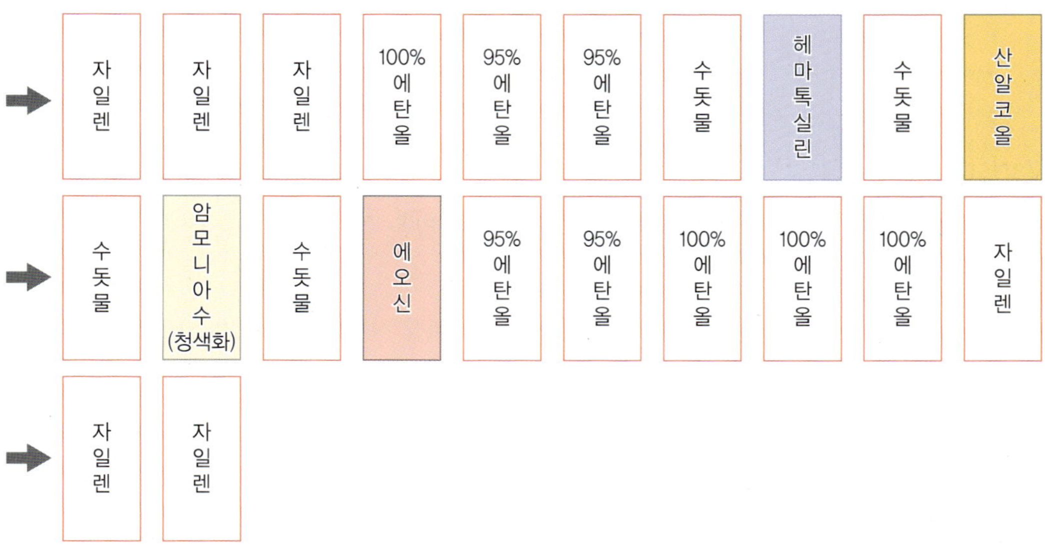

그림 7-3. 퇴행성 염색(Harris hematoxylin-eosin) 과정과 용기배열

2. 자동 염색기에 의한 염색

자동 염색기(automatic slide stainer)는 회사와 기종에 따라 여러 가지가 판매되고 있으나 일반적으로 염색용기(staining jar), 슬라이드 운반대(slide carrier), 교반장치(agitation apparatus), 급수 및 배수장치(drainage system), 유독가스 제거장치(hume hood) 등으로 구성되어 있다. 염색 과정을 프로그램화할 수 있어 용기 배열이나 염색 시간을 자유자재로 조절할 수 있다.

조직검사실에서는 H&E 염색에 흔히 사용하고 있다. 여기서는 Shandon사의 제품을 대상으로 그 특징과 장점만을 설명하였으므로 자세한 내용은 각 제품의 사용자 매뉴얼(user's manual)을 참고하기 바란다.

1) Varistain XY형(그림 7-4)

밀폐형(enclose type)으로 21개의 염색용기가 배열되어 있고 수세장치(water rinse system)와 슬라이드 건조기(slide air dryer)가 부착되어 있으며, 유해가스 제거장치가 설치되어 가스 오염으로부터 사용자를 보호할 수 있다. 3회 교반이 되며 슬라이드를 66장까지 염색할 수 있다.

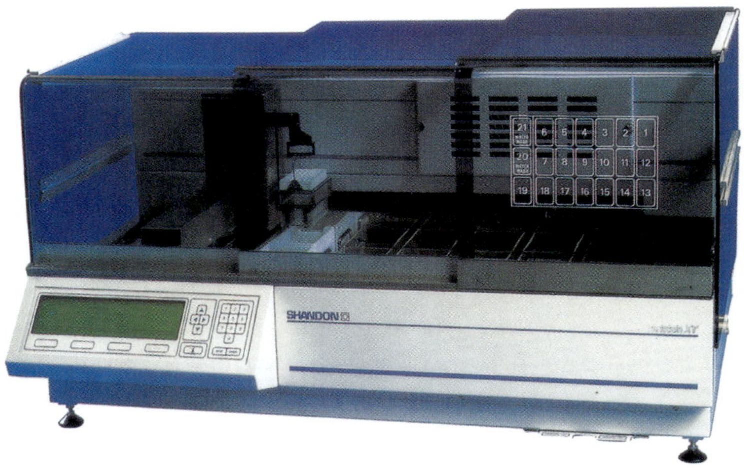

그림 7-4. 자동 염색기(automatic slide stainer). Varistain XY형(Shandon 사)

2) Varistain 24-4형(그림 7-5)

염색용기를 24개, 6개, 12개로 배열하여 프로그램화할 수 있을 뿐 아니라 사용자의 필요에 따라 가변적으로 조절이 가능하다. 또 슬라이드 운반대를 두 개까지 달 수 있어 많은 양의 슬라이드를 염색하는데 편리하다. 용기당 750 mL까지 용액을 채울 수 있고 슬라이드를 64장 적재할 수 있으며, 10장을 적재할 수 있는 슬라이드 운반대도 있다. 그러나 개방형(open type)이므로 유해가스를 제거할 수 없는 단점이 있다.

3) Linistain GLX형(그림 7-6)

28개의 염색용기가 배열되어 있으며 염색 과정은 슬라이드를 한 장씩 여러 색깔의 컬러클립(color coded slide clip)에 꽂아 콘베이어 고리(conveyer chain)에 연결해 두면 각 단계를 계속 이어가면서 진행하는 방식으로 설계되어 있다. 1분당 6장, 1시간당 350장의 슬라이드를 적재할 수 있다. 응급검사 시15분 이내에 염색을 끝낼 수 있다. 개방형이므로 자일렌 증기(xylen hume) 등의 유해가스 노출을 최소화하려면 별도의 활성탄 필터 추출기(charcoal filter extractor)를 설치하여 사용하면 좋다.

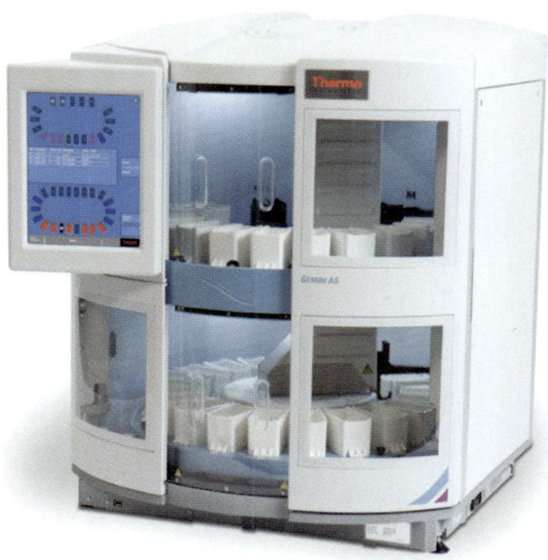

그림 7-5. 자동 염색기(automatic slide stainer). Varistain 24-4형(Shandon사)

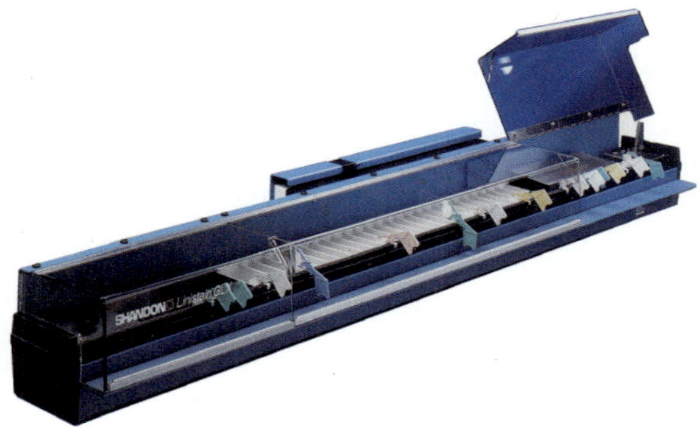

그림 7-6. 자동 염색기(automatic slide stainer). Linistain GLX형(Shandon사).

7.2 봉입(Mounting)

학습목표 instructional objectives

1. 봉입의 의미를 이해한다.
2. 봉입제의 종류와 사용 용도를 알아야 한다.

염색이 끝난 표본은 캐나다발삼(canada balsam) 등의 봉입제를 발라 커버글라스(cover glass)로 씌워서 굳히면 염색성의 퇴색 없이 오랜 기간 보존할 수 있다.

1. 수동에 의한 봉입

1) 준비물

(1) 유해가스 제거장치(fume hood)(그림 7-7 A)

(2) Canada balsam (balsam 원액 6 : 자일렌 4의 비율로 희석하여 사용한다.)

(3) 발삼병과 유리봉

(4) 슬라이드 배열판(slide holder)(그림 7-7 B)

(5) 여과지와 거즈(filter paper and gauze)

(6) 핀셋 : 끝이 뭉툭한 핀셋(broad point thumb forcep)

(7) 커버글라스 : 18 × 18, 22 × 22, 22 × 40 mm의 3종류

(8) 슬라이드 라벨스티커(slide label sticker)

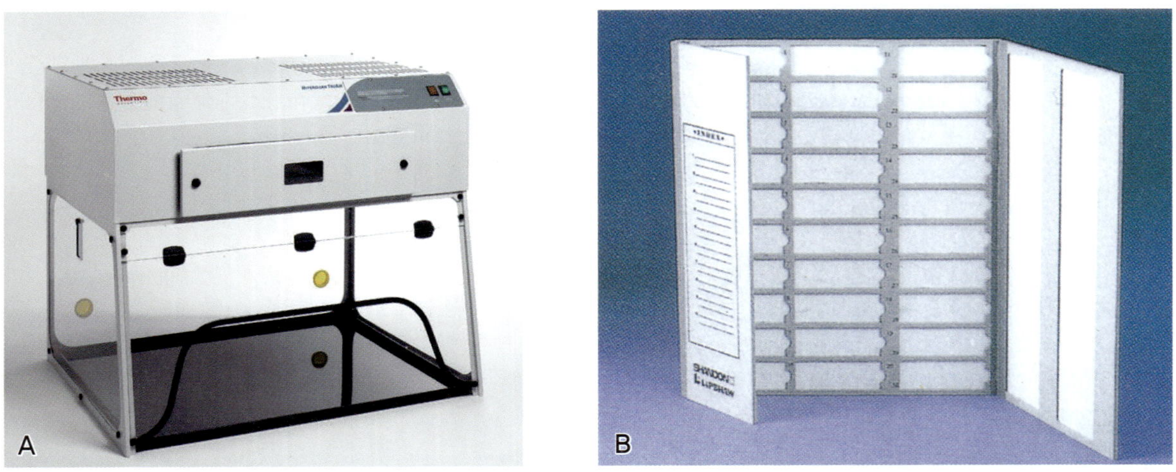

그림 7-7. 수동에 의한 봉입 시 필요한 준비 기구. A. 유독가스 제거장치(fume hood) B. 슬라이드 배열판(slide holder)

2) 봉입제의 종류

염색조직표본의 투명도를 최대로 높이기 위해서는 봉입제의 굴절률(refractive index : Rf)이 대략 1.53~1.54 정도는 되어야 한다. 비염색조직표본의 미세구조를 보기 위해서는 이보다 높거나 낮은 굴절률의 봉입제가 필요할 때도 있다. 봉입제의 굴절률은 용매의 증발로 인해 건조 상태가 되면 변화되기도 한다. 봉입제는 사용 용도에 따라 수용성과 비수용성(수지) 봉입제의 두 종류가 있는데 근래에는 여러 회사로부터 상품화되어 시판되고 있어 실험실에서 많이 사용하고 있다.

(1) 수용성 봉입제(aqueous mountants)

극히 소수의 수용성 봉입제는 굴절률이 1.5 이상인 것이 있으나 대부분은 1.40~1.45 정도이다. 굴절률을 높이기 위해 보통 처방 내에 당의 농도를 높여 사용하고 있다. 또한 일부 수용성 봉입제에는 염색 후 염기성 염료의 확산(bleeding)을 방지하기 위해 pH가 약 7.0이 되도록 potassium acetate를 첨가하기도 한다.

① Farrants' medium, 굴절률 1.436

따뜻한 증류수에 gum arabic 50 g을 녹이고 glycerol 50 mL를 첨가한다. 보존제로 arsenic trioxide 1 g을 넣어 사용하기도 한다.

② Apathy's mount (Lillie. 1943), 굴절률 1.41

Gum arabic 결정	50 g
Cane sugar	50 g
증류수	100 mL
Thymol	100 mg
약하게 가열하여 녹인다.	

③ Apathy's mount (Highman. 1946), 굴절률 1.43

Gum arabic 결정	50 g
Cane sugar	50 g
Potassium acetate	50 g
증류수	100 mL

증류수에 시약들을 넣어 가볍게 가열하여 녹인 후 thymol 0.05 g을 보존제로 첨가한다.

④ Kaiser's glycerin jelly, 굴절률 1.47

Gelatin	10 g
증류수	60 mL
Glycerol	70 mL
Phenol	0.25 g

증류수에 gelatin을 넣어 부란기나 온수조에서 녹인 후 나머지 성분들을 첨가한다. 이 봉입제는 고체 상태이기 때문에 녹여서 사용한다.

⑤ Phsophate-buffered glycerin jelly, 굴절률 1.47(형광염색의 봉입에 사용한다)

0.2 M phosphate buffer, pH 7.0	100 mL
Glycerol	100 mL
Gelatin	15 g

Phosphate buffer에 gelatin을 약하게 가온하게 녹인 후 glycerol을 넣어 잘 혼합한다. Glass wool을 통과시켜 여과한다.

⑥ Polyvinyl pyrrolidone, 굴절률 1.43

Polyvinyl pyrrolidone	50 g
증류수	50 mL
Glycerol	2 mL
Thymol 소량의 결정	

증류수에 polyvinyl pyrrolidone으로 녹인 후 실온에서 하룻밤 둔다. 물이 증발되면서 굴절률이 높아진다.

이외에 여러 종류의 상업용 수용성 봉입제가 판매되고 있다(그림 7-8).

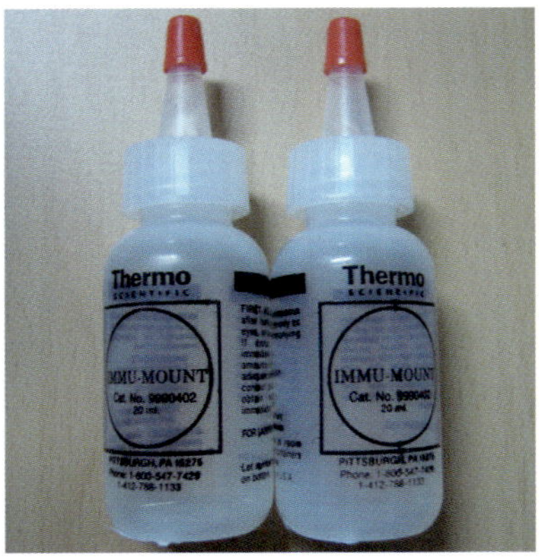

그림 7-8. Immunomount (Thermo scientific사)

(2) 수지 봉입제(resinous mountants)

천연수지와 합성수지의 두 종류가 있으며 적당한 탄화수소에 녹여 염색 후 탈수와 투명과정을 거친 다음 사용한다. 합성수지에는 흔히 봉입제 성분의 건조와 결정화를 막기 위해 가소제(plasticiser)가 첨가되어 있다.

① Canada balsam 굴절률 1.54(건조 상태일 때)

Canada balsam 원액	60 mL
Xylene	40 mL

Canada balsam 내의 carboxylic acid 때문에 염기성 염료의 염색성 보존이 일반적으로 좋지 않다. Prussian blue 반응도 퇴색하는 경향이 있다.

② Kirkpatrick과 Lendrum의 DPX 굴절률 1.52

Distrene 80	10 g
Dibutyl phthalate	5 mL
Xylene	35 mL

일반 봉입제로 가장 흔히 사용된다. 대다수의 염색에서 퇴색이 거의 발생되지 않는다.

③ Polystyrene mountant 굴절률 1.52

Polystyrene 과립	25 g
Dibutyl phthalate	5 mL
Xylene	70 mL

Hematoxylin과 eosin, 염기성 염료와 Prussian 반응이 잘 보존된다.

④ Cellulose caprate mountant 굴절률 1.47~1.48

Cellulose caprate	100 g
Xylene	100 mL

Hematoxylin과 eosin, 염기성 염료와 Prussian 반응이 잘 보존된다.

이외에 여러 수지성 봉입제가 상품화되어 판매되고 있다(그림 7-9).

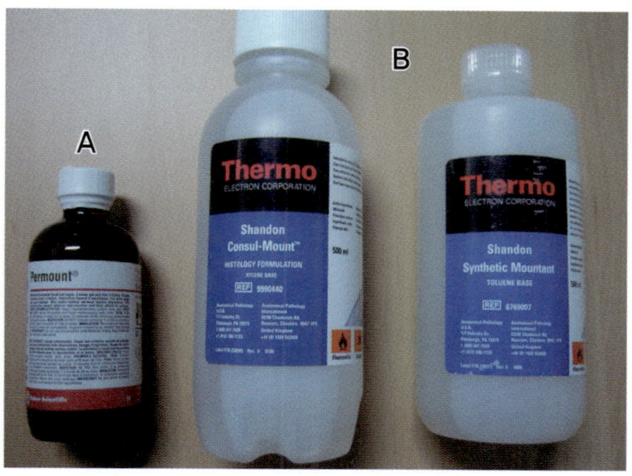

그림 7-9. 수지봉입제의 종류. A. Permount (Fisher scientific사) B. Consul-MountTM와 Synthetic mountant (Thermo scientific사).

(3) 형광-제거 봉입제(fluorescent-free mounting media)

일부 봉입제는 짧은 파장의 빛에서 형광을 발한다. 이것은 형광형미경 밑에서 슬라이드를 검경할 때 간섭하기 때문에 형광-제거 봉입제를 사용해야 한다. 여러 수지와 수용성 봉입제가 상품화되어 판매되고 있다.

3) 봉입 방법

(1) 핀셋에 의한 방법(forcep method)(그림 7-10)

① 여과지나 깨끗한 흡수종이를 준비하여 작업대에 깔아준다.

② 염색이 끝난 유리슬라이드를 자일렌 용기에서 꺼내어 여과지에 자일렌을 흡수시킨다. 너무 마르지 않도록 주의한다.

③ 적당한 크기의 커버글라스를 준비하고 한쪽 면에 캐나다 발삼을 적당량 바른다.

④ 커버글라스를 반대로 뒤집어 45°로 기울여 가볍게 절편 위에 밀착시킨다.

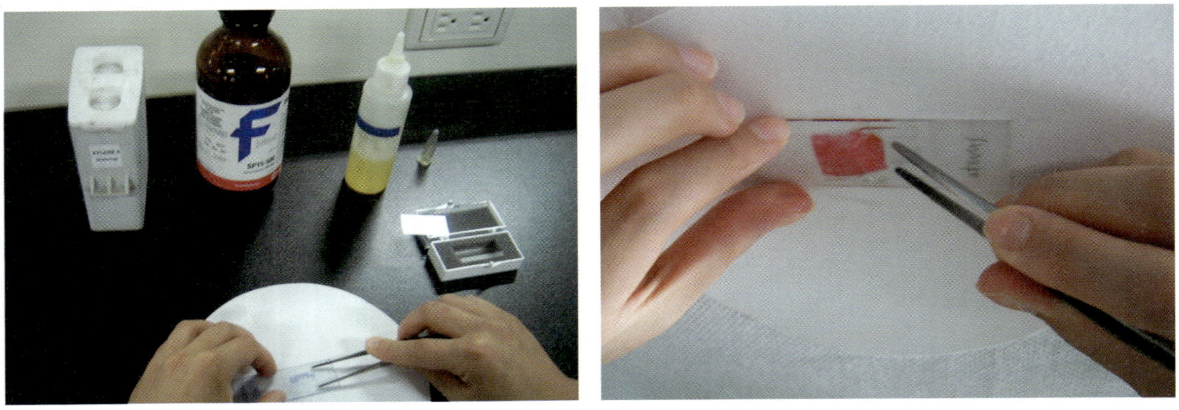

그림 7-10. 핀셋에 의한 봉입방법

(2) 슬라이드 전도법(inverted slide method)(그림 7-11)

① ~ ③번까지는 핀셋에 의한 방법과 같다.

④ 염색절편이 붙어 있는 슬라이드 면을 커버글라스에 비스듬히 대고 서서히 밀착시킨다.

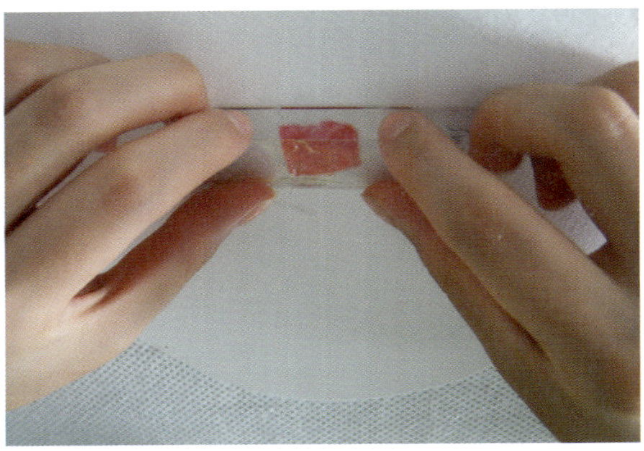

그림 7-11. 슬라이드 전도법에 의한 봉입 과정

⑤ 기포가 1~2개 생기면 핀셋으로 가볍게 밀어낸다. 그러나 만일 기포가 많이 생겼을 경우에는 다시 자일렌에 넣어 커버글라스를 떼어 내고 다시 봉입한다.

⑥ 슬라이드의 번호를 정확히 확인한 후 라벨 스티커를 붙인다.

2. 자동 봉입기에 의한 봉입

자동 봉입기(automatic coverslipper)는 봉입제 저장통(mountant reservior), 슬라이드 재물대(slide holder), 커버글라스 재물대(coverslip holder), 활성탄 필터 카트리지(activated charcoal filter cartilage)로 구성되어 있다(그림 7-12). Shandon사의 자동봉입기는 1시간에 40장의 슬라이드를 봉입할 수 있고 한번에 200장까지 커버글라스를 적재할 수 있다. 봉입제의 분주량은 9단계(9 level)로 조절이 가능하다.

이 장치는 규모가 큰 조직검사실에서 많은 양의 슬라이드를 봉입할 때 효과적이며, 밀폐형으로 자일렌 증기를 흡수할 수 있어 실내 오염을 줄일 수 있다.

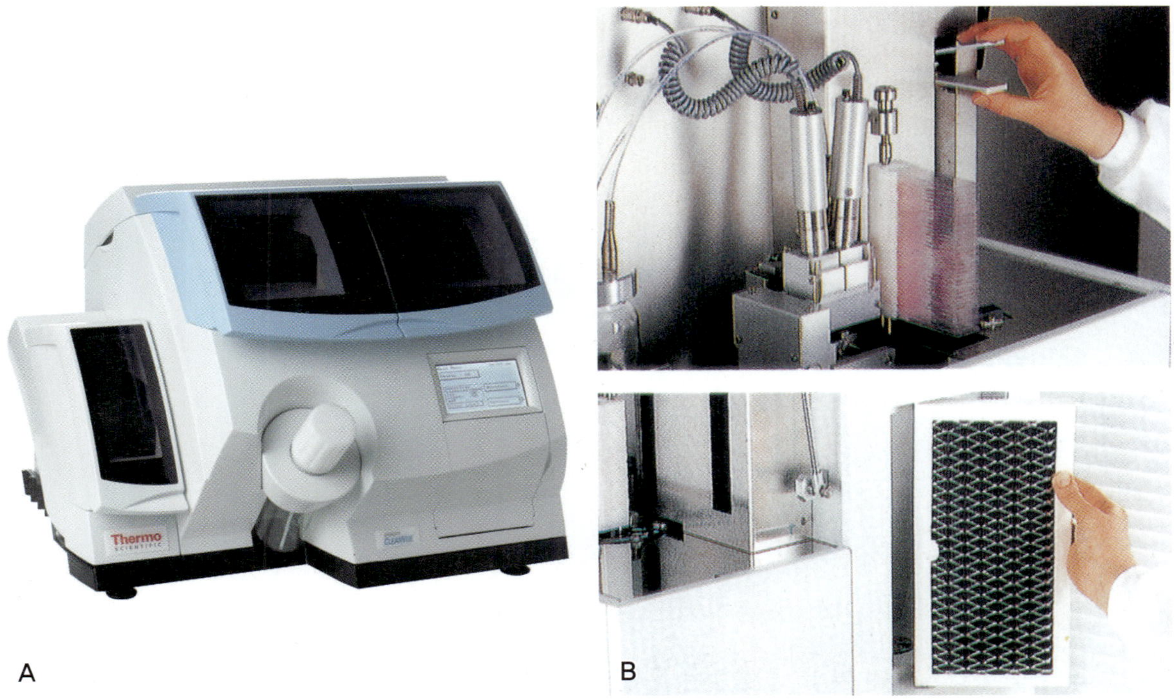

그림 7-12. A. 자동봉입기(automatic coverslipper) (Shandon사) B. 내부구조. 한 번에 40장의 슬라이드를 봉입할 수 있다. 쉽게 교환할 수 있는 활성탄 필터(activated charcoal filter)가 장착되어 있다. 언제나 각 커버글라스를 고르게 접착할 수 있도록 독특한 roll-on 압력 패드(pressure pad)가 설치되어 있다.

참고문헌

1. Carson FL. Histotechnology. A self-instruction text. 2nd Ed. ASCP press, Chicago, 1997.
2. Luna LG. Hematoxylin and eosin staining problems and solutions. J Histotechnol 6:16, 1983.
3. Sheehan DC, Hrapchak BB. Theory and Practice of Histotechnology. 2nd ed. Columbus, Ohio, Battelle Press, 1980.

7.1 실 습 보 고 서

성명		학번		실습일자		확인	

기본 염색과정

실습 01 일반 염색을 위한 염색용기를 배열하여 본다.

실습 02 염색 후 봉입을 하여 본 후, 발생하는 문제점을 나열해 본다.

실습 03 염색 시 투명과정 전 단계인 탈수 용액의 최종 농도에 따른 결과를 비교해 본다.

탈수용액 농도	봉입결과
absolute ethanol	
95% ethanol	
70% ethanol	

CHAPTER **08**

Hematoxylin-Eosin (H&E) 염색

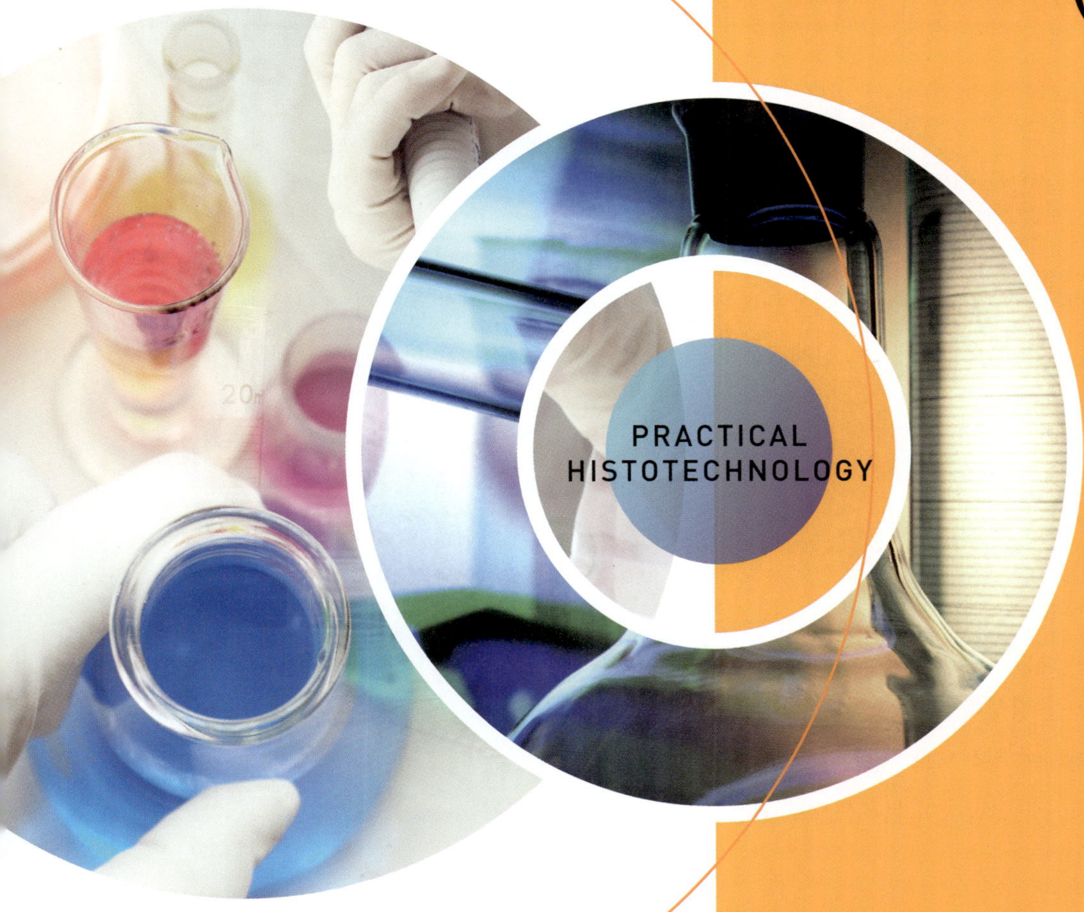

병리표본의 가장 기본적인 염색으로 표본전체를 관찰해 보기 위한 염색 방법이다. 이 염색은 사용하기 시작한 이래 100년 이상 지났음에도 그 우수성은 다른 염색이 따라갈 수 없다. 퇴행성(regressive)과 진행성(progressive) 방법이 있는데 각각 Harris와 Mayer 염색이 대표적으로 사용되고 있다.

8.1 Harris H&E 염색

학습목표 instructional objectives

1. 헤마톡실린-에오신 염색의 용도를 설명할 수 있어야 한다.
2. 헤마톡실린 용액의 구성 성분을 알아야 한다.
3. Harris와 Mayer 헤마톡실린 염색의 차이를 이해한다.
4. 헤마톡실린-에오신 염색의 주별 관리 사항을 알아야 한다.
5. 헤마톡실린-에오신 염색의 불량원인을 설명할 수 있어야 한다.

1. 목적

조직 내 핵과 세포질 그리고 세포외기질들을 염색함으로써 일반적인 조직 전체적인 구조 및 그 변화를 파악하는 데 사용된다. 퇴행성 방법으로 전체적으로 과염한 후 핵만 남겨두고 나머지를 탈색하는 분별과정(differentiation)이 포함된다.

2. 원리

헤마톡실린(hematoxylin)의 산화에 의해 생긴 헤마테인(hematein)이 매염제(mordant)의 금속 부분과 결합하여 레이크(lake)를 형성하면, 이 레이크는 양(+) 하전을 띠게 되어 음(−) 하전을 띤 핵 내 인산기(phosphate group)와 결합하여 청색으로 염색된다. 또 양(+)으로 하전되어 있는 세포질이나 결합조직은 음(−) 하전을 띤 에오신(eosin)과 결합하여 분홍색으로 염색된다.

3. 준비

1) 고정

10% neutral buffered formalin (NBF)

2) 절편

파라핀절편, 4~5 μm

3) 기구

염색용기, 삼각플라스크, 눈금실린더, 피펫

4) 정도관리

헤마톡실린 용액과 에오신 용액의 pH 점검 및 주별 관리사항(125쪽)을 참고한다.

4. 용액의 제조

1) Harris hematoxylin 용액

Hematoxylin (C.I. 75290)	5.0 g
95% ethanol	50 mL
Potassium alum ($AlK(SO_4)_2 \cdot 12H_2O$)	
또는 ammonium alum ($AlNH_4(SO_4)_2 \cdot 12H_2O$)	100.0 g
증류수	1,000 mL
Mercuric oxide R (HgO)	2.5 g

① hematoxylin 5.0 g을 95% ethanol에 녹인다.

② 별도로 potassium alum이나 ammonium alum을 증류수에 녹인다. 잘 녹지 않으므로 교반기를 사용하여 가온하면서 용해한 후 냉각시켜둔다.

③ 두 용액을 혼합하고 가열하여 끓인다. 이 용액을 불에서 제거하고 mercuric oxide을 조금씩 가하면서 흔들어준다(너무 급속히 첨가하면 폭발 위험이 있다). 그 후 다시 2~3분간 끓인다.

④ 신속히 냉각수에 식힌 후 반드시 여과하여 사용한다.

2) 1% eosin-alcohol 용액

(1) 저장액

Eosin Y (C.I. 45380)	1 g
증류수	20 mL
95% ethanol	80 mL
혼합하여 녹인다.	

(2) 사용액

저장액을 80% ethanol로 3배 희석하고, 이 희석액 100 mL에 대하여 glacial acetic acid(CH_3COOH) 0.5 mL를 첨가하여 사용한다.

3) Eosin-phloxine 용액

(1) 저장액

1% eosin 수용액	
1% phloxine B 수용액	

(2) 사용액

1% eosin 수용액	40 mL
1% phloxine B 수용액	10 mL
무수 ethanol	330 mL
증류수	20 mL
Glacial acetic acid	1.6 mL

4) 1% HCl-alcohol 용액

70% ethanol	99 mL
Conc. HCl	1 mL

5) 0.5~1% ammonia water

Ammonia water	0.5~1 mL
80% ethanol	100 mL

6) 0.5% lithium carbonate 용액

Lithium carbonate (Li_2CO_3) 포화수용액	2.5 g
증류수	500 mL
잘 녹인 후 여과하여 사용한다.	

5. 염색 과정

Harris H&E			
탈 파라핀	1	Xylene	각 5분 3회
함수	2	무수 ethanol → 70% ethanol	각 30회 침적
수세	3	흐르는 수돗물	5분
염색	4	Harris hematoxylin 용액	5분
수세	5	흐르는 수돗물	3분
분별	6	1% HCl–alcohol	3~4회 침적
수세	7	흐르는 수돗물	5분
청색화	8	Ammonia water 또는 lithium carbonate	1분
수세	9	흐르는 수돗물	10분
대조염색	10	1% eosin–alcohol 또는 eosin–phloxine 용액	1~3분
탈수	11	95% ethanol I, II, 100% ethanol I, II, III	각 1분
투명	12	Xylene I, II, III	각 5분
봉입	13	합성수지	

6. 염색결과(그림 8-1)

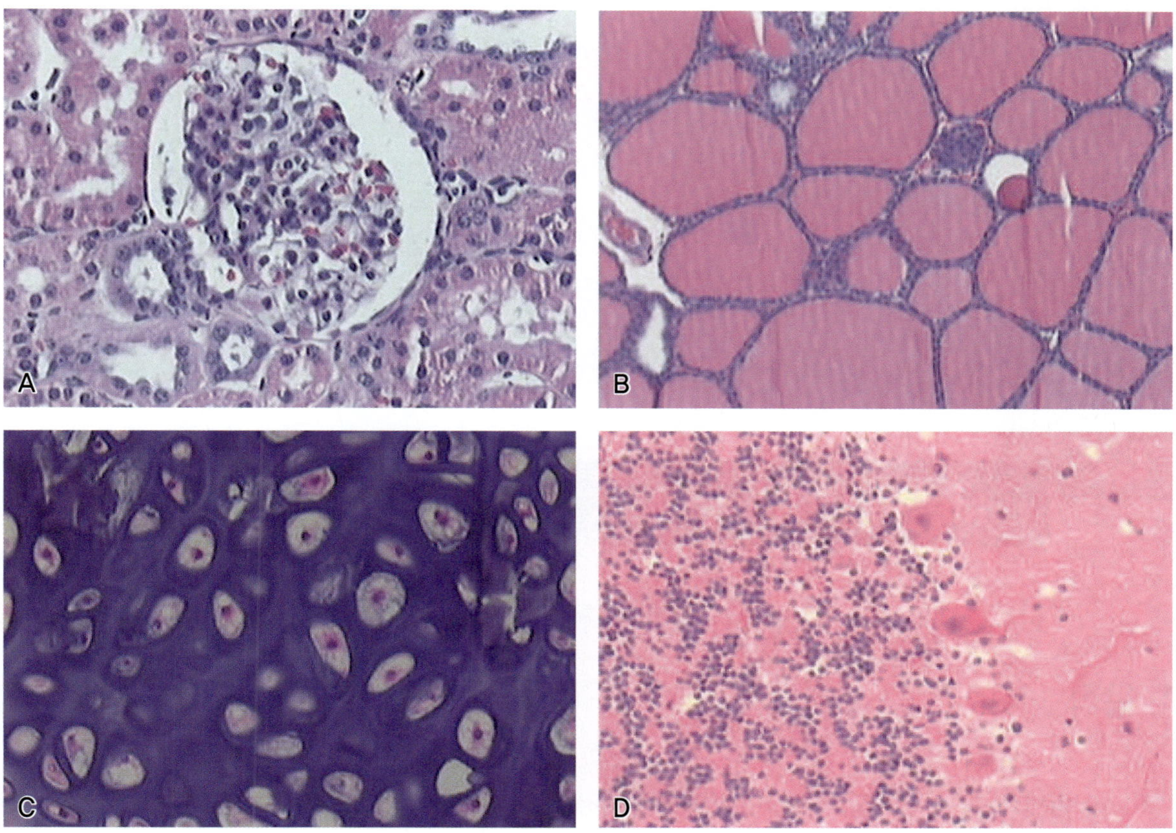

그림 8-1. H&E 염색. A. 콩팥(×400) B. 갑상샘(×100) C. 유리연골(×400) D. 소뇌(×400)

- 핵 : 청자색~청색
- 세포질, 아교섬유, 근섬유, 적혈구 : 분홍색

7. 참고

- 세포 밀도가 높은 조직(림프절, 지라, 종양조직 등)은 얇은 절편이 좋고 큰 세포로 구성된 조직이나 세포 밀도가 낮은 조직(근조직, 지방조직, 중추신경 등)은 4~5 μm 두께로 박절하면 염색성이 좋다.
- 헤마톡실린의 염색성은 수온에 따라 심하게 변할 수 있으므로 수세 후 염색 정도를 보아 염색시간이나 물의 온도를 조절하여 준다. 실험실 온도가 너무 낮을 때는 35~40℃ 정도의 미지근한 물에서 수세한다.
- 에탄올 탈수과정에서는 eosin 염색이 탈색되는 경향이 있으므로 오래 두지 않는 것이 좋다.
- 헤마톡실린 용액은 반드시 여과하여 사용한다(그림 8-2).

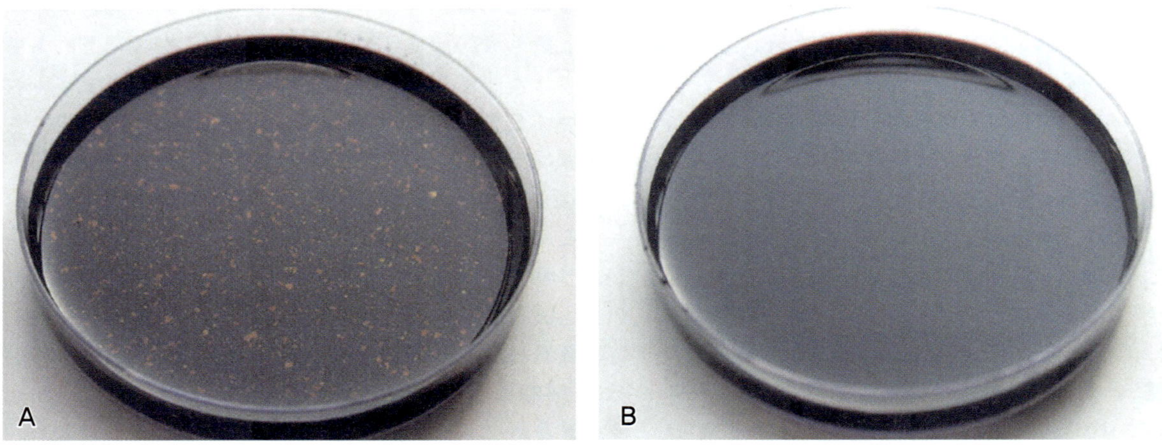

그림 8-2. A. 헤마톡실린 용액의 여과 전 B. 여과 후

8.2 Mayer H&E 염색

1. 목적

Harris 방법과 동일, 진행성 염색으로 핵만을 선택적으로 염색한 후 탈색과정 없이 직접 수세한 후 eosin 대조염색을 한다.

2. 원리

Harris 방법 참조

3. 준비

1) 고정

10% NBF

2) 절편

파라핀 절편, 4~5 μm

3) 기구

염색용기, 삼각플라스크, 눈금실린더, 피펫

4) 정도관리

헤마톡실린 용액과 에오신 용액의 pH 점검 및 주별 관리사항(125쪽)을 참고한다.

4. 용액의 제조

1) Mayer hematoxylin 용액

Hematoxylin	1.0 g
증류수	1,000 mL
Potassium 또는 ammonium alum	50 g
Sodium iodate ($NaIO_4$) 0	.2 g
Chloral hydrate	50 g
Citric acid(결정)	1.0 g

① 1,000 mL의 증류수에 hematoxylin을 녹인다. 물에 잘 안 녹는 hematoxylin은 10%의 비율로 에탄올에 녹여 10 mL 사용한다.

② alum을 첨가한다. 잘 녹지 않으므로 교반기를 사용한다.

③ sodium iodate를 첨가하여 녹인다. 아름다운 자색으로 변한다.

④ chloral hydrate와 citric acid를 첨가하여 잘 혼합한다.

2) 나머지 용액 제조는 Harris 방법을 참조한다.

5. 염색 과정

Mayer H&E			
탈 파라핀	1	Xylene	각 5분 3회
함수	2	무수 ethanol → 70% ethanol	각 30회 침적
수세	3	흐르는 수돗물	5분
염색	4	Mayer hematoxylin 용액	10qns
수세	5	흐르는 수돗물	3분
청색화	6	Lithium carbonate 또는 Scott's Tap water	1분
수세	7	흐르는 수돗물	10분
대조염색	8	1% eosin–alcohol 또는 eosin–phloxine 용액	1~3분
탈수	9	95% ethanol I, II, 100% ethanol I, II, III	각 1분
투명	10	Xylene I, II, III	각 5분
봉입	11	합성수지	

6. 염색결과

- 핵 : 청자색~청색
- 세포질, 아교섬유, 근섬유, 적혈구 : 분홍색

7. 참고

1) 진행성 염색은 Mayer 대신 다음의 용액을 사용할 수 있다.

• Gill hematoxylin 용액

NO	Component Mix in order at room temperature	Gill Hematoxylin		
		No. 1	No. 2	No. 3
1	Distilled water	730 mL	710 mL	690 mL
2	Ethlene glycol	250 mL	250 mL	250 mL
3	Hematoxylin, anhydrous	2.0 gm	4.0 gm	60. gm
4	Sodium iodate	0.2 gm	0.4 gm	0.6 gm
5	Aluminum sulfate	17.6 gm	35 gm	54 gm
6	Glacial acetic acid	20 mL	40 mL	60 mL

증류수에 ethylene glycol 용해한 후 hematoxylin을 첨가한 다음 sodium iodate, aluminum sulfate, acetic acid를 첨가하여 실온에서 1시간 잘 저어준다. Ethylene glycol은 hematoxylin에 대한 우수한 용매제로 표면 침전물 형성을 막아주므로 침전물이 잘 생기지 않으나 필요하면 여과하여 사용한다. 바로 사용할 수 있으나 37℃에서 1주 숙성시키면 더 좋은 결과를 얻을 수 있다.

상품화되어 있는 Gill hematoxylin은 염색 강도에 따라 Gill I은 세포도말표본 염색용, Gill II, III은 조직 염색용으로 사용되며, 이 중 Gill III는 glycol methacrylate 절편 염색이 사용된다. Gill II는 위처방에 비해 hematoxylin과 sodium iodate가 2배, aluminum sulfate 4배 더 첨가된다.

2) Ammonia water 또는 Lithium carbonate 대신 Scott tap water을 사용할 수 있다.

Scott tap water

Magnesium sulfate ($MgSO_4 \cdot 7H_2O$)	3.5 g
Sodium bicarbonate ($NaHCO_3$)	20 g
증류수	1,000 mL

8.3 H&E 염색의 주별(weekly) 관리사항

- 첫 단계 자일렌을 버리고, 다음 두 단계의 자일렌은 여과하여 앞으로 이동시킨 후 마지막 단계의 자일렌만 새로 교체한다.
- 처음 두 단계의 100% ethanol은 버리고, 마지막 무수 ethanol을 첫 단계로 옮긴 후, 두 단계의 무수 ethanol을 새로 교체한다.
- 그 후 eosin 단계까지의 모든 시약은 버리고 새로 교체한다.
- hematoxylin과 eosin용액은 첫 주까지는 여과하여 사용하고 둘째 주에는 버리고 새 용액으로 교체한다.
- eosin 단계 이후의 70%, 80%, 95%, 무수 ethanol은 모두 버리고 새로 교체한다.
- 첫 단계 자일렌은 버리고, 다음 두 단계의 자일렌은 여과하여 앞으로 이동시킨 후 마지막 단계의 자일렌만 새로 교체한다.
- 모든 용액의 교체, 여과 및 폐기 여부를 염색관리 매뉴얼(staining maintenance manual)에 기록해 둔다.

8.4 동결절편(frozen sections)의 H&E 염색

동결절편이 제작되면 다음의 고정액에 1~2분간 고정한 후 아래의 과정을 진행한다.

1. 동결절편용 고정액

Acetone	380 mL
Absolute methanol	380 mL
40% formalin	20 mL

2. 동결절편용 염색용액의 제조

1) Harris hematoxylin 용액

파라핀 절편용 hematoxylin 용액 100 mL당 glacial acetic acid 4 mL를 첨가하여 사용한다.

2) Ammonia water

100% ethanol	2,145 mL
증류수	855 mL
Conc. ammonia water	45 mL

3) 2% eosin 용액

1% eosin 수용액	400 mL
80% ethanol	600 mL
Glacial acetic acid	5 mL

3. 염색과정

동결절편 염색용 Harris H&E			
함수	1	100% ethanol	10~12회 침적
수세	2	흐르는 수돗물	10~12회 침적
염색	3	Harris hematoxylin 용액	30회 침적
수세	4	증류수	가볍게 수세
청색화	5	Ammonia water 또는 lithium carbonate	10회 침적
세척	6	95% ethanol	10회 침적
대조염색	7	1% eosin-alcohol 또는 eosin-phloxine 용액	20회 침적
탈수	8	95% ethanol,100% ethanol	각 10회 침적
투명	9	Xylene I, II	각 10회 침적
봉입	10	합성수지	

8.5 동결절편 염색용액의 주별(weekly) 관리

- 첫 단계 무수 ethanol을 버리고 새로 교체한다.
- Harris hematoxylin 용액을 1주일마다 여과한다. 2주가 경과되면 버리고 새로 교체한다.
- ammonia water를 새로 교체한다.
- 95% ethanol을 새로 교체한다.
- eosin 용액을 1주일마다 여과한다. 2주가 경과되면 새로 교체한다.
- 첫 단계의 95% ethanol을 버리고, 다음 단계의 95% ethanol을 앞으로 이동시킨 후, 둘째 단계를 새로 교체한다.
- 첫 단계의 무수 ethanol을 버리고, 다음 단계의 무수 ethanol을 앞으로 이동시킨 후, 둘째 단계를 새로 교체한다.
- 첫 단계의 xylene을 버리고, 다음 단계의 xylene을 앞으로 이동시킨 후, 둘째 단계를 새로 교체한다.
- 육안 검사실 관리 매뉴얼(gross room maintenance manual)에 교체 여부를 기록해 둔다.

8.6 Hematoxylin과 eosin 염색의 불량 원인

1. 헤마톡실린 염색의 불량원인

1) 헤마톡실린 염색성이 약한 원인

(1) 자가융해와 고정불량

(2) 불충분한 탈파라핀

(3) 지나친 산탈회

(4) 짧은 염색시간

(5) 과도한 분별

(6) 약한 헤마톡실린의 사용(오래되거나 물 이동이 잦은 경우)

(7) 너무 얇은 절편의 사용

(8) 헤마톡실린용액의 부적당한 pH

(9) 헤마톡실린 염색 전에 충분히 물에 수세하지 못했을 경우

2) 헤마톡실린의 과염색 원인

(1) 조직절편의 건조

(2) 제조 시 헤마톡실린 양이 많이 첨가되었을 경우

(3) 과도한 염색시간

(4) 과도한 접착제 사용(예 : 알부민, 젤라틴)

(5) 너무 짧은 분별

(6) 너무 두꺼운 절편의 사용

(7) 열에 너무 오래 노출되었을 경우

2. 에오신 염색의 불량 원인

1) 에오신 염색성이 약한 원인

(1) 에오신의 pH가 너무 높을 경우

(2) 에오신 염색 후 알코올에 너무 오래 헹구거나 알코올 농도가 낮을 경우

(3) 과다한 사용으로 인해 에오신의 작용이 저하되었을 경우

(4) 너무 얇은 조직절편을 사용하였을 경우

(5) 염색시간이 너무 짧을 경우

2) 에오신 염색성의 과염색 원인

(1) 용매의 증발로 인해 염료농도가 높아질 경우

(2) 염색 후 에탄올 대신 이소프로필알코올로 헹구었을 경우

(3) 너무 두꺼운 조직절편을 사용하였을 경우

(4) 염색시간이 지나치게 길었을 경우

(5) 에오신의 pH가 너무 낮을 경우

헤마톡실린 용액의 사용 여부 간이 판별법

매일 사용하는 헤마톡실린 용액이 염색에 적합한지 여부는 용액 여과 후 여과지 위에 헤마톡실린 용액의 확산 띠를 통하여 확인할 수 있다. 그림과 같이 두 개의 확산 띠가 나타나며 안쪽의 띠는 적갈색을 띠고 바깥쪽의 띠는 청자색을 띠는 용액이 좋은 용액이다(그림 8-3). 만일 두 개의 띠가 잘 구별되지 않고 모두 적갈색을 띠면 버리고 다시 용액을 제조하여 사용한다.

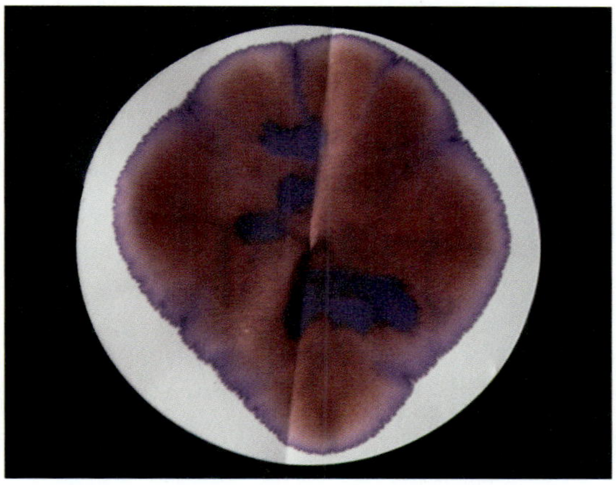

그림 8-3. 헤마톡실린 용액의 사용 여부 판별법

8.7 퇴색된 H&E 염색표본의 재염색(restaining)

염색표본이 오래되어 퇴색되었을 경우나, 이미 염색된 표본에서 특수염색을 해야 할 경우 재염색이필요하다. 이 경우 기존 염색표본을 탈색해야 하는데, 다음의 두가지 방법이 흔히 이용된다.

1. 염산-알코올 탈색법(HCl-alcohol decolorization)

탈색이 필요한 염색표본의 표면을 깨끗이 닦아낸 다음,

1) 자일렌에 넣어 살짝 가온하여 일정시간 담가 두었다가 봉입침(mounting needle)을 사용하여 커버글라스를 조심스럽게 제거한다.
2) 커버글라스를 제거한 염색절편 위에 묻은 봉입제를 자일렌에서 충분히 씻어낸다.
3) 하강계열 알코올 과정을 거쳐 재함수시킨 다음 수세한다.
4) 1% HCl-alcohol에 옮겨 염색절편이 완전히 탈색될 때까지 둔 다음, 흐르는 수돗물에 충분히 수세한다.
5) 필요한 염색을 수행한다.

2. 과망간산칼륨-옥살산 표백법(KMnO4-oxalic acid bleaching)

염산-알코올 탈색법의 1), 2), 3) 과정을 동일하게 통과한 후,

4) 0.25% potassium permanganate 수용액에 옮겨 5분간 산화시킨다.
5) 흐르는 수돗물에 수세한다.
6) 1% oxalic acid 수용액으로 무색이 될 때까지 산화제로 인한 색(보라)을 제거한다(약 5분).
7) 흐르는 수돗물에 10분간 수세한다.
8) 필요한 염색을 수행한다.

8.1

실 습 보 고 서

성명		학번		실습일자		확인	

Hematoxylin–Eosin (H&E) 염색

✚ 염색방법 :

✚ 고정액 :

✚ 절편두께 :

✚ 대조조직 :

주요시약	목적

✚ 염색원리 :

✚ 염색목적 :

✚ 염색결과 :

✚ 실수원인 :

8.2

실 습 보 고 서

성명		학번		실습일자		확인	

✚ Hematoxylin 용액을 여과했을 때와 여과하지 않았을 때의 염색결과를 비교해 본다.

여과	비여과

✚ H&E 염색과정 중 핵염색의 감별용액(0.5–1% HCl) 처리시간에 따른 염색결과를 비교해 본다.

3회 dipping	1 min	3 min

✚ Hematoxylin eosin 염색의 퇴행성 염색과 진행성 염색 과정을 기록해본다.

퇴행성 염색	진행성 염색

✚ Eosin 용액의 pH에 따른 염색결과를 비교해 본다.

pH 4.5	pH 7.0

CHAPTER **09**

아교섬유 염색

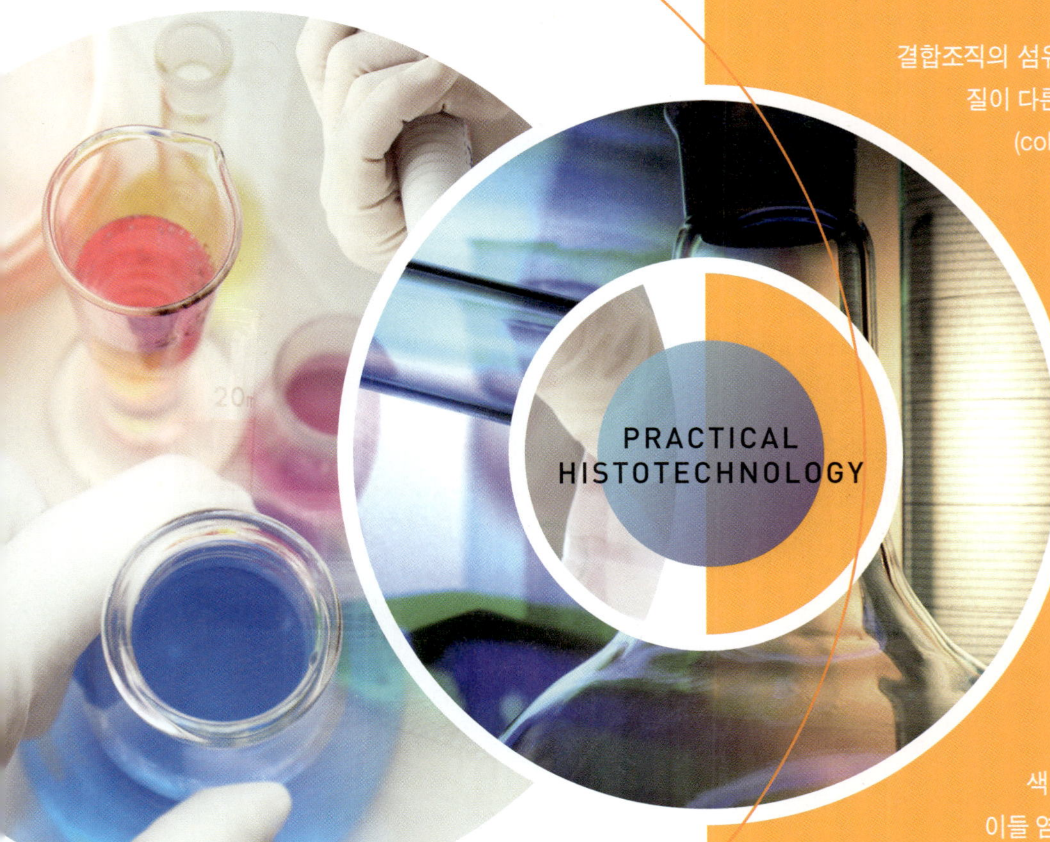

결합조직의 섬유성분은 형태 및 물리화학적으로 성질이 다른 3종류로 나누어지며, 각각 아교섬유(collagenous fiber), 그물섬유(reticular fiber), 탄력섬유(elastic fiber)라 부른다. 이 섬유들 중 아교섬유가 생체 조직에서 차지하는 비율이 가장 크며 병변이 파급되는 빈도도 높기 때문에 아교섬유염색은 H&E 염색과 더불어 형태학적 관찰에 흔히 사용되고 있다. 이 염색들은 2~3가지 염료를 사용하므로 삼색염색(trichrome staining)이라 하며, 아교섬유 이외에 세포나 조직성분도 동시에 염색된다. 대표적인 아교섬유염색으로는 Masson trichrome 염색, Azan 염색, van Gieson 염색 등이 있다.

이들 염색법은 여러 종류의 산성염료(acidic dye)를 배합하여 사용하는 공통점을 가지고 있다. 아교섬유나 근섬유에서는 구성요소 사이의 결합 상태에 따라 각각 서로 다른 틈(간극)이 존재한다. 따라서 확산속도가 빠른 작은 염료분자(azocarmine G, orange G 등)는 치밀구조의 좁은 틈으로 들어가기 쉽고, 또한 치밀구조는 산성매질에서 양으로 하전하는 성질이 풍부하기 때문에, 훨씬 해리(dissociation)가 되지 않으므로 큰 염료분자를 밀어낸다. 이에 대해 큰 염료분자(aniline blue 등)는 확산속도는 느리지만 분자 내에서 일부 양으로 하전된 NH_3기를 갖고 친수성이 결여되어 있어 흡착성이 크기 때문에, 엉성한 구조의 넓은 틈으로 들어가 작은 염료분자를 밀어내고 정착한다.

9.1 Masson's trichrome 염색

학습목표 instructional objectives

1. 각 염색 방법의 검출 성분 및 원리를 이해한다.
2. Masson's trichrome 염색의 2차 고정액(후고정액)을 알아야 한다.
3. Masson's trichrome과 van Gieson 염색의 대조염색으로 사용되는 헤마톡실린 용액의 특성에 대해 이해해야 한다.
4. Picro-sirius red 염색의 활용을 이해한다.
5. 아교질(collagen) 정량법의 종류와 특징들을 설명한다.
6. Gomori trichrome(변법) 염색의 의의와 검사에 사용되는 절편을 종류를 설명한다.

1. 목적

Mallory의 원법을 Masson(1929)이 van Gieson 염색법을 참고하여 고안한 변법이다. 아교섬유의 선택적 염색법으로 종양조직에서 아교섬유와 근섬유의 감별, 간경변증과 같은 아교섬유의 증가 질환 그리고 콩팥생검조직에서의 당뇨병성 토리경화증(diabetic glomerulosclerosis), 막성토리콩팥염(membranous glomerulonephritis), 루프스콩팥염(lupus nephritis) 등에 흔히 사용되고 있다. AZAN 염색에 비해 염색이 빠르며 핵의 염색 상태가 좋아 얻어지는 정보량이 많다.

2. 원리

염색 이름에서 알 수 있듯이 세 가지 염료를 사용하여 아교섬유, 근육, 섬유소 및 적혈구를 선택적으로 염색하는 방법이다. 삼색염색의 일반적인 원리는 산성(−) 환경하에서 3종류의 분자크기가 다른 산성염료가 호산성을 띤 염기성(+) 조직성분의 투과성에 따라 다르게 염색되는 데 기인한 것이다. 즉, 조직의 투과성이 따라 투과성이 낮은 조직은 작은 염료분자에 의해 착색되고 큰 염료분자는 투과성이 높은 조직에 침투된다. 염색 과정에서 투과성이 높은 조직에 침투된 작은 염료 분자는 phosphomolybdicacid-phosphotungstic acid에 의해 분별한다.

3. 준비

1) 고정

Bouin 용액이 우수, 10% neutral buffered formalin (NBF). 10% NBF에 고정된 표본은 탈파라핀후 Bouin 용액으로 매염한 다음 염색하면 좋은 결과를 얻을 수 있다.

2) 절편

파라핀 절편, 4~5 μm

3) 기구

56~58℃ oven, Coplin jar, 삼각플라스크, 눈금실린더, 피펫

4) 정도관리

모든 조직을 내부 대조(internal control)로 사용 할 수 있다. 더 이상의 다른 대조절편은 필요하지 않다. 만약 양성대조가 필요하다고 생각되면 자궁, 소장, 충수돌기, 난관을 사용하는 것이 좋다

4. 용액의 제조

1) Bouin 용액

Picric acid 포화수용액	75 mL
37~40% formaldehyde	25 mL
Glacial acetic acid	5 mL

2) Weigert iron hematoxylin 용액

A용액	
Hematoxylin	10 g
95% ethanol	1,000 mL
B용액	
29% ferric chloride 수용액	20 mL
증류수	475 mL
빙초산	5 mL
사용액	
사용 직전 A용액과 B용액을 동량 혼합한다.	

3) Biebrich scarlet-acid fuchsin 용액

1% Biebrich scarlet(C.I. 26905) 수용액	90 mL
1% acid fuchsin (C.I. 42685) 수용액	10 mL
Glacial acetic acid (CH_3COOH)	1 mL

4) Phosphomolybdicacid-phosphotungstic acid 용액

Phosphomolybdic acid	2.5 g
Phosphotungstic acid	2.5 g
증류수	100 mL

5) Aniline blue 용액

Aniline blue(수용성, CI 42755)	2.5 g
증류수	100 mL
Glacial acetic acid	2 mL

증류수에 aniline blue를 첨가하여 녹인 후 glacial acetic acid를 첨가한다.

6) Light geen 용액

Light green, SF, yellowish	2 g
증류수	99 mL
빙초산	1 mL

5. 염색과정

Masson trichrome 염색			
탈파라핀	1	Xylene	각 5분 3회
함수	2	무수 ethanol → 70% ethanol	각 30회 침적
수세	3	흐르는 수돗물	10분
매염(2차고정)	4	Bouin	56~60℃, 1시간
피크린산제거	5	50~70% ethanol	황색이 사라질 때까지
수세	6	흐르는 수돗물	5분
핵염색	7	Weigert iron hematoxylin	10분

수세	8	흐르는 수돗물	10분
염색(세포질)	9	Biebrich scarlet-acid fuchsin	15분
수세	10	증류수	헹굼
분별(1차)	11	Phosphomolybdicacid-phosphotungstic acid	15분
염색(아교섬유)	12	Aniline blue 또는 light green *	5~10분
분별(2차)	13	1% acetic acid	3~5분
탈수	14	95% ethanol I,II, 100% ethanol I, II, III	각 1분
투명	15	Xylene I, II, III	각 5분
봉입	16	합성수지	

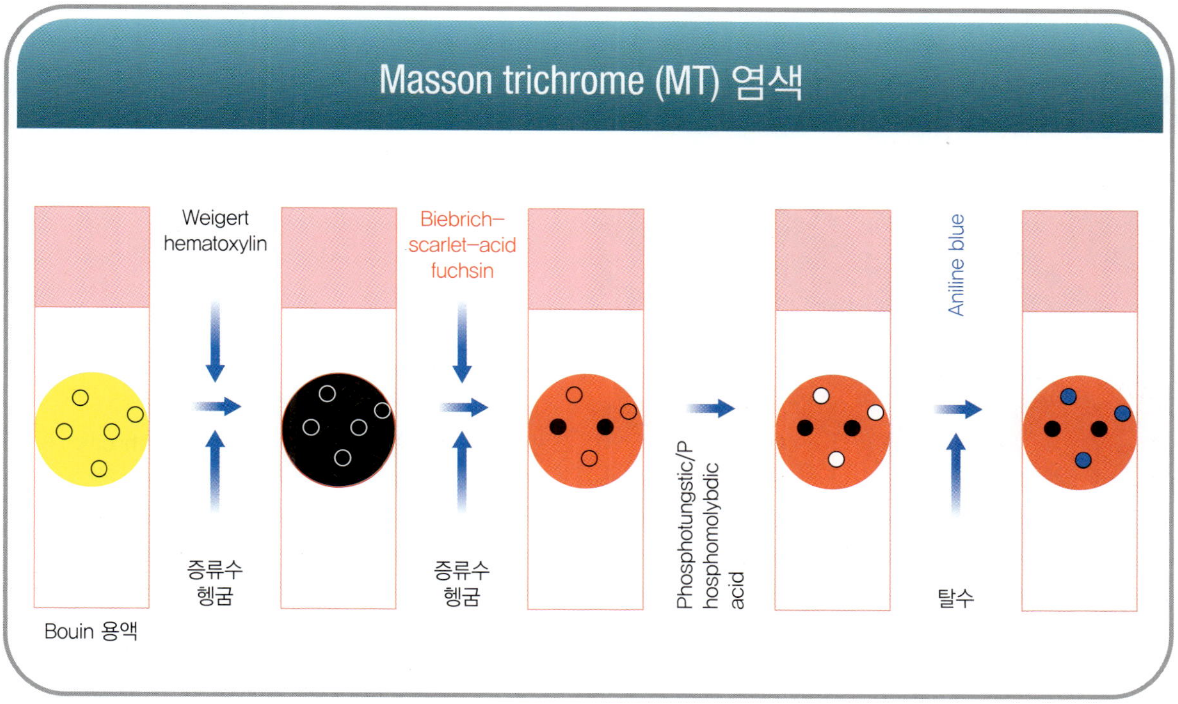

6. 염색결과(그림 9-1~3)

- 아교섬유, 점액 : 청색
- 세포질, 근육, 케라틴, 적혈구 : 적색
- 세포핵 : 흑갈색

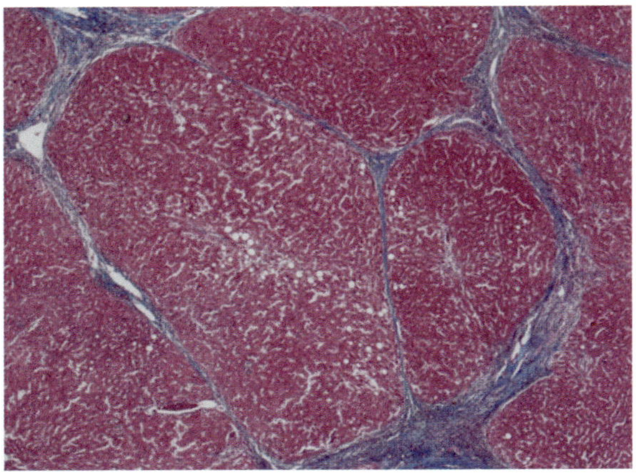

그림 9-1. 간경변증(liver cirrhosis). Masson trichrome 염색. ×400. 아교섬유(결합조직)가 청색으로 염색되며, 적색으로 염색되어 있는 간소엽(hepatic lobule)을 윤상으로 둘러싸고 있다.

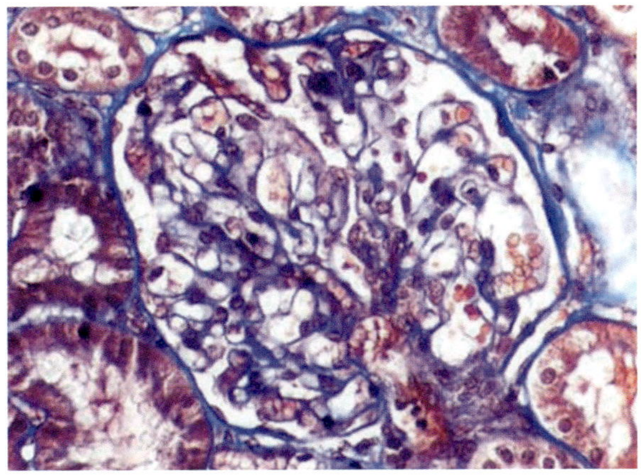

그림 9-2. 콩팥 토리(renal glomerulus). 2 μm. Masson trichrome 염색. ×400. 핵이 강한 흑색으로 염색되고 세포들이 뚜렷이 구별된다. 토리 바닥막은 청색으로 선명하게 염색되어 있다.

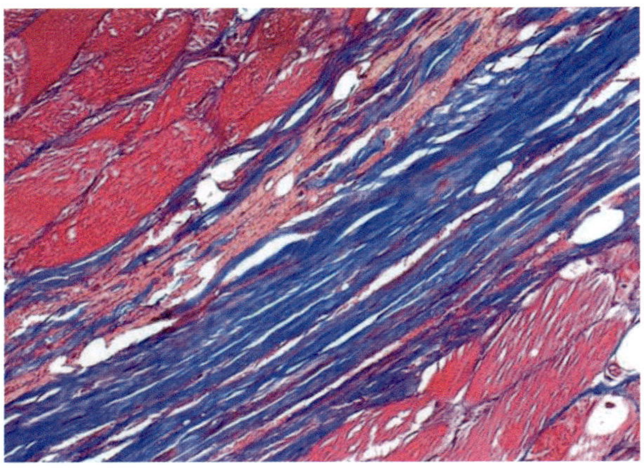

그림 9-3. 자궁근층. 4 μm. Masson trichrome 염색. ×200. 근섬유(적색) 사이에 아교섬유(청색)가 분포하고 있다.

7. 참고

- aniline blue 용액의 염색시간은 장기, 증례, 절편의 두께에 따라 달라지므로, 경우마다 경검하면서 조절한다. Aniline blue 염색 후 1% acetic acid로 헹구어 경검하여 염색성이 약하면 다시 aniline blue 용액으로 염색한다.
- aniline blue 대신 light green을 사용할 때는 5% phosphotungstic acid에 5분간 분별한다.
- 핵 대조염색에는 산저항성(acid fastness)의 Weigert iron hematoxylin을 사용해야 한다. Harris hematoxylin을 사용할 경우 염색과정에서 핵 염색이 탈색된다.
- 1% acetic acid 처리에서 청색과 적색의 균형이 이루어지기 때문에 주의해야 한다. 처리가 너무 길면 청색이 약해진다.
- 염색 과정의 2)단계의 매염은 전자레인지를 이용하면 시간을 훨씬 단축할 수 있다. 전자레인지를 사용할 때는 Bouin액 대신 50 mL의 picric acid 포화수용액에 절편을 담아 45초간 마이크로파를 조사한 후 3분간 방치한다.

- 안전 : 글로브, 보안경(goggle), 가운을 착용한다. 염료와 시약의 접촉이나 흡입을 피한다. Bouin 용액 내에 포함되어 있는 포름알데히드는 발암물질로 알려져 있으며 피크르산은 건조 상태에서 폭발성 물질로 변한다. Bouin 용액은 피부에 흡수되면 독성을 나타내므로 fume hood 아래에서 취급한다. Phophomolybdic acid와 phosphotungstic acid 분말과 아세트산 용액은 피부 및 눈을 자극하며 강한 부식성이 있다.

참고문헌

1. Sheehan D, Hrapchak B, Theory and Practice of Histotechnology, 2nd Ed, 1980, pp.189~190, Battelle Press, Ohio.
2. Bancroft J, Stevens A, Theory and Practice of Histological Techniques, 2nd Ed, 1982, pp.131~135, Churchill-Livingston, NY.
3. Luna L, Manual of Histologic Staining Methods of the AFIP, 3rd Ed, 1968, pp.94~95, McGraw-Hill, NY.
4. Carson F, Histotechnology A Self-Instructional Text, 1st Ed, 1990, pp.142~143, ASCP, Ill.

9.2 van Gieson 염색

1. 목적

van Gieson 염색은 아교섬유를 보기 위한 일반적 염색방법으로, van Gieson액을 사용하여 아교섬유를 적색, 세포질과 근섬유는 황색으로 염색된다. 과정이 간편하여 다른 염색에 비해 염색시간이 짧다.

2. 원리

van Gieson 용액 내에는 높은 조직 친화성을 가진 작고 빠르게 침투하는 염료인 picric acid와 다소 약한 조직 친화도를 보이는 크고 느리게 침투하는 acid fachsin의 두 가지의 염료가 포함되어 있다. 다른 삼색염색과 마찬가지로 조직 구성이 치밀한 구조(적혈구, 근조직)는 picric acid에 황색으로 염색되고 좀더 느슨한 조직 구조(아교섬유와 그물섬유)는 적색으로 염색된다.

3. 준비

1) 고정

10 % NBF

2) 절편

파라핀 절편, 4~5 μm

3) 기구

Coplin jar, 삼각플라스크, 눈금실린더, 피펫

4) 정도관리

모든 조직을 내부 대조(internal control)로 사용 할 수 있다. 더 이상의 다른 대조절편은 필요하지 않다. 만약 양성대조가 필요하다고 생각되면 자궁, 소장, 충수돌기, 난관을 사용하는 것이 좋다.

4. 용액의 제조

1) Weigert iron hematoxylin 용액

Masson trichrome 염색 방법 참고

2) 1% acid fuchsin 용액

Acid fuchsin	1 g
증류수	100 mL

3) Picric acid 포화용액

Picric acid	1.3 g
증류수	100 mL

증류수에 picric acid를 넣어 교반기에서 잘 저어준다. 일부 picric acid는 플라스크의 밑바닥에 녹지 않도록 남아있어야 한다. Picric acid의 용해도는 20℃에서 물 100 mL 당 1.23 g이다.

4) van Gieson 용액

1% acid fuchsin (C.I. 42685) 용액	5 mL
Picric acid 포화용액	95 mL

5. 염색방법

van Gieson 염색			
탈파라핀	1	Xylene	각 5분 3회
함수	2	무수 ethanol → 70% ethanol	각 30회 침적
수세	3	흐르는 수돗물	10분
핵염색	4	Weigert iron hematoxylin	5~10분
수세	5	흐르는 수돗물	10분
염색	6	van Gieson 용액	10분
염색액 제거	7	슬라이드 위에 염색액이 남아있지 않도록 수세하여 제거	1분 이하
분별	8	95% ethanol	2회 신속히 헹굼
탈수	9	100% ethanol I, II, III	각 1분
투명	10	Xylene I, II, III	각 5분
봉입	11	합성수지	

6. 염색결과(그림 9-4, 5)

- 아교섬유 : 적색
- 근섬유, 세포질, 적혈구 : 황색
- 핵 : 흑갈색

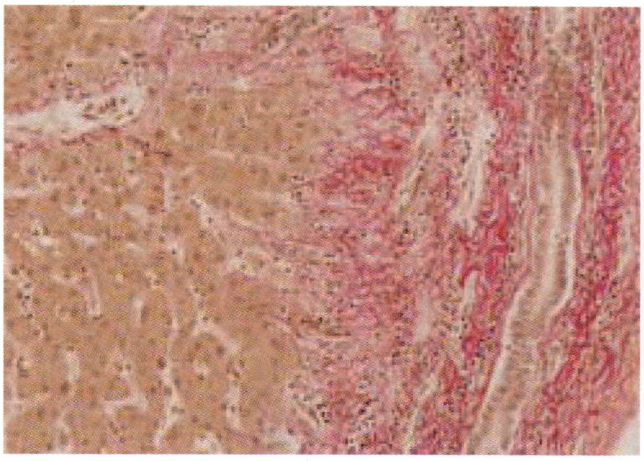

그림 9-4. 간섬유증(hepatic fibrosis). van Gieson 염색. ×200. 간문맥에 많이 증식된 아교섬유가 적색, 왼쪽은 간세포의 세포질이 황색으로 염색되어 있다.

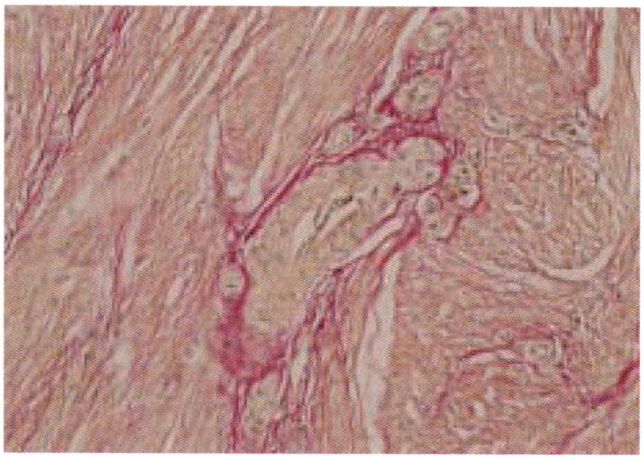

그림 9-5. 자궁근육층. van Gieson 염색, ×200. 아교섬유는 적색, 동맥벽의 근육과 혈관 내의 적혈구는 황색으로 보이며, 핵은 철헤마톡실린에 의해 흑갈색으로 염색되어 있다.

7. 참고

- van Gieson 용액의 picric acid와 acid fuchsin의 비율은 각 검사실에 따라 다르게 사용하고 있는데, 이 비율의 차이는 염색성에 상당히 영향을 미치므로 주의가 필요하다.
- van Gieson액은 반복해서 사용할 수 있지만, 염색결과가 좋지 않을 때는 새로 제조하여 사용한다.
- 핵 대조염색에는 산저항성(acid fastness)의 Weigert iron hematoxylin을 사용해야 한다. Harris hematoxylin을 사용할 경우 염색과정에서 핵 염색이 탈색된다.
- picric acid는 증류수 100 mL에 대하여 약 1.3 g 정도 넣으면 포화된다.
- 보존기간이 길면 염색성이 퇴색하는 것이 이 염색의 단점이다.

9.3 Picro-sirius red 염색

1. 목적

van Gieson 염색을 개량한 것으로 아교섬유를 검출을 비롯하여 van Gieson 염색에서 염색되지 않거나 Masson trichrome 염색에서 뚜렷하게 염색되지 않는 그물섬유(III형 collagen) 또는 모세혈관기저판(basal lamina)의 검출에도 사용된다. 또한 아밀로이드 염색에서도 사용된다. 이 염색은 진단적 목적보다는 주로 연구 목적으로 조직 내 아교섬유의 영상분석(image analysis)이나 정량을 위해 사용되고 있다.

2. 원리

van Gieson 염색과 원리가 동일하다. van Gieson 용액에 사용되는 acid fuchsin대신 sirius red가 사용된다. Sirius red는 acid fuchsin에 비해 간섬유증(hepatic fibrosis)의 초기에 형성되는 아교섬유에 좀 더 침투가 쉽다.

3. 준비

1) 고정

어느 고정액이나 무난하다. 10% neutral buffered formalin

2) 절편

파라핀 절편, 4~5 μm

3) 기구

Coplin jar, 삼각플라스크, 눈금실린더, 피펫

4) 정도관리

모든 조직을 내부 대조(internal control)로 사용 할 수 있다. 더 이상의 다른 대조절편은 필요하지 않다. 만약 양성대조가 필요하다고 생각되면 자궁, 작은창자, 막창자꼬리, 난관을 사용하는 것이 좋다.

4. 용액의 제조

1) 포화 picric acid 수용액

van Gieson 염색 참고

2) 0.1% sirius red 용액

Sirius red F3B(Direct red 80, CI 35780)	0.1 g
Fast green FCF	0.1 g
포화 picric acid 수용액	100 mL

3) 초산용액

Glacial Acetic aid	5 mL
증류수	1,000 mL

5. 염색과정

Picrosirius red 염색			
탈파라핀	1	Xylene	각 5분 3회
함수	2	무수 ethanol → 70% ethanol	각 30회 침적
수세	3	흐르는 수돗물	10분
헹굼	4	증류수	
염색	5	Picrosirius red	40℃, 60분

수세	6	초산용액(acidified water)	2회 헹굼
탈수	7	95% ethanol I, II 100% ethanol I, II, III	각 1분
투명	8	Xylene I, II, III	각 5분
봉입	9	합성수지	

6. 염색 결과(그림 9-6)

- 아교섬유 : 적색
- 배경 : 연한 녹색

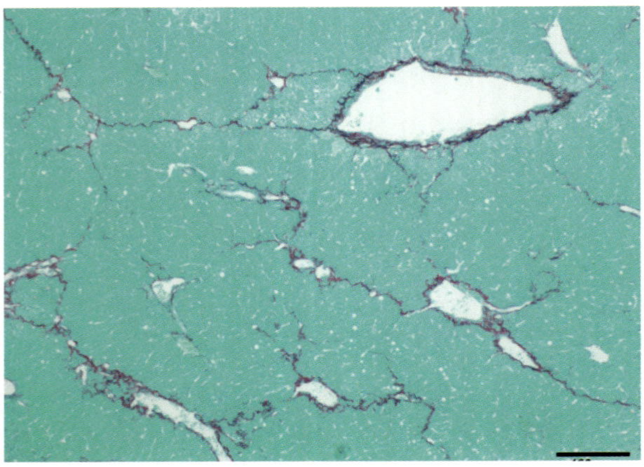

그림 9-6. 간섬유증(hepatic fibrosis). Sirius red 염색. ×40.

7. 참고

- 만일 대조염색으로 fast green 용액을 사용할 경우 쉽게 탈색될 수 있으므로 염색 후 증류수 신속히 헹궈야 한다.
- 간섬유증(hepatic fibrosis) 등의 실험에서와 같이 조직 내의 콜라겐의 정량이 필요할 때는 fast green 대조염색을 생략한다.
- 간섬유증의 정도를 반정량적(semiquantitative)으로 점수화(1~6점)하기 위해서는 다음 기준을 참고한다(Ishak)(그림 9-8).
  - 0점 : no fibrosis(정상)
  - 1점 : 일부 문맥부위에 짧은 섬유 사이막(fibrous septa) 확장이 있을 경우
  - 2점 : 대부분의 문맥부위에 짧은 섬유 사이막 확장이 있을 경우
  - 3점 : 대부분의 문맥주위에 섬유성 확장과 가끔 문맥–문맥 가교(portal-portal bridging)가 있는 경우
  - 4점 : 문맥부위의 뚜렷한 가교를 가진 섬유성 확장(portal-portal bridging)과 문맥–중심정맥 가교(portal-central bridging)가 있는 경우

- 5점 : 문맥–문맥사이와 문맥–중심정맥 사이에 뚜렷한 가교와 함께 가끔 결절들(nodules)이 형성되는 경우(불완전 경변증, incomplete cirrhosis)
- 6점 : 간경변증(liver cirrhosis)

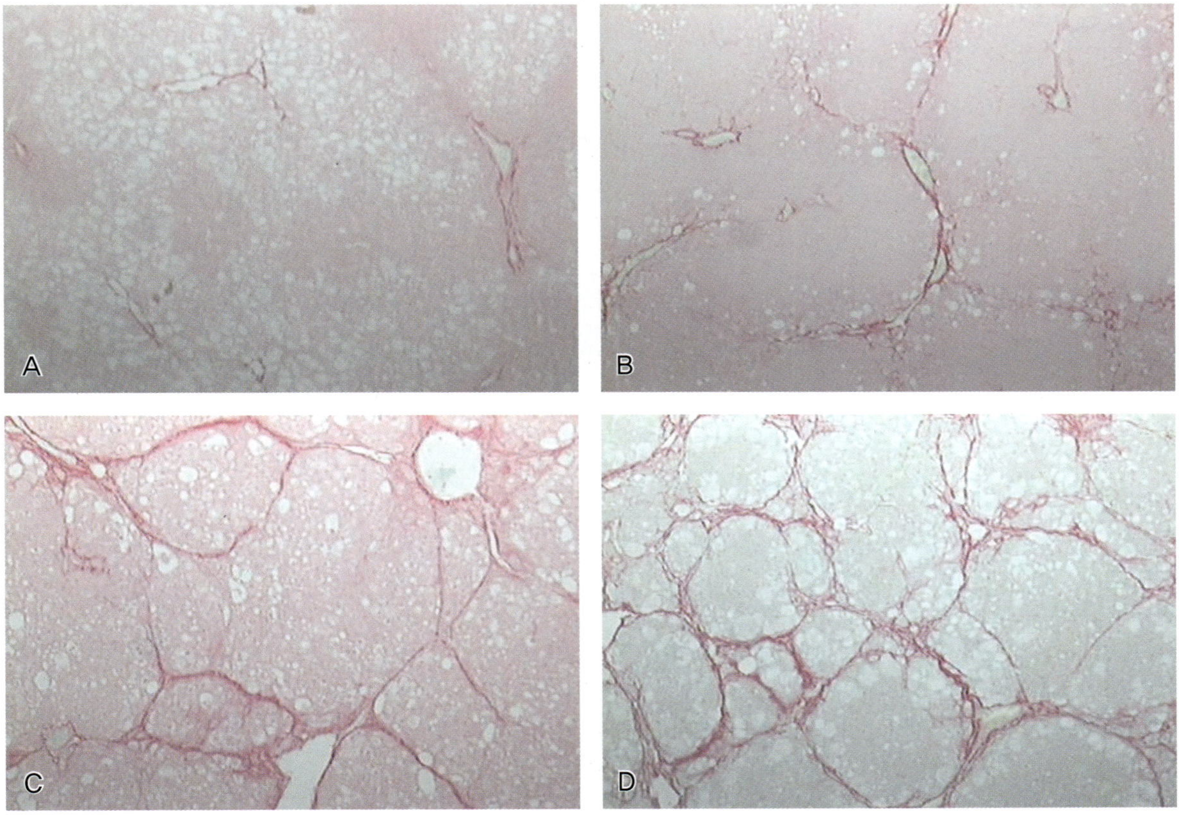

그림 9-7. 간섬유증 정도의 반정량 picro-sirius red 염색. ×40. A. 1점 B. 3점 C. 4점 D. 5점

참고문헌

1. Thompson, Samuel W. Selected histochemical and histopathological methods, Charles C. Thomas, Springfield, IL, 1966.
2. Sheehan, D.C. and Hrapchak, B.B. Theory and practice of histotechnology, Battelle Memorial Institute, Columbus, OH, 1987.

9.4 PTAH (phosphotungstic acid hematoxylin) 염색

1. 목적

이 방법은 염색액 내에서 진행적으로 섬유소, 가로무늬근섬유, 아교섬유, 신경섬유 등을 판별해 낼 수 있는 염색으로 다른 헤마톡실린 염색에서 볼 수 없는 독특한 염색법이다. 아교섬유가 적색, 기타 조직성분은 청색으로 나타나므로 진단상 아교섬유와 구별을 필요로 하는 경우에도 이 염색법이 가치가 있다.

염색액의 제조에는 자연산화에 의한 방법, 헤마테인(hematein)을 사용하는 방법, 각종 산화제를 사용하는 방법이 있는데, 여기서는 헤마톡실린을 산화하여 헤마테인을 생성시켜서 수행하는 방법을 소개한다.

2. 원리

염색기전은 명확히 규명되어 있지 않지만, PTAH액 그 자체로 인하여 피염색 부위가 일단 어느 정도염색되며, 크롬처리는 매염 및 감작효과를 나타내고, 산화처리는 피염색 부위와 다른 부위와의 염색 차이를 발생시키는 작용이 있다고 한다.

3. 준비

1) 고정

10% NBF (neutral buffered formalin), Zenker 용액

2) 절편

- 파라핀절편, 중추신경계 : 6~8 μm, 기타 조직 : 4~5 μm
- 절편이 염색 중에 탈락하는 경향이 있으므로 접착제는 poly-L-lysine 또는 silane 도포 슬라이드(96쪽 참고)를 사용한다.

3) 정도관리

가로무늬근 염색이 필요한 경우에는 뼈대근육을, 신경아교섬유(glial fiber) 염색에는 대뇌회백질 절편을 사용한다.

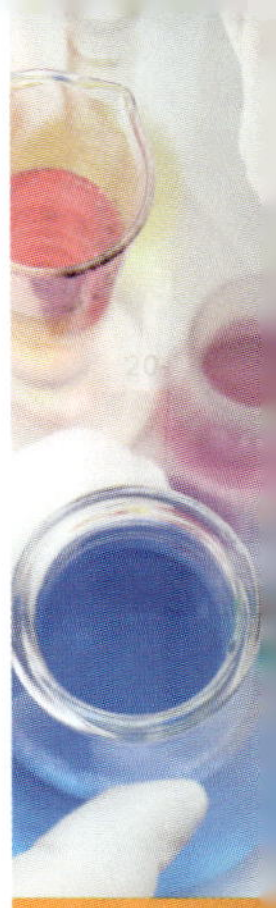

4. 용액의 제조

1) PTAH 용액

Hematoxylin (C.I. 75290)	1 g
10% phosphotungstic acid ($H_3PO_4 \cdot 12WO_3 \cdot xH_2O$) 수용액	200 mL
Potassium permanganate ($KMnO_4$)	0.177 g
증류수	800 mL

증류수 300 mL에 hematoxylin을 첨가한 다음 가온(60℃)하여 용해시킨다. 남아 있는 증류수 500 mL를 첨가한 후, 10% phosphotungstic acid 수용액을 첨가하여 교반한다. 여기에 과망간산칼륨(potassium permanganate)을 첨가하면 적자색의 투명한 액으로 변한다. 이 액은 제조 즉시 사용할 수 있지만, 1개월 정도 지난 다음 사용하면 염색성이 훨씬 좋아진다. 혼탁하거나 침전물이 생긴 염색 용액은 사용하지 않는다.

2) Gram iodine

Iodine	3 g
Potassium iodide	6 g
증류수	900 mL

증류수 약 150 mL에 iodine과 potassium iodide를 넣은 후 녹을 때 까지 잘 저어준 다음 나머지 증류수를 채워준다.

3) 5% sodium thiosulfate

Sodium thiosulfate	5 g
증류수	100 mL

4) 0.25% potassium permanganate 용액

Potassium permanganate	0.25 g
증류수	100 mL

5) 5% oxalic acid 용액

Oxalic acid	5 g
증류수	100 mL

5. 염색과정

PTAH			
탈파라핀	1	Xylene	각 5분, 3회
함수	2	무수 ethanol → 70% ethanol	각 30회 침적
수세	3	흐르는 수돗물, 증류수	10분, 헹굼
매염(2차고정)	4	Zenker	56℃, 1시간
수세	5	흐르는 수돗물	1분
승홍색소 제거	6	Gram's iodine 용액*	15분
수세	7	흐르는 수돗물, 증류수	5분, 가볍게 헹굼
요오드 제거	8	5% sodium thiosulfate	3분
수세	9	흐르는 수돗물	10분
산화	10	1% potassium permanganate 용액	5분
수세	11	흐르는 수돗물	1분
표백	12	2% oxalic acid 용액	1분
수세	13	흐르는 수돗물, 증류수	10분, 가볍게 헹굼
염색	14	PTAH 용액	실온 1~24시간, 56℃, 1시간
탈수	15	100% ethanol I, II, III	신속히 헹굼
투명	16	Xylene I, II, III	각 5분
봉입	17	합성수지	

6. 염색결과(그림 9-8, 9)

- 근섬유, 섬유소, 신경교섬유, 미토콘드리아, 효소원과립(zymogen granule) : 청색 – 청자색
- 아교섬유, 바닥막 : 주황색
- 탄력섬유 : 청자색

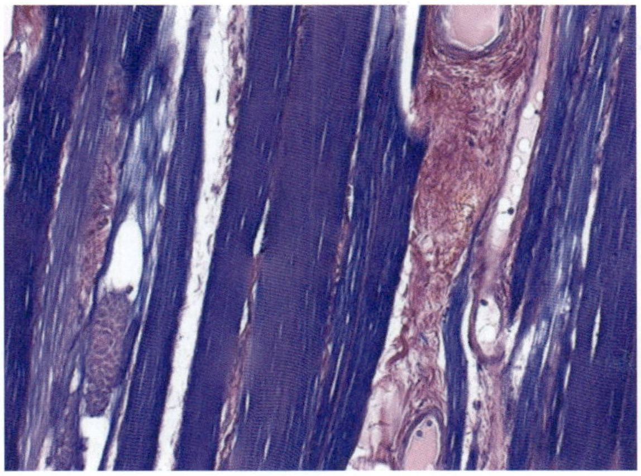

그림 9-8. 뼈대근. PTAH염색. ×200. 청자색으로 염색된 횡문구조가 뚜렷이 보이며, 근섬유 사이에 적갈색의 아교섬유가 분포하고 있다.

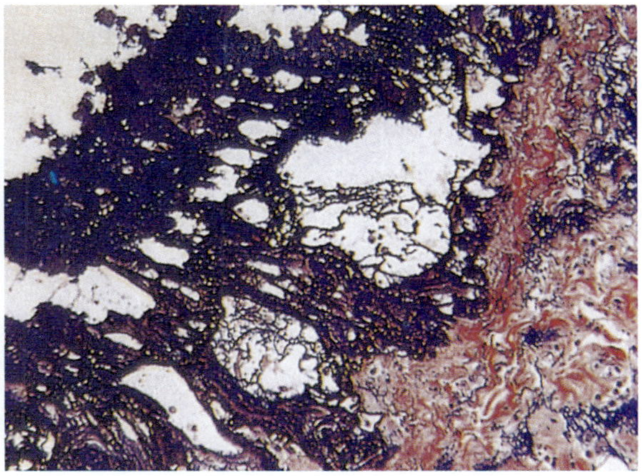

그림 9-9. 심장. 사후 2시간 30분 부검. PTAH 염색. ×100. 융모심질환에서 섬유소가 심외막에 부착되어 있다.

7. 참고

- PTAH액의 염색시간은 염색액의 숙성도, 병변, 표본의 고정 등에 따라 다르기 때문에 염색 때마다 이 점을 고려한다.
- potassium permanganate 산화 시간이 짧으면 짙게 염색되고 길면 옅게 염색된다.
- 수세가 불충분하여 산화제가 남게 되면 퇴색의 원인이 된다.
- 염색시간은 피염색성분에 따라 달라진다.
  - 섬유소 1시간
  - 근섬유 및 횡문 2~5시간
  - 신경아교섬유 및 신경아교세포 5~24시간

9.1 실 습 보 고 서

성명		학번		실습일자		확인	

아교섬유 염색

+ 염색방법 :

+ 고정액 :

+ 절편두께 :

+ 대조조직 :

주요시약	목적

✚ 염색원리 :

✚ 염색목적 :

✚ 염색결과 :

✚ 실수원인 :

9.2

실 습 보 고 서

성명		학번		실습일자		확인	

아교섬유 염색

+ 염색방법 :

+ 고정액 :

+ 절편두께 :

+ 대조조직 :

주요시약	목적

✚ 염색원리 :

✚ 염색목적 :

✚ 염색결과 :

✚ 실수원인 :

CHAPTER **10**

그물섬유 염색

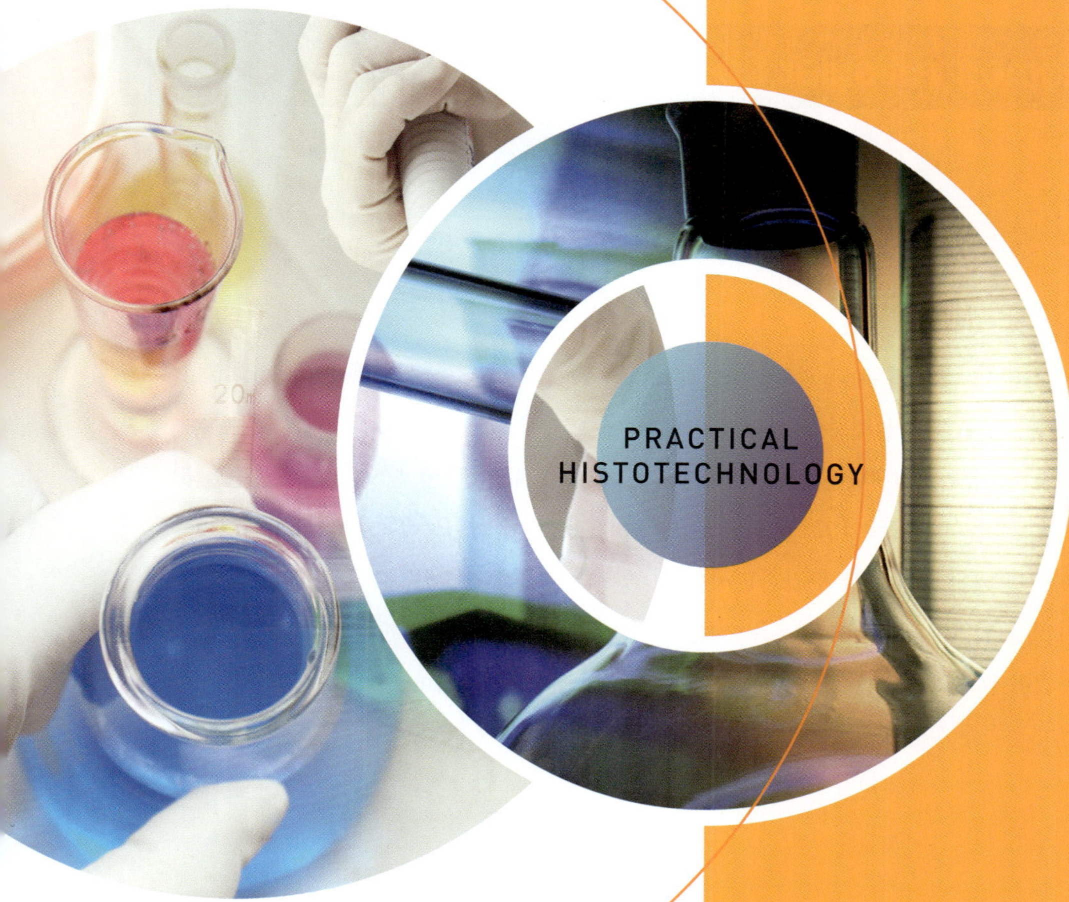

결합조직 섬유의 하나로 III형 아교섬유로 I형 아교섬유에 비해 가늘며 림프기관 및 간조직 내에 그물모양으로 분포되어 조직을 지지하고 있다. 그물섬유는 너무 가늘어 일반 염색에서 구별이 어렵기 때문에 특수염색을 필요로 한다. PAS, Masson trichrome에도 양성반응을 보이나 비특이적이어서 확인을 위해서는 도은법(silver impregnation technique)을 사용하며, 도은법에서 흑색으로 나타나기 때문에 호은성 섬유(argyrophilic fiber)라고 부른다.

학습목표 instructional objectives

1. 그물섬유 염색의 특성을 이해한다.
2. 그물섬유 염색에 사용되는 양성대조를 알아야 한다.
3. 도은법 염색의 원리를 이해한다.
4. 도은법 중 호은성 염색의 진행 순서를 설명할 수 있어야 한다.
5. 암모니아성 은용액(ammoniacal silver)의 조성과 pH를 알아야 한다.
6. 도은법 염색에서 흔히 발생하는 문제점과 교정 방법을 알아야 한다.
7. 암모니아성 은용액의 폭발성을 방지하는 방법에 대해 알아야 한다.

10.1 Gomori reticular fiber 도은법

1. 목적

간경변증(liver cirrhosis), 급성 유두상 괴사(acute papillary necrosis), 그물섬유육종(reticulum cell sarcoma)의 진단에 사용하며, 또한 정상피종(seminoma)과 다른 종양(예 : Ewing's sarcoma, 그물섬유-음성)의 감별에도 사용된다. 이 방법은 1904년 Bielschowsky가 신경원섬유와 축삭에 이용한 도은법을 1905년 Maresch가 간에 응용한 것을 시작으로 1921년 Perdrau에 의해 과망간산칼륨(potassium permanganate), 옥살산(수산, oxalic acid)에 의한 전처리를 추가하면서 염색성이 안정되었다.

그 후 많은 변법이 발표되었지만, 그 대부분은 안정성을 얻기 위한 부분적인 개량에 불과하였다. 일반적으로는 Gomori의 방법이 많이 사용되고 있다. 이 밖에 Wilder의 변법, Gordon-Sweets, Jones와 Gomori의 methenamine silver법도 종종 사용되기도 한다.

2. 원리

그물섬유에 은을 침투시킨 후 환원제를 첨가하여 가시성의 금속성 은으로 전환시키는 호은성 반응(argyrophil reaction)이다. 산화제로 potassium permanganate를 사용하며 과다한 부분은 potassium metabisulfite를 사용하여 제거한다. 산화 후 ferric ammonium sulfate로 감작시키고 diamine silver용액을 가하여 은을 침투시킨다. 침투된 은을 포르말린으로 은을 환원시켜 가시성 금속은으로 전화시킨다. 이어 gold chloride로 조색한 후 sodium thiosulfate로 배경의 비반응된 은을 제거하는 과정으로 진행한다. 대조염색은 필요할 경우 시행한다.

3. 준비

1)고정

10% NBF (neutral buffered formalin)

2) 절편

파라핀 절편, 4~5 μm

3) 기구

비금속성 핀셋, 화학적으로 깨끗한 유리기구(Coplin jar, 눈금 실린더, 삼각플라스크, 피펫), 여과지,

4) 정도관리

양성대조조직으로 간을 사용한다.

4. 용액의 제조

1) 0.5% potassium permanganate 용액

Potassium permanganate	2.5 g
증류수	500 mL

2) 2% potassium metabisulfite 용액

Potassium metabisulfite	10 g
증류수	500 mL

3) 2% ferric ammonium sulfate 용액

Ferric ammonium sulfate	10 g
증류수	500 mL

4) Ammonical silver 용액

10% silver nitrate ($AgNO_3$) 수용액	20 mL
10% potassium hydroxide (KOH) 수용액	4 mL
Ammonia water (NH_4OH)	

10% silver nitrate 수용액에 10% potassium hydroxide 수용액을 가한다. 침전물이 형성되면 ammonia water를 한 방울씩 떨어뜨려 가면서 용해시킨다. 침전알갱이가 2~3개 정도 남아 있는 상태에서 멈춘다. Ammonia water가 지나치게 첨가되어 침전알갱이가 사라졌을 때에는 다시 10% silver nitrate 수용액을 한 방울씩 떨어뜨려 침전알갱이가 2~3개 정도 생길 때까지 첨가한다(그림 10-1). 이 용액은 증류수로 동량 희석하여 사용한다. 이 용액은 사용할 때마다 항상 신선 하게 준비한다.

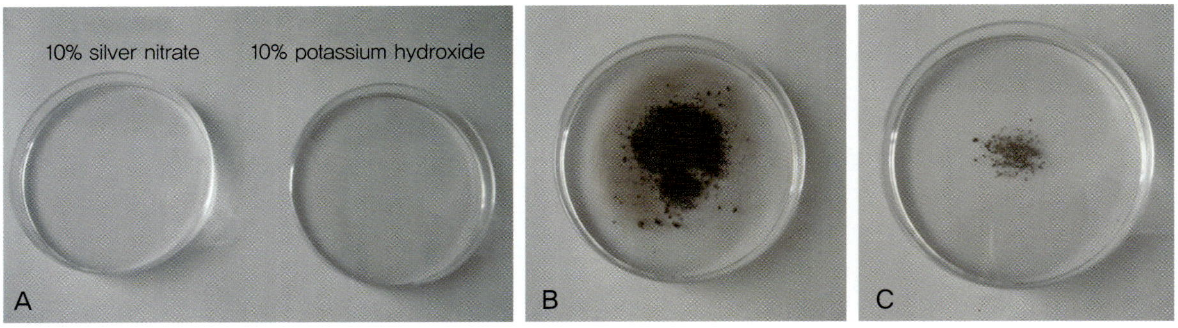

그림 10-1. A. 10% silver nitrate(왼쪽)와 10% potassium hydroxide(오른쪽). B. 10% silver nitrate에 potassium hydroxide를 떨어뜨리면 흑갈색 침전물이 생성된다. C. 두 시약을 혼합한 후 강암모니아수를 한 방울씩 떨어뜨리며 침전물이 사라진다. 침전물이 몇 개가 남을 때까지 정확히 첨가한다.

5) 20% formalin

37~40% formalin	20 mL
증류수	80 mL

6) 0.2 % gold chloride ($HAuCl_4 \cdot 3H_2O$) 용액

1% gold chloride 저장액	10 mL
증류수	40 mL

Gold chloride는 1 g씩 들어 있는 유리 앰풀로 공급되고 있다. 제조 직전에 증류수로 앰풀의 표면을 깨끗이 닦아낸 다음, 유리커터로 앰풀 꼭지를 떼어내고 gold chloride가 들어 있는 그대로 앰풀을 갈색병에 넣어 증류수 100 mL를 가하여 1% 저장액을 만들어 두었다가 희석하여 사용한다.

7) 2% sodium thiosulfate ($Na_2S_2O_3$) 용액

Sodium thiosulfate	10 g
증류수	500 mL

8) Nuclear fast red (Kernechtrot) 용액

Nuclear fast red (Kernechtrot)	0.5 g
Ammonium sulfate	25 g
증류수	500 mL

증류수에 ammonium sulfate를 녹인 다음, nuclear fast red를 첨가하고 가열하여 녹인다. 냉각시킨 후 여과하고 보존제로 몇 개의 thymol 결정을 첨가한다.

5. 염색과정

Gomori reticulum 염색			
탈파라핀	1	Xylene	각 5분 3회
함수	2	무수 ethanol → 70% ethanol	각 30회 침적
수세	3	흐르는 수돗물, 증류수	10분, 헹굼
산화	4	1% potassium permanganate	1분
수세	5	흐르는 수돗물	2분
표백	6	2% potassium metabisulfite	1분
수세	7	흐르는 수돗물	2분
감작	8	2% ferric ammonium sulfate	10분
수세	9	흐르는 수돗물, 증류수	2분, 헹굼
은침	10	Ammniacal silver	1분
수세	11	증류수	가볍게 헹굼
환원(발색)	12	20% formalin	3분
수세	13	흐르는 수돗물	3분
조색	14	0.2% gold chloride	10분
수세	15	증류수	가볍게 헹굼
표백	16	2% potassium metabisulfite	1분
수세	17	증류수	가볍게 헹굼
정착	18	2% sodium thiosulfate	1분
수세	19	흐르는 수돗물	2분
탈수	20	95% ethanol I, II 100% ethanol I, II, III	각 1분
투명	21	Xylene I, II, III	각 5분
봉입	22	합성수지	

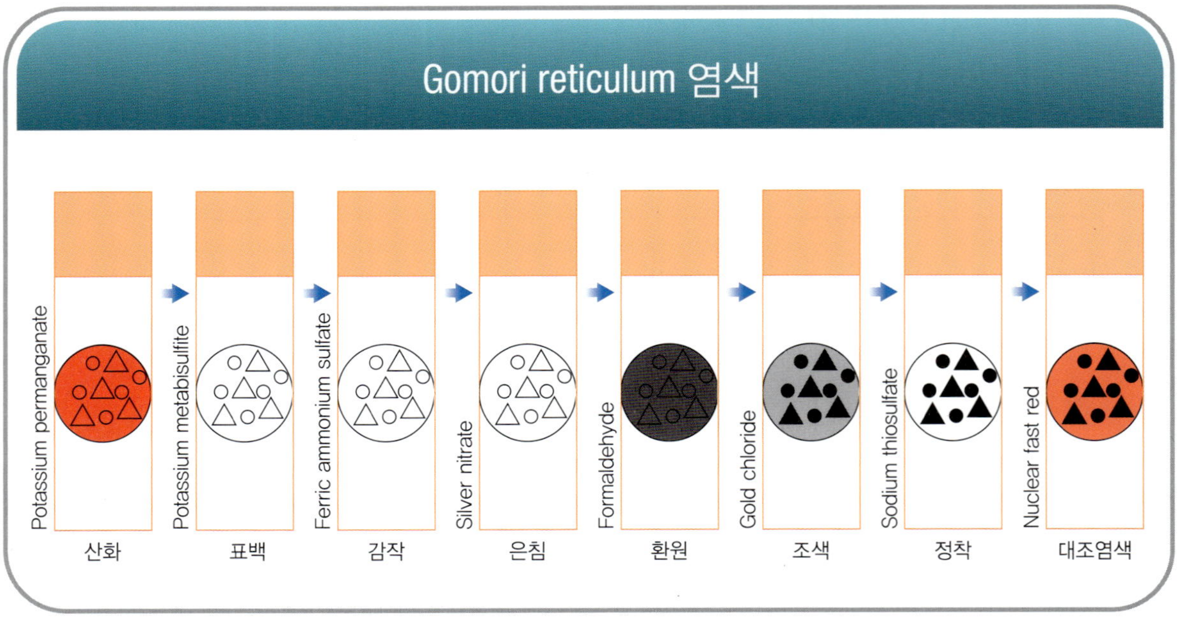

6. 염색결과(그림 10-2)

- 그물섬유 : 흑색
- 세포핵 : 회색
- 아교섬유 : 짙은 회색 – 자색

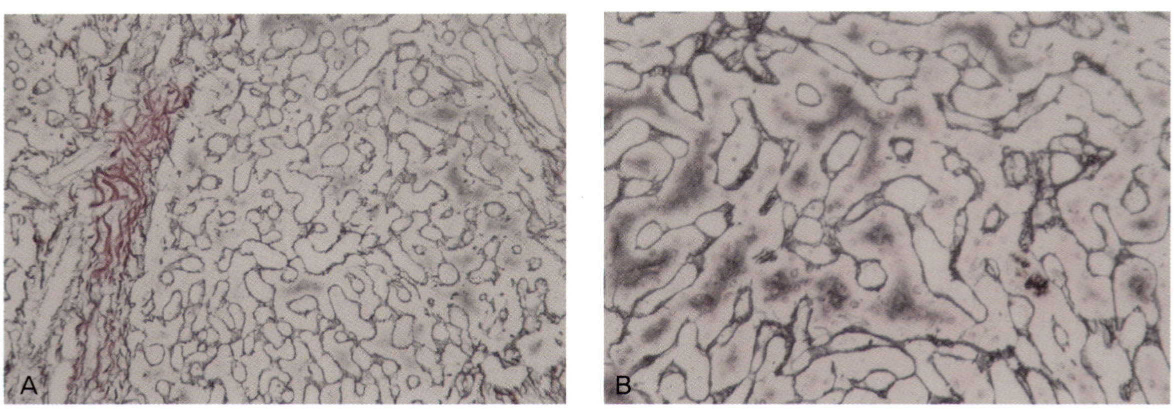

그림 10-2. 정상 간. Gomori reticulum 염색. A (×100). B(x400). 간소엽 내에 그물섬유가 가는 그물모양으로 배열되어 있다. A의 왼쪽의 굵은 적갈색 섬유는 문맥부위의 아교섬유이다. B에서는 동모양혈관벽을 따라가는 그물섬유가 분포하고 있다.

7. 참고

- 사용할 유리용기는 10% 질산수용액에 세척한 후, 수돗물, 탈이온 증류수 순으로 헹구어 사용한다. 가능하다면 이 염색 전용의 유리기구를 별도로 준비해 두었다 이용하는 것이 바람직하다.

- 질산은은 Cl^-에 의해 염화은의 침전물이 생기기 때문에, 암모니아은 용액의 제조 시 사용하는 용액은 모두 탈이온 증류수를 사용해야 한다.
- 시약은 모두 순도가 높은 것을 사용하고 가능한 사용 직전에 제조한다.
- 이 염색에서는 암모니아은 용액의 고알카리성(high alkalinity)으로 인하여 절편이 쉽게 탈락하는 경향이 있다. 이를 예방하기 위해서는 poly-L-lysine이나 silane과 같은 강력 접착제가 도포된 슬라이드를 사용한다.
- 염색과정은 직사광선을 피하여 약간 어두운 곳에서 진행하는 것이 좋다.
- 염색과정은 한쪽 방향으로만 진행한다. 과정 중에 반대방향으로 이동하면 깨끗한 표본을 얻기가 어렵다.
- 암모니아은 용액 내의 디아민은착체(silver diamine complex)는 그대로 방치하거나 에탄올이 첨가되면 흑색침전, 즉 뇌은(雷銀, Ag_3N, AgH_2N)이 생긴다. 이 뇌은은 마찰, 충격, 가열에 의해 폭발할 위험이 있기 때문에, 사용 직전에 제조하고, 남은 용액은 즉시 폐기해야 하며, 즉시 폐기하지 않을 경우에는 염산을 첨가해 염화물침전을 만들어 폐액으로 처리한다.

10.2 Gordon-Sweets의 도은법

1. 목적 : Gomori의 도은법과 같다.

2. 원리 : Gomori의 도은법과 같다.

3. 준비

1) 고정

10% NBF(neutral buffered formalin)

2) 절편

파라핀절편, 4~5 um

3) 기구

비금속성 핀셋, 화학적으로 깨끗한 유리기구(Coplin jar, 눈금 실린더, 삼각플라스크, 피펫), 여과지

4) 정도관리

양성대조조직으로 간을 사용한다.

4. 용액의 제조

1) 1% potassium permanganate 용액

Potassium permanganate	1 g
증류수	100 mL

2) 1% oxalic acid 용액

Oxalic acid	1 g
증류수	100 mL

3) 2.5% feric ammonium sulfate 용액

Ferric ammonium sulfate	2.5 g
증류수	100 mL

4) 10% silver nitrate 용액

Silver nitrate	10 g
증류수	100 mL

5) 3% sodium hydroxide 용액

Sodium hydroxide	3 g
증류수	100 mL

6) Ammoniacal silver용액

10% silver nitrate 용액
3% sodium hydroxide 용액
강 암모니아수(strong ammonia water)

10% silver nitrate 수용액 5 mL를 삼각플라스크에 넣고 강 암모니아수를 한 방울씩 첨가하면서 형성되었던 침전물이 완전히 녹을 때까지 흔들어가면서 계속 떨어뜨린다. 용액이 검은색에서 밝고 젖빛 색으로 변하면 멈춘다. 용액의 색 변화는 모든 침전물이 다시 용해되었음을 의미한다. 여기에 3% sodium hydroxide 수용액 5 mL 첨가한다. 새 흑색 침전물이 형성되면 약한 젖빛 혼탁만 남아 있을 정도로 강암모니아수를 다시 한 방울씩 첨가하여 다시 녹인다. 만일 이 단계에서 너무 강 암모니아수를 많이 첨가하여 젖빛 혼탁이 남아 있지 않게 되면 젖빛 혼탁이 생길 때까지 10% silver nitrate 수용액을 한 방울씩 떨어뜨린다. 증류수로 50 mL까지 희석하여 사용한다.

7) 10% formalin 용액

37~40% formaldehyde	10 mL
증류수	90 mL

8) 0.2% gold chloride 용액

0.1% gold chloride 저장액	10 mL
증류수	40 mL

9) 5% sodium thiosulfate 용액

Sodium thiosulfate	5 g
증류수	100 mL

10) Nuclear fast red 용액

Nuclear fast red(Kernechtrot)	0.5 g
Aluminum sulfate	25 g
증류수	500 mL

증류수에 aluminum sulafte을 녹인 다음 nuclear fast red를 첨가하여 가열하면서 녹인다. 완전히 녹으면 식힌 후 여과하고 thymol 2~3 알갱이를 보존제를 첨가하여 사용한다.

5. 염색과정

Gordon-Sweet 염색			
탈파라핀	1	Xylene	각 5분 3회
함수	2	무수 ethanol → 70% ethanol	각 30회 침적
수세	3	흐르는 수돗물, 증류수	10분, 헹굼
산화	4	1% potassium permanganate	1분
수세	5	흐르는 수돗물	2분
표백	6	1% oxalic acid	2분
수세	7	흐르는 수돗물	2분
감작	8	2.5% ferric ammonium sulfate	15분
수세	9	흐르는 수돗물, 증류수	2분, 헹굼
은침	10	Ammoniacal silver	2분
수세	11	증류수	가볍게 헹굼
환원(별색)	12	10% formalin	2분
수세	13	흐르는 수돗물	3분
조색	14	0.2% gold chloride	10분
수세	15	증류수	가볍게 헹굼
정착	18	5% sodium thiosulfate	1분
수세	19	흐르는 수돗물	2분
탈수	20	95% ethanol I, II 100% ethanol I, II, III	각 1분
투명	21	Xylene I, II, III	각 5분
봉입	22	합성수지	

6. 염색 결과(그림 10-3, 4)

- 그물섬유 : 흑색

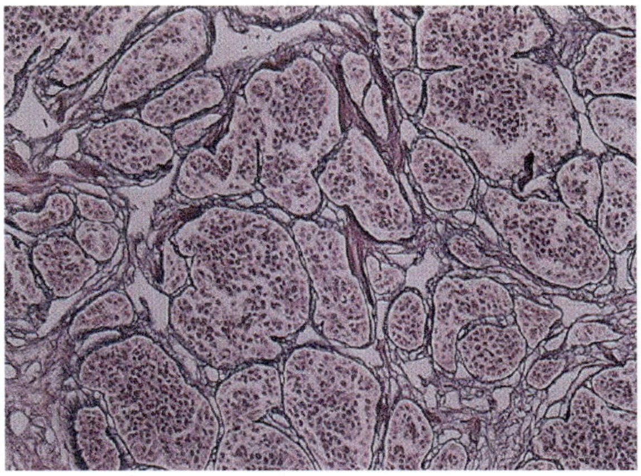

그림 10-3. 위 샘암종. Gordon Sweet 도은법. ×200. 종양 조직 둘레의 새둥지모양의 구조가 잘 나타나 있다.

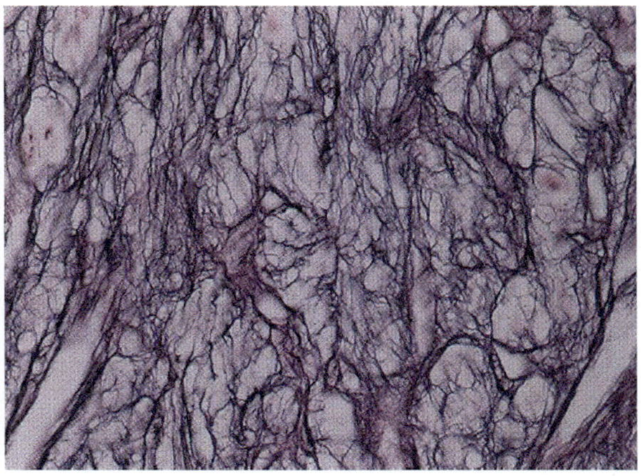

그림 10-4. 민무늬근육종. Gordon Sweet 도은법. ×400. 민무늬근육종은 그물섬유가 풍부한 종양으로 잘 발달된 가는 그물섬유가 잘 관찰된다.

7. 참고

- Gomori reticulum 도은법을 참고한다.
- 이 방법은 다른 종류의 도은법에 비해 배경염색이나 핵염색이 좀더 약하게 나타난다.
- 철제로 만든 핀셋을 사용하지 말고 화학적으로 깨끗한 유리기구나 실린더를 사용한다.

참고문헌

1. Gomori G. Silver impregnation of reticulum in paraffin sections. Am J physiol 13:993, 1937.
2. Carson FL. Histotechnology. A self-instruction text. 2nd Ed. pp 144-147 ASCP press, Chicago, 1997

10.1 실 습 보 고 서

성명		학번		실습일자		확인	

그물섬유 염색

+ 염색방법 :

+ 고정액 :

+ 절편두께 :

+ 대조조직 :

주요시약	목적

✚ 염색원리 :

✚ 염색목적 :

✚ 염색결과 :

✚ 실수원인 :

10.2

실 습 보 고 서

성명		학번		실습일자		확인	

아교섬유 염색

✚ 염색방법 :

✚ 고정액 :

✚ 절편두께 :

✚ 대조조직 :

주요시약	목적

+ 염색원리 :

+ 염색목적 :

+ 염색결과 :

+ 실수원인 :

CHAPTER **11**

탄력섬유 염색

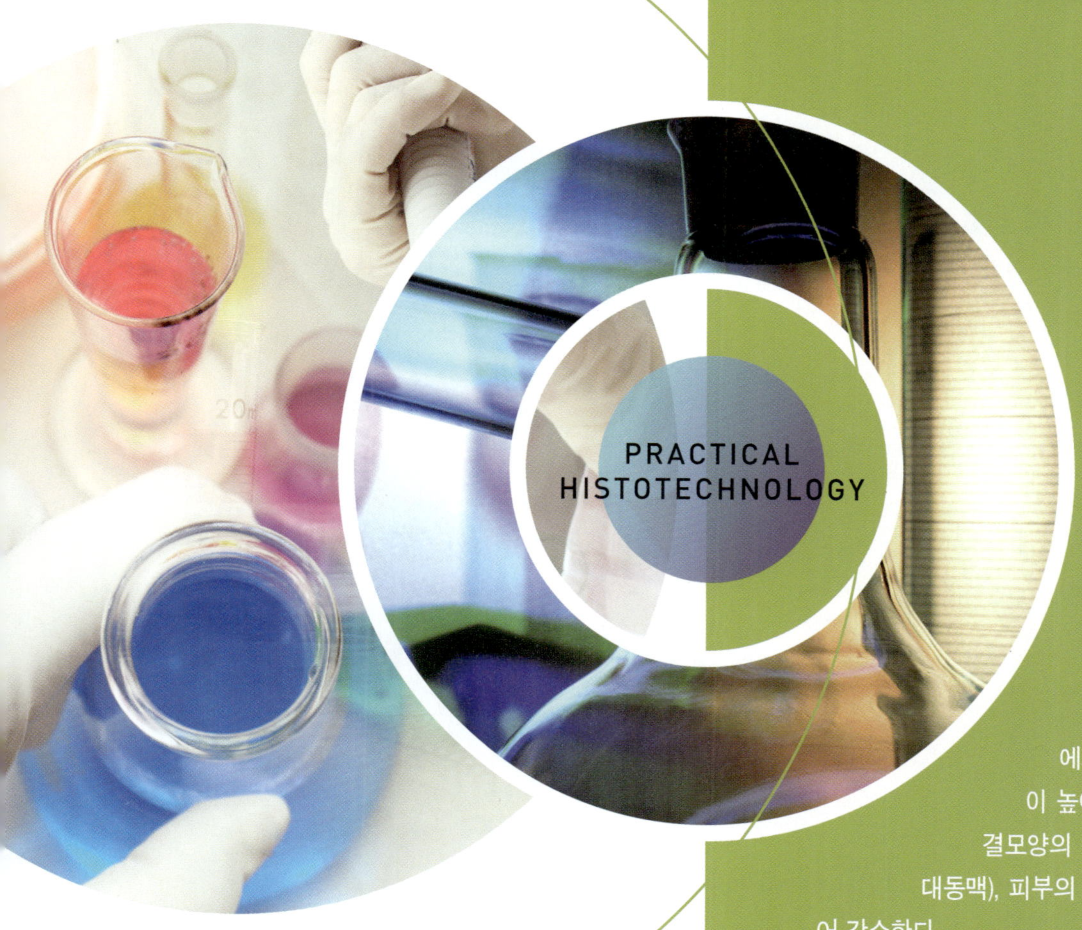

결합조직 섬유 중 하나로 HE 염색에서 거의 염색되지 않으나 굴절성이 높아 현미경에서 빛나는 띠 또는 물결모양의 구조물로 관찰된다. 동맥벽(특히 대동맥), 피부의 진피 등에 분포하며 나이와 더불어 감소한다.

역사적으로 많은 염색 방법이 보고되어 왔으나, 어느 정도의 특이성과 안정된 결과를 얻을 수 있는 방법으로는 Weigert의 resorcin fuchsin 염색, Unna의 orcein 염색, Gomori의 aldehyde fuchsin 염색, Verhoeff의 iron hemtoxylin 염색 등이 사용되고 있다. 우리나라에서는 Verhoeff의 iron hematoxylin 염색과 Weigert의 resorcin fuchsin 염색이 자주 사용되고 있다. 후자의 경우에는 많은 변법이 소개되어 있는데, 여기서는 resorcin에 hydroquinone을 첨가하여 염색액을 제작하는 방법을 소개한다.

학습목표 instructional objectives

1. 탄력섬유 검출에 사용되는 염색법의 종류 및 원리를 설명한다.
2. 탄력섬유 염색에 사용되는 양성대조조직을 알아야 한다.
3. Verhoeff 염색의 사용되는 Verhoeff hematoxylin용액의 조성을 이해한다.
4. Verhoeff 염색에 사용되는 분별제를 알아야 한다.

11.1 Verhoeff iron hematoxylin 염색

1. 목적

탄력섬유 염색에 사용된다. 탄력섬유는 정도의 차이가 있기는 하지만 전신에 분포하며, 특히 피부의 진피나 폐, 혈관벽에 풍부하게 존재한다. 각종 혈관질환에 있어 탄력섬유의 증가, 변성, 분괴 등의 변화를 관찰 하는데 효과적이다.

2. 원리

Hematoxylin-iron-iodine의 용해성 lake를 조직절편에 과염시킨 후 농도가 낮은 ferric chloride액으로 적당히 분별하는 퇴행성 염색이다.

3. 준비

1) 고정

어느 고정액이 사용할 수 있으나 10% neutral buffered formalin 또는 Zenker 용액이 우수하다.

2) 절편

파라핀절편, 4~5 μm

3) 기구

교반기, Coplin jar, 삼각플라스크, 눈금실린더, 피펫

4) 정도관리

양성대조로 대동맥 또는 근육동맥을 사용한다.

4. 용액의 제조

1) Lugol iodine 용액

Iodine	10 g
Potassium iodide	20 g
증류수	1,000 mL

200 mL의 증류수에 iodine과 potassium iodide를 넣는다. 교반기를 사용하여 iodine이 녹을 때까지 저어준다음 남아 있는 물을 채운다

2) 10% ferric chloride 용액

Ferric chloride	50 g
증류수	500 mL
냉장고에 보관한다.	

3) 5% alcoholic hematoxylin 용액

Hematoxylin	5 g
95% ethanol	100 mL

4) Verhoeff elastic stain

5% alcoholic hematoxylin	30 mL
10% ferric chloride 용액	12 mL
Lugol iodine	12 mL
사용 직전 제조한다.	

5) 2% ferric chloride 용액

10% ferric chloride	10 mL
증류수	40 mL

6) 5% sodium thiosulfate 용액

Sodium thiosulfate	50 g
증류수	1,000 mL

7) van Gieson용액(142쪽 참조)

5. 염색과정

Verhoeff elastic 염색			
탈파라핀	1	Xylene	각 5분 3회
함수	2	무수 ethanol → 70% ethanol	각 30회 침적
수세	3	흐르는 수돗물, 증류수	10분, 헹굼
염색	4	Verhoeff elastaic stain	1시간
수세	5	증류수	2회 교환
분별	6	2% ferric chloride*	현미경 관찰이 필요
수세	7	증류수	가볍게 헹굼
요오드 착색 제거	8	5% sodium thiosulfate	1분
수세	9	흐르는 수돗물	5분
대조염색	10	Van Gieson 용액	1분
분별	11	95% ethanol	가볍게 헹굼
탈수	12	100% ethanol I, II, III	각 1분
투명	13	Xylene I, II, III	각 5분
봉입	14	합성수지	

*탄력섬유는 흑색, 배경은 무색~회색이 될 때까지 분별, 과분별이 되었을 경우는 다시 염색한다.

Verhoeff iron hematoxylin/Elastica Van Gieson (EVG) 염색

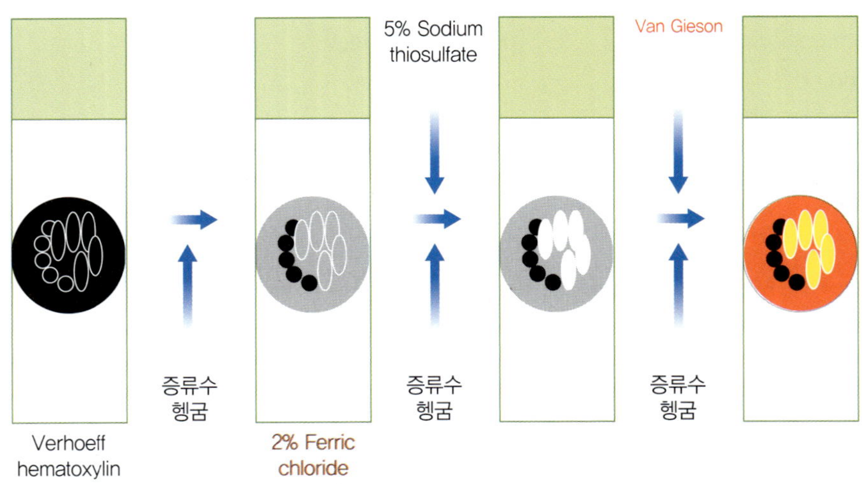

6. 염색결과(그림 11-1, 2)

- 탄력섬유 : 흑색, 세포핵 : 흑갈색
- 아교섬유 : 적색
- 근섬유 : 황색

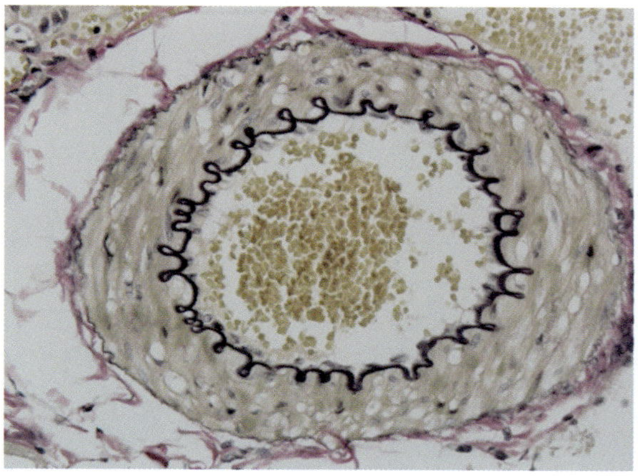

그림 11-1. 콩팥. Verhoeff 염색. ×400. 활꼴동맥(arcuate artery) 내벽에 흑색의 코일모양 탄력섬유가 관찰된다.

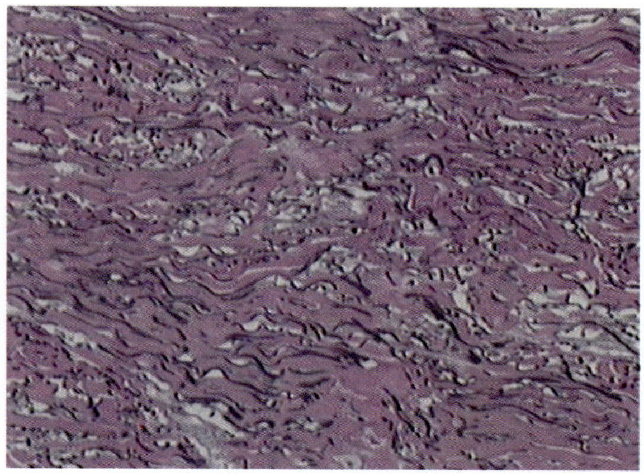

그림 11-2. 피부의 진피. Verhoeff 염색. ×400. 탄력섬유는 흑색의 물결모양으로, 아교섬유는 적색으로 염색되어 있다.

7. 참고

- 이 염색의 성공 여부는 2% ferric chloride 용액에 얼마나 적절하게 탈색하는가에 달려 있다. 현미경 아래에서 주의 깊게 관찰해 가면서 탈색해야 하며, 많은 경험이 필요하다.
- Verhoeff의 탄력섬유 염색용액은 사용 직전에 신선하게 제조한다. 반복사용은 절대 금한다.
- van Gieson 용액의 염색 후에는 수세를 피한다.

11.2 Gomori aldehyde fuchsin 염색

1. 목적

탄력섬유는 정도의 차이가 있기는 하지만 전신에 분포하며, 특히 피부의 진피, 폐, 혈관벽에 풍부하게 존재한다. 각종 혈관질환에서 탄력섬유의 증가, 변성, 붕괴 등의 변화를 관찰하는 데 효과적으로 사용되며, 또 악성종양의 혈관침습을 판정하는 데도 탄력섬유의 염색이 필요하다.

2. 원리

Basic fuchsin 용액에 HCl과 paraaldehyde를 첨가하면 aldehyde fuchsin이 형성된다. aldehyde와 fuchsin에 의해 Schiff base가 형성되나 탄력섬유와의 친화성에 대해서는 정확히 알려져 있지 않다. 이자 β-세포, 황산화점액다당류 등도 염색된다. 염색 전에 산화 단계를 추가하면 염색성이 좀 더 강해진다.

3. 준비

1) 고정

10% 중성완충포르말린이 우수하다. 크롬산이 포함된 고정액은 사용을 금한다. 포르말린이나 Bouin 용액에 고정된 조직은 배경이 무색으로 나타나지만 수은이 포함된 고정액은 배경이 연한 라일락색으로 관찰된다.

2) 절편

파라핀절편, 4~5 μm

3) 기구

Coplin jar, 삼각플라스크, 눈금실린더, 피펫, 여과지(Whatman No. 2)

4) 정도관리

대동맥, 근육동맥을 사용한다.

4. 용액의 조제

1) Aldehyde fuchsin 용액

Pararosaniline (C.I. 42500)	1 g
70% ethanol	200 mL
Conc. hydrochloric acid	2 mL
Paraldehdye(신선해야 함)	2 mL

잘 혼합한 후 실온에서 2~3일간 방치하거나 짙은 자색으로 변할 때까지 둔다. 용액은 냉장고에 보관한다.

2) Light green 저장액

Light green, SF yellowish	0.2 g
증류수	100 mL
Glacial acetic acid	0.2 mL
잘 혼합한다.	

3) Light green 사용액

Light green 저장액	10 mL
증류수	50 mL

5. 염색과정

Gomori aldehyde fuchsin 염색			
탈파라핀	1	Xylene	각 5분 3회
함수	2	무수 ethanol → 70% ethanol	각 30회 침적
염색	3	Aldehyde fuchsin 용액*	10~40분
분별	4	70% ethanol	
수세	5	증류수**	현미경 관찰이 필요
재수세		증류수	가볍게 헹굼
대조염색	8	Light green	1~2분
탈수	10	95% ethanol I, II, 100% ethanol I, II, III	각 1분
투명	15	Xylene I, II, III	각 5분
봉입	16	합성수지	

*잘 제조된 용액은 10분이면 충분하다.

**현미경으로 관찰하여 더 질게 염색하려면 70% ethanol에가볍게 헹군 후 aldehyde fudhsin용액으로 다시 옮긴다. 더 분별이 필요할 때는 70% ethanol에다시 분별해준다. 분별이 완료되면 증류수에 옮겨 반응을 정지시킨다.

6. 염색결과(그림 11-3)

- 탄력섬유 · 상피성점액 : 흑갈색
- 아교섬유 · 그물섬유 · 바닥막 : 적색
- 근섬유 · 적혈구 · 섬유소 : 황색

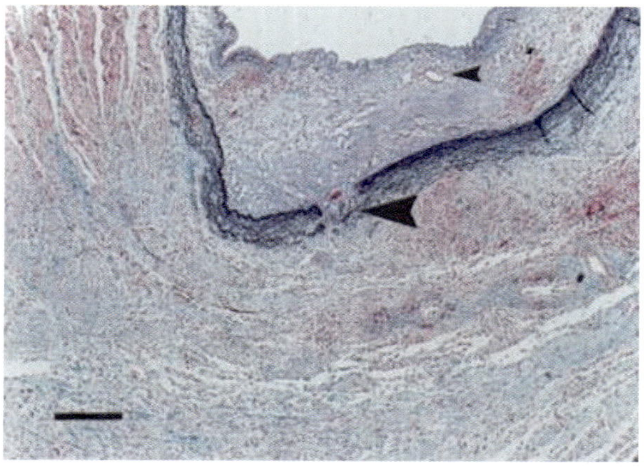

그림 11-3. 죽상경화증. 근육형동맥 속탄력막(큰 화살표)과 새로 형성된 혈관(작은 화살표)

7. 참고

- 미국의 경우 탄력섬유 검출 염색으로 Verhoeff염색을 가장 많이 사용하고 다음으로 Gomori aldehyde fuchsin염색을 사용한다. 현재는 Orcein이나 Resorcin fuchsin 염색은 거의 사용하지 않고 있다.
- 유럽에서는 Weigert resorcin fuchsin 염색을 개량한 Miller염색이 많이 사용하고 있다.

참고문헌

1. Bancroft JD, Gamble M. Theory and Practice of Histological Techniques. 5th Ed, 2003, pp.155-158, Churchill Livingstone, Edinburgh.
2. Carson FL, Hladik C. Histotechnology, A self-instructional Text, 3rd ed., Americal Society for Clinical Pathology,

11.1

실 습 보 고 서

성명		학번		실습일자		확인	

탄력섬유 염색

✚ 염색방법 :

✚ 고정액 :

✚ 절편두께 :

✚ 대조조직 :

주요시약	목적

✚ 염색원리 :

✚ 염색목적 :

✚ 염색결과 :

✚ 실수원인 :

CHAPTER 12

바닥막(기저막) 염색

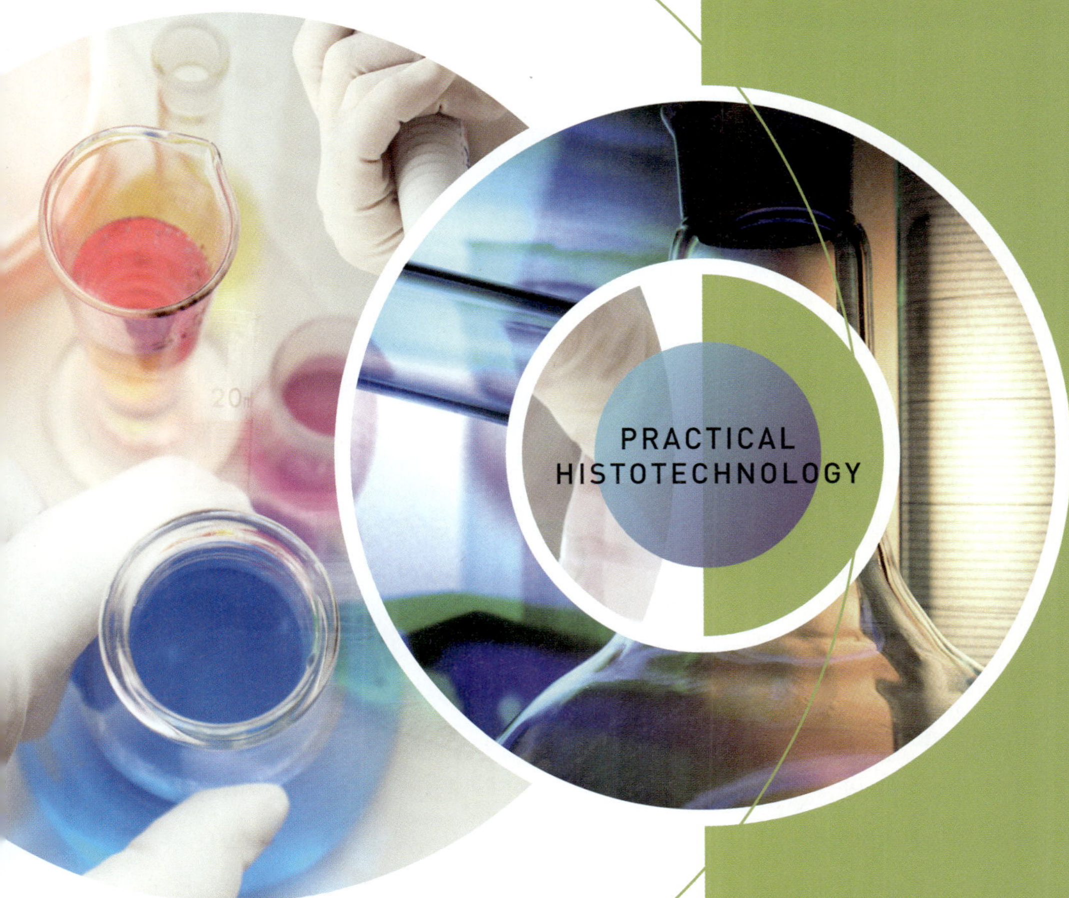

바닥막은 상피조직과 결합조직 사이에 띠모양으로 존재하며 상피조직과 결합조직 사이의 물질교환, 상피세포와 내피세포 사이에서 여과기능(토리)을 수행한다. 바닥막은 점액다당류인 heparan sulfate (heparin)와 IV형 아교섬유로 구성되어 있다. 이를 확인하기 위한 특수염색에서는 바닥막 구성분 중 당을 이용하는 PAS, PAMS 염색과 아교섬유를 염색하는 AZAN (또는 Masson trichrome) 염색이 사용된다. 임상적으로는 콩팥 바늘생검 조직으로부터 여러 종류의 콩팥염 감별을 위해 사용되고 있다.

학습목표

instructional objectives

1. 바닥막 염색법의 종류와 원리를 설명한다.
2. 바닥막의 구성 성분을 이해한다.
3. 바닥막 염색을 위한 절편의 두께를 알아야 한다.
4. 바닥막 염색을 위한 양성대조조직을 알아야 한다.
5. PAMS 염색에 사용되는 methanamine silver 용액의 조성을 설명한다.

12.1 PAMS (periodic acid methenamine silver) 염색

1. 목적

PAMS 염색은 콩팥 토리 바닥막 염색법으로 널리 사용되고 있지만, 그 밖에 응고괴사 병소 내의 그물섬유, 아교섬유 및 혈관바닥막을 염색해 낼 수 있어서 괴사 병소 내의 병변 관찰에 유용한 방법이기도하다. 또 진균이나 각종 생체내색소(멜라닌, 담즙색소, 리포푸신, 혈철소 등)도 염색된다. 이밖에도 당단백질호르몬 등도 염색되기 때문에 응용범위가 매우 넓다. 더욱이 이 염색법은 전자현미경용 특수염색이 가능하므로 동일절편으로 광학현미경, 전자현미경적 관찰이 가능한 유일한 방법이다.

2. 원리

본법은 ① 과요오드산(periodic acid) 산화에 의해 다당류에 포함된 1,2 glycol기의 인접한 2개의 OH 기를 유리하여 알데히드기(aldehyde group)를 형성시킨 다음, ② 이 알데히드에 은거울반응에 의한 메데나민은염(methenaminesilver)이 결합하는 반응이다. PAS 염색의 Schiff 시약 대신 methenamine silver를 이용한다는 점에서 차이가 있을 뿐 기본적으로는 원리가 같다. 그러나 과요오드산 산화를 하지 않더라도 생체내색소가 염색된다는 것이 확인되고 있고, 전자현미경 초박절절편에서도 과요오드산을 사용하지 않아도 토리바닥막, 혈관사이 기질(mesangial matrix)이 염색되기 때문에 PAS 반응만큼 순수화학적 반응은 아니고 전자하전을 이용하는 물리화학적 반응에 가까운 것으로 보고 있다.

3. 준비

1) 고정

Jones 원법에서는 10% formalin, Carnoy, Bouin 용액이 좋은 결과를 나타내는 것으로 보고되어 있다. 근래에는 Duboscq-Brazil 용액(picric acid 0.5 g + 37~40% formalin 30 mL + 80% ethanol 80 mL + glacial acetic acid 7.5 mL)의 사용이 늘고 있다.

2) 절편

파라핀 절편, 2 μm 이하의 얇은 절편을 사용해야 한다.

3) 기구

56~60℃ 온수조, 플라스틱 염색용기, 눈금실린더, 삼각플라스크

4) 정도관리

내부 양성대조로 신장절편을 사용한다.

4. 용액의 제조

1) 1% periodic acid (HIO_4 또는 H_5IO_6) 수용액

Periodic acid	1 g
증류수	100 mL

2) Methenamine silver(저장액)

3% methenamine 수용액(15 g/500 mL)	400 mL
5% silver nitrate 수용액(5 g/ 100 mL)	20 mL
혼합하여 4℃ 냉장고에 보관한다.	

3) 5% borax (sodium borate) 용액

Sodium borate ($Na_2B_4O7 \cdot 10H_2O$)	5 g
증류수	100 mL

4) Methenamine-silver(사용액)

Methenanime silver 저장액	25 mL
증류수	25 mL
5% borax 용액	2 mL

5) 0.02% gold chloride ($AuCl_4 \cdot 3H_2O$) 용액

1% gold chloride(저장액)	1 mL
증류수	49 mL

6) 2% sodium thiosulfate 용액

Sodium thiosulfate	10 g
증류수	500 mL

7) 2% light green(저장액)

Light green SF (yellowish)	1 g
증류수	500 mL
Glacial acetic acid	1 mL

8) Light green(사용액)

Light green(저장액)	10 mL
증류수	50 mL

5. 염색과정

Periodic acid methenamine silver 염색			
탈파라핀	1	Xylene	각 5분 3회
함수	2	무수 ethanol → 70% ethanol	각 30회 침적
수세	3	흐르는 수돗물, 증류수	10분, 헹굼
산화	4	1% periodic acid	15분
수세	6	흐르는 수돗물, 증류수	5분, 헹굼

도은	7	Methenamine–silver 용액	60℃, 30~45분
수세	8	흐르는 수돗물	5분
은침전물 제거	9	거즈로 절편 주위의 여분의 침전물을 제거	
수세	10	증류수	가볍게 헹굼
조색	11	0.2% gold chloride 용액	2분
수세	12	증류수	가볍게 헹굼
정착	13	2% sodium thiosulfate 용액	2분
수세	14	흐르는 수돗물	5분
대조염색	15	Hematoxylin–eosin 염색 또는 light green	
탈수	16	95%, I, II, 100% ethanol I, II, III	각 1분
투명	17	Xylene I, II, III	각 5분
봉입	18	합성수지	

Jones' periodic acid methenamine-silver (PAMS) 염색

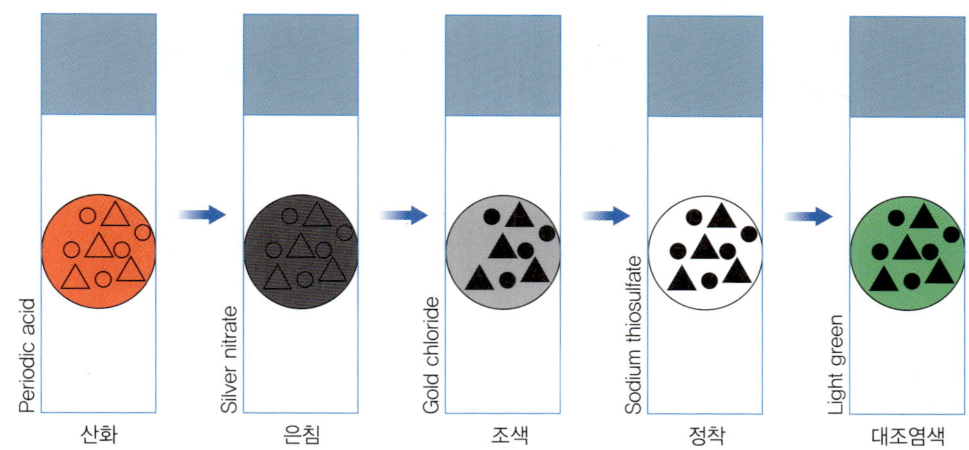

6. 염색결과(그림 12-1~4)

- 바닥막, 그물섬유 : 흑색
- 세포핵 : 청자색
- 세포질 : 분홍색 또는 녹색

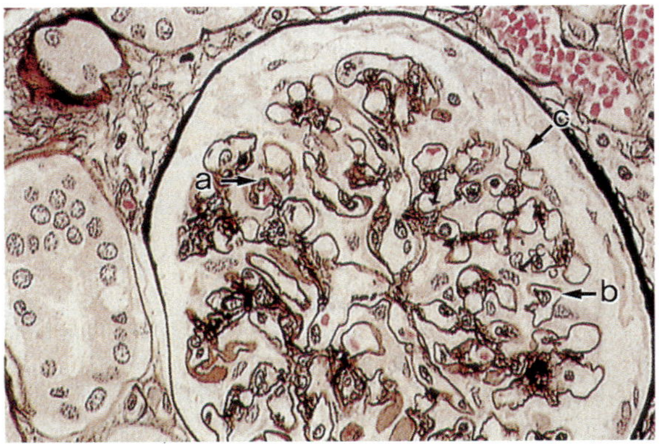

그림 12-1. 콩팥 토리. 2 μm. PAMS 염색. ×200. 토리 바닥막이 흑색으로 가늘고 뚜렷하게 염색되어 있다. a. 혈관사이세포(mesangial cells), b. 토리내피세포(endothelial cells), c. 토리발세포(podocytes)가 쉽게 구별된다.

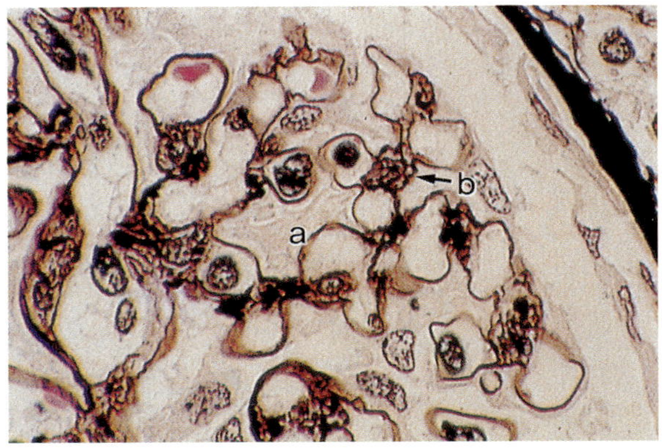

그림 12-2. 콩팥 토리. 그림 12-1의 강확대상. 2 μm. ×1,000. 절편이 얇기 때문에 강확대에서도 세포가 겹치지 않는다. a. 토리 바닥막, b. 혈관사이세포가 뚜렷이 구별된다.

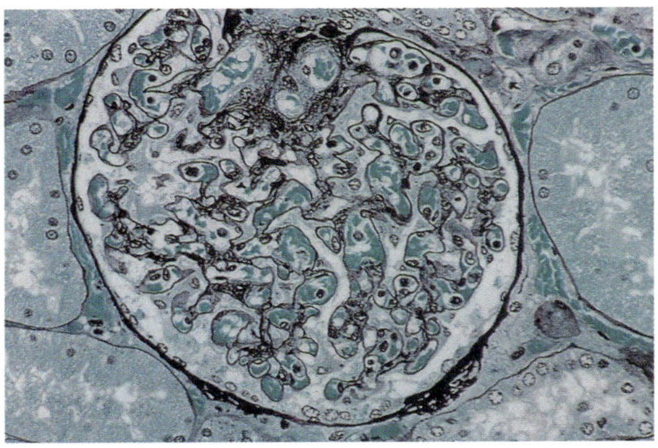

그림 12-3. 콩팥 토리. 2 μm. PAMS 염색. ×400. 대조염색으로 HE 염색 대신 light green을 사용한 염색표본. 바닥막과 배경과의 대조가 HE염색에 비해 좀 더 뚜렷하게 관찰된다.

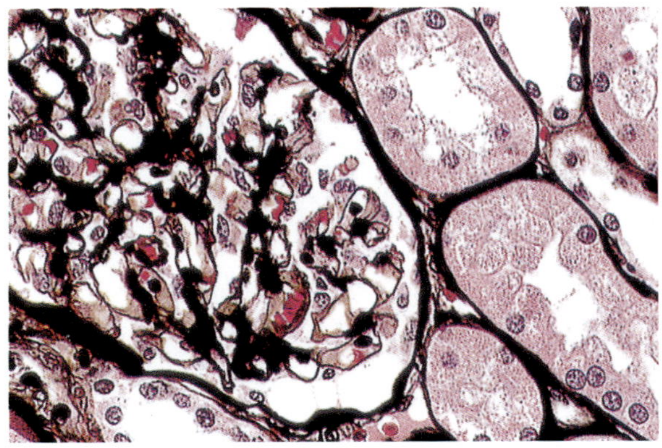

그림 12-4. 나쁜 절편. 콩팥 토리. 5 μm. PAMS 염색. ×400. 절편이 두껍기 때문에 토리 바닥막이 겹쳐 토리의 구조를 자세히 관찰하기가 어렵다. 혈관사이세포의 관찰도 곤란하다.

7. 참고

1) 전처리

PAMS염색에서 가장 주의해야 할 점은 여분의 은과립이 부착하는 것을 막는 것이다. 이를 위해서는 사용하는 용기가 모두 깨끗한 것이어야 한다. 특히 유리슬라이드는 이미 깨끗이 처리한 시판용이라도, 크롬황산 또는 중성세제로 다시 세척하여 사용한다. 금속제 용기의 사용을 가능한 피하는 것이 좋다.

2) Methenamine-silver 반응

염색 종료시간은 사후시간이나 고정, 탈수 · 탈지의 조건, 절편의 두께에 따라 다르므로 검체표본 내의 혈관바닥막의 염색성을 대조로 사용한다. 다른 절편의 염색 상태를 대조로 하여 시간을 설정하면 실패한다. Methenamine-silver 용액은 미리 가온해 두면 반응시간을 단축할 수 있다. 반응온도가 60℃ 이하에서는 필요이상의 비특이적인 은과립이 출현하는 수가 있기 때문에, 반드시 60℃ 이상의 항온(파라핀 용해기가 간편함)에서 시행한다. 반응시작 후 30분 즈음에서 절편에 포말이 무수히 붙으므로, 일단 methenamine-silver 용액에서 절편을 꺼내어 포말을 제거한 다음 다시 methenamine-silver 용액에 넣어준다. 이 처리를 생략하면 염색 후 절편 상에 염색되지 않는 부위가 나타나기도 한다.

이 반응은 microwave oven을 사용하면 몇 분 이내로 단축할 수 있다.

3) Gold chloride에 의한 조색

조색시간이 너무 길면 양성부분이 갈색으로 되어 대조가 나빠지기 때문에 5분을 넘기지 않는 것이 좋다.

4) H&E 대조염색

PAMS 염색 후에는 염색성이 매우 나빠지기 때문에, 일반 HE 염색시간에 비해 더 오래 염색할 필요가 있다. 특히 에오신은 최저 2시간 이상은 두어야 양호한 결과를 얻을 수 있다.

5) 동물조직을 사용하여 PAMS 염색을 행할 때에는 과요오드산 산화만으로는 염색성이 좋지 않으므로, 1% periodic acid에 이어서 5 % chromic acid를 사용하여 두 번 산화를 해주면 좀 더 나은 염색성을 얻을 수 있다.

6) Jones의 보강액은 처음 Jones 등에 의해 양성물질과 음성물질의 대조를 높이기 위해 사용하였으나, 그 후에 추시해 본 결과 큰 차이가 없는 것으로 보고되어 있어서 생략해도 무방하다.

12.2 AZAN 염색

1. 목적

Mallory 방법을 Heidenhain이 1915년 개량한 것으로 아교섬유의 대표적인 염색방법이며 그물섬유도 염색된다. 이 염색은 병변의 진행과정에 따른 조직의 기질화를 관찰하는 데 좋으며, 유리질변성(hyaline degeneration), 섬유소(fibrin) 등과 같은 병적 산물들도 염색해 낼 수 있다. 콩팥 토리 바닥막 관찰에 있어서 PAMS, PAS 염색과 함께 사용된다. AZAN은 azocarmine G와 aniline blue의 앞 머리글자를 조합하여 만든 합성어이다. 아래 기술하는 방법은 Heidenhain 원법을 약간 개량한 염색이다.

2. 원리

Masson trichrome 염색 원리와 같다. Masson trichrome 염색의 biebrich scarlet-acid fuchsin 대신 azocarmine과 orange G가 사용된다.

3. 준비

1) 고정

Helly 용액과 같이 승홍을 함유한 고정액에 고정된 조직은 잘 염색되나, 포르말린고정 조직은 염색성이 좋지 않다. 후자의 경우는 매염제를 사용함으로써 어느 정도 목적을 달성할 수 있다.

2) 절편

파라핀 절편, 2 μm 이하

3) 기구

Coplin jar, 눈금실린더, 삼각플라스크

4) 정도관리

내부 양성대조로 신장절편을 사용한다.

4. 용액의 조제

1) 매염제(mordant)

10% potassium dichromate ($K_2Cr_2O_7$) 수용액	50 mL
10% trichloroacetic acid (CCl_3COOH) 수용액	50 mL

2) Azocarmine 용액

Azocarmine G (C.I. 50085)	0.1 g
증류수	100 mL
Glacial acetic acid	1 mL

3) Aniline-alcohol(분별 용액)

95% ethanol	100 mL
Aniline (C_6H_7N)	0.1 mL

4) Acetic-alcohol(분별 정지 용액)

95% ethanol	100 mL
Glacial acetic acid	1 mL

5) 5% phosphotungstic acid 용액

Phosphotungstic acid	5 g
증류수	100 mL

6) Aniline blue-Orange G 용액

Aniline blue(수용성, C.I. 42755)	0.5 g
증류수	100 mL
Orange G (CI 16230)	2 g
Glacial acetic acid	8 mL

이 혼합액을 가열하여 녹인 후 실온에서 냉각시킨 후 여과한다. 사용 시 원액을 증류수로 2~3배 희석하여 사용한다.

5. 염색과정

Azan 염색			
탈파라핀	1	Xylene	각 5분 3회
함수	2	무수 ethanol → 70% ethanol	각 30회 침적
수세	3	흐르는 수돗물, 증류수	10분, 헹굼
매염	4	매염제	10~20분
수세	5	흐르는 수돗물, 증류수	5분, 헹굼
염색	6	Azocarmine G 용액	60℃, 45분
수세	7	실온에서 식힌 후, 증류수	가볍게 헹굼
분별	8	Aniline–alcohol	3~5초(현미경 관찰)

분별정지	9	Acetic-alcohol	30초~1분
수세	10	증류수	가볍게 헹굼
분별	11	5% phosphotungstic acid 용액	1시간
수세	12	증류수	가볍게 헹굼
염색	13	Aniline blue-orange G 용액	60분
분별	14	95% ethanol I, II, III	신속히 헹굼
탈수	15	100% ethanol I, II, III	각 30초
투명	16	Xylene I, II, III	각 5분
봉입	17	합성수지	

6. 염색결과(그림 12-5, 6)

- 아교섬유 : 선명한 짙은 청색(코발트블루)
- 그물섬유, 토리 바닥막, 점액, 유리질양물질 : 아교섬유보다 밝고 뚜렷한 청색
- 핵 : 짙은 적색
- 세포질 : 핵구조와 확실하게 구별되지 않는 옅은 적색
- 세포분비과립 : 호염기성(청색), 호산성(적색), 호중성(중간색)
- 섬유소 : 적색
- 적혈구 : 주황색

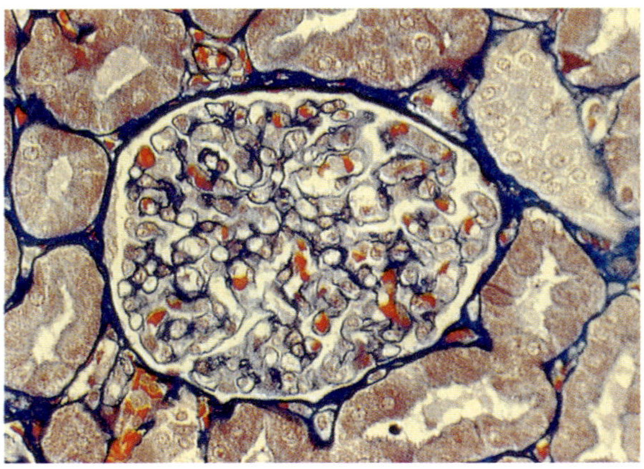

그림 12-5. 콩팥 토리(renal glomerulus). AZAN 염색. ×200. 10% 포르말린에 6일간 고정, 매염 10분, azocarmine 60분, phosphotungstic acid 3시간, aniline blue 45분 염색한 것. 토리 바닥막이 선명한 청색으로 염색되며 균형이 잡혀있다.

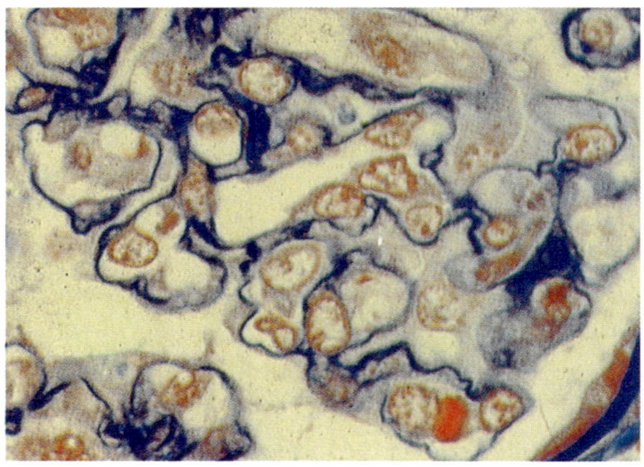

그림 12-6. 같은 증례의 콩팥 토리. ×1,000. 매염 30분, azocarmine 3시간, phosphotungstic acid 하룻밤, aniline blue 60분 염색한 것으로 토리 바닥막, 토리 내피세포, 혈관사이세포(mesangial cell)가 잘 구별된다.

7. 참고

- azocarmine G를 얼마나 적당하게 염색하고 선명하게 분별하는가에 따라 aniline blue의 선명도가 결정된다.
- aniline blue-orange G 용액에 염색한 후에는 수세과정 없이 직접 무수알코올에서 한 장씩 주의하여 분별하는 것이 염색의 성공에 중요하다.
- azocarmine G는 어느 회사 제품인지에 따라 orange G와 aniline blue의 색을 변화시킬 수 있다.
- aniline blue 대신 light green SF yellowish (C.I. 42095)이나 methyl blue (C.I. 42780)를 사용하기도 한다.

참고문헌

1. Carson FL. Histotechnology : A Self-Instruction Test. 2nd Ed., 1997, pp.149-151, ASCP press.

2. Jones DB. Glomerulitis. Am J Path 29:33, 1958.

염색결과 :

12.1 실 습 보 고 서

성명		학번		실습일자		확인	

바닥막 염색

✚ 염색방법 :

✚ 고정액 :

✚ 절편두께 :

✚ 대조조직 :

주요시약	목적

✚ 염색원리 :

✚ 염색목적 :

✚ 염색결과 :

✚ 실수원인 :

12.2 실 습 보 고 서

성명		학번		실습일자		확인	

바닥막 염색

+ 염색방법 :

+ 고정액 :

+ 절편두께 :

+ 대조조직 :

주요시약	목적

✚ 염색원리 :

✚ 염색목적 :

✚ 염색결과 :

✚ 실수원인 :

CHAPTER 13

뼈 및 연골조직 염색

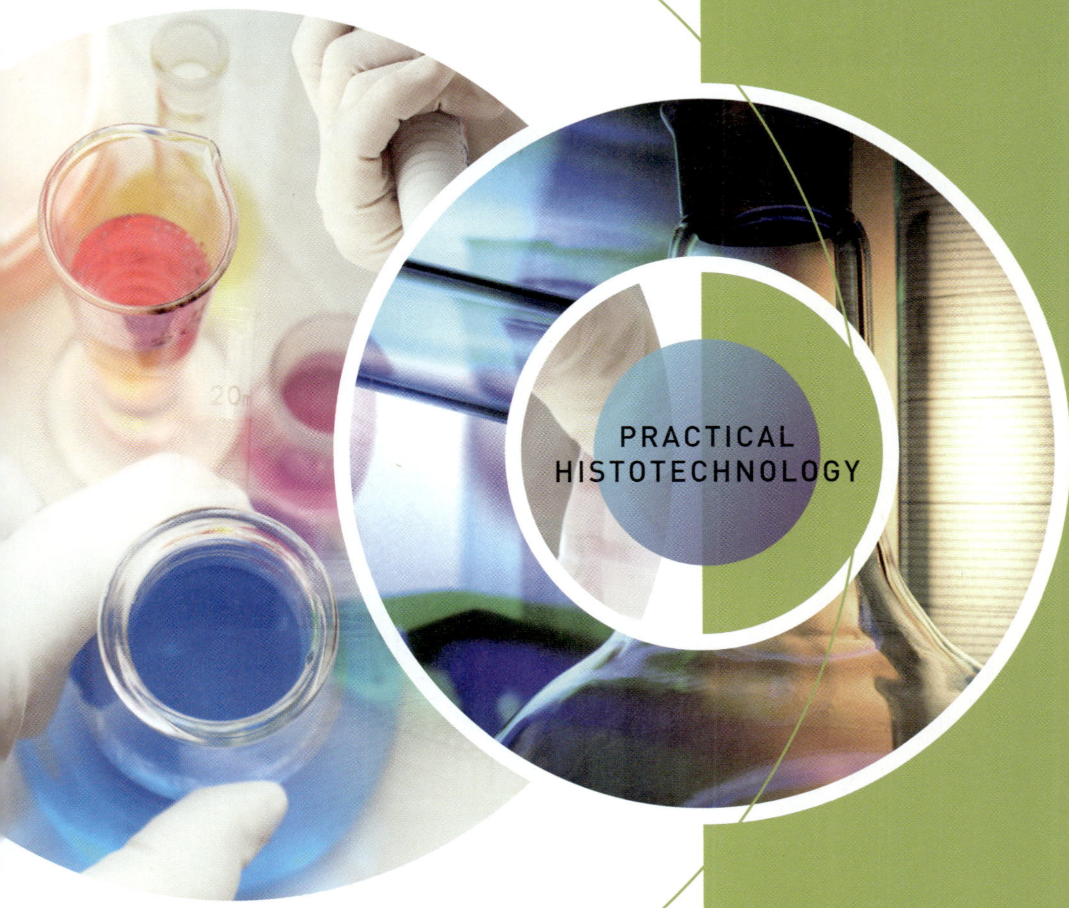

근래 대사성 뼈질환과 퇴행성 질환이 증가하면서 뼈와 연골에 대한 연구가 급격하게 증가하고 있으며, 임상적으로도 뼈뿐만 아니라 폐결핵 석회화 병소(calcified tuberculous foci), 화생뼈(metabolic bone)나 이소성 뼈(ectopic bone) 등과 같이 비정상적인 석회화 조직들에 대한 검사가 많아지면서 뼈 및 연골에 대한 염색이 많이 활용되고 있다.

학습목표 instructional objectives

1. 뼈 및 연골조직 염색에 사용되는 염색법의 종류를 열거한다.
2. von Kossa와 alizarine red S 염색의 원리와 차이점을 이해한다.
3. Safranin-fast green 염색의 사용 용도와 염색 원리 설명한다.
4. 풋뼈(osteoid) 염색법의 종류와 염색원리를 설명한다.
5. Goldner trichrome 염색의 원리 및 사용 용도를 설명한다.
6. β-gal 염색의 목적과 원리를 설명한다.

13.1 von Kossa 염색

1. 목적

생체 내의 칼슘은 체중의 약 1%를 차지하며, 그 대부분(99%)는 뼈조직에 함유되어 있다. 뼈조직의 구성은 인산칼슘이 85~90%, 탄산칼슘이 10~15%, 인산마그네슘이 2% 이하이다. 이들 칼슘염 중에서 칼슘이온이 될 수 있는 것과 반응하는 것을 이용한 것이 von Kossa 방법으로 금속치환법의 한 방법이다.

2. 원리

조직 내의 칼슘염을 은액으로 처리하면 칼슘과 은이 치환하여 은이 은염으로 침착한다. 칼슘염과 은염의 치환은 칼슘염과 은염의 상대적인 용해도에 의존하며 은염이 칼슘염보다도 용해도가 낮을 때 일어난다. 치환된 은염은 강한 빛을 쬐면 환원되어 검게 나타난다.

3. 준비

1) 고정

중금속을 함유한 고정법이나 고정액의 사용을 피한다. 다음과 같은 고정액이 좋다.

Absolute ethanol, 10% NBF, 10% formalin

2) 절편

파라핀절편, 비탈회수지절편, 4~5 μm

3) 기구

햇빛 또는 UV 램프, 화학적으로 깨끗한 Coplin jar, 눈금실린더, 삼각플라스크

4) 정도관리

칼슘이 포함된 절편을 양성대조로 사용한다.

4. 용액의 제조

1) 5% silver nitrate ($AgNO_3$) 용액

Silver nitrate	5 g
증류수	100 mL

2) 5% sodium thiosulfate 용액

Sodium thiosulfate	5 g
증류수	100 mL

3) Nuclear fast red용액

161쪽 참조

5. 염색과정

Von Kossa 염색			
탈파라핀	1	Xylene	각 5분 3회
함수	2	무수 ethanol → 70% ethanol	각 30회 침적
수세	3	흐르는 수돗물, 증류수	10분, 헹굼
은침	4	5% silver nitrate 용액	1~2시간(밝은 햇빛 또는 UV 조사)*
수세	5	증류수	3회 헹굼
정착	6	5% sodium thiosulfate 용액	2~3분
수세	7	증류수	3회 헹굼
대조염색	8	Nuclear fast red 용액	5분
수세	9	증류수	3회 헹굼

탈수	10	95% ethanol I, II, 100% ethanol I, II, III	각 1분
투명	11	Xylene I, II, III	각 5분
봉입	12	합성수지	

*칼슘염이 흑갈색으로 변할 때까지

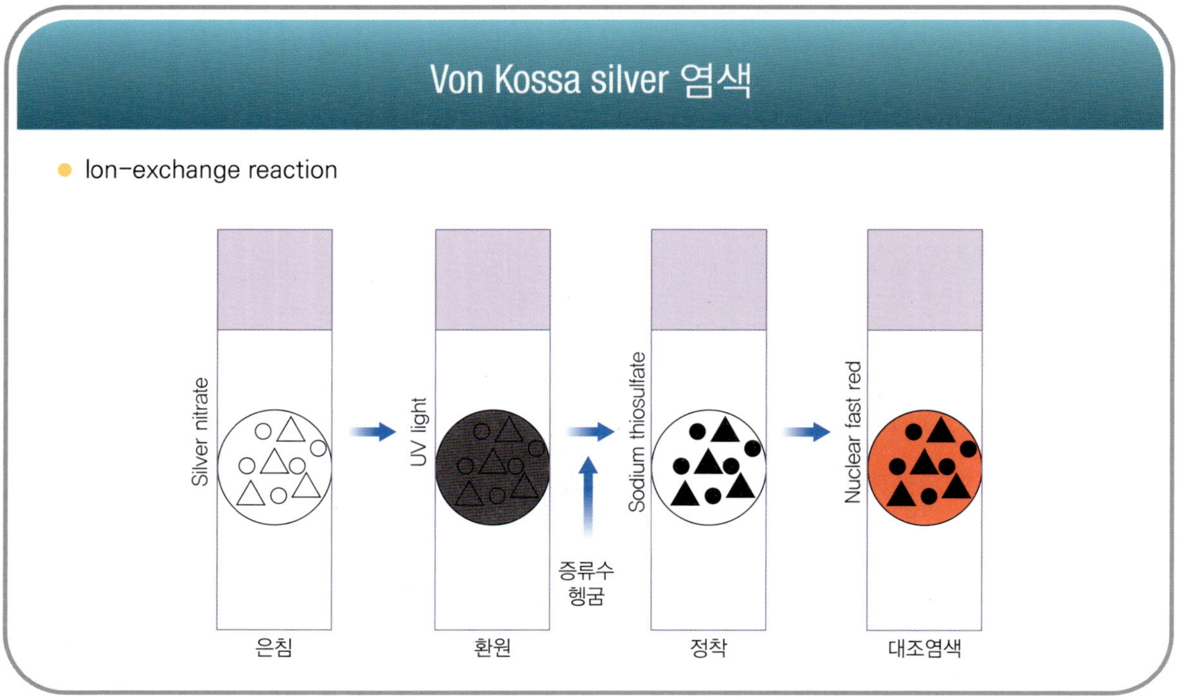

6. 염색결과(그림 13-1~3)

- 칼슘침착 부위 : 짙은 갈색 – 흑색
- 세포핵 : 적색

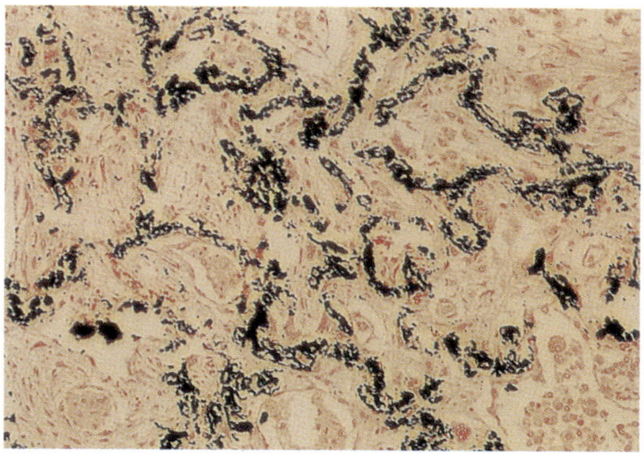

그림 13-1. 고칼슘혈증의 폐. von Kossa 염색. ×100. 기질 화가 일어나고 있지만 폐포벽을 따라 Ca이 침착되어 있다.

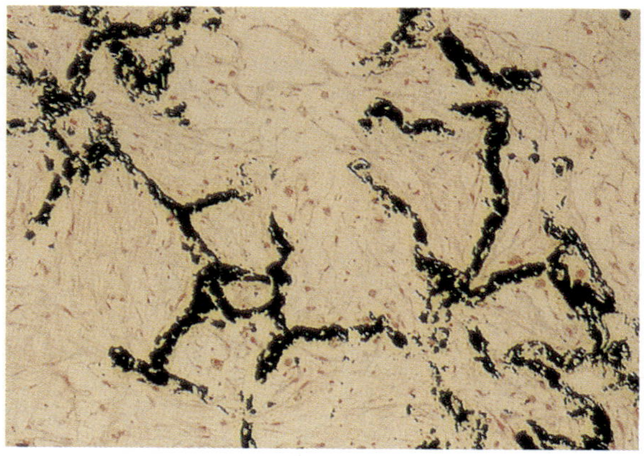

그림 13-2. 그림 13-1의 다른 시야. ×100

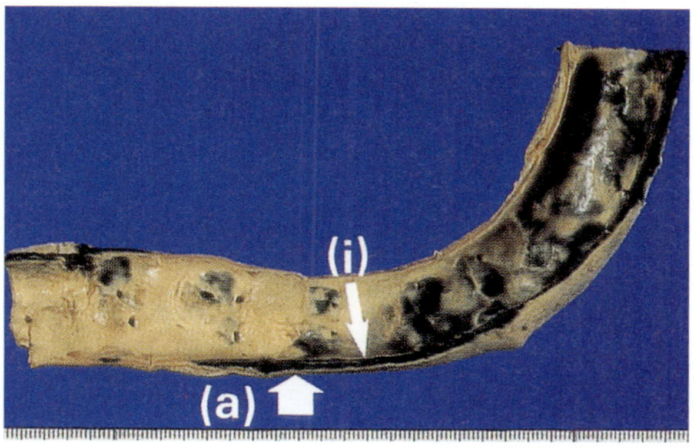

그림 13-3. 동맥경화증. 육안염색표본. 연합판막증에 대동맥류가 합병된 증례. 대동맥(주로 중간막)에 뚜렷한 석회침착이 보인다. (i)

7. 참고

- 대조절편을 반드시 사용해야 한다.
- 고정액은 알코올이 가장 좋다.
- silver nitrate은 순도가 높은 것을 사용하고 냉암소에 보관한다. 증류수도 탈이온한 것을 사용한다.
- 은염색 시 햇빛 아래에서 직접 반응시키면 반응이 빠르지만 비특이적 반응이 일어나기 쉬우므로 백열등(100W) 아래에서 수행하는 것이 좋다.
- 절편 이동과정 시 금속성 핀셋의 사용을 금한다.
- 육안염색을 하는 경우는 증류수로 자주 교환하면서 2일간 수세, 은액에 20~30분 정도 반응(육안상 흑색으로 보임), 증류수에 수세, 5% sodium thiosulfate 수용액 10~20분, 수돗물에 수세하여 글리세린에 보관한다.
- 이 반응은 구리, 수은, 납, 요산, 요산염, 스트론튬, 바륨 등에도 양성을 나타낸다. 요산과 요산염의 침착이 의심될 때는 포화탄산리튬 수용액에 넣어 제거한다.

13.2 Alizarine red S 염색

1. 목적

조직 내 침착된 칼슘의 검출에 사용된다.

2. 원리

Alizarine red S와 calcium과의 lake를 형성하는 데 기초한 염색이다. 이러한 염료를 레이크 염료(lake dye) 또는 무기성 매염염료(inorganic mordant dye)라 부른다. 이들 염료와 결합할 수 있는 금속은 매염제로 작용한다. 레이크 염료는 대부분 레이크를 형성하여야 염색능력을 지니게 된다. 그러나 레이크 염료 자체도 매우 약하기는 하지만 염색능을 가지고 있다.

3. 준비

1) 고정

von Kossa 염색과 동일

2) 박절

파라핀 절편, 비탈회수지절편, 4~5 μm

3) 기구

화학적으로 깨끗한 Coplin jar, 눈금실린더, 삼각플라스크

4) 정도관리

칼슘이 포함된 절편을 양성대조로 사용한다.

4. 용액의 제조

1) Alizarine red S 용액

1% alizarine red S (C.I. 58005) 수용액
0.1% ammonia water (증류수에 희석)

1% alizarine red S 수용액을 교반기로 교반하면서 0.1% ammonia water를 서서히 첨가하여 최종 pH가 6.36~6.40이 되도록 조절한다.

2) 1 % light green 용액

Light green SF yellowish (C.I. 42095)	1 g
증류수	100 mL
Glacial acetic acid	1 mL

5. 염색과정

Alizaline Red S 염색			
탈파라핀	1	Xylene	각 5분 3회
함수	2	무수 ethanol → 70% ethanol	각 30회 침적
수세	3	흐르는 수돗물, 증류수	10분, 헹굼
염색	4	1% alizarine red S 용액	2~5분
수세	5	증류수	5~6회 헹굼
대조염색	6	1% light green 용액	1분
수세	7	증류수	가볍게 헹굼
탈수	8	95% ethanol I, II, 100% ethanol I, II, III	각 1분
투명	9	Xylene I, II, III	각 5분
봉입	10	합성수지	

6. 염색결과(그림 13-4~6)

- 칼슘(염) : 주황색
- 배경 : 녹색

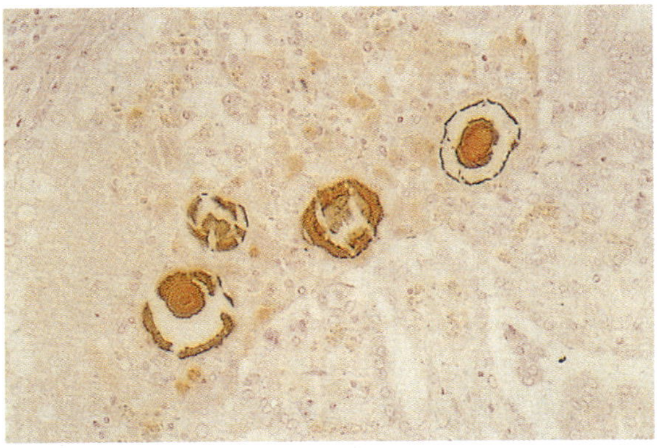

그림 13-4. 갑상샘 유두종. von Kossa 염색. ×200. 질산은 용액 20분 반응. 반응시간의 부족으로 칼슘침착 부위가 약간 약하게 염색되어 있다.

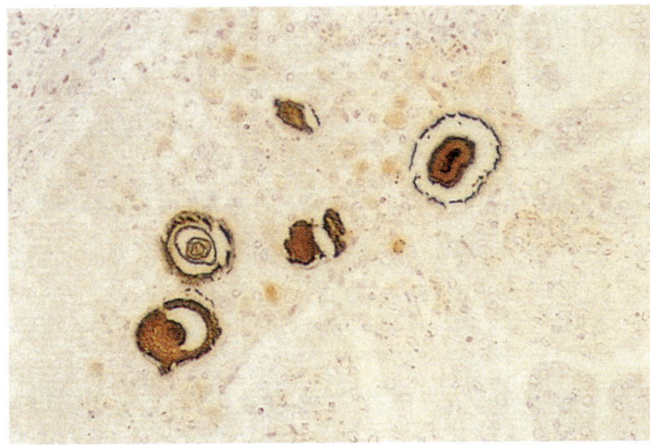

그림 13-5. 그림 13-4와 동일조직. von Kossa 염색. ×200. 질산은용액에 60분 반응. 칼슘침착 부위가 흑갈색으로 뚜렷하게 관찰된다.

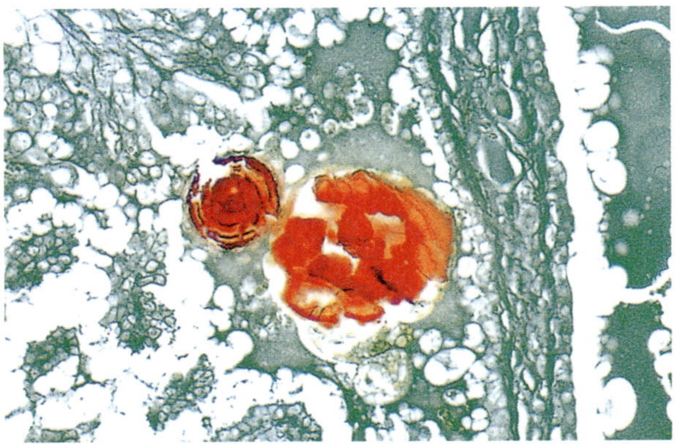

그림 13-6. 그림 13-4와 동일조직. Alizarine red S 염색. ×200. 칼슘침착 부위가 주황색으로 염색된다.

7. 참고

- alizarine red S는 pH 4~8 사이에서만 lake를 만든다. 염료 용액의 산성이 강하면 칼슘염이 녹아나갈 수 있다.
- alizarine red S는 칼슘 검출에 이용되고 있는 여러 종류의 anthraquinone의 hydroxyl 유도체중의 하나이며, 이 유도체들 중에서 가장 우수한 염료이다. 이 유도체는 칼슘염의 검출에 상당히 특이적인 방법이기는 하나 그 양이 적을 경우 반응의 예민도(sensitivity)가 낮다.
- 칼슘 외에 철을 비롯하여 중크롬산, 승홍 등도 alizarine red S와 lake를 형성하므로 처리 과정에서 이들 성분들을 피해야 한다.

13.3 Safranin O-fast green 염색

1. 목적

연골조직의 염색에 가장 흔히 사용되고 있는 염색이다. 관절염에서는 연골조직 내 프로테오글리칸(proteoglycan)이 감소되어 정상 연골조직에 비해 뚜렷한 safranin O 염색성의 감소가 나타난다.

2. 원리

Safranin O는 염기성(양이온성) 염료로 연골조직의 세포외기질을 형성하는 chondroitin 6-sulphate와 keratin sulphate의 음으로 하전된 다가음이온(polyanions)과 결합하는 데 기초한 염색이다.

3. 준비

1) 고정

10% neutral buffered formalin

2) 절편

탈회조직, 파라핀 절편, 4~5 μm

3) 기구

화학적으로 깨끗한 Coplin jar, 눈금실린더, 삼각플라스크

4) 정도관리

마우스 무릎관절 탈회절편조직을 양성대조로 사용한다.

4. 용액의 제조

1) Weigert iron hematoxylin

(1) Hematoxylin 용액

hematoxylin	1 g
무수에탄올	100 mL

(2) Iron 용액

ferric chloride	2 g
농염산	1 mL
증류수	95 mL

사용 직전에 두 용액을 동량 혼합하여 사용한다. 자색~흑색을 띠면 사용한다. 혼합액이 갈색을 띠면 폐기하고 새로 제조한다.

2) 0.02% fast green 수용액

Fast green FCF	0.02 g
증류수	100 mL
신선하게 제조하여 사용한다.	

3) 1% acetic acid 수용액

Glacial acetic acid	1 mL
증류수	99 mL

4) 1% safranin 용액

Safranin O	1 g
증류수	100 mL
신선하게 제조하여 사용한다.	

5. 염색과정

Safranin O-fast green 염색			
탈파라핀	1	Xylene	각 5분 3회
함수	2	무수 ethanol → 70% ethanol	각 30회 침적
수세	3	흐르는 수돗물, 증류수	10분, 헹굼
핵염색	4	Weigert iron hematoxylin 용액	3분
수세	5	흐르는 수돗물	5분
염색	6	0.02% fast green 용액	3분
분별	7	1% acetic acid	가볍게 헹굼
염색	8	1% safranin O 용액	3분
수세	9	증류수	3회 헹굼
탈수	10	95% ethanol, 100% ethanol	가볍게 헹굼, 3회 각 30초
투명	11	Xylene I, II, III	각 5분
봉입	12	합성수지	

6. 염색결과(그림 13-7, 8)

- 연골조직 : 적색
- 배경 : 연한 청색

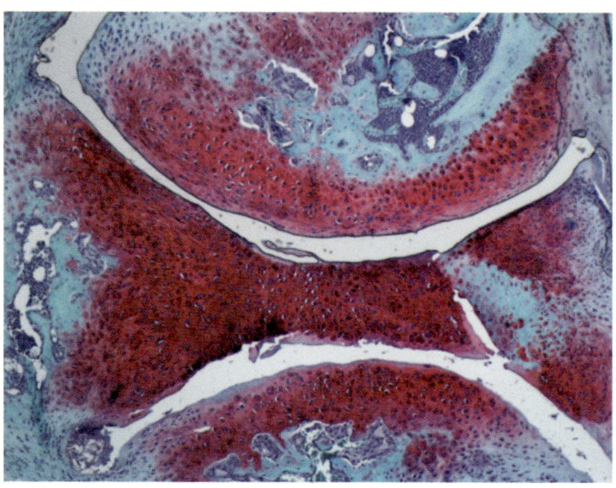

그림 13-7. 마우스 무릎 관절(정상). Safranin O-fast green 염색. ×40. 관절 표면의 연골조직이 적색으로 염색되어 있다.

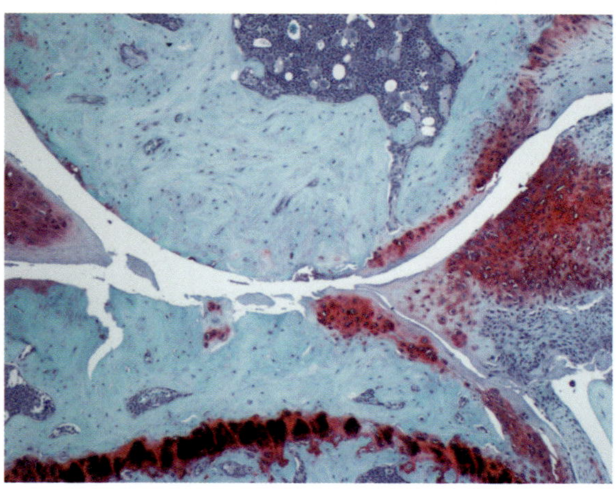

그림 13-8. 마우스 무릎 관절(관절염 유발). Safranin O-fast green 염색. ×40. 관절 표면에서 연골조직의 감소와 함께 적색 염색성이 많이 감소되어 있다.

7. 참고

포름산 탈회절편이 EDTA 탈회절편에 비해 색상이 더 선명한다.

참고문헌

1. An YH, Martin KL. Hamdbook of Histology methods for bone and cartilage. Humana Press. New Jergy, 2003.
2. Goland P et al. Cyanuric acid chloride and N-methyl morpholine in methanol as a fixative for polysaccharides. Stain Technol, 42:41-51, 1967.
3. Lund-Hansen T. et al., A quantitative cytochemical assay of beta-galactosidase in single cultured human skin fibroblasts. Histochemistry, 81: 321-330, 1984.
4. Tripp EJ, Mackay EH. Silver staining of bone prior to decalcification for quantitative determination of osteoid sections. Stain Technol, 47:129-136, 1972.

13.1

실 습 보 고 서

성명		학번		실습일자		확인	

뼈 및 연골조직 염색

+ 염색방법 :

+ 고정액 :

+ 절편두께 :

+ 대조조직 :

주요시약	목적

✚ 염색원리 :

✚ 염색목적 :

✚ 염색결과 :

✚ 실수원인 :

13.2 실 습 보 고 서

성명		학번		실습일자		확인	

뼈 및 연골조직 염색

✚ 염색방법 :

✚ 고정액 :

✚ 절편두께 :

✚ 대조조직 :

주요시약	목적

✚ 염색원리 :

✚ 염색목적 :

✚ 염색결과 :

✚ 실수원인 :

CHAPTER **14**

신경계의 염색법

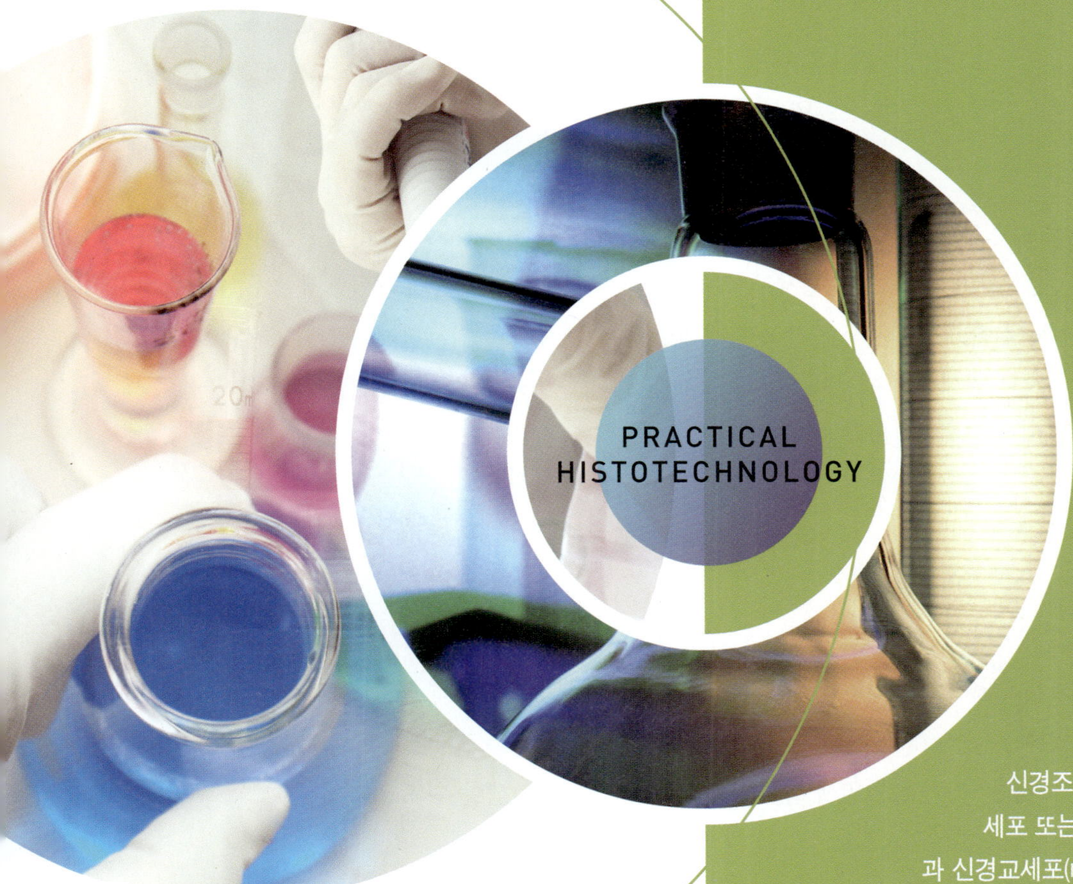

신경조직의 세포는 긴 돌기를 가진 신경세포 또는 신경원(nerve cell 또는 neurone)과 신경교세포(neuroglial cell)의 두 종류가 있다.

신경세포는 외부 자극에 반응하여 다른 신경세포나 근육, 샘 등에 정보를 전달하며 신경교세포는 신경세포 주변에 있으면서 신경세포를 지지하고 보호해주는 기능을 수행한다. 신경조직은 일반 조직과 달리 대부분의 경우 특수염색을 사용하여 병리학적 관찰이 시도된다. 이는 일반 염색에서 신경세포의 변화의 상당 부분을 볼 수 없기 때문이다. 신경조직의 특수염색은 신경원, 가지돌기, 세포체 내의 니슬소체, 축삭, 희돌기아교세포, 별아교세포 등의 변화를 관찰하는 데 사용되며, 특히 알츠하이머 질환(Alzheimer disease)의 노인반(senile plagues) 염색에도 활발히 사용되고 있다.

학습목표 instructional objectives

1. 신경조직 염색의 종류들과 검출 물질들을 설명한다.
2. 신경조직의 고정에 사용되는 고정액을 종류를 설명한다.
3. 신경조직 염색의 원리를 설명한다.
4. 신경조직 염색에 사용되는 절편의 종류와 두께에 대해 설명한다.

14.1 니슬소체 : Cresyl echt violet 염색(Vacca, 1985)

1. 목적

염기성 아닐린 염료로 신경세포의 핵이나 세포질 내 물질, 즉 니슬소체(Nissl body)를 염색하는 데 목적이 있다. 니슬소체는 전자현미경적으로 과립세포질그물과 자유 리보솜의 집합체로써 단백질 합성을 왕성히 이행하고 있다. 이 소체의 변화에 의해 신경세포 활동의 유무나 그 정도를 자세하게 판정할 수가 있다. 신경세포를 비교적 선택적으로 염색하기 때문에 신경세포의 이상, 세포탈락 등의 판정에 있어서도 빼놓을 수 없는 중요한 신경병리학에서 사용하는 기본적인 염색이다.

2. 원리

신경원은 과립세포질그물(rough endoplasmic reticulum)으로 구성된 니슬소체를 포함하고 있다. 과립세포질그물의 RNA로 인해 니슬소체는 염기성염료(bascic dye)에 강한 호염기성을 나타낸다. 용액의 pH와 분별 정도에 따라 니슬소체와 핵을 둘다 염색할 수도 있고 니슬소체만 염색할 수도 있다.

3. 준비

1) 고정

10% 중성완충포르말린

2) 절편

파라핀 절편 : 6~8 μm, 셀로이딘 절편 : 15 μm

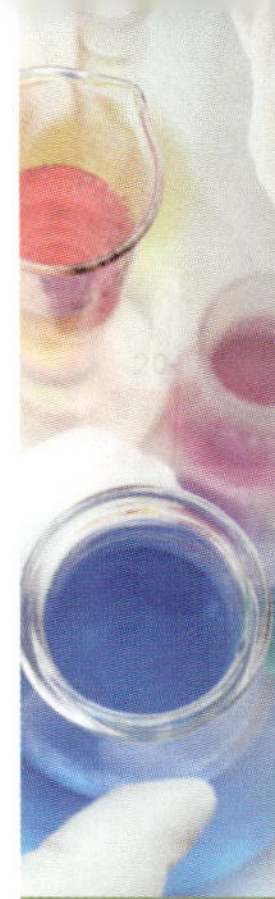

3) 기구

Coplin jar, 눈금 실린더, 삼각플라스크, 피펫

4) 정도관리

척수(spinal cord)를 양성 대조조직으로 사용한다.

4. 용액의 제조

1) Cresyl echt violet 저장액

Cresyl echt violet	0.5 g
증류수	80 mL
무수알코올	20 mL

따뜻하게 가온한 증류수에 cresyl echt violet를 넣어 잘 혼합한 후에 무수알코올을 첨가한다.

2) Cresyl echt violet 사용액, pH 2.5

Cresyl echt violet 저장액	45 mL
Glacial acetic acid	15 방울

5. 염색과정

Cresyl echt violet 니슬 염색			
탈파라핀	1	Xylene	각 5분 3회
함수	2	무수 ethanol → 70% ethanol	각 30회 침적
수세	3	흐르는 수돗물, 증류수	10분, 헹굼
염색	4	Cresyl echt violet 사용액	8분
탈수	5	95% ethanol I, II, 100% ethanol I, II, III	각 30초
투명	6	Xylene I, II, III	각 5분
봉입	7	합성수지	

6. 염색결과(그림 14-1, 2)

- Nissl body, 신경세포, 신경교세포의 핵 : 청자색
- 핵, 핵소체 : 자색
- 리포푸신, 지방색소 : 짙은 녹색 – 황록색

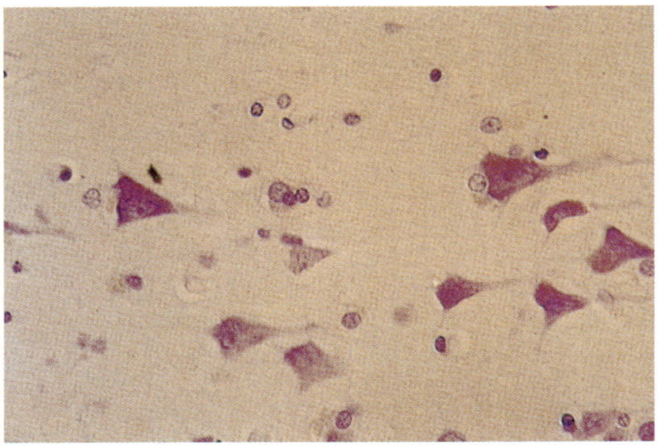

그림 14-1. 대뇌 회백질 뉴론. Cresyl echt violet 염색. ×100. 다수의 신경세포가 자색으로 염색되어 있다.

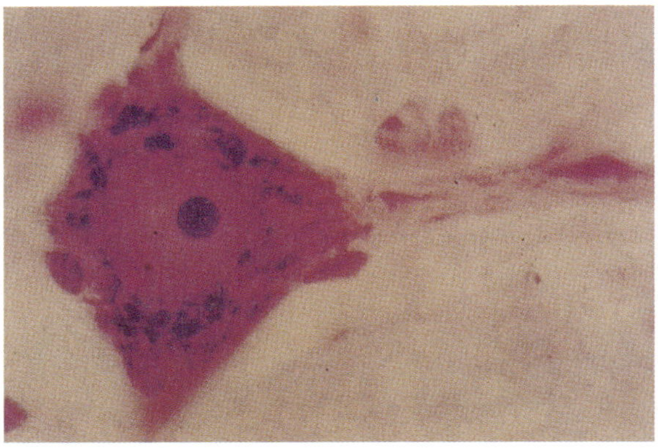

그림 14-2. 척수 앞뿔의 운동세포. Cresyl echt violet 염색. ×1,000. 세포질의 중심에 핵이 있고 뚜렷한 핵소체가 보인다. 니슬소체는 세포질 내(perikaryon)에 풍부하며 짙은 자색으로 염색되어 있다.

7. 참고

- 고정은 알코올이 가장 좋은 것으로 알려져 있지만 포르말린 고정으로도 충분한 성과를 얻을 수 있다. 오스뮴산이나 크롬이 함유된 고정액은 피한다.
- 니슬 염색액은 충분히 가온하여 사용한다. 가온 시간이 부족하면 니슬소체의 염색성이 약하고 배경의 공염도 많아진다.
- 에탄올에서의 분별은 탈수 시 염료가 약간 탈락한다는 것을 감안하여 약간 짙은 시점에서 끝내는 것이 좋은 결과를 얻어낼 수 있다.
- 니슬소체 염색에는 이밖에도 thionine, toluidine blue, methylene blue 등의 염료도 사용되고 있다.

14.2 말이집 : Klüver–Barrera luxol fast blue 염색

1. 목적

말이집(myelin sheath)는 축삭(axon)을 원통형으로 싸고 있는 구조물로 중추신경계에서는 희돌기세포에서, 말초신경에서는 말이집세포에서 만들어진다. 말이집염색은 탈수질환, 중독성질환 등에 나타나는 말이집의 장해 유무 및 정도를 판단하는 데 매우 중요한 의의가 있다. 말이집염색에는 여러 방법이 있으나 여기서는 파라핀 절편, 셀로이딘 절편 및 동결절편에 모두 사용할 수 있는 Klüver-Barrera 염색법에 관하여 기술한다.

2. 원리

1953년 Klüver와 Berrera에 의해 제창된 말이집염색은 종래의 크롬 매염의 원리와는 아주 다르다. 즉, 중추신경계 말이집 내의 폴피린이 자연적으로 존재한다는 사실로부터 폴피린유도체인 phthalocyanin을 포르말린에 고정한 말이집의 염색에 적용한다. 슬폰화된 알코올가용성의 luxol fast blue MBS (du pont사)는 copper phthalocyanin의 아민염이며 이 염료를 이용한 염색법이다. 중복염색이 가능하며, 현재 신경병리학에서 가장 빈번하게 사용되고 있는 방법이다.

3. 준비

1) 고정

10% 10% NBF (neutral buffered formalin)

2) 절편

파라핀 절편, 10~15 μm

3) 기구

Coplin jar, 56~58°C oven, 눈금 실린더, 삼각플라스크, 피펫

4) 정도관리

척수(spinal cord)를 양성 대조조직으로 사용한다.

4. 용액의 제조

1) Luxol fast blue 용액

Luxol fast blue MBSN	0.1 g
95% ethanol	100 mL
10% acetic acid	0.5 mL
반드시 여과하여 사용한다.	

2) 0.1% cresyl violet 수용액

Cresyl violet (C.I. 42555)	0.1 g
증류수	100 mL

사용 시에는 0.1% cresyl violet 수용액 30 mL에 대해 10% acetic acid 5방울을 첨가하여 여과한 다음 사용한다.

3) 0.05% lithium carbonate 용액

Lithium Carbonate	0.25 g
증류수	500 mL

5. 염색과정

Luxol Fast Blue 말이집 염색			
탈파라핀	1	Xylene	각 5분 3회
함수	2	무수 ethanol → 70% ethanol	각각 2~3회 교환
염색	3	Luxol fast blue 용액	56~58℃, 하룻밤
헹굼	4	95% ethanol	
수세	5	증류수	3회 각각 20초
분별	6	Lithium carbonate 용액	백질이 녹청색, 회백질이 무색이 될 때까지
수세	7	증류수	3회 각각 20초
대조염색	8	Cresyl violet 용액	37℃, 5분
분별	9	95% ethanol	3회 헹굼
수세	10	100% ethanol I, II, III	각 30초
투명	11	Xylene I, II, III	각 5분
봉입	12	합성수지	

6. 염색결과(그림 14-3~5)

- 말이집은 청자색, 니슬소체와 핵은 자색, 신경세포의 핵소체와 핵막은 짙은 청색-짙은 청록색으로 염색된다.

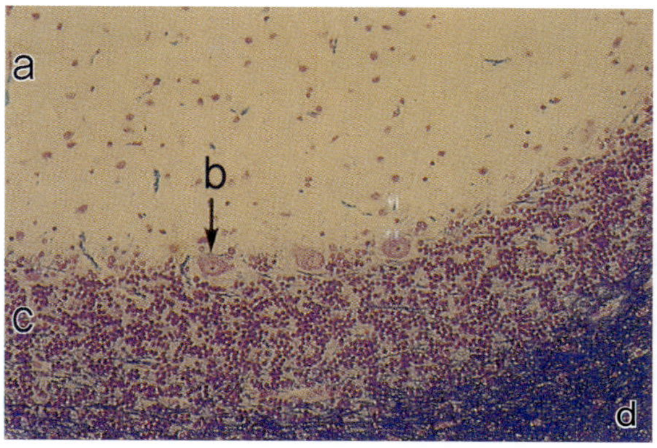

그림 14-3. 소뇌. luxol fast blue 염색. ×100. 분자층(a)은 백색, 조롱박세포(푸르키니예 세포) (b)와 과립층 (c)는 자색, 말이집 (d)은 청색으로 염색되어 있다.

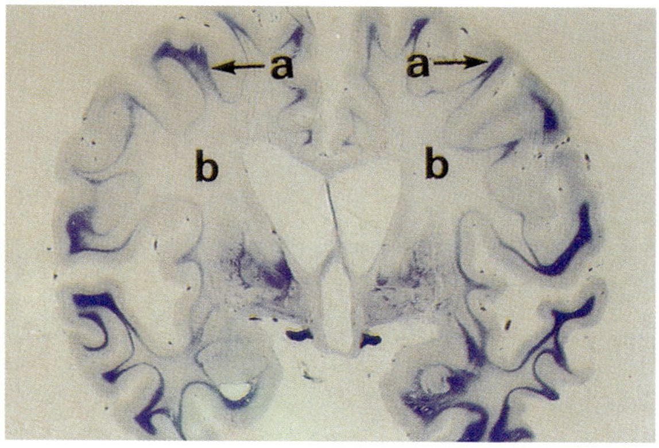

그림 14-4. 대뇌. luxol fast blue 염색. 셀로이딘절편, 15 μm. ×10. 대뇌 회백질에 광범위한 탈말이집을 보이는 대치 백질 디스트로피의 증례로서, 남아있는 말이집(a)은 청색이지만, 탈말이집병소(b)는 염색되지 않아 그 차이가 뚜렷하다.

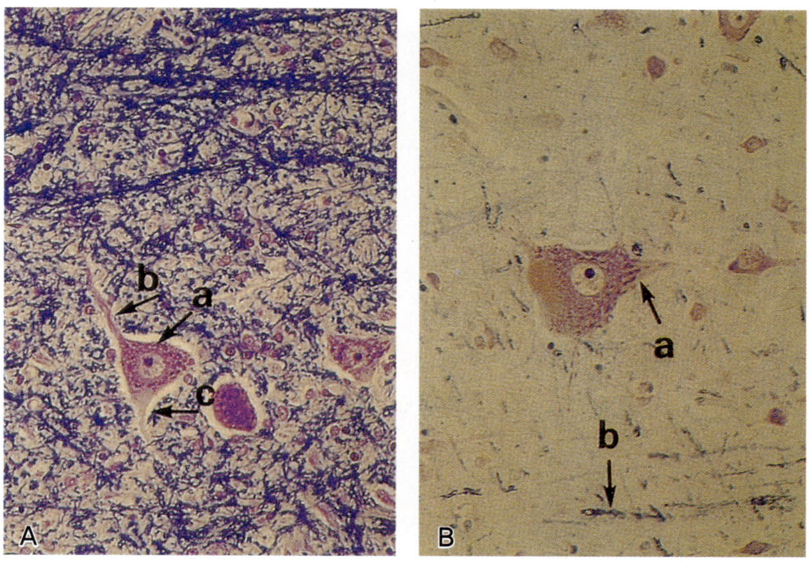

그림 14-5. A. 척수, B. 대뇌 회백질. luxol fast blue 염색. ×400. A에서는 척수앞뿔세포의 세포질(a) 및 수상돌기(b)의 니슬소체는 자색으로, 말이집은 청색으로 염색되어있다. (c)는 축삭으로 니슬소체가 보이지 않는 것이 특징이다. B에서 Betz 거대세포 내의 니슬소체 (a)가 자색, 말이집(b)이 청색으로 염색되어 있다.

7. 참고

- luxol fast blue 용액과 cresyl violet 수용액 염색 후 분별이 중요하다.
- 염색 중에 알코올이 증발되기 쉬우므로 염색 시에 증발되지 않도록 잘 밀폐한다.
- luxol fast blue에는 MBS와 MBSN이 있지만 어느 것을 사용해도 좋다.

14.3 신경원섬유의 염색(Bodian법)

1. 목적

신경원섬유는 신경세포의 세포질이나 축삭돌기 및 수상돌기 내에 존재하는 미소세관이나 신경세사로 이루어진 가는 섬유이다. 이 섬유는 호은성 섬유로써 은에 도은된다. 신경원섬유는 병적상태에서 증가 또는 감소한다. 특히, 노화 또는 Alzheimer병, 노인성 치매 등의 특수질환에서는 Alzheimer 원섬유 변화라 부르는 호은성의 굵은 섬유가 세포 내에 출현한다.

2. 원리

일반적인 도은법과 같은 원리로 염색된다. 신경세포의 세포질, 축삭돌기, 수상돌기 내의 신경세관이나 신경세섬유는 호은성을 지니고 있다. 이들은 Bodian silver에 의해 광학현미경상 신경원섬유로 도은된다.

3. 준비

1) 고정

10% NBF(neutral buffered formalin)

2) 절편

파라핀 절편, 6~10 μm

3) 기구

화학적으로 깨끗한 Coplin jar, 37°C incubator, 작은 비이커, 눈금실린더, 삼가글라스크

4) 정도관리

말초신경 또는 대뇌 회백질을 양성 대조조직으로 사용한다. 척수는 대부분의 신경섬유가 횡단절편으로 나타나기 때문에 좋지 않다. 화학적으로 깨끗한 초자기구를 사용하고 비금속성 핀셋으로 취급한다.

4. 용액의 제조

1) Protein silver 수용액

Protein silver (protargol S) (Merck, C.I. 7447)	1 g
증류수	100 mL
구리조각(metallic copper)	4~6 g

증류수 100 mL에 protein silver 1 g을 수면에 부유되도록 살며시 얹어 놓는다. 30분~1시간 정도 실온에 방치하여 자연히 용해되도록 한다. 무리하게 교반하면 포말이 생겨 염색에 좋지 않은 영향을 미친다. 이 용액을 염색용기에 옮긴 후 촉매로서 구리조각을 염색용기 바닥에 넣어 사용한다.

2) 환원액

Hydroquinone ($C_6H_4(OH)_2$)	1 g
Sodium sulfite, anhydrous (Na_2SO_3)	4 g
증류수	100 mL

2~3시간 실온에 방치하였다가 사용한다.

3) 0.5% gold chloride ($HAuCl_4 \cdot 4H_2O$) 수용액

4) 2% oxalic acid ($H_2O_4C_2 \cdot 2H_2O$) 용액

Oxalic acid	2 g
증류수	100 mL

5) 5% sodium thiosulfite ($Na_2S_2O_3 \cdot 5H_2O$)수용액

Sodium thiosulfate	5 g
증류수	100 mL

5. 염색과정

Bodian 신경원섬유 염색			
탈파라핀	1	Xylene	각 5분 3회
함수	2	무수 ethanol → 70% ethanol	각 30회 침적
수세	3	흐르는 수돗물, 증류수	10분, 헹굼
은침	4	Protein silver 용액	37℃, 18~30시간
수세	5	증류수	3회, 총 45~90초
환원	6	환원액	10분
수세	7	증류수	3회, 총 60초
조색	8	0.5% gold chloride 용액	10분
수세	9	증류수	3회, 총 60초
발색	10	2% oxalic acid 용액	3~5분(배경이 회색, 신경섬유가 뚜렷이 나타날 때까지)
수세	11	증류수	3회 총 60초
정착	12	5% sodium thiosulfate 용액	5분
수세	13	흐르는 수돗물	10분
탈수	14	95% ethanol I, II, 100% ethanol I, II, III	각 1분
투명	15	Xylene I, II, III	각 5분
봉입	16	합성수지	

6. 염색결과(그림 14-6, 7)

- 신경원섬유, 축삭, 수상돌기, 신경종말 : 흑색-흑갈색

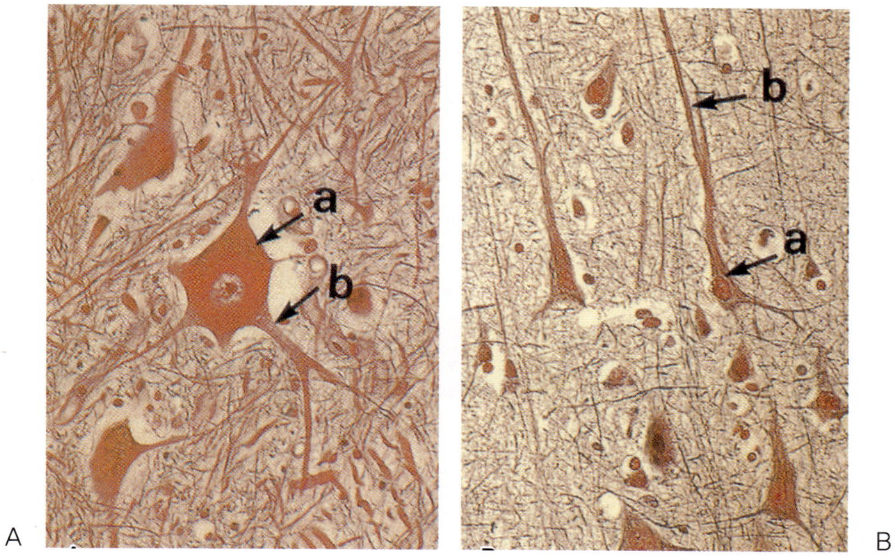

그림 14-6. A. 척수앞뿔세포, B. 대뇌 회백질신경세포. Bodian 염색.
×400. 신경세포내(a) 및 돌기내(b)에 흑색으로 염색된 신경원섬유가 보인다.

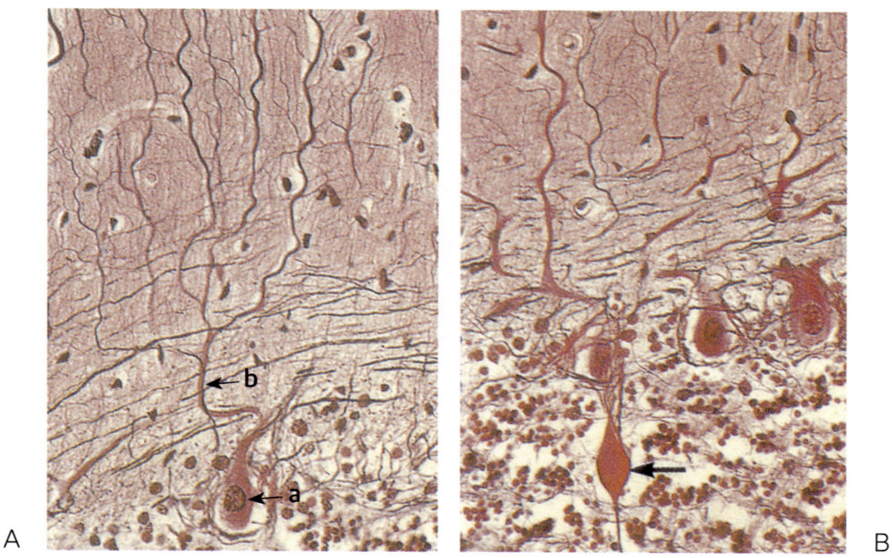

그림 14-7. 소뇌. Bodian 염색.
×400. A에서는 조롱박세포의 세포체(a) 및 돌기(b) 내의 신경 원섬유가 흑색-흑갈색으로 도은되어 있다.
B는 노인뇌의 증례로써 푸르키니예세포의 축삭이 방추상으로 볼록해진다(화살표). 이러한 소견을 torpedo(어뢰)라고 부른다.

7. 참고

- 대조표본으로 성인의 대뇌 회백질(Betz 거세포, giant cell of Beta), 성인의 척수(앞뿔세포) 및 소뇌(조롱박세포, Purkinje cell) 등을 사용하면 좋다.
- Protein silver는 Merck Art 7447, 구리조각은 일본 小定化學에서 판매되는 1~1.5 cm^2 정도의 얇은 금속구리를 사용하면 좋다.

14.4 Bielschowsky 염색(Sevier-Munger 변법)

1. 목적

Alzheimer 질환에서 신경섬유, 신경섬유농축체(neurofibrillary tangles) 및 노인반(senile plaques)의 염색에 사용된다.

2. 원리

호은성(argylophilia)을 이용한 염색이다. 조직절편에 silver nitrate를 침투시킨 후 formaldehyde를 사용하여 silver 침전물을 금속성 은(metallic silver)으로 환원시킨다. Gold chloride에 의한 조색 과정을 거치지 않기 때문에 배경이 황색으로 남아 있다. Sodium thiosulfate는 비반응된 은을 제거한다.

3. 준비

1) 고정

10% NBF(neutral buffered formalin)

2) 절편

파라핀 절편, 6~8 μm

3) 기구

Coplin jar, Whatman #1 여과지, 삼각플라스크, 피펫

4) 정도관리

중추신경계로부터 채취한 검체를 양성대조로 사용한다.

4. 용액의 제조

1) 20% silver nitrate 용액

Silver nitrate	10 g
증류수	50 mL

2) 10% silver nitrate 용액

Silver nitrate	10 g
증류수	100 mL

3) 포르말린 용액

37~40% formaldehyde	2 mL
증류수	98 mL

4) Sodium carbonate 용액

Sodium carbonate	8 g
증류수	30 mL

5) Ammoniacal silver 용액

10% silver 50 mL에 강암모니아수를 흑갈색 침전물이 형성되었다가 거의 사라질 때까지 한 방울씩 떨어뜨린다. 암모니아수 방울을 떨어뜨리는 사이에 잘 흔들어준다. 침전물이 약간 남아 있도록 조절한다. 용액이 약간 혼탁한 상태에서 멈춘다. 이 시점에서 sodium carbonate 용액 5 mL을 첨가하고 잘 흔들어준다. 이어 추가로 암모니아수 25방울을 첨가하고 잘 흔들어준다. 이 상태에서 용액이 투명해져야 한다. 여과한 후 마개를 해둔다.

6) 5% sodium thiosulfate 용액

Soodium thiosulfate	5 g
증류수	100 mL

5. 염색과정

Bielschowsky 염색			
탈파라핀	1	Xylene	각 5분 3회
함수	2	무수 ethanol → 70% ethanol	각 30회 침적
수세	3	흐르는 수돗물, 증류수	10분, 헹굼
은침투	4	20% silver nitrate 용액	60℃(미리 가온), 15분
수세	5	증류수	3회, 헹굼
건조	6	깨끗한 용기에 옮겨 건조	
환원	7	별도의 용기에서 ammoniacal silver 용액에 포르말린 용액을 10방울 첨가한 후 건조슬라이드 용기 내로 신속히 붓는다	5~30분
수세	8	흐르는 수돗물	
정착	9	5% sodium thiosulfate 용액	2분
수세	10	흐르는 수돗물	10분
탈수	11	95% ethanol I, II 100% ethanol I, II, III	각 1분
투명	12	Xylene I, II, III	각 5분
봉입	13	합성수지	

6. 염색결과(그림 14-8)

- 신경 종말, 신경원섬유 : 흑색
- 신경섬유농축체(neurofibrillary tangles), 신경돌기 프라크(peripheral nuerite)의 말초 신경돌기 : 흑색

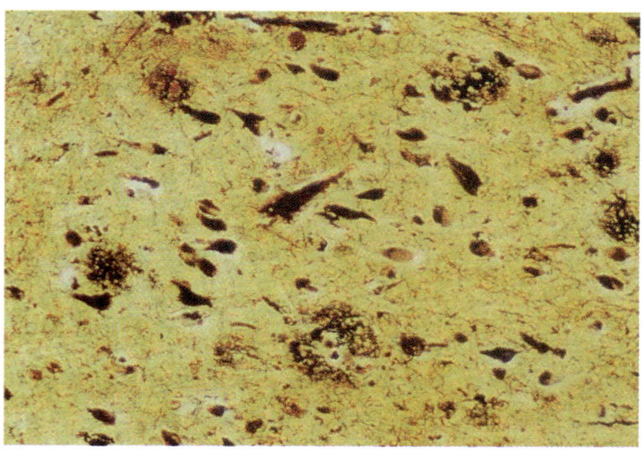

그림 14-8. 알츠하이머환자의 대뇌 회백질. Bielschowsky의 Seiver-Munger 변법. ×200. 몇 개의 노인반(senile plaques)이 관찰된다.

7. 참고

- 매우 안정되고 재현성이 높은 염색이다.
- 암모니아수와 포르말린의 농도 그리고 그것의 상대 비율이 염색 발색에 매우 중요한 요소이다.
- ammoniacal silver 용액 제조 시 첫 암모니아수를 첨가하였을 때 소수의 몇 알갱이 은침전물이 남아 있어야 한다. 암모니아수를 너무 과다하게 떨어뜨리지 말아야 한다.
- 이 방법은 호은성 염색으로 일부 유암종 종양세포(carcinoid tumor cells)의 과립을 증명하는 데도 유용하게 사용할 수 있다.

참고문헌

1. Cajar S, Ramon Y. Contribuction al conocimiento de la neuroglia del cerebro humano. Travaux du Laboratoire de Recherches Biologique de L'Universite de Madrid, 2:255, 1913.
2. Gallyas F. An improved silver stain for developing nervous tissue. Stain Technol, 54:193-200, 1979.
3. Gallyas F. Silver staining of Alzheimer neurofibrillary changes by means of physical development. Acta Morphologica Academiae Scientium Hungaricae, 19:1-8, 1971.
4. Haga C, Yamaguchi H, Ikeda K, Kosaka K. PAM modified methenamine silver stain for senile plaguescomparison with β-protein immunostaining. Dementia(Japan), 3:417-422, 1989.
5. Kluver H, Barrera E. A method for the combined staining of cells and fibers in the nervous system. J Neuropathol Exp Neurol 12:400, 1953.
6. Nauta WJH, Gygax PA. Silver impregnation of degenerating axons in the central nervous system : a modified technique. Stain Technol, 29:91-93, 1954.
7. Siever AC, Munger BL. A silver method for paraffin sections of neural tissue. J Neuropathol Exp Neurol 24:130, 1965.

14.1

실 습 보 고 서

성명		학번		실습일자		확인	

신경계의 염색

+ 염색방법 :

+ 고정액 :

+ 절편두께 :

+ 대조조직 :

주요시약	목적

+ 염색원리 :

+ 염색목적 :

+ 염색결과 :

+ 실수원인 :

14.2 실 습 보 고 서

성명		학번		실습일자		확인	

신경계의 염색

✚ 염색방법 :

✚ 고정액 :

✚ 절편두께 :

✚ 대조조직 :

주요시약	목적

+ 염색원리 :

+ 염색목적 :

+ 염색결과 :

+ 실수원인 :

CHAPTER **15**

핵산 염색

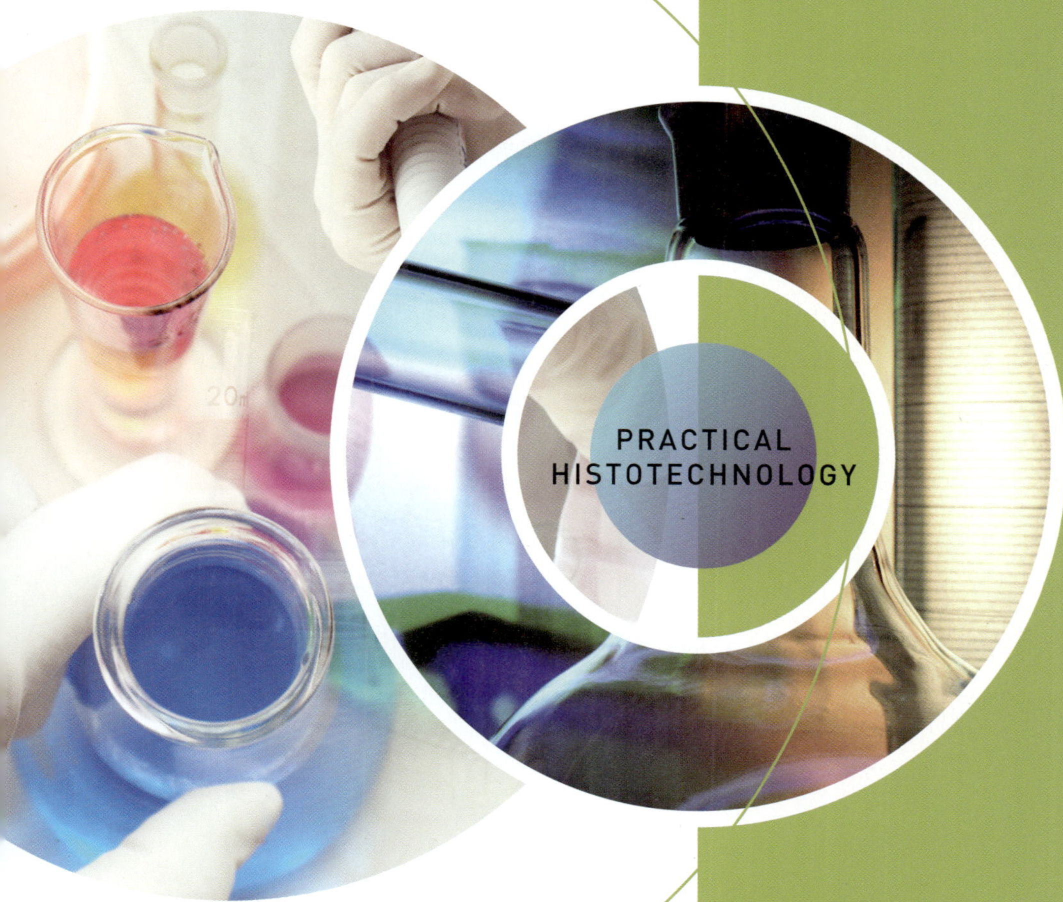

핵산은 DNA와 RNA의 두 종류가 존재하며, 오탄당, 염기, 인산으로 이루어진 뉴클레오티드(nucleotide)가 중합된 폴리뉴클레오티드(polynucleotide)로 구성되어 있다. 임상적으로는 형질세포종(plasmocytoma)과 다른 종양을 구별하는 데 사용되고 있다. 이는 형질세포종세포 내에 RNA가 풍부한 것을 이용한 것으로 methyl green-pyronon (MGP) 염색이 대표적인 염색이다.

학습목표 instructional objectives

1. 핵산의 구성 성분을 설명한다.
2. 핵산 염색법과 검출 성분의 차이를 설명한다.
3. 포일겐 반응과 MG-P 염색의 원리를 설명한다.
4. 포일겐 반응의 가수분해 시간과 고정액과의 관계를 설명한다.

15.1 포일겐 반응(Feulgen reaction)

1. 목적

핵산 내의 당(deoxyribose)을 증명하기 위해 Feulgen과 Rosenbeck에 의해 고안된 반응이다. 이 반응은 DNA 증명법으로써 특이성이 높고, 종양 등의 세포동태(cell kinetics)를 알아내는 데 중요한 수단으로 널리 사용되고 있다.

2. 원리

DNA를 1N의 염산수로 가수분해하면 purine 염기가 선택적으로 분리된다. 이 반응에 의해 deoxyribose는 알데히드형의 이성질체(isomer)를 형성한다. 형성된 알데히드에 Schiff 시약(leucofuchsin)을 반응시키면 본래의 basic fuchsin과는 다른 장파장의 Feulgen 염료(basic fuchsin보다 약간 청색)의 복합체를 만든다.

3. 준비

1) 고정

10~20% NBF 또는 Carnoy 용액이 우수하지만, 그 밖의 다른 고정액도 사용이 가능하다. 단, Bouin용액은 핵산을 과산화시키는 경향이 있으므로 사용을 금한다.

2) 절편

파라핀 절편, 4~5 μm. 절편이 너무 얇으면 오히려 사진촬영에 부적합하다.

3) 기구

60°C oven, Coplin jar, 삼각플라스크, 눈금실린더, 여과지

4) 정도관리

모든 조직절편에 핵이 존재하므로 별도로 양성대조를 필요로하지 않는다.

4. 용액의 제조

1) 1N HCl

Conc. hydrochloric acid	83.5 mL
증류수	916.5 mL
물에 산을 서서히 첨가한다.	

2) Schiff 시약

Basic fuchsin (pararosaniline, C.I. 42500)	1 g
1N HCl	20 mL
Sodium metabisulfite ($Na_2S_2O_5$)	1 g

증류수 200 mL에 basic fuchsin을 첨가하여 끓을 때까지 가열하면서 서서히 녹인다. 5분간 흔들어 용액을 잘 혼합한 후에, 50°C까지 식힌다음 여과하며 1 N HCl 20 mL를 첨가한다. 이 용액을 완전히 식힌 후에 sodium metabisulfite를 첨가하여 햇빛이 차단된 암소에서 48~72시간 방치한다(연한 갈색으로 변함). 여기에 활성탄(activated charcoal) 2 g을 첨가하고 잘 흔들어 준 다음 여과하여 사용한다(무색으로 변함). 완성된 액은 갈색병에 담아 4°C에 보관한다.

3) Sulfite rinse 용액

10% sodium metabisulfite ($Na_2S_2O_5$) 수용액	6 mL
1N HCl	5 mL
증류수	100 mL
사용할 때마다 신선하게 조제한다.	

5. 염색과정

Feulgen 염색			
탈파라핀	1	Xylene	각 5분 3회
함수	2	무수 ethanol → 70% ethanol	각 30회 침적
수세	3	흐르는 수돗물, 증류수	10분, 헹굼
가온	4	증류수	60℃, 5~10분
가수분해	5	1N HCL	60℃, 10분(참고 1)
수세	6	증류수	2회, 각 2~3분
염색	7	Schiff 시약	10분
헹굼	8	Sulfite rinse 용액	3회, 각 2분
수세	9	흐르는 수돗물, 증류수	5분, 헹굼
탈수	10	95% ethanol I, II, 100% ethanol I, II, III	각 30초
투명	11	Xylene I, II, III	각 5분
봉입	12	합성수지	

6. 염색결과(그림 15-1)

DNA(세포의 핵, 염색질), 원충 및 세균의 핵물질, DNA 바이러스 감염에 의한 봉입체 등이 적자색으로 염색된다.

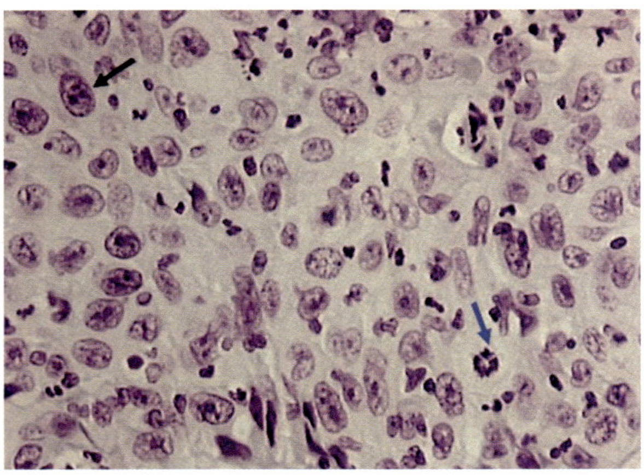

그림 15-1. 구강 편평세포암종(oral squamous cell carcinoma. Feulgen 반응. ×400. 1시간 염색한 것으로, 종양세포의 핵(흑색 화살표)과 이상 핵분열(청색 화살표)이 적자색으로 뚜렷이 관찰된다.

7. 참고

- 1N HCl의 가수분해에 걸리는 시간은 고정액의 종류에 따라 다르다.
  - Absolute ethanol, Zenker액 5분
  - Helly, Carnoy액 8분
  - 10 % formalin 10분
- Schiff 시약의 제조에 사용하는 basic fuchsin은 pararosaniline (C.I. 42500)을 사용한다.
- 포일겐 반응은 정성적인 DNA 염색의 경우 별 문제가 없으나, 현미분광측광법에 의한 DNA 정량을 목적으로 하는 경우에는 고정액, 가수분해의 조건, Schiff 시약 등에 대한 엄밀한 조건을 설정하는 것이 필요하다.
- 염색과정 8) 단계 후 light green으로 대조염색해주면 조직 구조를 좀 더 확실히 관찰할 수 있다.

15.2 Methyl green-pyronin (Unna-Pappenheim) 염색

1. 목적

이 방법은 DNA와 RNA를 모두 증명할 수 있는 방법이다. 그러나 그 원리와 염색의 특이성에서 아직 문제점이 있는 염색이다. 따라서 RNA를 정확히 증명하기 위해서는 ribonuclease에 의한 소화법을 병행할 필요가 있다. 오래전부터 형질세포(plasma cell)의 염색에 사용되어온 방법이며, 병리조직학적 검색이나 세포검사에서 골수종(myeloma)의 진단 시 이용되고 있다.

2. 원리

약산성(pH 4.2 부근) 하에서 DNA를 함유한 핵질부는 methyl green에 녹색-청록색, RNA를 다량 함유한 핵소체는 pyronin에 적색으로 염색된다. 특히 형질세포에서는 염색질이 뭉쳐 청녹색의 마차바퀴모양(cartwheel)으로 염색된다. RNA가 존재하는 핵소체와 리보솜(RNA와 단백질로 이루어진 입자)이 많은 과립세포질그물(rough endoplasmic reticulum)의 발달 부위가 전자현미경적으로도 일치하는 것은 RNA가 염색된다는 것을 시사하고 있다.

3. 준비

1) 고정

Carnoy 용액에서 2~3시간 고정한 후 즉시 탈수, 탈알코올, 포매하는 것이 바람직하다. 중성완충포르마린(NBF)에서 1~2일간 고정한 것은 가능하지만, 너무 오래된 것은 피하는 것이 좋다. 포르말린에 고정된 조직은 청색이 강하게 나타난다.

2) 절편

파라핀 절편, 4~5 μm. 3 μm 이하의 절편은 분별 시 탈색이 빨리 된다.

3) 기구

분리깔대기(separatory funnel), 고리 스탠드(ring stand), pH 미터, 삼각플라스크, 눈금실린더

4) 정도관리

형질세포가 포함된 조직을 양성대조로 사용한다.

4. 용액의 제조

1) Acetate buffer(저장액)

(1) 0.2 M acetic acid

Glacial acetic acid	2.3 mL
증류수	197.7 mL

(2) 0.2 M sodium acetate

Sodium acetate trihydrate	2.72 g
증류수	100 mL

2) Acetate buffer(사용액)

0.2 M acetic acid	150 mL
0.2 M sodium acetate	50 mL
NaOH나 acetic acid를 사용하여 pH 4.2로 조정한다.	

3) Methyl green 용액

Acetate buffer, pH 4.2	200 mL
Methyl green	1 g
*methyl green 용액은 정제하여 사용한다(참고 2).	

4) Methyl green-pyronin 용액

Methyl green 정제 용액	10 mL
Pyronin Y(또는 G)	10 mg

만일 핵 염색성이 좀 더 강한 녹색을 원한다면 methyl green 용액 5 mL를 더 추가하여 사용할 수 있다.

5. 염색과정

Methyl green–Pyroini 염색			
탈파라핀	1	Xylene	각 5분 3회
함수	2	무수 ethanol → 70% ethanol	각 30회 침적
수세	3	흐르는 수돗물, 증류수	10분, 헹굼
염색	4	Methyl green–Pyroinin 용액	5~10분(현미경 확인)
수세	5	증류수	신속히 헹굼
건조	6	여과지 사용	완전히 수분 제거
탈수	7	Acetone I, II	각각 15회 침적
탈수+투명	8	Acetone + Xylene 동량 혼합액	15회 침적
투명	9	Xylene I, II, III	각 15회 침적(I, II), 5분(III)
봉입	10	합성수지	

6. 염색결과(그림 15-2, 3)

- DNA(핵) : 녹색–청록색
- RNA(핵소체, 세포질) : 적색

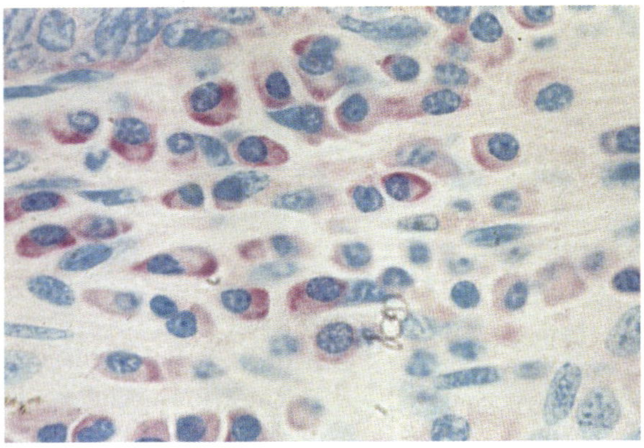

그림 15-2. 대장점막. MG-P 염색. ×400. 염색시간 2시간. 형질세포(plasma cell)의 세포질과 핵이 각각 적색과 녹색으로 선명하게 염색된다.

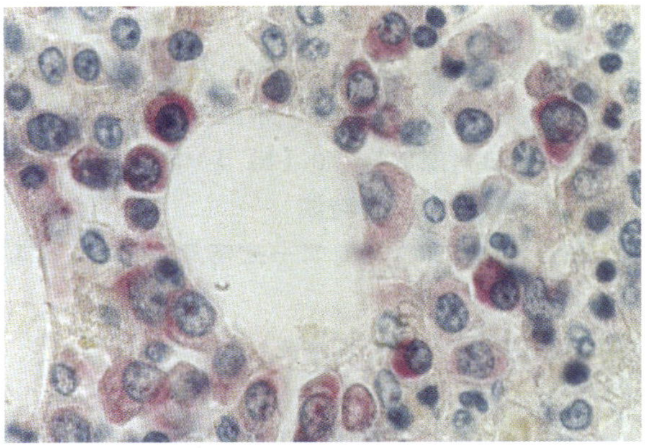

그림 15-3. 골수종. MG-P 염색. ×400. 산탈회 5일, 염색시간 15분. 종양세포의 세포질과 핵이 각각 적색과 청록색으로 염색된다.

7. 참고

- 이 염색의 성패 여부는 고정액과 염료(pyronin)의 선택 및 acetone에 의한 분별에 달려 있다.
- methyl green은 Merck, Chroma, Kodak사의 제품을 사용한다. 이 염료는 자연 산화로 인하여 methyl violet이 함유되어 있기 때문에, 다음과 같은 정제과정을 거쳐 제거한 후 사용한다.

  • Methyl green의 정제법

  Methyl green 수용액을 분액깔때기(separating funnel)에 넣고 50 mL의 chloroform을 가하여 충분히 진탕한 후 방치하면 methyl violet가 착색된 chloroform이 밑층으로 분리된다(그림 15-4). Chloroform층을 버리고 다시 새 chloroform으로 씻어낸다. chloroform이 무색으로 될 때까지 이 과정을 반복한다. Methyl green 내에 포함된 methyl violet를 완전히 추출하려면 약 2~3시간 정도 걸린다. 이 액은 갈색병에 넣어 밀폐한 후 냉장고에 보관하였다가 사용한다.
- pyronin Y는 Merck, Kodak사의 제품을 사용한다. 다른 회사의 제품을 사용해야 할 경우에는 얇은막 크로마토그래피(thin layer chromatography, TLC)를 실시하여 pyronin이 충분히 함유되어 있는가를 확인한다.

  • TLC에 의한 pyronin Y(G)의 검정

A. Normal phase TLC

• 준비물 : 전개조, precoated silica gel plate(20 × 20 cm glass plate, Kiselgel 60 F_{254}, Merck), 전개액(80 : 20 v/v n-propanol-formic acid), pyronin Y 용액(20 mg/50 % ethanol), 대조 pyronin Y 용액(Merck사 또는 Kodak사 제품)

• 방법 : ① 전개조에 전개액을 0.5 cm 높이 정도로 넣어 미리 포화시켜 둔다.

② silica gel plate를 100°C에서 30분간 activation한다.

③ silica gel plate의 한쪽 면의 약 1~1.5 cm 위쪽에(출발선) pyronin Y 용액을 20 μl 점적(spotting) 또는 streaking하여 즉시 hair dryer로 건조시킨다(대조 pyronin Y도 같은 전개액에 녹여 함께 전개한다).

④ 전개액이 포화된 전개조에 silica gel plate를 비스듬히 세워 전개시킨다.

⑤ silica gel plate의 반대 면까지 충분히 전개되면 꺼내어 말린다.

⑥ Rf 값을 구하여 대조 pyronin Y와 비교한다.

$$\text{Rf 값} = \frac{\text{시료의 이동거리}}{\text{용매의 이동거리}}$$

B. Reverse phase TLC(그림 15-5)

- 준비물 : 전개조(staining bottle이 적합), precoated RP silica gel plate(5×10 cm glass plste, RP-18 F254, Merck), 전개액(9:1 v/v methanol-증류수에 sodium acetate를 0.76 M 농도로 녹인 용액), pyronin Y 용액(0.15%/ 50% methanol), 대조 pyronin Y
- 방법 : ① ①~②까지는 normal phase 방법과 동일
  ② 전개액을 10 μl 점적 또는 streaking하여 hair dryer로 즉시 건조시킨다.
  ③ ④~⑤ 까지는 normal phase 방법과 동일

● RNA 증명에는 항상 대조로써 ribonuclease로 전처리한 절편이 필요하다.

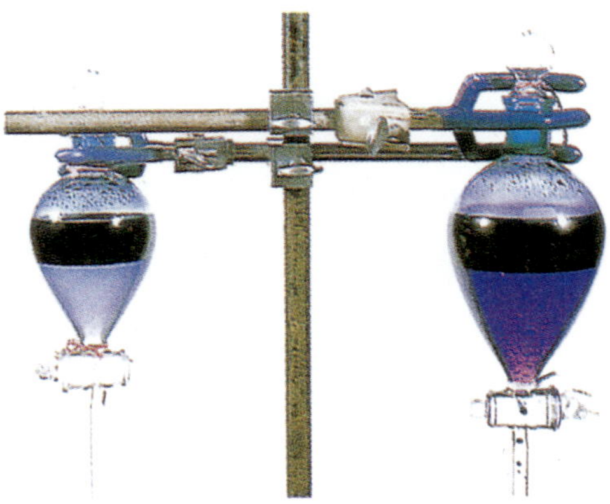

그림 15-4. 클로로포름 추출과정. 왼쪽 분리깔때기 밑의 클로로포름은 methyl violet의 착색이 없으나, 오른쪽의 깔때기 밑에는 methyl violet가 추출되어 착색되어 있다.

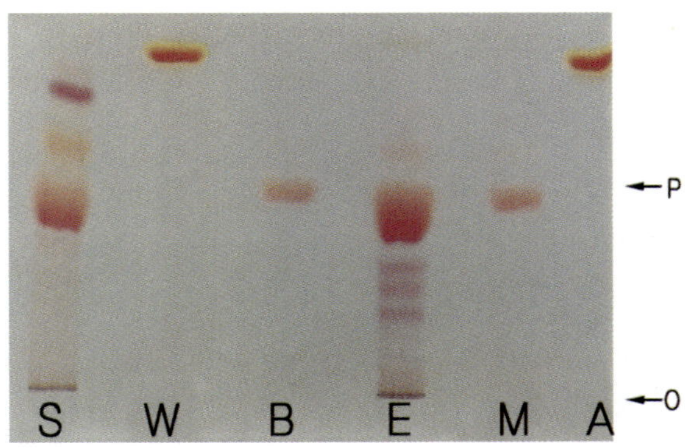

그림 15-5. pyronin Y의 reverse phase TLC상. 회사 제품에 따라 pyronin Y가 없는 것도 있다. ← p : pyronin Y

Ribonuclease에 의한 RNA 제거법

같은 두께의 절편을 3장 준비하여 탈파라핀, 함수과정을 거친 후에 다음의 방법에 따라 처리한다.

① 절편 1은 수세

② 절편 2는 대조로써 0.1 M phosphate buffer (pH 6.0) 또는 증류수에 넣어 37℃에서 1시간

③ 절편 3은 ribonuclease 용액(Sigma 제품, 0.1 M phosphate buffer (pH 6.0)에 0.1%로 용해한다)에 넣어 37℃에서 1시간 작용시킨다.

3장의 절편을 각각 수세하고, methyl green-pyronin 염색을 행한다.

절편 1에서 적색으로 염색되고, 절편 3에서 소실되는 물질이 RNA이다.

참고문헌

1. Feulgen R, Rossenbeck H. Mikroskopischchemischer Nachweis einen Nucleinsaure von Typus der Thymonuceinsaure und die darauf berhende elektive Farbung von Zennkernen in microskopischen Preparaten. Zeitschrift Physiology Chemistry. 135:203, 1924.
2. Horobin RW, Murgatroyd LB. A comparison of rapid electrophoretic and chromatographic methods for the investigation of common histological dyes. Histochemie 11:141-151, 1967.
3. Kurnick NB. Histological staining with methyl green-pyronin. Stain Technol 27:233-242, 1952.
4. Lyon H, Andersen AP, Andersen IB, Clausen PP, Herold B. Purity of commercial non-certified European samples of pyronin Y. Histochem J 14:621-630, 1982.
5. Potvin C. Simple, modified methyl green-pyronin Y stain for DNA and RNA in formalin-fixed tissues. Lab Med 10;772, 1979.
6. Scott JE. On the mechanism of the methyl green-pyronin stain for nucleic acids. Histochemie 9:30-47, 1967.
7. Telford CB. Nucleic acids and methyl green-pyronin : fixation, pyronin purification and theory of staining. Can J Med Technol 36:1-24, 1974.
8. Dorbes HL, Moats WA. Qualitative analysis by thin-layer chromatography of some common dyes used in biological staining. Stain Technol 43:27-30, 1968.

15.1

실 습 보 고 서

성명		학번		실습일자		확인	

핵산 염색

✚ 염색방법 :

✚ 고정액 :

✚ 절편두께 :

✚ 대조조직 :

주요시약	목적

✚ 염색원리 :

✚ 염색목적 :

✚ 염색결과 :

✚ 실수원인 :

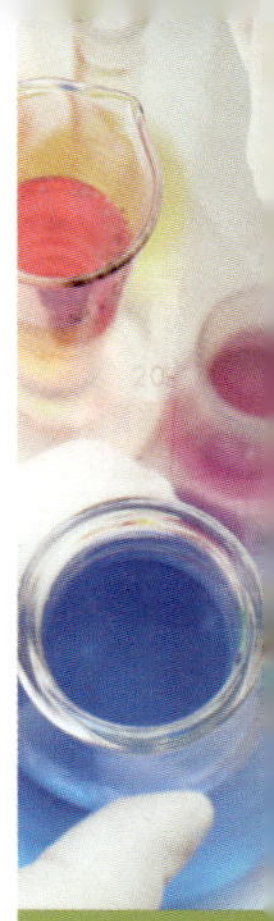

15.2

실 습 보 고 서

성명		학번		실습일자		확인	

핵산 염색

✚ 염색방법 :

✚ 고정액 :

✚ 절편두께 :

✚ 대조조직 :

주요시약	목적

✚ 염색원리 :

✚ 염색목적 :

✚ 염색결과 :

✚ 실수원인 :

CHAPTER 16

탄수화물 염색

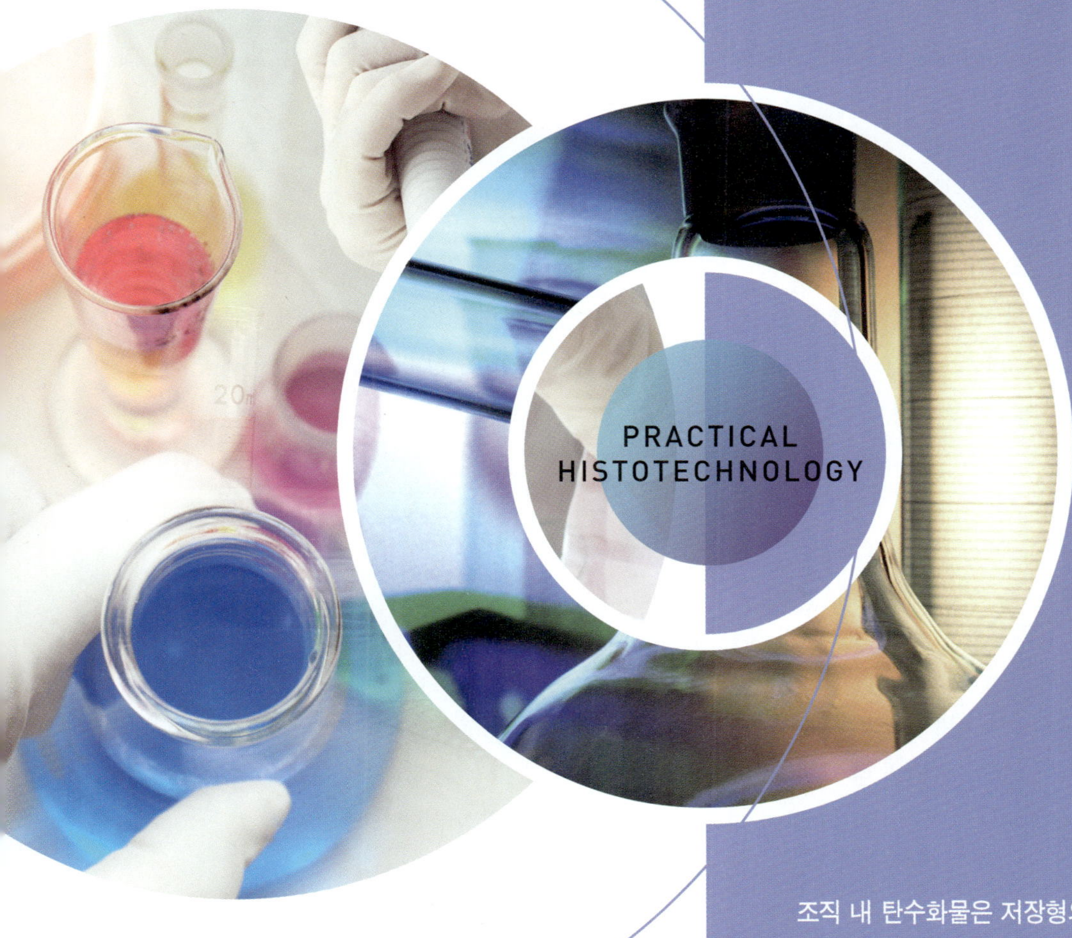

조직 내 탄수화물은 저장형의 다당류 형태로 존재하며 순수한 당으로 이루어진 순수다당류(글리코겐)와 단백질 등과 결합되어 있는 복합다당류로 나눈다. 이 중 복합다당류는 다시 산성점액다당류(결합조직점액)와 점액단백질(상피점액)로 세분된다. 또다시 산성점액다당류는 카르복실기를 가진 것과 황산기를 가진 것으로 나누어지며, 점액단백질은 산성기가 없는 것(중성)과 산성기를 가진것(sulfomucin과 sialomucin)으로 나눈다. 임상적으로는 샘암종(adenocarcinoma), 투명세포종(clear cell tumor) 진단 및 글리코겐증(glycogenosis)과 점액다당류증(mucopolysaccharidosis) 확인을 위해 사용되고 있다.

학습목표 instructional objectives

1. 탄수화물 염색과 검출 성분과의 관계를 설명한다.
2. 각 염색 방법의 원리를 설명한다.
3. 글리코겐 동정을 위한 염색법을 설명한다.
4. Diastase-PAS 염색에서 diastase가 없을 때 대체할 수 있는 물질을 알아야 한다.
5. Schiff 시약의 제법을 설명한다.
6. Schiff 시약의 사용 여부를 확인하는 방법을 설명한다.

16.1 Southgate Mucicarmine 염색

1. 목적

Southgate의 mucicarmine 염색은 점액의 염색법으로써 예부터 잘 알려져 왔다. 특이성이 충분히 검토된 바는 없지만 alcian blue (pH 2.5) 염색이나 colloidal iron 염색과 유사하다. 상피점액이나 진균의 염색법으로써 흔히 사용되고 있다. 염색과정이 간단하고 색이 선명하며 염색 대조가 좋아 주로 일상적인 병리조직학적 진단에 적합하다.

2. 원리

Carmine의 등전점은 pH 4.0~4.5이어서, 이 pH보다 알카리 쪽에서는 음(−)으로 하전되고 산성 쪽에서는 양(+)으로 하전된다. 염색액 내의 carmine은 aluminum chloride와 lake를 형성하여 염기성 염료로서의 성질을 띠며 산성점액의 산성기와 이온결합하여 염색되는 것으로 알려져 있다.

3. 준비

1) 고정

10% NBF(neutral buffered formalin)

2) 절편

파라핀 절편, 4~5 μm

3) 기구

1,000 mL 삼각플라스크, 50 mL 시험관, 스테인레스스틸 주걱(spatula), 유리막대, 100 mL 눈금실린더, 온수조, 저울, Coplin jar, 여과지

4) 정도관리

자가용해되지 않은 잘록창자, 작은창자 또는 막창자꼬리를 양성대조로 사용한다.

4. 용액의 제조

1) Weigert iron hematoxylin 용액

A용액	
Hematoxylin	10 g
95% ethanol	1,000 mL
B용액	
29% ferric chloride 수용액	20 mL
증류수	475 mL
빙초산	5 mL
사용액	
사용 직전 A용액과 B용액을 동량 혼합한다.	

2) Southgate의 mucicarmine 용액(저장액)

Carmine (C.I. 75470)	1 g
Aluminum hydroxide ($Al(OH)_3$)	1 g
Aluminum chloride($AlCl_3$)	0.5 g
50% ethanol	100 mL

500 mL의 conical flask에 carmine과 50% ethanol을 넣어 서서히 혼합한 후, 이어 aluminum hydroxide를 첨가하여 용해한다. 이 혼합액에 aluminium chloride를 넣어 잘 혼합한 다음 2분 30초 동안 살짝 가열한 후 식혀 여과하여 4°C에 보관하였다가 사용한다.

3) Southgate의 mucicarmine 용액(사용액)

저장액 1 : 증류수 4의 비율로 희석한다.

4) Metanil yellow 용액

Metanil yellow (C.I. 13065)	0.25 g
증류수	100 mL
Glacial acetic acid (CH_3COOH)	0.25 mL

증류수에 metanil yellow를 잘 녹인 다음 glacial acetic acid를 첨가한다.

5. 염색과정

Mucaicarmine 염색			
탈파라핀	1	Xylene	각 5분 3회
함수	2	무수 ethanol → 70% ethanol	각 30회 침적
수세	3	흐르는 수돗물, 증류수	10분, 헹굼
핵염색	4	Weigert iron hematoxylin 용액	10분
수세	5	흐르는 수돗물	10분
염색	6	Mucicarmine 용액	30~2시간
수세	7	흐르는 수돗물	가볍게 수세
대조염색	8	Metanil yellow 용액	1분
수세	9	흐르는 수돗물	가볍게 수세
탈수	10	95% ethanol I, II, 100% ethanol I, II, III	각 1분
투명	11	Xylene I, II, III	각 5분
봉입	12	합성수지	

Southgate Mucicarmine 염색

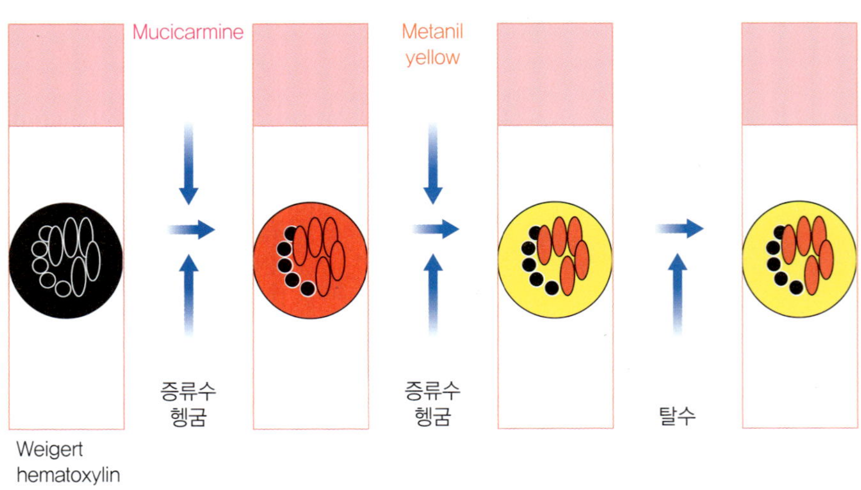

6. 염색결과(그림 16-1, 2)

- 점액 : 적색
- 세포핵 : 청색
- 술잔세포(goblet cell)나 작은창자의 줄무늬가장자리(striated border)는 적색으로 염색된다. 샘암조직에서는 점액분비성 샘암세포의 세포질이나 관강(lumen)의 표면이 염색된다. 진균류에서는 Cryptococcus, Rhinosporidium, Blastomyces 등의 균체나 협막이 강하게 염색된다.

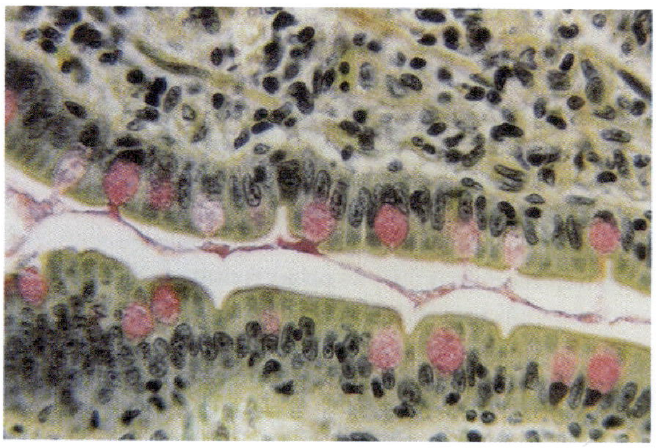

그림 16-1. 작은창자점막. Mucicarmine 염색. ×400. 점막 표면과 장샘의 술잔세포(goblet cells)가 밝은 적색으로 염색되어 있다.

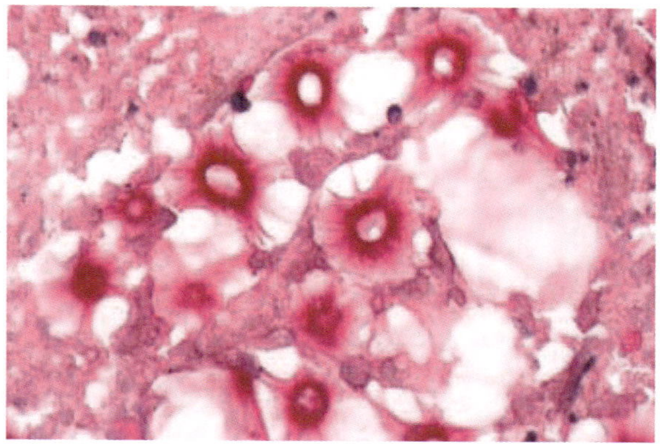

그림 16-2. 폐조직 내의 Cryptococcus 균체. Mucicarmine 염색. ×400. 조직 내에 협막(capsule)이 적색으로 염색된 Cryptococcus의 균체가 구별된다.

7. 참고

- 염색과정 4) 단계는 전자레인지(microwave oven)를 이용할 경우 염색시간을 훨씬 단축할 수 있다. 마이크로파 조사시간 40초 후에 실온에 3분간 방치한다.
- mucicarmine저장액을 냉장고에 보관하면 6개월 이상 안정하게 사용할 수 있다.

16.2 PAS(periodic acid Schiff) 반응

1. 목적

PAS 반응은 McManus(1946), Hotchkiss(1948) 등에 의해 다당류의 조직화학적 증명법으로써 발전하여 현재에는 글리코겐, 점액물질의 증명, 색소과립이나 세포과립, 진균, 아메바의 감별 및 콩팥 토리병변의 감별 등 당질의 일반적인 염색으로서 널리 사용되고 있다.

2. 원리

1,2 glycol기 (CHOH-CHOH)를 지닌 당질을 periodic acid로 산화하여 dialdehyde (CHO-CHO)를 유리해 낸 후, 이 알데히드를 Schiff 시약으로 검출하는 화학반응이다. 생체 내에는 1,2 glycol기와 같은 근접수산기 이외에도 periodic acid의 산화에 의해 알데히드를 생성하는 물질이 존재하지만, PAS 반응의 산화 조건에서는 당단백질(glycoprotein)의 근접 수산기만이 사실상 반응하는 것으로 보고 있다.

3. 준비

1) 고정

10% NBF(neutral buffered formalin) 또는 Bouin 용액. 혈액도말표본은 methyl alcohol에 넣어 10~15분간 고정한다.

2) 절편

- 파라핀 절편
- 절편의 두께 : 신장 : 1~2 μm, 기타 성분 : 4~5 μm

3) 기구

가열판(hot plate), Coplin jar, 삼각플라스크, 눈금실린더, 여과지

4) 정도관리

콩팥절편이 가장 예민한 양성대조 조직이다. 만일 글리코겐을 검출하려면 글리코겐이 포함된 간이나 자국목조직을 양성대조로 사용한다.

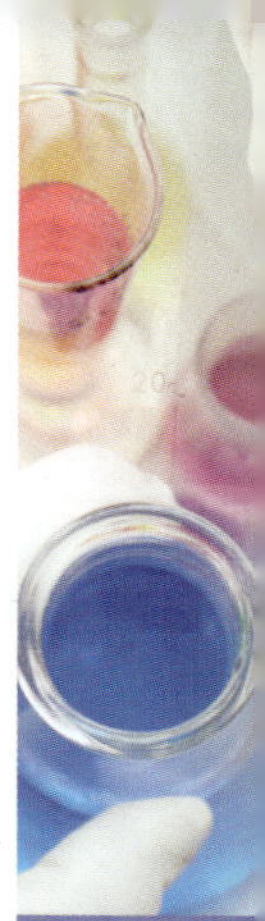

4. 용액의 제조

1) 0.5% periodic acid (HIO_4) 용액

Periodic acid	2.5 g
증류수	500 mL

2) 1N hydrochloric acid

conc. hydrochloric acid(비중 1.19)	83.5 mL
증류수	916.5 mL
물에 산을 첨가한 후 잘 혼합한다.	

3) Schiff 시약

Basic fuchsin (pararosaniline, C.I. 42500)	1 g
1N HCl	20 mL
Sodium metabisulfite ($Na_2S_2O_5$)	1 g

증류수 200 mL에 basic fuchsin을 첨가하여 끓을 때까지 가열하면서 서서히 녹인다. 5분간 흔들어 용액을 잘 혼합한 후에, 50℃까지 식힌다음 여과하며 1 N HCl 20 mL를 첨가한다. 이 용액을 완전히 식힌 후에 sodium metabisulfite를 첨가하여 햇빛이 차단된 암소에서 48~72시간 방치한다(연한 갈색으로 변함). 여기에 활성탄(activated charcoal) 2 g을 첨가하고 잘 흔들어 준 다음 여과하여 사용한다(무색으로 변함). 완성된 액은 갈색병에 담아 4℃ 냉장고에 보관한다.

4) Sulfite rinse 용액(237쪽 참조)

5) Harris hematoxylin 용액(119쪽 참조)

5. 염색과정

PAS 염색			
탈파라핀	1	Xylene	각 5분 3회
함수	2	무수 ethanol → 70% ethanol	각 30회 침적
수세	3	흐르는 수돗물, 증류수	10분, 헹굼
산화	4	0.5% periodic acid	5분

수세	5	증류수	3회 교환
염색	6	Schiff 시약(사용 직전 실온 유지)	15분
배경반응 제거	7	Sulfite rinse 용액	3회, 각 2분
수세	8	흐르는 수돗물	10분
핵염색	9	Harris hematoxylin(48 mL + 2 mL 빙초산 첨가) 또는 Gill III	20초
청색화	10	흐르는 수돗물	10분
탈수	11	95% ethanol I, II, 100% ethanol I, II, III	각 1분
투명	12	Xylene I, II, III	각 5분
봉입	13	합성수지	

Periodic acid-Schiff (PAS) 염색

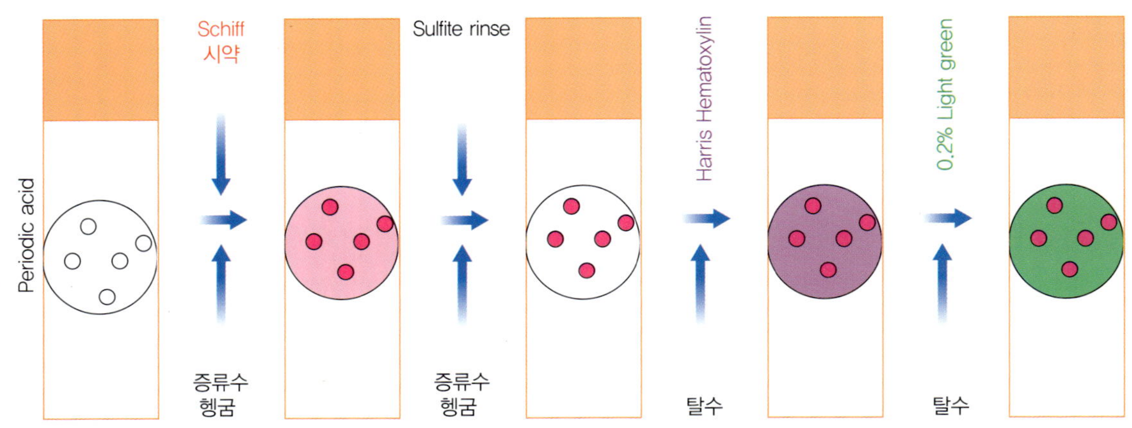

6. 염색결과(그림 16-3, 4)

- 글리코겐, 당단백질, 당지질 : 적자색
- 핵 : 청색

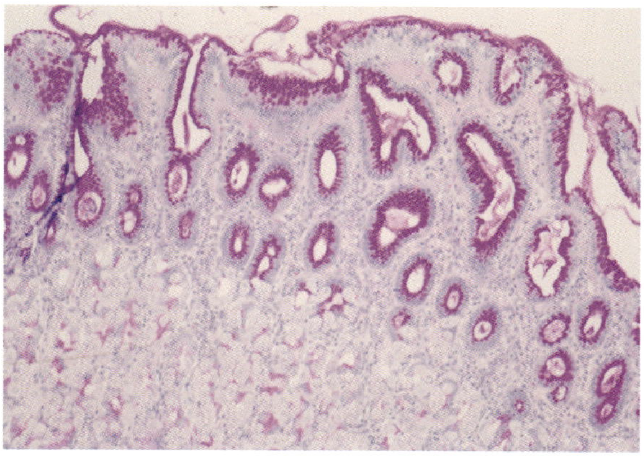

그림 16-3. 정상 위점막의 고유층샘(fundic region). PAS 염색. ×200. 표층점액세포와 목점액세포(mucous neck cells)가 적자색으로 염색되어 있다.

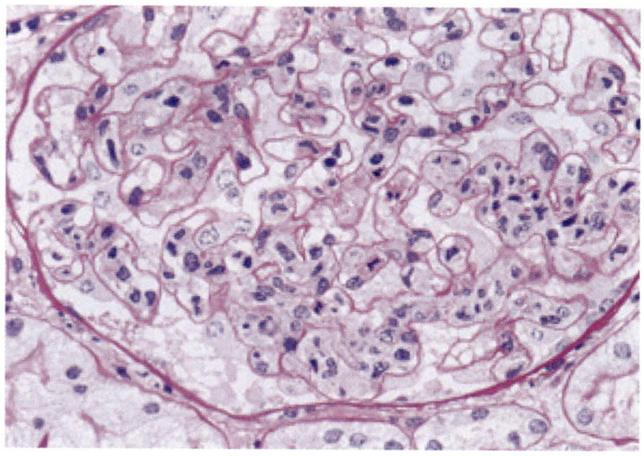

그림 16-4. 콩팥 토리. PAS 염색. ×400. 토리 모세혈관바닥막과 주변의 요세관 바닥막이 적자색으로 염색되어 있다.

7. 참고

- 당질을 산화하는 고정제가 들어 있는 고정액은 사용할 수 없다. 면역조직화학적 염색에 많이 사용되는 PLP (periodate lysine paraformaldehyde) 및 중크롬산칼륨, 과망간산칼륨, 오스뮴산 등을 함유한 고정액은 당질을 산화하기 때문에 PAS 반응을 포함한 점액조직화학적 염색에 적당치 않다.
- PAS 반응은 화학반응이므로 periodic acid의 산화시간을 지킬 필요가 있다. 산화제로 사용하는 periodic acid액은 염색할 때마다 신선하게 제조하는 것이 좋다.
- Schiff 시약은 밀봉하여 냉암소에 보존하면 반복해서 사용할 수 있다(그림 16-5). 그러나 보존 중에 아황산 농도가 저하하여 옅은 복숭아색으로 변색한 Schiff 시약이나 농포르말린액에 적하해 보았을 때 즉시 적자색으로 발색되지 않는 시약은 사용할 수 없다(그림 16-6).

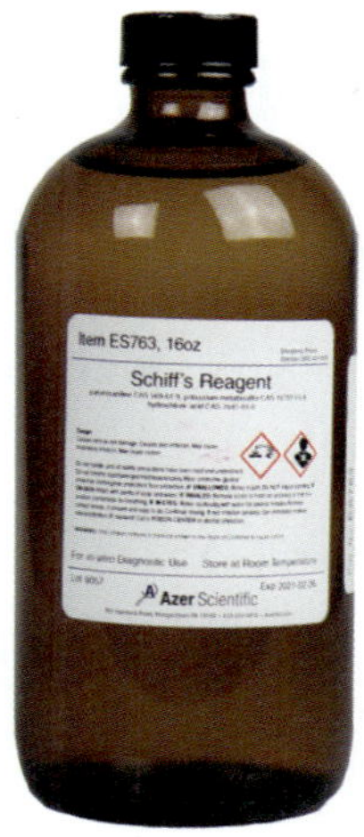

그림 16-5. Schiff 시약의 보관. Schiff 시약은 제조 후 갈색병이나 호일 등으로 싸서 빛을 차단하여 냉장고에 보관한다.

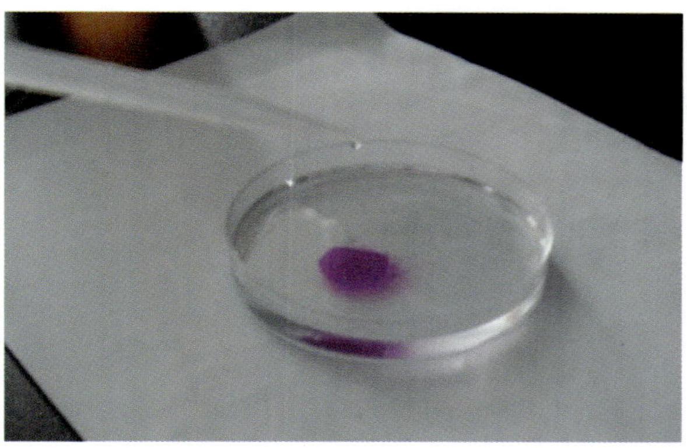

그림 16-6. Schiff 시약 검정법. Schiff 시약은 사용 전에 포르말린에 떨어뜨려 적갈색이 나타나는가를 확인하고 사용한다.

16.3 Diastase-PAS 염색

1. 목적

여러 PAS 양성물질 중에서 글리코겐(glycogen)을 확실히 동정하는 데 사용된다.

2. 원리

Diastase (a-amylase)의 글리코겐에 대한 기질 특이적인 분해작용을 이용한 염색법이다.

3. 준비

1)고정

10% NBF, formalin alcohol, absolute ethanol

2) 절편

파라핀 절편, 4~5 μm(A와 B 두 장을 준비한다)

3) 기구

가열판(hot plate), pH 미터, Coplin jar, 저울, 삼각플라스크, 눈금실린더, 여과지

4) 정도관리

간 또는 자경목(경부)조직을 양성대조로 사용한다.

4. 용액의 제조

1) 0.5% periodic acid수용액

PAS 염색법 참고

2) 1N hydrchloric acid

PAS 염색법 참고

3) Schiff 시약

PAS 염색법 참고

4) Sulfite rinse

PAS 염색법 참고

5) Malt Diastase 용액

Diastate	0.1 g
Phosphate buffer	100 mL

6) phosphate buffer (pH 6.0)

Sodium chloride	8 g
Sodium phosphate, monobasic	1.97 g
Anhydrous disodium phosphate (dibasic)	0.28 g
증류수	1,000 mL
pH를 6.0으로 조절하여 냉장고에 보관한다.	

7) 사람 타액

깨끗한 시험관에 신선한 타액을 준비하였다가 사용한다.

8) Harris hematoxylin

119쪽 참조

5. 염색과정

Diastas-PAS 염색			
탈파라핀	1	Xylene(A와 B 두장의 절편)	각 5분 3회
함수	2	무수 ethanol → 70% ethanol	각 30회 침적
수세	3	흐르는 수돗물, 증류수(B절편만)	10분, 헹굼
소화	4	Diastase 소화액 또는 신선한 타액(B절편만)	37℃, 30분

수세	5	증류수(A와 B절편 모두)	3회 교환
산화	6	0.5% periodic acid 용액	5분
수세	7	증류수	3회 교환
염색	8	Schiff 시약(사용 직전 실온 유지)	15분
배경반응 제거	9	Sulfite rinse 용액	3회, 각 2분
수세	10	흐르는 수돗물	10분
핵염색	11	Harris hematoxylin(48 mL + 2 mL 빙초산 첨가) 또는 Goll III	20초
청색화	12	흐르는 수돗물	10분
탈수	13	95% ethanol I, II, 100% ethanol I, II, III	각 1분
투명	14	Xylene I, II, III	각 5분
봉입	15	합성수지	

Diastase-PAS 염색

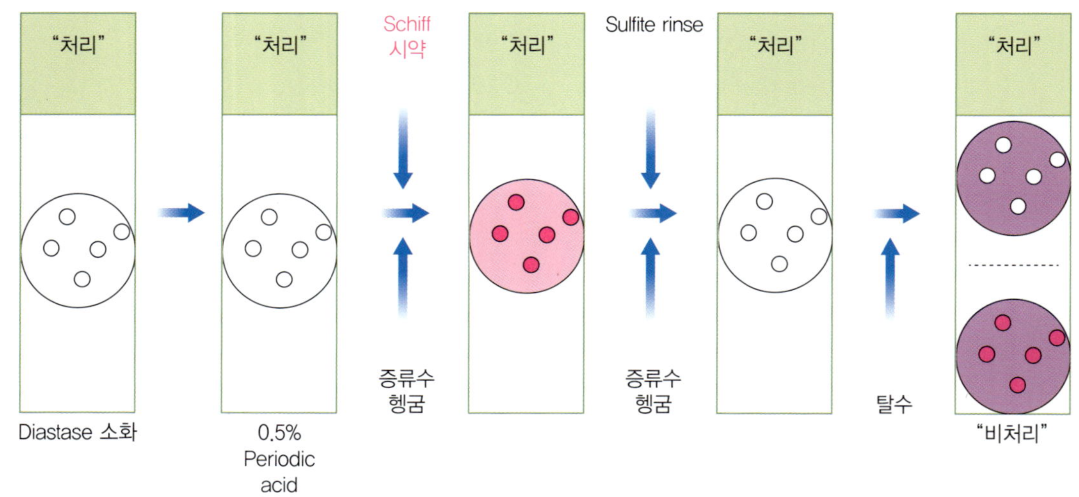

6. 염색결과(그림 16-7)

(A), (B)절편의 염색결과를 비교하여 보면 (B)에서 소실된 부분이 글리코겐이다. 다른 PAS 양성물질은 소화되지 않기 때문에 양쪽 절편 모두 적자색으로 염색된다.

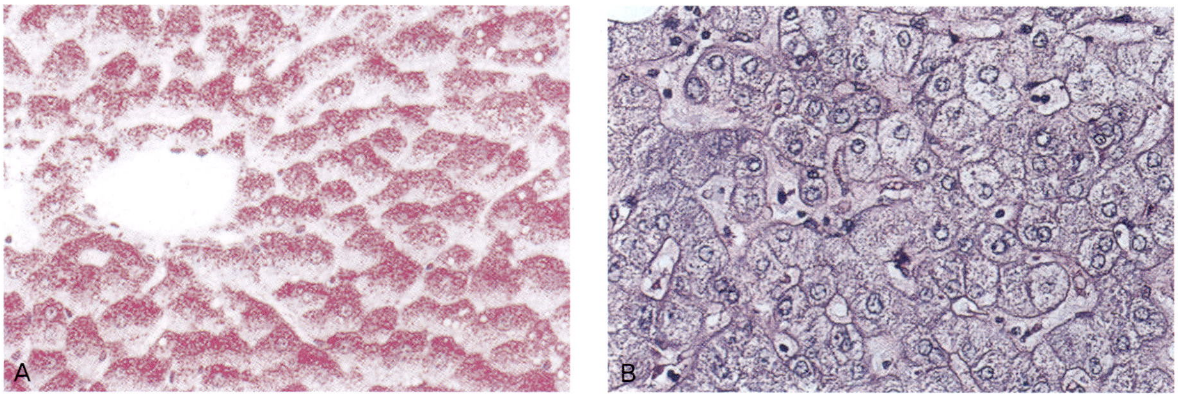

그림 16-7. 정상 간. Carnoy 용액으로 고정, PAS 염색. ×400(A); Diastase-PAS염색. x400. A. 간세포의 세포질 내에 글리코겐이 적자색으로 염색되어 있다. B. Diastase 소화. 37℃, 30분, 글리코겐이 완전히 소실되어 있다.

7. 참고

- 글리코겐을 잘 고정하여 보존하는 것이 염색의 성패를 좌우한다(그림 16-8).
- 글리코겐은 용해되기 쉽고 사후변화의 영향을 받기 쉬워서 고정액 내에서 위치변화, 용해 및 소실이 발생하기 쉽다.
- diastase 소화 대신 타액소화법을 사용해도 좋은 결과를 얻을 수 있다.

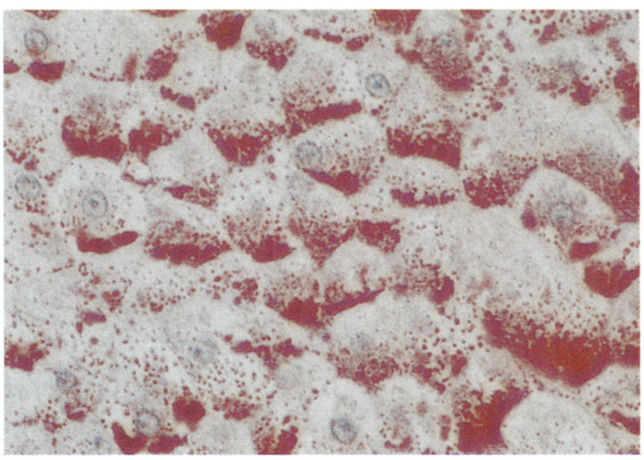

그림 16-8. 정상 간. 실온에서 포르말린에 고정한 조직. PAS 염색. ×400. 고정액의 침투과정에서 간세포 내의 글리코겐이 한쪽으로 밀려가 몰려 있다.

16.4 Alcian blue-PAS 염색

1. 목적

Alcian blue-PAS (AB-PAS) 염색은 거의 모든 생체 내 점액을 염색할 수 있으며, 더욱이 산성점액과 PAS 반응-양성물질(중성점액)을 동일절편 위에서 구별해 낼 수 있는 염색법이다.

2. 원리

Alcian blue는 pH 2.5에서 산성 점액다당류에 포함된 산성기와 염결합(salt linkage)에 의해 염색이되며, 그 후 PAS 반응으로 염색하여 산성점액(acid mucin)과 중성점액(neutral mucin)을 각각 청색과 적자색으로 염색해 내는 방법이다.

3. 준비

1) 고정

10% NBF(neutral buffered formalin) 또는 Zenker 용액

2) 절편

파라핀 절편, 4~5 μm

3) 기구

가열판(hot plate), Coplin jar, 삼각플라스크, 눈금실린더, 여과지

4) 정도관리

양성대조조직으로 소장을 사용한다.

4. 용액의 제조

1) 3% acetic acid (CH_3COOH) 용액

Glacial acetic acid	3 mL
증류수	97 mL

2) 1% alcian blue 용액(pH2.5)

Alcian blue 8GX (8GS)(C.I. 74240)	1g
3% acetic acid 용액	100 mL
교반기에서 녹인 후 여과하여 사용한다.	

3) 0.5 % periodic acid(HIO_4) 용액

Periodic acid	0.5g
증류수	100 mL

4) Schiff 시약

PAS 염색법 참고

5) Sulfite rinse

PAS 염색법 참고

6) Harris hematoxylin 용액

119쪽 참고

5. 염색과정

Alcian blue-PAS 염색			
탈파라핀	1	Xylene	각 5분 3회
함수	2	무수 ethanol → 70% ethanol	각 30회 침적
수세	3	흐르는 수돗물, 증류수	10분, 헹굼
치환	4	3% acetic acid	3~5분

염색	5	1% alcian blue 용액	30분
분별	6	3% acetic acid	3~5분
수세	7	흐르는 수돗물, 증류수	1~2분, 헹굼
산화	8	0.5% periodic acid	10분
수세	9	흐르는 수돗물, 증류수	1~2분, 헹굼
염색	10	Schiff 시약(사용 직전 실온 유지)	10분
배경반응 제거	11	Sulfite rinse 용액	3회, 각 2분
수세	12	흐르는 수돗물	10분
핵염색	13	Harris hematoxylin(48 mL + 2 mL 빙초산 첨가) 또는 Gill III	20초
청색화	14	흐르는 수돗물	10분
탈수	15	95% ethanol I, II, 100% ethanol I, II, III	각 1분
투명	16	Xylene I, II, III	각 5분
봉입	17	합성수지	

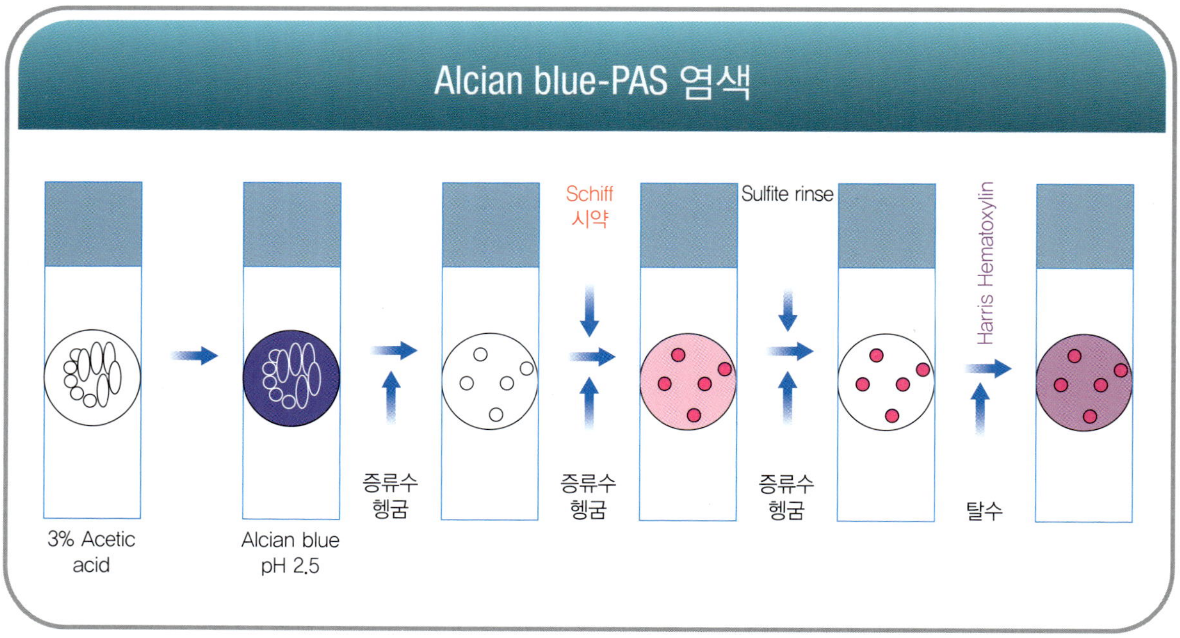

6. 염색결과(그림 16-9, 10)

AB-양성물질(산성점액다당류)은 청색으로, PAS-양성물질(중성점액, 글리코겐)은 적자색으로, 양쪽의 물질을 함께 지니고 있는 것은 그 양적 비율에 따라 청자색에서 적자색까지 다양한 색채를 나타낸다.

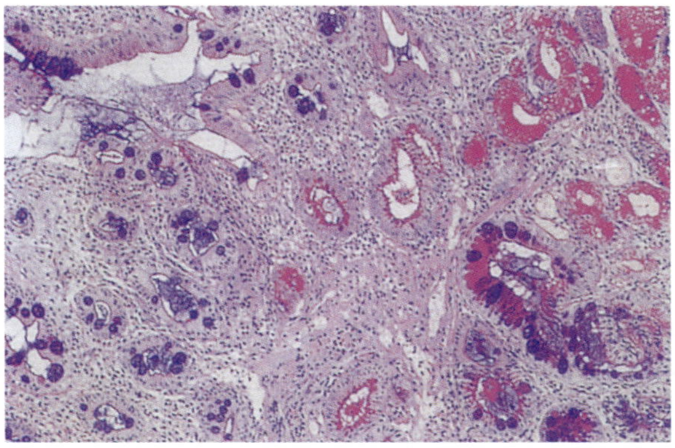

그림 16-9. 위생검. 장상피화생(intestinal metaplasia). Alcian blue-PAS 염색. ×100. 장상피화생세포는 산성점액을 함유하고 있어서 AB 염색에 청색으로, 고유층샘에 존재하는 중성점액을 포함한 세포는 PAS 염색에 적자색으로, 산성점액과 중성점액을 함께 가진 세포는 자색으로 염색되어 있다.

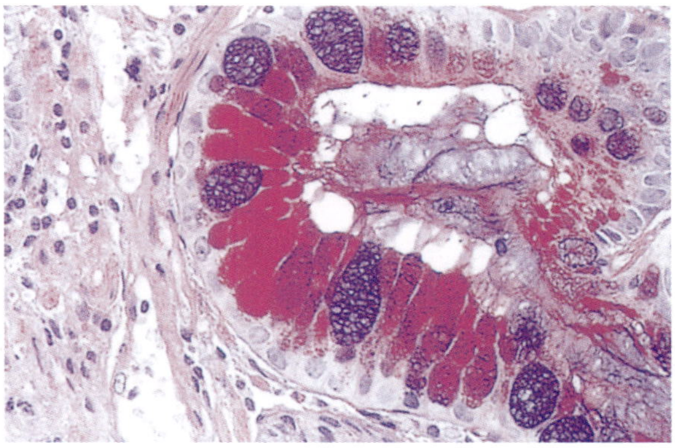

그림 16-10. 그림 16-7의 확대상. ×400. 위샘 내에 산성점액과 중성점액을 가진 세포들이 구별되어 나타난다.

7. 참고

- 1% alcian blue 용액의 염색시간은 전자렌지를 사용하면 단축할 수 있다. 마이크로파의 조사시간은 20초면 충분하다. 실온에서 별도로 방치할 필요가 없다.
- PAS 반응을 먼저 시행한 경우에는 AB 염색의 반응성이 현저하게 저하된다. 따라서 AB 염색을 먼저 행한 후에 PAS 반응을 하는 것이 좋다.
- Schiff 시약은 갈색병에 담아 냉장고에 보관하고, 사용 시에는 실온이 되도록 두었다가 사용한다. Schiff 시약이 붉게 변해 있거나 아황산 냄새가 나지 않으면 새로운 용액을 제조하여 사용한다.

16.5 Colloidal iron 염색

1. 목적

산성점액다당류(acid mucopolysaccharide)에 속하는 물질의 철이온에 대한 친화성을 이용한 염색방법이다. 이 염색은 alcian blue (pH 2.5) 염색보다 예민한 반응성을 지니고 있다는 점에서 hyaluronic acid의 증명에 자주 사용되고 있다.

2. 원리

산성점액다당류에 3가철(Fe^{3+})을 결합시킨 후, prussian blue 반응으로 정색시켜 보는 방법이다.

3. 준비

1) 고정

10% NBF(neutral buffered formalin), Carnoy 용액. 단, 중크롬산칼륨(potassium dichromate)을 함유한 고정액은 다당류를 산화하고 colloidal iron과 결합하는 것을 억제함으로 부적당하다.

2) 절편

파라핀 절편, 4~5 μm

3) 기구

가열판(hot plate), Corplin jar, 삼각플라스크, 눈금실린더, 여과지, 피펫

4) 정도관리

양성대조조직으로 자가융해가 일어나지 않은 막창자꼬리 또는 잘록창자를 선택한다.

4. 용액의 제조

1) 29% ferric chloride 용액

Ferric chloride, $FeCl_3 \cdot 6H_2O$	29 g
증류수	100 mL

2) Muller Colloidal iron 용액(저장액)

(1) 증류수 250 mL를 끓여가면서 29% ferric chloride ($FeCl_3 \cdot 6H_2O$) 수용액 4.4 mL를 조금씩 첨가하여 교반한다.

(2) 이 액을 계속 끓이면서 교반하면 투명한 암적색으로 변한다.

(3) 이 액을 실온에서 식힌 후, 투석용 셀로판튜브(cellopane tube)에 분주하여 5~10배의 증류수내에 매달아서 24시간 투석한다.

(4) 투석을 끝나면 여과하여 갈색병에 보관한다(실온, 장기보존 가능).

3) Colloidal iron 용액(사용액)

증류수	18 mL
Glacial acetic acid (CH_3COOH)	12 mL
Colloidal iron 저장액	10 mL

4) Prussian blue 반응액

2% potassium ferrocyanide ($K_4Fe(CN)_6 \cdot 3H_2O$)	10 mL
2% HCl	10 mL
신선하게 준비한다.	

5) Nuclear fast red 용액

Nuclear fast red (C.I. 60760)	0.1 g
5% aluminum sulfate ($Al_2(SO_4)_3$) 수용액	100 mL

5% aluminum sulfate 수용액에 nuclear fast red를 넣어 5분간 끓여 용해한 후 식힌 다음 여과하여 사용한다.

5. 염색과정(Mowry 방법)

Colloidal iron 염색			
탈파라핀	1	Xylene	각 5분 3회
함수	2	무수 ethanol → 70% ethanol	각 30회 침적
수세	3	흐르는 수돗물, 증류수	10분, 헹굼
치환	4	12% acetic acid 용액	1분
염색	5	Colloidal iron 용액	2시간
분별	6	12% acetic acid 용액	1분
염색	7	Prussian blue 용액	20분
수세	8	흐르는 수돗물, 증류수	1분, 2회 헹굼
핵염색	9	Nuclear fast red 용액	3분
수세	10	흐르는 수돗물	1분
탈수	11	95% ethanol I, II, 100% ethanol I, II, III	각 1분
투명	12	Xylene I, II, III	각 5분
봉입	13	합성수지	

Colloidal iron 염색

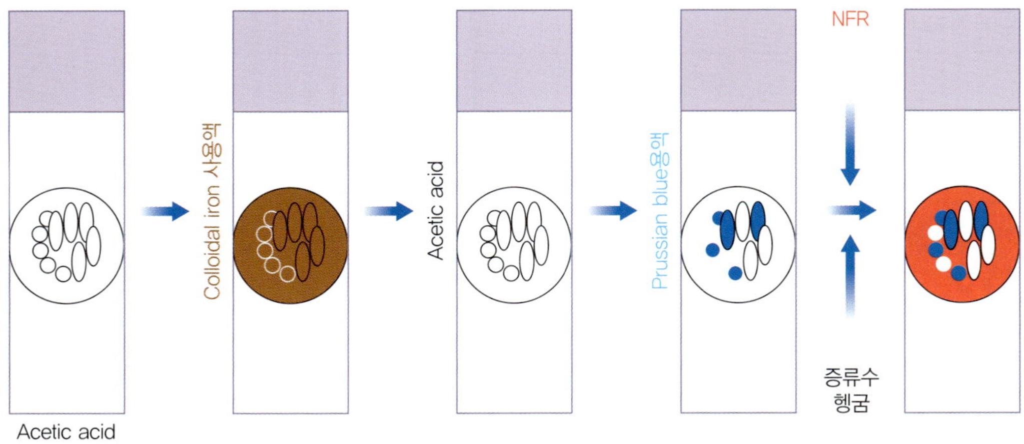

*NFR : nuclear fast red

6. 염색결과(그림 16-11, 12)

산성점액다당류(상피성, 비상피성, 비만세포과립)는 청색, 핵은 적색으로 염색된다. 글리코겐은 염색되지 않는다.

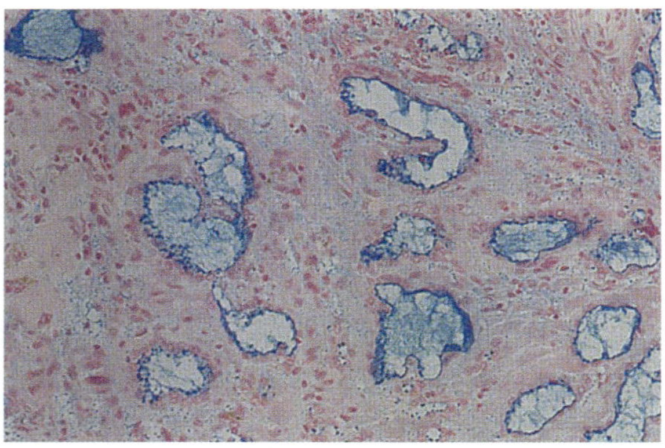

그림 16-11. 폐. 중피종. Colloidal iron 염색. ×200. 샘모양 내강에 존재하는 hyaluronic acid라 생각되는 점액이나 간질 내에 있는 점액이 colloidal iron에 염색되어 청색으로 반응하여 뚜렷하게 구별된다.

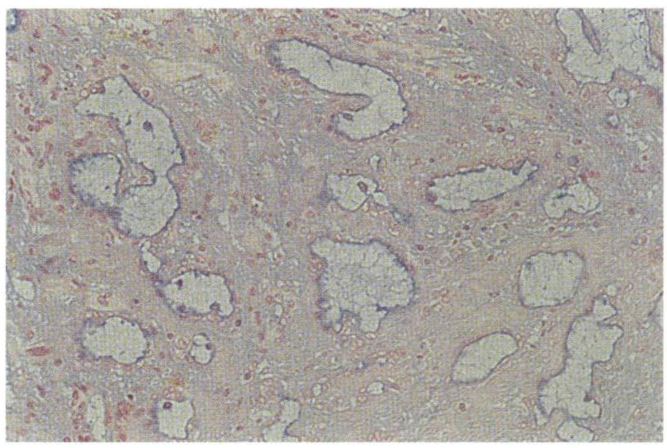

그림 16-12. 폐. 중피종. Alcian blue, pH 2.5 염색. ×200. Colloidal iron 염색에 비해 체강 내나 간질에 존재하는 점액의 반응성이 매우 약하여 이 염색만으로는 양성으로 판정하기가 어렵다.

7. 참고

- Colloidal iron 저장액 제조 시 암적색-암적갈색의 용액을 얻는 것이 중요하다. 또 이 용액은 제조시 끓이지 않으면 충분히 산화되지 않기 때문에 사용할 수 없다.
- Colloidal iron 저장액 보관 시 침전물이 발생하면 여과하여 사용한다. 다수의 침전물이나 색이 지나치게 연한 경우에는 새로 제조한다.
- 염색방법
- 단계에서 수세가 불충분하면 비특이적 반응이 일어날 수 있다.

16.6 High iron diamine-Alcian blue pH 2.5 (HID-AB) 염색

1. 목적

HID-AB 염색은 HID 염색과 AB 염색의 이중염색으로, 산성점액 중 sulfomucin과 sialomucin을 감별하는 데 사용된다.

2. 원리

HID는 특히 황산기(SO_4)에 높은 특이성을 보이는 데 반하여, AB, pH 2.5는 황산기뿐만 아니라 카르복시기(COOH)에도 결합한다. 따라서 먼저 HID 염색을 한 후 이어 AB pH 2.5에 염색하면 AB는 카르복시기에만 결합하는 성질을 이용한 염색법이다.

3. 준비

1) 고정

10% NBF, formalin alcohol

2) 절편

파라핀 절편, 4~5 μm

3) 기구

가열판(hot plate), Corplin jar, 삼각플라스크, 눈금실린더, 여과지, 피펫

4) 정도관리

잘록창자를 양성대조조직으로 사용한다.

4. 용액의 제조

1) HID 용액(저장액)

(1) mixed diamine 용액

(N,N-dimethyl-m-phenylenediamine · 2HCl	120 mg
N,N-dimethyl-p-phenylenediamine · HCl	20 mg
증류수	50 mL
사용 때마다 신선하게 준비한다.	

(2) 40% ferric chloride 용액

Ferric chloide, anhydrous ($FeCl_3$)	40 g
5% HCl 수용액	100 mL(참고 3)
이 용액은 방치 후 여과하여 사용한다. 냉암소에서 장기간 보존 가능하다.	

2) HID 용액(사용액)

40% ferric chloride용액 1.6 mL를 먼저 용기에 넣은 후 mixed diamine 용액을 단번에 주입하여 혼합한다. 이 혼합액은 즉시 짙은 적자색으로 변한다.

3) 1% alcian blue 용액(pH2.5)

Alcian blue 8GX (8GS)(C.I. 74240)	1 g
3% acetic acid 용액	100 mL
교반기에서 녹인 후 여과하여 사용한다.	

4) 3% acetic acid (CH_3COOH) 용액

Glacial acetic acid	3 mL
증류수	97 mL

5. 염색과정

High iron diamine–Alcian blue 염색			
탈파라핀	1	Xylene	각 5분 3회
함수	2	무수 ethanol → 70% ethanol	각 30회 침적
수세	3	흐르는 수돗물, 증류수	10분, 헹굼
염색	4	HID 사용액	23~25℃, 18시간
수세	5	흐르는 수돗물, 증류수	5분, 헹굼
진처리	6	3% acetic acid	5분
염색	7	Alcian blue, pH 2.5	30분
후처리	8	3% acetic acid	가볍게 헹굼
수세	9	흐르는 수돗물	5분
탈수	10	95% ethanol I, II, 100% ethnol I, II, III	각 1분
투명	11	Xylene I, II, III	각 5분
봉입	12	합성수지	

High iron diamine-Alcian blue 염색

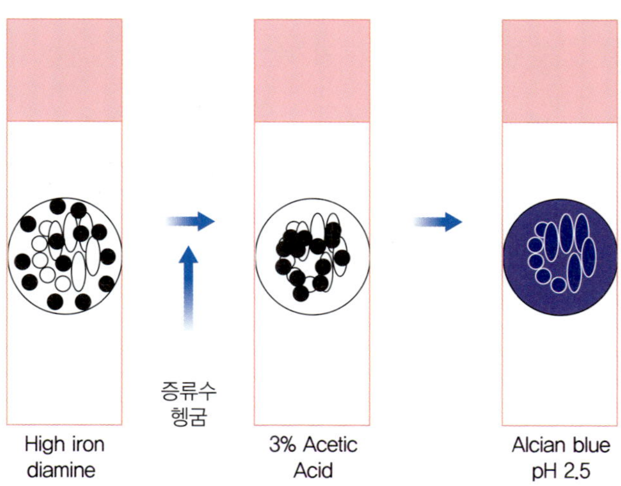

6. 염색결과(그림 16-13)

- Sulfomucin : 흑자색
- Sialomucin : 밝은 청색

사람조직의 경우 큰창자, 침샘, 식도샘, 기관지의 산성점액이 sulfomucin과 sialomucin의 두 종류로 염색된다. 또 조직 내 비만세포의 헤파린함유과립이 흑자색으로 염색되므로 염색결과를 판정하는 기준이 된다.

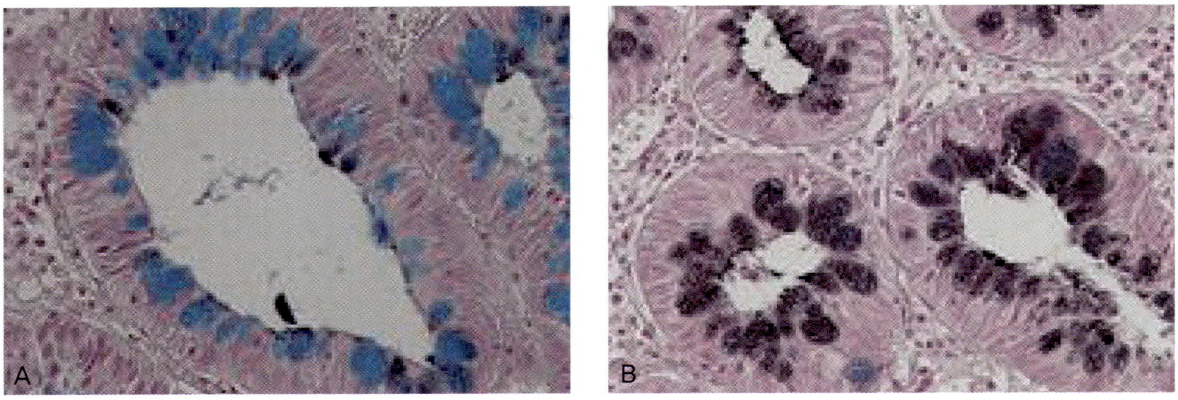

그림 16-13. 곧창자 암조직의 점막. HID-AB 염색. ×200. 점막의 장선을 구성하는 술잔세포(goblet cell)에서 sialomucin은 밝은 청색, sulfomucin은 흑갈색으로 염색되어 있으며, 두 성분이 혼합되어 있는 것도 관찰된다.

7. 참고

- HID 사용액의 반응온도는 23~25℃로 유지해주는 것이 중요하다. 이 온도보다 낮은 조건에서는 염색성이 저하하며, 높은 조건에서는 비특이적인 반응이 나타난다.
- ferric chloride는 양질의 시약을 사용한다.
- conc. HCl의 염화수소 농도는 36%이므로, conc. HCl 13.9 mL에 증류수를 첨가하여 100 mL가 되도록 만든 용액을 사용한다.
- HID 사용액에 함유된 철 및 염화수소 농도를 지키는 것이 염색의 성패를 좌우한다.

참고문헌

1. Bancroft JD, Gamble M. Theory and Practice of Histological Techniques. 5th ed., Churchill Livingstone, 2003.
2. Bauer H. Mikrroskopisch-chemischer Natwer's von Glykogen and einigen anderen polysacchariden. Zeitschrift fur mikroskopische-anatomische Forschung, 33:143, 1933.
3. Best F. Uber Kaminfarbung des Glykogens und der Kerne. Zeitschrift fur wissenschaftliche Mikroskopie and fur mikroskopische Technik, 23:319-322, 1933.
4. McManus JFA. Histological demonstration of mucin after periodic acid. Nature(London), 158:202, 1946.
5. Mowry RW. Alcian blue techniques for the histochemical study of acidic carbohydrates. J Histochem Cytochem, 6:82, 1958.
6. Southgate HW. Note on preparing mucicarmine. J Patho Bacteriol, 30:729, 1927.
7. Spicer SS. Diamine methods for differentiating mucopolysaccharides histochemically. J Histochem Cytochem, 13:211, 1965.

16.1 실 습 보 고 서

성명		학번		실습일자		확인	

탄수화물 염색

+ 염색방법 :

+ 고정액 :

+ 절편두께 :

+ 대조조직 :

주요시약	목적

✚ 염색원리 :

✚ 염색목적 :

✚ 염색결과 :

✚ 실수원인 :

16.2 실 습 보 고 서

성명		학번		실습일자		확인	

탄수화물 염색

+ 염색방법 :

+ 고정액 :

+ 절편두께 :

+ 대조조직 :

주요시약	목적

✚ 염색원리 :

✚ 염색목적 :

✚ 염색결과 :

✚ 실수원인 :

16.3 실 습 보 고 서

성명		학번		실습일자		확인	

탄수화물 염색

✚ 염색방법 :

✚ 고정액 :

✚ 절편두께 :

✚ 대조조직 :

주요시약	목적

✚ 염색원리 :

✚ 염색목적 :

✚ 염색결과 :

✚ 실수원인 :

CHAPTER **17**

아밀로이드 염색

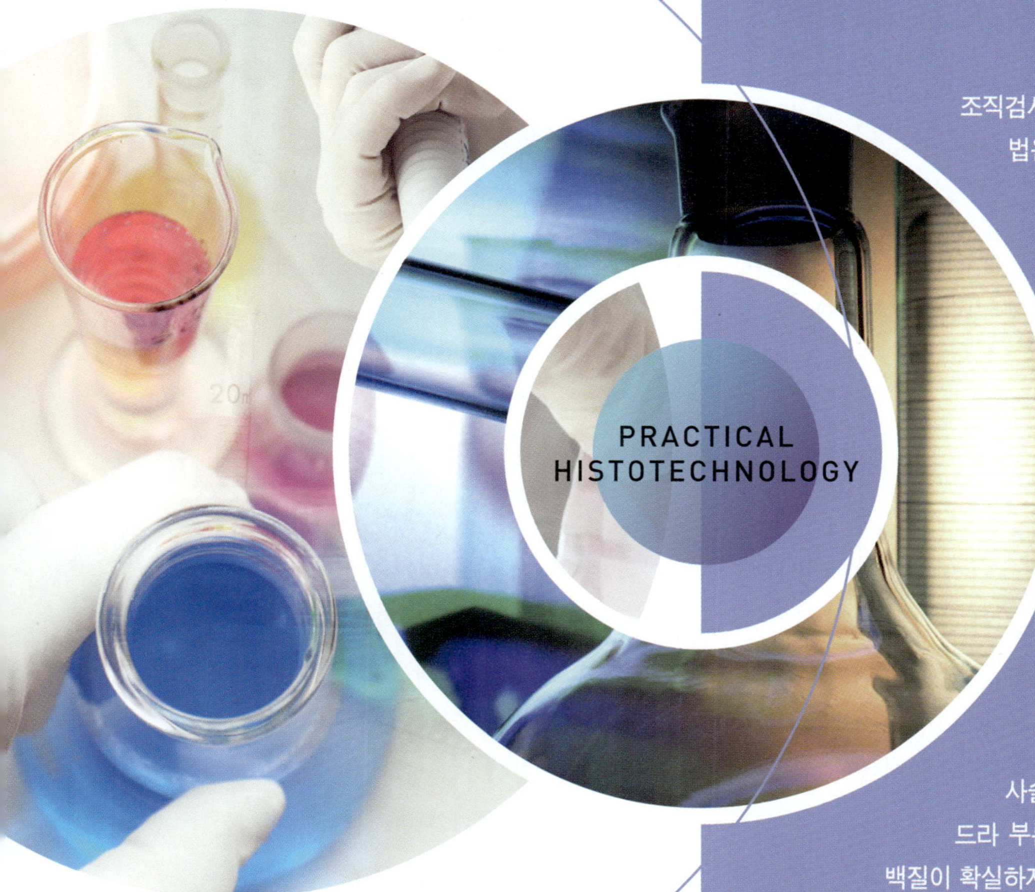

조직검사실에서 사용하는 아밀로이드 염색법은 특이적인 방법은 없다. 아밀로이드를 확인하기 위해서는 Congo red 염색, direct fast scarlet 염색을 편광현미경하에서 관찰하여 양성 부분이 황록색의 편광을 나타내야 하며 아밀로이드 염색을 시행하여 양성으로 나온 경우라도 편광현미경하에서 확인인하는 과정이 필요하다. 아밀로이드는 서로 다른 단백질로 구성된 여러 종류가 존재한다는 것이 규명되었다. 원발성 또는 골수종에 관련된 아밀로이드증(amyloidosis)은 면역글로불린(immunoglobulin)의 L 사슬(light chain)에서 유래, AL 아밀로이드라 부른다. 속발성 아밀로이드증은 유래 단백질이 확실하지 않기 때문에 AA 아밀로이드라 한다. 이들 아밀로이드의 감별을 위해서는 과망간산칼륨(potassium permanganate)으로 산화처리 후 Congo red 염색이나 direct fast scarlet 염색을 하면 도움이 된다. AL 아밀로이드는 염색성이나 편광에 변화가 없지만, AA 아밀로이드는 염색성이 사라지며 편광도 소실된다. 단, 이 처리를 하면 절편이 떨어져 나가기 쉽기 때문에 젤라틴이나 Poly-L-lysine을 바른 유리슬라이드를 사용한다. 아밀로이드 염색을 할 때에는 확실히 아밀로이드가 침착되어 있는 양성대조 조직절편과 피검절편을 동시에 염색한다. 양성대조를 이용하여 염색액을 점검하거나 분별의 좋고 나쁨 및 아밀로이드 염색결과의 판정에 비교로 이용한다.

학습목표 instructional objectives

1. 아밀로이드의 구성 성분을 설명한다.
2. 아밀로이드 종류와 염색 특성에 대해 설명한다.
3. Congo red 염색의 특이도를 높이는 방법을 설명한다.
4. 아밀로이드 염색 중 변색성을 이용하는 염색에 대해 설명한다.
5. 아밀로이드 염색 중 형광염료가 사용되는 방법을 설명한다.

17.1 Puchtler alkaline congo red 염색

1. 목적

조직에 침착한 아밀로이드를 염색하는 방법이다. 종래 이용하여온 방법 중에서 가장 신뢰성이 높으며 안정된 방법으로 공염이 적고 분별에 의한 탈색이 비교적 적은 염색법이다.

2. 원리

Congo red는 그 분자 구조가 선형의 수소결합을 형성하는 화학 작용기인 아미노기(NH_2)를 간직하고 있다. 이 아미노기의 질소 원자는 전기음성도(인접한 다른 원자에서 전자를 끌어 당겨 그 자체는 음(−)으로 되는 성질)가 크고 질소 원자에 결합되어 있는 수소 원자는 전자 밀도가 낮아지게 되어 전자를 흡인하는 성질을 띠며 아밀로이드 내의 당의 수산기(OH)의 산소(O)와 수소결합하는 것으로 생각한다.

Congo red는 중성−알카리성 영역에서 아밀로이드와 수소결합을 형성하기 쉽지만 산성 영역에서는 congo red의 아미노기가 NH_3^+ 형태의 양(+)으로 하전하여 아밀로이드의 OH기와 수소결합을 형성한다.

용매로써 에탄올을 첨가하면 염료의 이온화가 약간 억제되어 이온결합에 의해 아교섬유가 염색되는 것을 방지하는 효과가 있다고 한다.

3. 준비

1) 고정

- Absolute ethanol, Carnoy, 10% NBF(neutral buffered formalin)
- 10 % NBF에 오래 두면 메틸렌 가교(methylene bridge)가 형성되어 반응기를 차단하여 서서히 염색성이 감소되므로 10% NBF에 오래 고정된 조직은 사용하지 않는 것이 좋다.

2) 절편

파라핀 절편, 8~10 μm. 절편의 두께가 이 범위보다 얇으면 녹색의 복굴절을 보기 어렵다.

3) 기구

교반기, Coplin jar, 여과지, 삼각플라스크, 눈금실린더

4) 정도관리

아밀로이드가 포함된 조직절편을 준비해 두어야 한다. 미리 너무 많은 양성대조 조직절편을 준비해두면 시간경과에 따라 염색강도가 저하하기 때문에 좋지 않다.

4. 용액의 조제

1) Mayer hematoxylin 용액

Hematoxylin	1.0 g
증류수	1,000 mL
Potassium 또는 ammonium alum	50 g
Sodium iodate ($NaIO_4$) 0	.2 g
Chloral hydrate	50 g
Citric acid(결정)	1.0 g

① 1,000 mL의 증류수에 hematoxylin을 녹인다. 물에 잘 안 녹는 hematoxylin은 10%의 비율로 에탄올에 녹여 10 mL 사용한다.

② alum을 첨가한다. 잘 녹지 않으므로 교반기를 사용한다.

③ sodium iodate를 첨가하여 녹인다. 아름다운 자색으로 변한다.

④ chloral hydrate와 citric acid를 첨가하여 잘 혼합한다.

2) Alkaline 용액

Sodium chloride	1 g
Absolute ethanol	40 mL
증류수	10 mL
1% sodium hydroxide 수용액	0.5 mL

증류수에 sodium chloride를 완전히 녹인 다음, absolute ethanol을 첨가하여(NaCl이 재결정화 된다.) 24시간 방치해 두었다가 저장액으로 사용한다. 사용 시에는 저장액을 여과한 후, 여과액에 1% sodium hydroxide 수용액을 첨가하여 20분 이내에 사용한다.

3) Congo red 용액

Alkaline 용액	
Congo red (C.I. 22120)	
1% sodium hydroxide 수용액	0.5 mL

Alkaline 용액에 congo red를 포화시켜 24시간 방치하여 저장액으로 사용한다.

사용 시에는 저장액 50 mL를 여과하고, 여과액에 1% sodium hydroxide 수용액을 첨가하여 20분 이내에 사용한다.

5. 염색과정

Congo red 염색			
탈파라핀	1	Xylene	각 5분 3회
함수	2	무수 ethanol → 70% ethanol	각 30회 침적
수세	3	흐르는 수돗물, 증류수	10분, 헹굼
핵염색	4	Mayer hematoxylin 용액	10분
수세	5	흐르는 수돗물	5분
매염	6	Alkaline 용액	20분
염색	7	Congo red 용액	20분
분별 및 탈수	8	99% isopropyl alcohol	3~5회 교환, 가볍게 헹굼
투명	9	Xylene I, II, III	각 5분
봉입	10	합성수지	

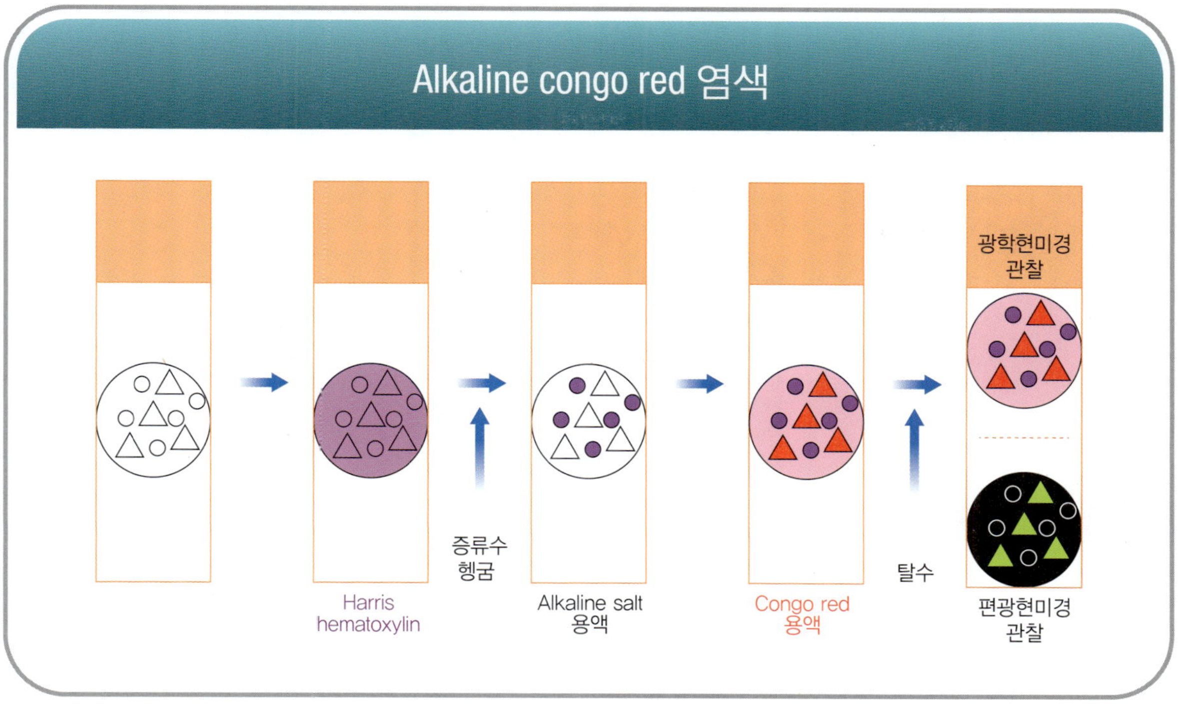

6. 염색결과(그림 17-1~6)

- 광학현미경상 아밀로이드 : 주황색, 핵 : 청자색
- 형광현미경상 아밀로이드 : 주황색, 아교섬유 : 황록색
- 편광현미경상 아밀로이드 : 녹색, 아교섬유 : 백색 – 황색

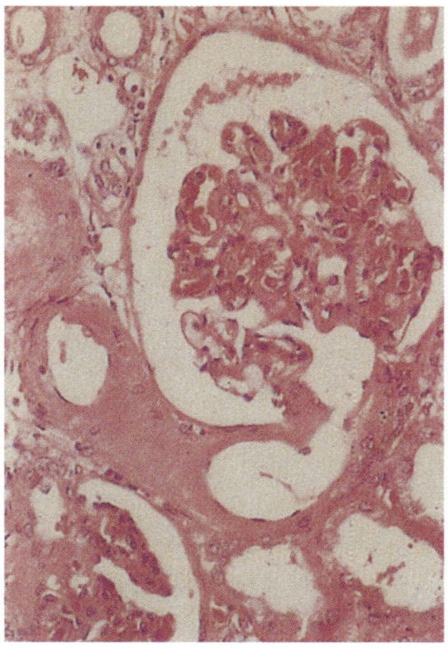

그림 17-1. 콩팥. 아밀로이드증(amyloidosis). HE 염색. ×200. 토리 혈관벽에 아밀로이드가 침착되어 있다.

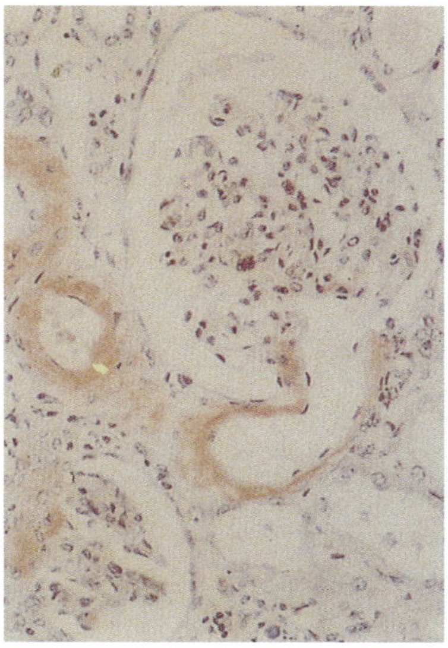

그림 17-2. 그림 17-2의 인접 절편. Congo red 염색. ×200. 아밀로이드가 적색으로 염색되어 있다.

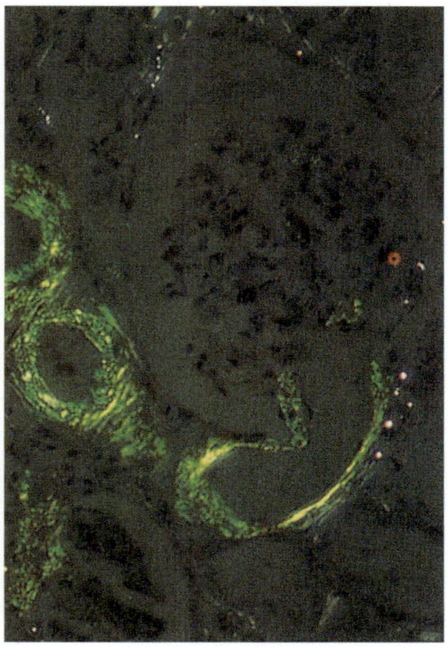

그림 17-3. 그림 17-3의 편광상. ×200. 황색-녹색의 편광색이 보인다.

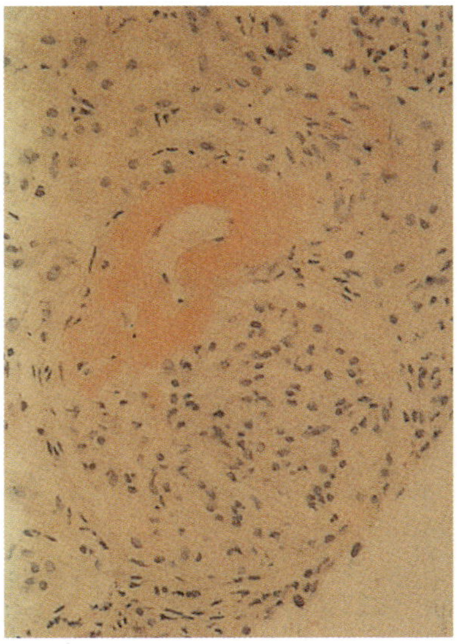

그림 17-4. 콩팥생검조직. Congo red 염색. ×200.

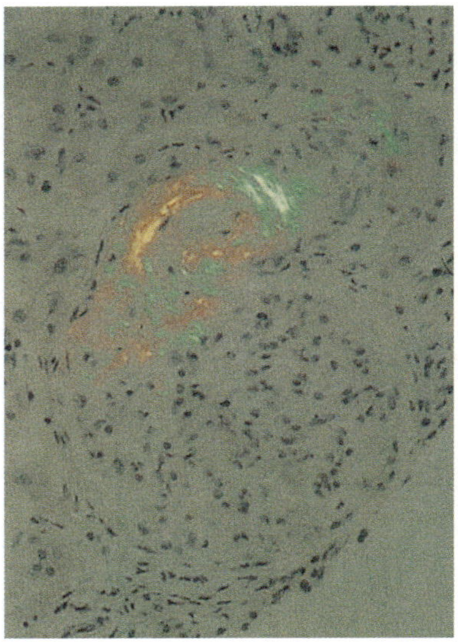

그림 17-5. 그림 17-5의 편광상. ×200. 아밀로이드가 녹색을 띤다.

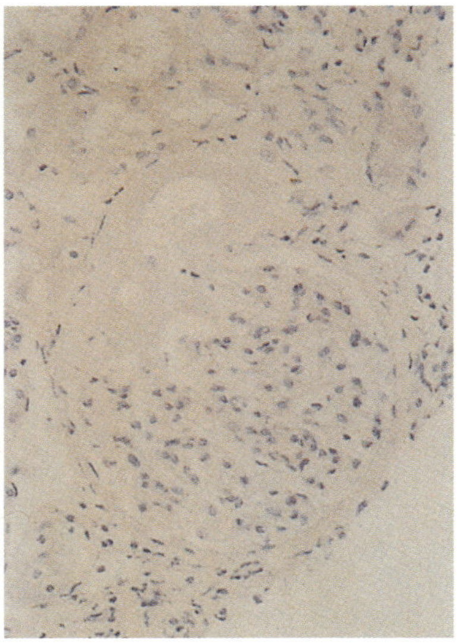

그림 17-6. 산성 과망간산칼륨전처리 후 congo red 염색상인데 음성으로 나타난 것으로 보아 AA 아밀로이드로 추정된다.

7. 참고

- 반드시 양성 대조절편을 사용한다. 특히 potassium permanganate 전처리를 하여 AL 아밀로이드와 AA 아밀로이드를 감별해야 할 경우는 같은 슬라이드 위에 양성 대조절편을 배열하는 것이 좋다.
- potassium permanganate 전처리를 이용한 AL 아밀로이드(immunoglobulin light chain에서 유래)와 AA 아밀로이드(유래가 불확실함)의 구별을 위해서는 다음과 같은 과정을 수행한다.
  (1) 조직절편을 poly-L-lysine을 바른 슬라이드에 부착시킨다.
  (2) 탈파라핀, 함수, 수세 후 0.5% $KMnO_4$ 수용액과 0.3% H_2SO_4 수용액의 동량 혼합액에 3분간 산화시킨다.
  (3) 흐르는 수돗물에 가볍게 수세한 후 2% oxalic acid수용액으로 탈색한다.
  (4) 흐르는 수돗물에 5분간 수세한 후 위의 congo red 염색과정을 수행한다.
  • 염색결과
  – AL 아밀로이드 : 저항성(congo red 염색–양성)
  – AA 아밀로이드 : 감수성(congo red 염색–음성)
  (5) 피부에 침착된 아밀로이드의 경우 congo red 대신 congo red를 순수 정제한 direct fast scarlet(DFS)를 사용하는 것이 좋은 결과를 얻을 수 있다.
- congo red 염색은 절편이 떨어지기 쉬우므로 접착성이 강한 접착제(예 : poly-L-lysine)를 바른슬라이드에 부착하여 염색을 진행하는 것이 좋다.
- 헤마톡실린의 염색성은 congo red 염색에 의해 색이 약해지기 때문에 약간 진하게 염색하는 것이 좋다.

17.2 Highman methyl violet 염색

1. 목적

아밀로이드 염색에 사용된다.

2. 원리

아밀로이드를 구성하는 산성 점액다당류가 염기성 염료와 반응하여 염료 자체의 색과는 다른 색으로 염색되는 변색성(metachromasia)을 이용한 염색법이다.

3. 준비

1) 고정

10% NBF (neutral buffered formalin)

2) 절편

파라핀 절편, 10~12 μm

3) 기구

가열판(hot plate), 교반기, Coplin jar, 눈금실린더, 피펫, 여과지

4) 정도관리

아밀로이드가 포함된 조직절편을 양성대조조직으로 사용한다.

4. 염색용액의 제조

1) 0.25% methyl violet 용액

Methyl violet	0.25 g
증류수	100 mL

2) 1% acetic acid 용액

Glacial acetic acid	1 mL
증류수	99 mL

3) Glycerin jelly

Gelatin	10 g
증류수	60 mL
Glycerol	70 mL
Phenol	0.25 g

증류수에 gelatin을 넣어 부란기나 온수조에서 녹인 후 나머지 성분들을 첨가한다. 이 봉입제는 고체 상태이기 때문에 녹여서 사용한다.

5. 염색과정

Methyl violet 염색			
탈파라핀	1	Xylene	각 5분 3회
함수	2	무수 ethanol → 70% ethanol	각 30회 침적
수세	3	흐르는 수돗물, 증류수	10분, 헹굼
염색	4	0.25% methyl violet 용액	5~10분
수세	5	흐르는 수돗물	1분
분별	6	1% acetic acid 용액	1분
수세	7	흐르는 수돗물, 증류수	5분, 가볍게 헹굼
봉입	8	Glycerin jelly 또는 수용성 봉입제	

6. 염색결과(그림 17-7, 8)

- 아밀로이드 : 분홍색-적색
- 세포핵, 배경조직 : 청색

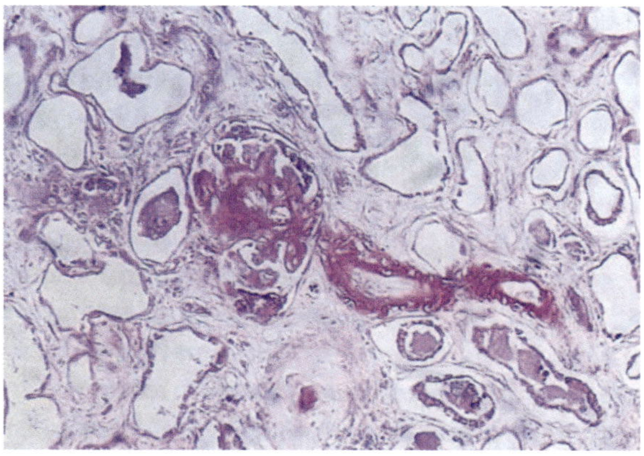

그림 17-7. 콩팥. Methyl violet 염색. ×100. 토리와 동맥벽의 아밀로이드 침착부위가 적자색(변색성)으로 염색되어 있다.

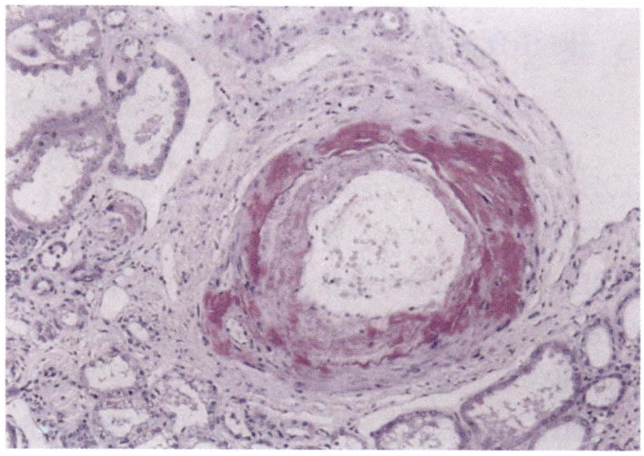

그림 17-8. 그림 17-10의 고배율 사진(×400)

7. 참고

염색과정 4) 단계의 분별에서 시간을 지켜야 한다. 분별 후에는 바로 물로 수세하여 정지시킨다. 지나친 분별이 발생할 수 있다.

17.3 Thioflavine T 형광염색

1. 목적

Congo red 염색과 동일

2. 원리

염색원리는 명확히 규명되어 있지 않다. 주로 유래가 불확실한 아밀로이드에 특이적인 방법으로 알려져 있다. 형광현미경을 이용하여 관찰한다.

3. 준비

1) 고정

Congo red 염색과 동일

2) 절편

파라핀 절편, 6~10 μm

3) 기구

Coplin jar, 눈금실린더, 여과지

4) 정도관리

아밀로이드가 포함된 조직절편을 양성대조조직으로 사용한다.

4. 용액의 조제

1) Mayer hematoxylin 용액

123쪽 참고

2) 1% thioflavine T (C.I. 49010) 용액

Thioflavine T	1 g
증류수	100 mL

3) 1% acetic acid수용액

Glacial acetic acid	1 mL
증류수	99 mL

5. 염색과정

Thioflavine T 염색			
탈파라핀	1	Xylene	각 5분 3회
함수	2	100 → 70% ethanol	각 30회 침적
수세	3	흐르는 수돗물, 증류수	10분, 헹굼
핵염색	4	Mayer hematoxylin 용액	2분
수세	5	흐르는 수돗물	3~5분
염색	6	Thioflavine T 용액	3분
수세	7	증류수	가볍게 헹굼
분별	8	1% acetic acid	20분
수세	9	흐르는 수돗물	2분
건조	10	여과지로 건조	
봉입	11	무형광 봉입제	

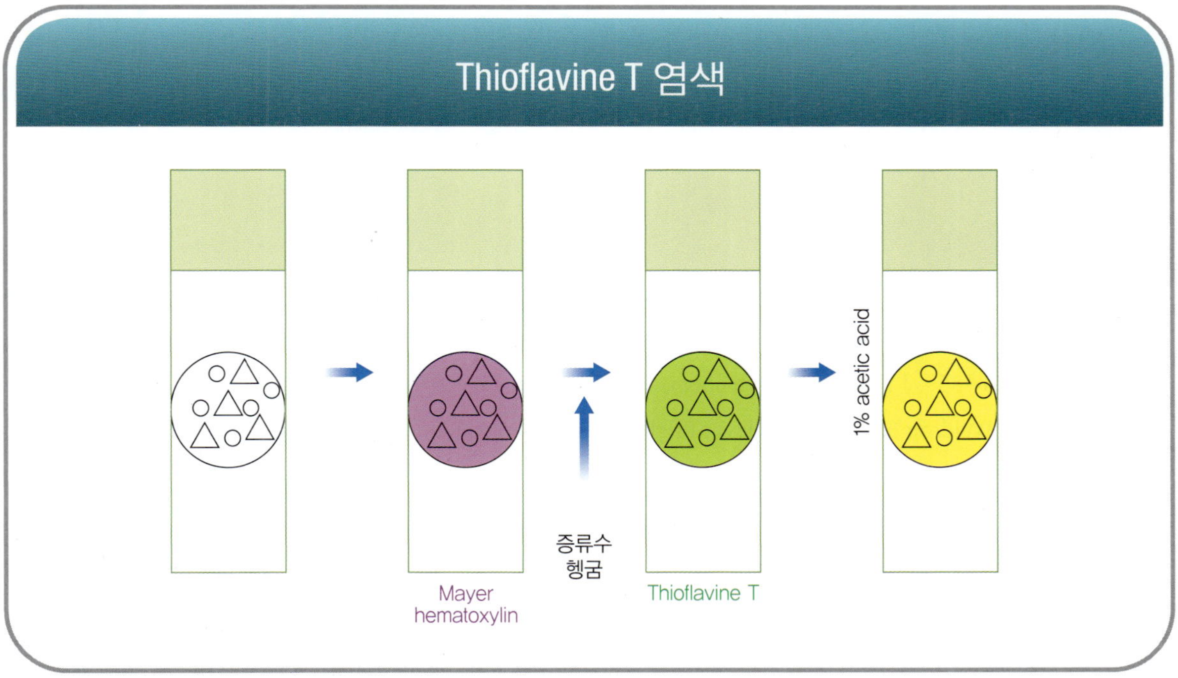

6. 염색결과(그림 17-9)

아밀로이드, 파네트 세포(Paneth cell), 비만세포과립은 사용한 필터에 따라 은청색(silver blue) 또는 황색형광을 나타낸다.

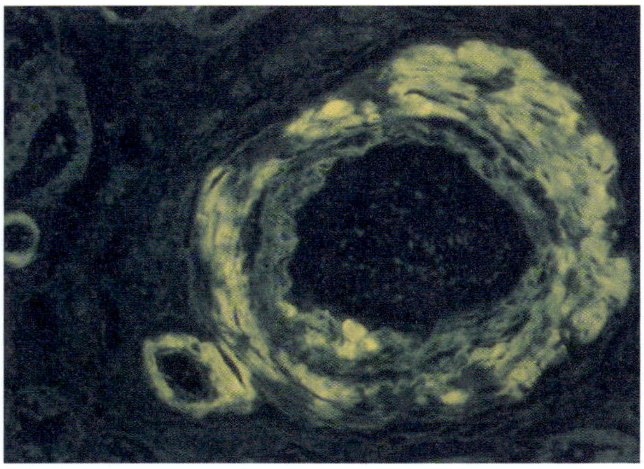

그림 17-9. 콩팥. Thioflavine T 염색. ×400. 동맥벽에 침착된 아밀로이드가 황색 형광으로 나타난다.

7. 참고

- Mayer hematoxylin은 핵에서 나타나는 자가형광(autofluorescence)을 억제시키기 위한 과정이다.
- 절편은 가능한 무형광 백색 슬라이드에 부착시켜 염색한다.
- thioflavine T 대신 thioflavine S를 사용할 수도 있다.
- 염색표본은 햇빛을 피하여 보존한다.

참고문헌

1. Highman B. Improved methods for demonstrating amyloid in paraffin sections. Arch Pathol, 41:559.
2. Puchtler H, Sweat F. A review of early concepts of amyloid in context with contemporary chemical literature from 1389 to 1859. J Histochem Cytochem, 14:123, 1966.
3. Puchtler H, Waldrop FS et al. A review of light, polarization and fluorescence microscopic methods for amyloid. Appl Pathol 11:977, 1985.
4. Wolman M. On the use of polarized light in pathology. Pathol Ann 5:381-416, 1970.
5. Wright JR, Calkins E et al. Potassium permanganate reaction in amyloidosis. A histologic method to assist in differentiating forms of this disease. Lab Invest, 36(3): 274-281, 1977.

17.1

실 습 보 고 서

성명		학번		실습일자		확인	

아밀로이드 염색

✚ 염색방법 :

✚ 고정액 :

✚ 절편두께 :

✚ 대조조직 :

주요시약	목적

✚ 염색원리 :

✚ 염색목적 :

✚ 염색결과 :

✚ 실수원인 :

CHAPTER **18**

지질 염색

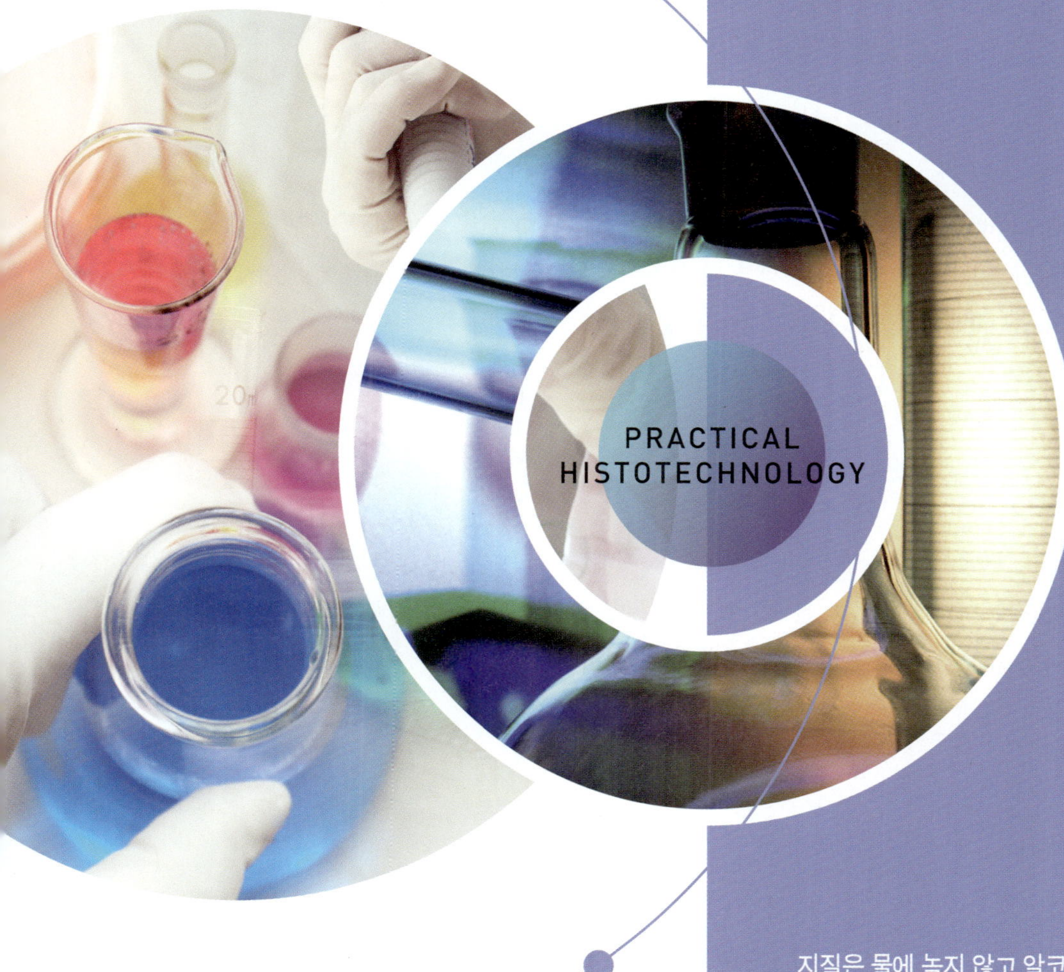

지질은 물에 녹지 않고 알코올, 에테르, 클로로포름 등의 지용성 물질에 녹는 물질이다. 따라서 조직 내에서 지질을 증명하기 위해서는 절편 제작과정에 알코올 등의 지용성 성분과의 접촉을 피해야 하기 때문에 동결절편을 이용한다. 조직 내 지질은 단순지질인 중성지방, 복합지질 및 유도지질로 나누어진다. 이중 복합지질은 다시 인지질, 스핑고지질, 당지질로 나누어지며, 유도지질은 지방산과 스테롤로 나누어진다. 임상적으로는 지방색전증(fat embolism), 레이 증후군(Reye's syndrome) 등의 진단에 활용되고 있다.

학습목표 instructional objectives

1. 지질의 염색 특성을 설명한다.
2. 지질 검출을 위한 조직표본제작 기법을 설명한다.
3. Sudan 염료의 염색 원리를 설명한다.
4. Sudan 염료의 용매 종류를 설명한다.

18.1 Oil red O 염색

1. 목적

Oil red O는 1943년 Lillie에 의해 지방염색으로 정착되었으며, Sudan III, Sudan IV에 비해 색조가 더욱 짙은 적색을 나타낸다. 또 조작도 간편하며 미세한 지방방울도 잘 염색된다. 용약 제조에 있어 알코올 대신에 2-propanol (isopropyl alcohol)을 사용하는 것이 특징이다.

2. 원리

Oil red O는 Sudan III, IV와 같이 물에 녹지 않고 유기용매에 녹기 쉬운 지용성염료이다. 이 염료는 알코올에 녹여 지방 조직에 작용시키면 일정한 분배율에 따라 용매에서 지방으로 이행하기 때문에 염료가 표면에 흡착되는 것이 아니라 내부로 녹아 들어가는 물리적인 염색법이다.

3. 준비

1) 고정

10% neutral buffered formalin, 10% formol-calcium. 알코올계 고정액은 지방용해성 성질 때문에 사용하지 않는다.

2) 절편

동결절편, 5~10 μm. 파라핀절편은 탈수나 투명과정에서 지방이 용해되기 때문에 사용 할 수 없다.

3) 기구

Cryostat, Coplin jar, 삼각플라스크, 눈금실린더, 여과지

4) 정도관리

대부분의 조직이 지방이 포함되어 있으므로 일반적으로 양성대조조직은 사용하지 않는다.

4. 용액의 제조

1) Oil red O 용액

Oil red O (C.I. 26125)	0.3 g
Isopropanol	100 mL

Oil red O를 98% isopropanol에 넣어 실온에서 충분히 진탕하여 포화용액을 만든다. 사용 시에 포화용액 6 : 증류수 4의 비율로 섞어 잘 진탕한다. 10~30분 후에 여과하여 사용한다. 사용액 내에 결정이 석출되면 사용하지 않는다.

2) Gum sucrose 용액

101쪽 참조

3) 60% isopropanol

98% isopropyl alcohol	60 mL
증류수	40 mL

4) Mayer hematoxylin 용액

123쪽 참조

5) Glycerin jelly

Gelatin	10 g
증류수	60 mL
Pure glycerol	70 mL
Phenol (crystal)	0.25 g

증류수에 gelatin을 넣어 항온수조(water bath)에서 가온하면서 용해한 다음, glycerol과 phenol을 첨가하여 잘 용해한다. 병에 소량씩 분주하여 냉장고에 보관하였다가 사용 시 부란기(incubatior)에서 녹여 사용한다.

5. 염색과정

Oil red O 염색			
절편	1	동결절편 준비	각 5분 3회
수세	2	증류수	30초
치환	3	60% isopropyl alcohol 수용액	1분
염색	4	Oil red O용액	37℃, 10~15분
분별	5	60% isopropyl alcohol 수용액	2분
수세	6	증류수	2~3분
핵염색	7	Mayer hematoxylin 용액	5분
수세	8	흐르는 수돗물	2분
청색화	9	암모니아수	30초
수세	10	흐르는 수돗물	5분
봉입	11	수용성 봉입제	
밀봉	12	메뉴큐어를 사용하여 커버글라스 가장자리 밀봉	

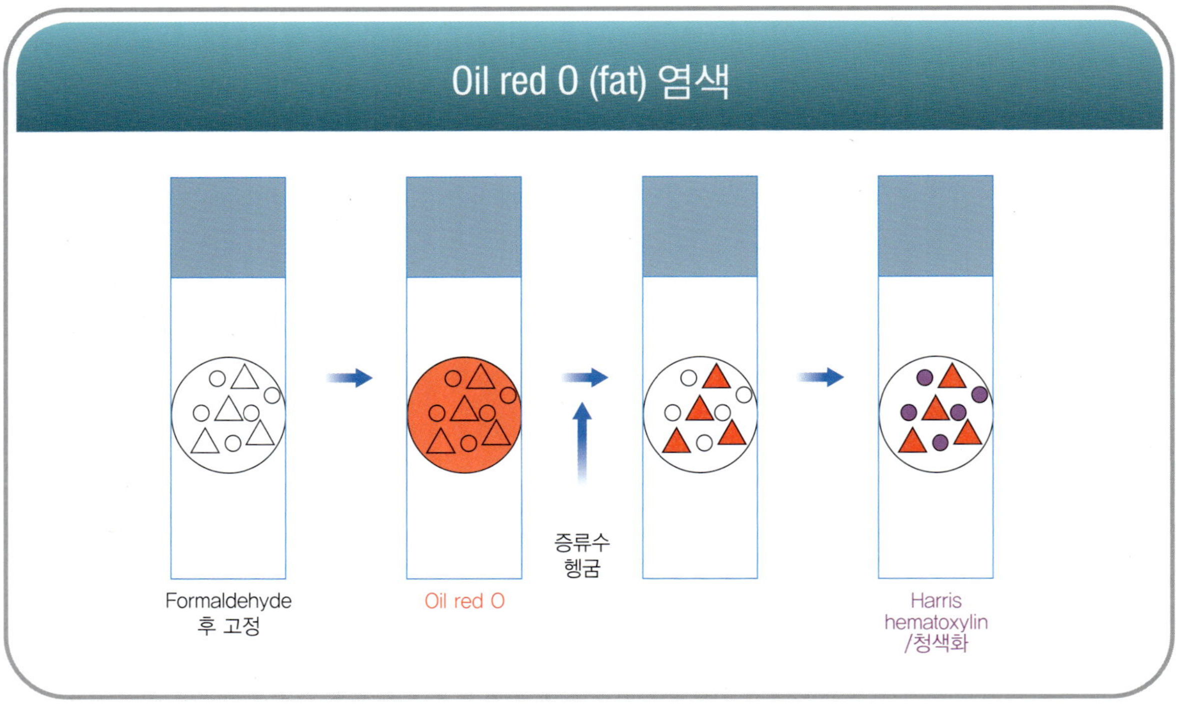

6. 염색결과(그림 18-1~4)

- 중성지방 : 주황색 – 짙은 적색
- 콜레스테롤 : 주황색

- 인지질, 당지질 : 적색
- 핵 : 청색

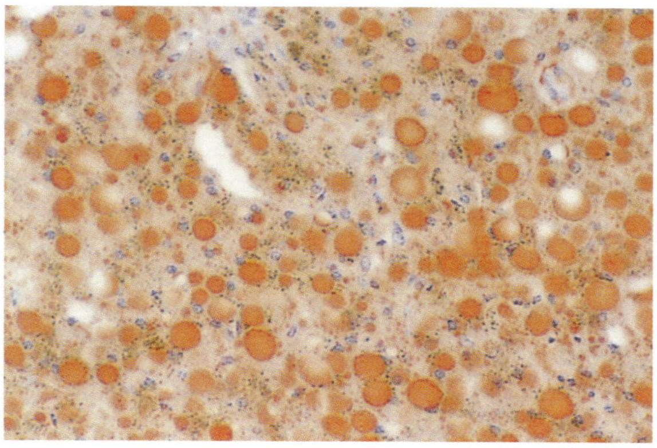

그림 18-1. 지방간(fatty liver). Oil red O 염색. ×200. 간세포 내에 주황색의 지방방울이 뚜렷이 관찰된다.

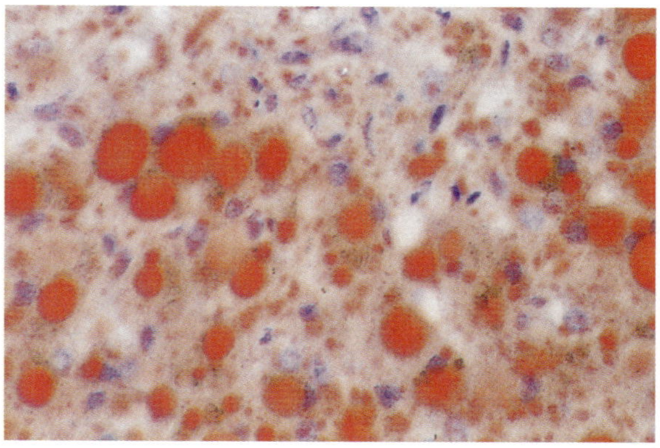

그림 18-2. 그림 18-1의 확대상. ×400.

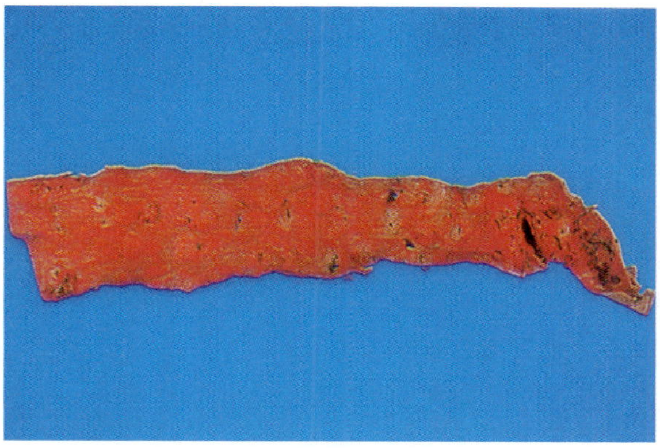

그림 18-3. 대동맥의 육안표본.

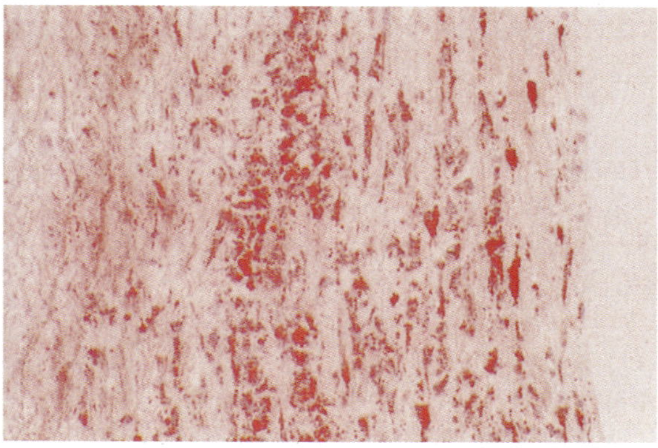

그림 18-4. 죽상 동맥경화증(atherosclerosis). Oil red O 염색. ×100. 비후한 대동맥 중막 내에 적색으로 염색된 포말세포(foamy cells)가 다수 보인다.

7. 참고

- chrome-gelatin slide에 절편을 부착할 때 잘 펴져 있지 않으면 탈락하기 쉽다.
- oil red O 용액은 즉시 만들어 사용할 수 있으나 사용액은 여러 번 반복해서 사용할 수 없다.
- 염색 시 실온에서 15분에 염색성이 충분하지 않으면 1시간 정도까지 염색시간을 연장할 수 있다. 응급검사의 경우는 60℃에서 5~10분간 염색한다.
- 육안표본을 그대로 염색해야 할 때에는 충분히 수세하여 포르말린을 제거하고, 증류수에 통과시킨 후 60% isopropanol에 담가 두었다가 oil red O 용액에 5~7분간 염색한다. 염색이 끝나면 60% isopropanol에 분별한다(분별시간은 염색 정도에 따라 조절한다).

18.2 Sudan black B 염색

1. 목적

이 염색은 Lison에 의해 이용되어온 방법으로 중성지방뿐만 아니라 산성지방도 염색할 수 있는 안정된 방법이다.

2. 원리

Sudan black B의 지질에 대한 반응은 다른 디아조계 sudan 염료와 동일하지만, OH기를 가지고 있어서 염기성 염료로서 소수성 및 친수성 성질을 함께 가지기 때문에 인지질도 염색할 수 있다.

3. 준비

1) 고정

10% neutral buffered formalin, 10% formol-calcium. 알코올계 고정액은 지방용해성 성질 때문에 사용하지 않는다.

2) 절편

동결절편, 5~10 μm. 파라핀절편은 탈수나 투명과정에서 지방이 용해되기 때문에 사용 할 수 없다.

3) 기구

Cryostat, Coplin jar, 삼각플라스크, 눈금실린더, 여과지

4) 정도관리

대부분의 조직이 지방이 포함되어 있으므로 일반적으로 양성대조조직은 사용하지 않는다.

4. 용액의 제조

1) Sudan black B 용액

Sudan black B(C.I. 26150)	0.1 g
70% ethanol	100 mL

Sudan black B를 70% ethanol에 넣어 10분간 끓여 잘 용해한다. 냉각 후 여과하여 2주일 이내에 사용한다.

2) Nuclear fast red 용액

Nuclear fast red(C.I. 60760)	0.1 g
5% aluminum sulfate [$Al_2(SO_4)3$]	100 mL

두 시약을 혼합하여 5분간 끓여 용해하고, 냉각시킨 후 여과하여 사용한다.

3) Gum sucrose 용액

101쪽 참조

4) Glycerin-jelly

297쪽 참조

5. 염색과정

Sudan black B 염색			
절편	1	동결절편 준비	각 5분 3회
수세	2	증류수	30초
치환	3	50% ethanol 수용액	1분
염색	4	Sudan black B용액	37℃, 5~30분
분별	5	50% ethanol 수용액	3분, 2회
수세	6	증류수	2분
핵염색	7	Nuclear fast red 용액	5분
수세	8	흐르는 수돗물	2분
봉입	9	수용성 봉입제	
밀봉	10	메뉴큐어를 사용하여 커버글라스 가장자리 밀봉	

6. 염색결과(그림 18-5, 6)

- 중성지방 : 흑청색 – 흑색
- 인지질, 당지질 : 흑색
- 콜레스테롤 : 짙은 청색
- 핵 : 적색

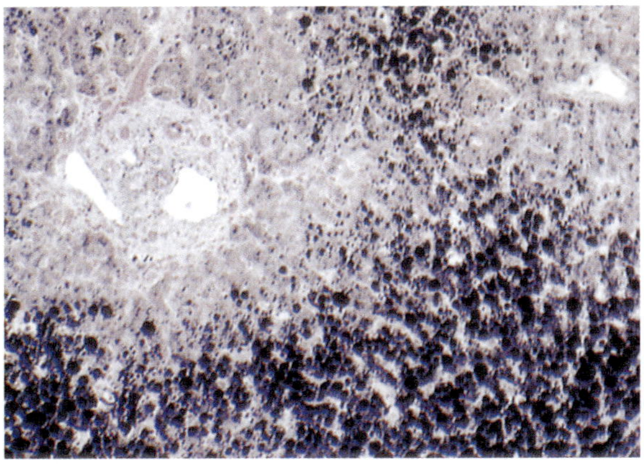

그림 18-5. 지방간. Sudan black B 염색. ×100. 간세포 내에 큰 지방방울이 흑색, 작은 지방방울은 흑청색으로 염색되어 있다.

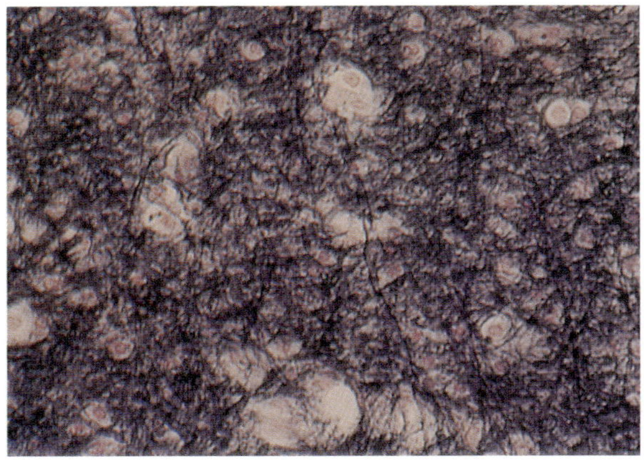

그림 18-6. 뇌. Sudan black B 염색. ×400. 말이집(myelin)이 흑청색으로 염색되어 있다.

7. 참고

- sudan black B 사용액은 반드시 여과한 것을 사용한다. 여러 번 같은 액을 사용하면 염색액 내에 유리된 지방이 비특이적으로 염색된다.
- 기타 주의사항은 oil red O 방법과 동일

18.3 Nile blue 염색

1. 목적

Nile blue 염색법은 산성지질과 중성지질을 감별 염색할 수 있는 방법으로써 1947년 Cain에 의해 nile blue sulfate로 널리 알려져 있다. 현재는 Dunnigan에 의해 인지질의 동정에도 응용할 수 있게 되었다.

2. 원리

예전에는 변색성에 의해 중성지방이 적색, 지방산, 인지질이 청색으로 염색되는 것으로 생각해 왔으나, 현재는 nile blue 염료 내에 ① 적색인 지용성의 oxazone, ② 암청색으로 알코올에 용해되며 산성지질과 결합하는 oxazine sulfate, ③ 적색으로 지용성이 강하며 유리염기 상태인 nile blue oxazine의 3종류가 함유되어 있는 것으로 밝혀져 있다. 따라서 중성지방을 적색으로, 인지질, 지방산, 핵 및 기타 염기성 물질이 청색으로 된다.

3. 준비

1) 고정

10% neutral buffered formalin, 10% formol-calcium. 알코올계 고정액은 지방용해성 성질 때문에 사용하지 않는다.

2) 절편

동결절편, 5~10 μm. 파라핀절편은 탈수나 투명과정에서 지방이 용해되기 때문에 사용 할 수 없다.

3) 기구

Cryostat, Coplin jar, 삼각플라스크, 눈금실린더, 여과지

4) 정도관리

대부분의 조직이 지방이 포함되어 있으므로 일반적으로 양성대조조직은 사용하지 않는다.

4. 용액의 제조

1) Nile blue 용액

Nile blue sulfate(C.I. 51180)	7 g
증류수	100 mL

증류수에 nile blue sulfate를 용해하여 주기적으로 진탕해가면서 60℃ 또는 37℃로 하룻밤 방치한다. 완전히 포화시킨 후 여과하여 사용한다.

2) 1% acetic acid 수용액

Glacial acetic acid	1 mL
증류수	99 mL

3) Gum sucrose 용액

101쪽 참조

5. 염색과정

Nile blue 염색			
절편	1	동결절편 준비	각 5분 3회
수세	2	증류수	30초
염색	3	Nile blue 용액	60℃, 5~20분
수세	4	흐르는 수돗물	3분
분별	5	1% acetic acid	10분
수세	6	증류수	5분, 3회
봉입	7	수용성 봉입제	
밀봉	8	메뉴큐어를 사용하여 커버글라스 가장자리 밀봉	

6. 염색결과(그림 18-7, 8)

- 중성지방 : 적색
- 산성지질(인지질, 지방산) : 청색
- 콜레스테롤에스테르 : 옅은 적색
- 핵, 산성물질 : 청색

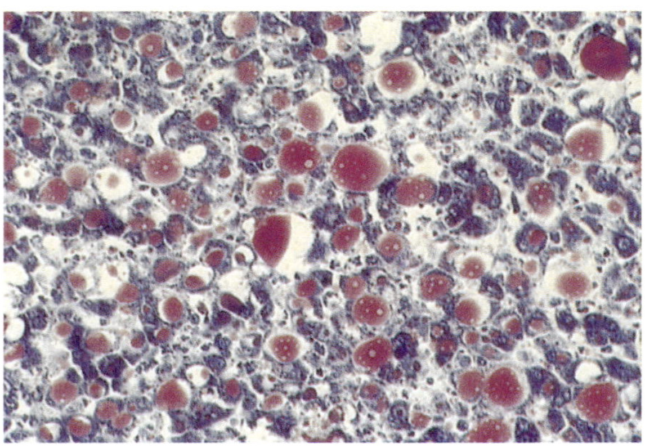

그림 18-7. 콩팥의 Grawitz 종양. Nile blue 염색. ×100. 지방은 적색으로, 세포핵은 청색으로 염색된다.

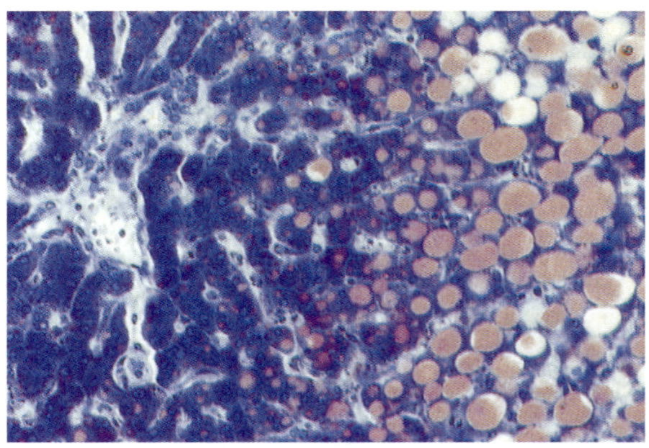

그림 18-8. 지방간, 포르말린 고정. 동결절편. Nile blue염색. ×400. 중성지방은 적색, 인지질, 지방산, 핵은 청색으로 염색된다.

7. 참고

- 포르말린에 오랜 기간 보존한 장기는 중성지방의 일부가 지방산으로 분해되기 때문에 자색을 띠는 경우가 있다.
- Nile blue 염색액의 변법으로써 1968년 Dunnigan 등에 의한 처방이 있다. 1% nile blue sulfate 수용액 200 mL에 1% sulfuric acid 10 mL를 첨가해 가온하여 용해한다. 이 액은 pH가 2.0이 되며 지방 이외의 물질과의 반응을 최소화하는 효과가 있다.
- Nile blue액의 좋고 나쁨을 가리기 위해서는 이 용액의 일부를 취해 소량의 자일렌(xylene)에 첨가하여 20~30초 후에 적색의 oxazone이 나타나는지를 확인한다. 나타나지 않을 경우에는 다시 제조한다.
- 인지질을 특이적으로 염색하는 변법으로써 1953년 Menschik법이 있다. 1N HCl로 1시간 처리하여 유리지방산의 칼슘알카리 금속을 제거한 후 4°C의 acetone에 20분 처리하여 중성지방을 제거한 다음 nile blue로 염색함으로서 인지질을 동정할 수 있다.

참고문헌

1. Bancroft JD, Gamble M. Theory and Practice of Histological Techniques. 5th ed., Churchill Livingstone, 2003.
2. Bayliss OB, Adams CWM. Bromine sudan black (BSB). A general stain for tissue lipids including free cholesterol. Histchem J, 4:505, 1972.
3. Cain AJ. Use of nile nlue in the examination of lipoids. Quarterly Journal of Microscopical Science, 88:383, 1947.
4. Dunnigan MG. The use of nile blue sulphate in the histochemical identification of phospholipids. Stain Technol, 43:249, 1968.
5. Schultz A. Eine Methode des mikrochemischen cholesterin-nachweises an gewebsschnitt. Zentralblatt fur allgemerine pathologische anatomie, 35:314, 1924.

18.1

실 습 보 고 서

성명		학번		실습일자		확인	

지질 염색

✚ 염색방법 :

✚ 고정액 :

✚ 절편두께 :

✚ 대조조직 :

주요시약	목적

+ 염색원리 :

+ 염색목적 :

+ 염색결과 :

+ 실수원인 :

18.2 실 습 보 고 서

성명		학번		실습일자		확인	

지질 염색

✚ 염색방법 :

✚ 고정액 :

✚ 절편두께 :

✚ 대조조직 :

주요시약	목적

✚ 염색원리 :

✚ 염색목적 :

✚ 염색결과 :

✚ 실수원인 :

CHAPTER 19

생체 내 색소 및 무기질 염색

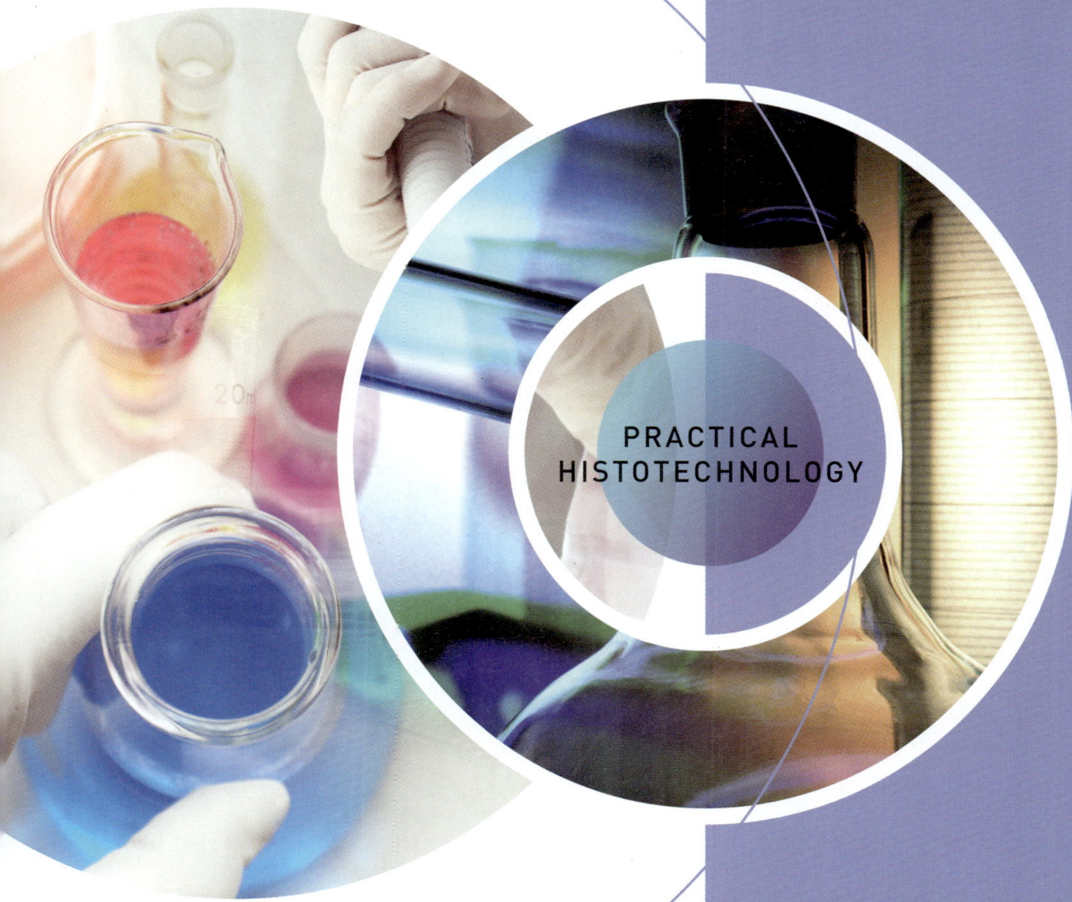

조직 내에서 출현하는 색소는 체내의 대사과정에서 생성되는 내인성 색소(endogenous pigments)와 외부에서 체내로 들어와 침착하는 외인성 색소(exogenous pigments)의 두 종류가 있다. 이중 내인성 색소는 혈액에서 유래한 색소와 혈액 이외의 다른 물질에서 생성되는 비혈액 유래성 색소가 있다. 혈액유래성 색소에는 혈철소, 담즙색소, 혈색소가 있으며, 비혈액유래성 색소에는 멜라닌, 리포푸신(지방갈색소), 은환원성 물질 등이 있다. 조직학적 진단에는 혈철소와 멜라닌 검출이 많이 사용되고 있다. 외인성 색소는 주로 무기질이 대부분이다.

학습목표 instructional objectives

1. 각 색소 및 무기질 염색법과 검출물질과의 관계를 설명한다.
2. 각 염색 방법의 원리를 설명한다.
3. 멜라닌 표백법의 종류를 설명한다.
4. prussian blue와 turnbull blue 반응의 차이를 설명한다.
5. 리포푸신의 염색특성을 설명한다.
6. 멜라닌, 리포푸신, 혈철소의 양성 대조조직을 알아야 한다.

19.1 Fontana-Masson 염색

1. 목적

비혈액유래성 생체색소 중 페놀성 색소(phenolic pigment)의 하나인 멜라닌은 방향족 아민노산, 티로신의 산화에 의해 생성되는 산물로서 그 양에 따라 황갈색 – 흑갈색 과립으로 세포 내에 출현한다. 멜라닌은 HE 염색에서 비교적 동정이 가능하나 그 양이 적으면 혈철소와 감별이 쉽지 않아 특수염색을 필요로한다. 이 염색은 악성흑색종(malignant melanoma)과 같은 멜라닌 종양의 진단 및 장크롬 친화성세포(enterochromaffin cell)의 동정에 사용되고 있다.

2. 원리

이 염색의 원리는 은환원성 성분에 먼저 은이온이 결합한 다음 이 이온이 환원되어 은핵으로 가시화되는데 기초하고 있다. 멜라닌이 갖는 환원능은 인돌고리(indol ring)에 붙어 있는 2개의 페놀성 수산기에 기인하는 것으로 생각하고 있다. Fontana-Masson 염색은 멜라닌이 가진 은환원성 반응(argentaffin reaction)을 이용하는 것으로, 멜라닌과는 다른 잘록창자흑피증(pseudomelanosis coli), Dubin-Johnson 증후군 등에도 양성반응을 보이므로 감별이 필요하다.

3. 준비

1) 고정

10% neutral buffered formalin, Bouin 용액. 알코올계 고정액은 은환원성 과립을 용해시키는 성질이 있기 때문에 피해야 한다.

2) 절편

파라핀 절편, 4~5 μm

3) 기구

삼각플라스크, 56 ℃ 온수조, 눈금실린더, 화학적으로 깨끗한 Coplin jar, Whatman #1 여과지

4) 정도관리

멜라닌의 양성대조절편으로써 피부를 사용하며, 은환원성 과립 양성대조조직으로는 작은창자이나 막창자꼬리를 사용한다. 모든 초자기구는 화학적으로 깨끗한 것을 사용하고 비금속성 기구를 사용해야 한다.

4. 용액의 제조

1) Ammoniacal silver 용액

10% silver nitrate ($AgNO_3$) 수용액	20 mL
Ammonia water (ammonium hydroxide, NH_4OH)	

10% silver nitrate 수용액에 ammonia water를 방울방울 떨어뜨려가며 잘 흔들어준다. 처음에는 갈색의 침전물이 생기지만 계속 ammonia water를 떨어뜨려주면 침전물이 없어지는데, 이때 침전물이 약간 남아 있는 상태까지 첨가해준다. 이 용액에 증류수를 첨가하여 100 mL까지 채워 사용한다.

2) 5% sodium thiosulfate 수용액

Sodium thiosulfate	5 g
증류수	100 mL

3) Nuclear fast red 용액

165쪽 참조

5. 염색과정

Fontata Masson 염색			
탈파라핀	1	Xylene	각 5분 3회
함수	2	100 → 70% ethanol	각 30회 침적

수세	3	흐르는 수돗물, 증류수	10분, 헹굼
은침투	4	Ammoniacal silver 용액*	암소, 하룻밤(15시간 정도)
수세	5	증류수	1분, 2회
정착	6	5% sodium thiosulfate 용액	5분
수세	7	흐르는 수돗물	5분
핵염색	8	Nuclear fast red 용액	5분
수세	9	흐르는 수돗물	3분
탈수	10	95% ethanol I, II, 100% ethanol I, II, III	각 30초
투명	11	Xylene I, II, III	각 5분
봉입	12	합성수지	

Fontana-Masson silver 염색

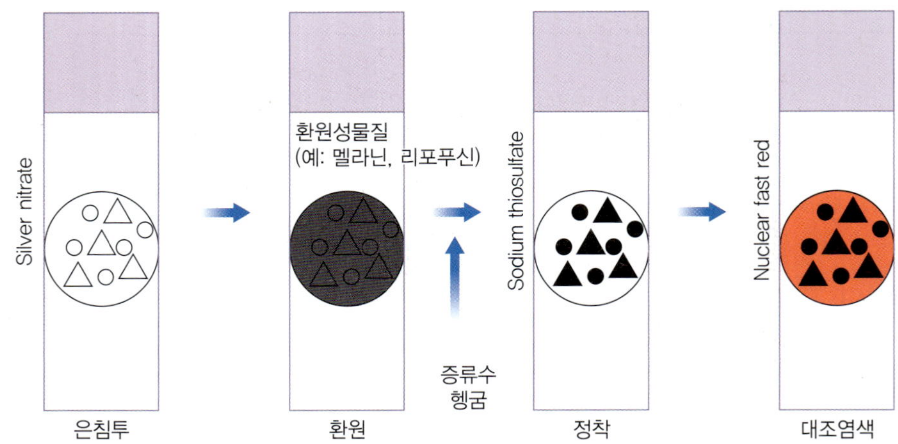

6. 염색결과(그림 19-1~3)

- 멜라닌, 리포푸신, 기타 은환원성 물질 : 흑색
- 세포핵 : 적색

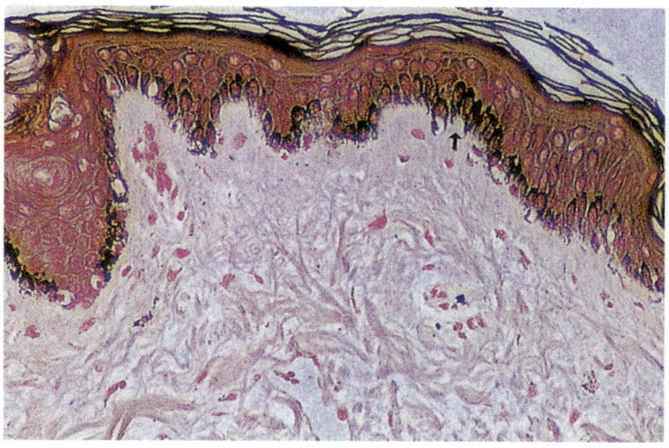

그림 19-1. 정상피부. Fontana-Masson 염색(염색이 잘된 표본). ×200. melanocyte(↑)가 멜라닌을 합성하여 표피 상부 쪽으로 이동시키고 있는 것을 알 수 있다.

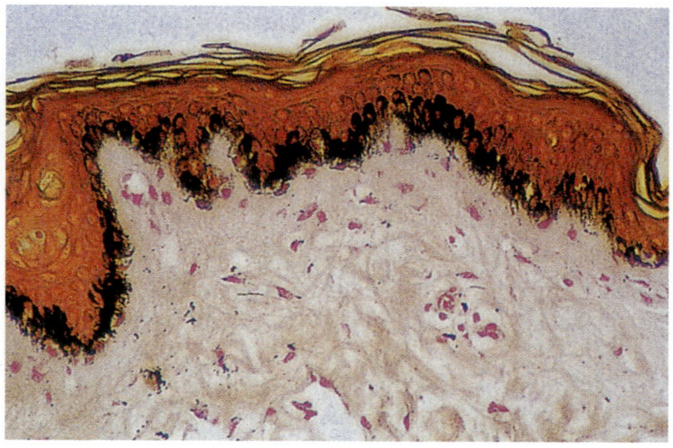

그림 19-2. 그림 19-1과 동일 절편. Fontana-Masson 염색(과염 상태의 표본). ×200. 표피 기저층 내의 멜라닌이 미세한 흑색과립으로 보인다.

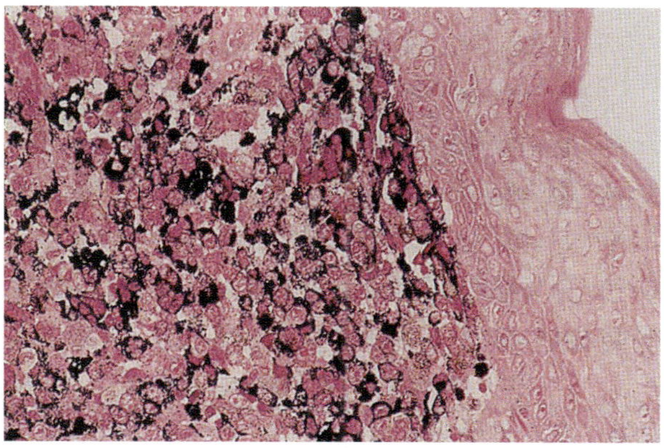

그림 19-3. 식도. 악성흑색종. Fontana-Masson 염색. ×400. 식도 편평상피 바로 밑에 흑색의 멜라닌 과립을 가진 종양세포가 증식되어 있다.

7. 참고

- 절편을 이동할 때 금속성 핀셋을 사용하지 말아야 한다.
- 사용 용기는 화학적으로 깨끗한 것을 사용한다.
- ammoniacal silver 용액에서의 처리시간이 지나치게 길면 환원성이 약한 다른 성분도 염색되므로 필요 이상 오래하지 않도록 한다.
- ammoniacal silver 용액의 침투는 microwave oven을 사용할 경우 조사시간 5분에 2분 방치하면 충분하다.

19.2 멜라닌의 표백법(potassium permanganate-oxalic acid 방법)

1. 목적

멜라닌 색소의 확인

2. 원리

멜라닌의 색을 띤 부위는 tyrosine 잔기의 산화유도체인 퀴노이드 화합물(quinoid compound)에서 유래한다고 알려져 있다. 이들 부위는 작용 시간에 차이가 있지만 potassium permanganate를 비롯한 여러 산화제에 의해 색이 소실된다. 이는 멜라닌 분자구조가 변화할 뿐만 아니라 생성된 짙은 갈색 침전 물인 이산화망간(MnO2)을 oxalic acid로 환원하여 멜라닌이 표백되기 때문이다.

3. 준비

1) 고정

10% neutral buffered formalin

2) 절편

파라핀 절편, 4~5 μm

3) 기구

삼각플라스크, 눈금실린더, Coplin jar

4) 정도관리

피부조직을 함께 처리하여 확인한다.

4. 용액의 제조

1) 0.25% potassium permanganate ($KMnO_4$) 수용액

Potassium permanganate	0.25 g
증류수	100 mL

2) 2% oxalic acid 용액

Oxalic acid	2 g
증류수	100 mL

3) Nuclear fast red용액

165쪽 참조

5. 염색과정

멜라닌 표백법-과망간산칼륨법			
탈파라핀	1	Xylene	각 5분 3회
함수	2	무수 ethanol → 70% ethanol	각 30회 침적
수세	3	흐르는 수돗물, 증류수	10분, 헹굼
산화	4	Potassium permanganate용액	1~4시간
수세	5	흐르는 수돗물, 증류수	1분, 가볍게 헹굼
환원	6	Oxalic acid 용액	2분
수세	7	흐르는 수돗물	3분
대조염색	8	Nuclear fast red 용액	10분
수세	9	흐르는 수돗물	1분
탈수	10	95% ethanol I, II, 100% ethanol I, II, III	각 30초
투명	11	Xylene I, II, III	각 5분
봉입	12	합성수지	

6. 염색결과(그림 19-4)

멜라닌, 리포푸신, ceroid : 표백된다.

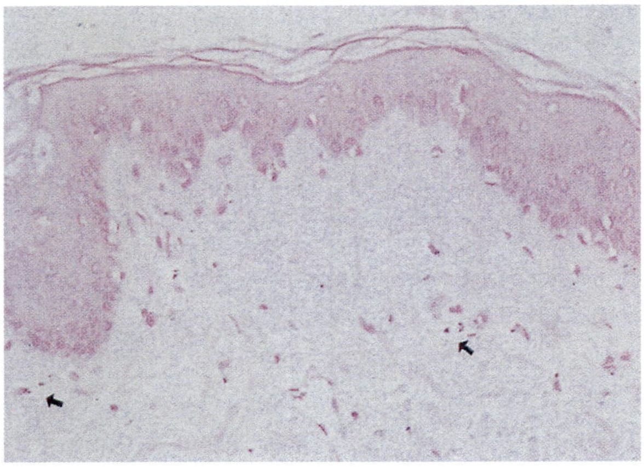

그림 19-4. 피부. 멜라닌 표백법.
×200. 멜라닌이 표백되어 있다. 그러나 진피 내로 들어간 멜라닌(↑)은 표백되지 않고 남아 있는 것도 있다.

7. 참고

- 절편이 떨어지기 쉽기 때문에 접착제로 poly-L−lysine을 바른 슬라이드를 사용한다.
- 대조절편을 준비하여 염색과정 3)~7)까지의 단계를 생략하고 8) 단계부터 함께 진행하여 비교한다.
- 0.25 % potassium permanganate 용액에서의 시간은 조직의 종류에 따라 다음과 같이 조절한다.
  (1) 피부멜라닌 : 1~2시간
  (2) 안구멜라닌 : 16~24시간
- 멜라닌의 확인을 위해 사용되는 방법이나 멜라닌 이외의 색소도 표백되므로 특이적인 방법이라 할 수 없다.

19.3 Schmorl 염색

1. 목적

리포푸신(지방갈색소, lipofuscin), 멜라닌 등의 환원성을 가진 물질을 증명하는 데 이용된다. 리포푸신은 소모성색소라고도 부르며, 황색에서 갈색까지 여러 색을 띠고 있다. 이 색소는 지질과 단백질의 복합체로써 일부 종의 동물에서 신경세포에 한정하여 출현하며 그 양과 분포영역은 연령에 따라 점점 확대되어 나간다. 정상 성인에서는 신경세포, 심근, 민무늬근, 부신속질의 그물층, 정낭의 샘상피 등에 나타난다. 병적으로는 위축장기에 많은 양이 출현하는데 심장이나 간의 갈색위축(brown atrophy)이 그것이다.

2. 원리

이 반응의 원리는 조직절편에 potassium ferricyanide와 ferric chloride를 동시에 작용시키면 리포푸신, 멜라닌 등이 가진 환원성에 의해 ferric chloride의 ferric 이온(Fe^{3+})이 ferrous 이온(Fe^{2+})으로 환원되고, 여기에 ferricyanide가 결합하여 ferrous ferricyanide (Turnbull blue)의 짙은 청색 침전물이 생기는 데 기초한 방법이다.

3. 준비

1) 고정

10% neutral buffered formalin

2) 절편

파라핀 절편, 4~5 μm

3) 기구

비금속성 핀셋, pH 미터, 화학적으로 깨끗한 Coplin jar, 눈금실린더, 삼각플라스크

4) 정도관리

멜라닌이나 리포푸신(lipofuscin)이 포함된 양성대조조직을 사용한다.

4. 용액의 제조

1) Ferric ferricyanide 용액

1% ferric chloride ($FeCl_3$) 수용액	30 mL
1% potassium ferricyanide [($K_3Fe(CN)_6$] 수용액	4 mL
증류수	6 mL

사용 직전에 제조한다.

2) Nuclear fast red 용액

165쪽 참조

5. 염색과정

Schmorl 염색			
탈파라핀	1	Xylene	각 5분 3회
함수	2	무수 ethanol → 70% ethanol	각 30회 침적
수세	3	흐르는 수돗물, 증류수	10분, 헹굼
염색	4	Ferric ferricyanide 용액	5분
수세	5	증류수	3회 교환
핵염색	6	Nuclear fast red 용액	5분
수세	7	흐르는 수돗물	3분
탈수	8	95% ethanol I, II, 100% ethanol I, II, III	각 30초
투명	9	Xylene I, II, III	각 5분
봉입	10	합성수지	

6. 염색결과(그림 19-5~8)

- 리포푸신, 기타 환원성물질 : 녹청색 – 암청색
- 세포핵 : 적색
- 배경 : 옅은 청색

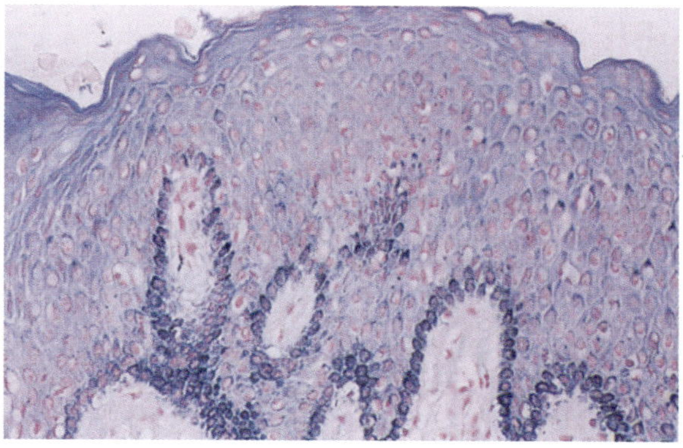

그림 19-5. 피부. Schmorl 염색. ×200. 표피 기저층의 멜라닌 함유세포들을 따라 청색으로 염색되어 있다.

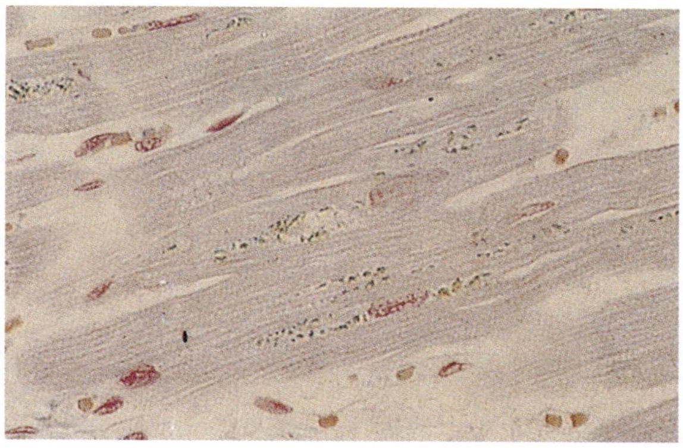

그림 19-6. 심근. Schmorl 염색. ×400. 세포핵의 양쪽에 황갈색의 리포푸신이 보인다.

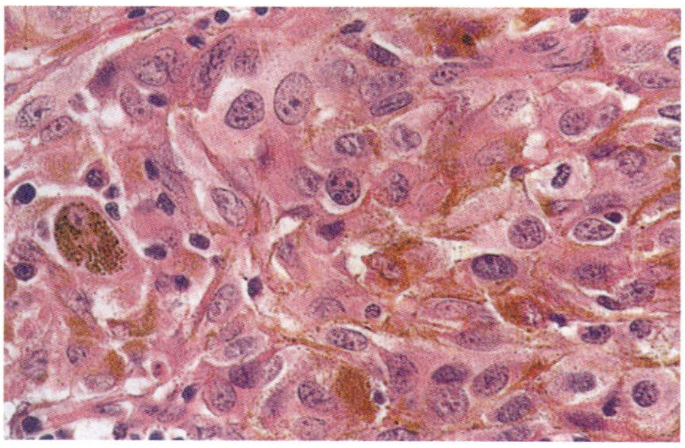

그림 19-7. 피부. 악성흑색종. H&E 염색. ×400. 종양세포 내 및 멜라닌을 탐식한 조직구 내에 황갈색의 멜라닌이 뚜렷하게 관찰된다.

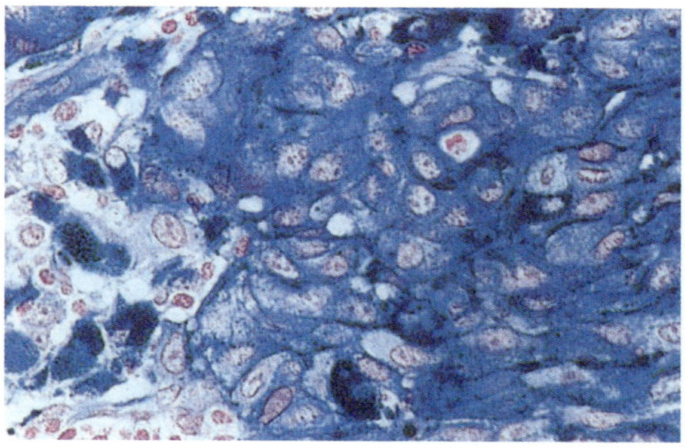

그림 19-8. 그림 19-9과 동일한 표본. Schmorl 염색. ×400. 멜라닌이 진한 청색으로 염색되어 있다.

7. 참고

- ferric ferricyanide 용액은 제조한 후 30분 이내에 사용한다.
- 리포푸신, 멜라닌 외에 SH기, 장크롬 친화성물질, 크롬 친화성물질, 갑상샘의 티록신(thyroxine) 등도 양성 반응을 나타낸다.
- 리포푸신은 지질의 산화정도에 따라 종류가 다양하며, 조직화학적으로도 특이적인 반응이 적기 때문에 몇 가지 방법의 결과를 종합해서 판단해야 한다.

19.4 Fouchet 반응(Hall법)

1. 목적

담즙색소(bile pigment)의 증명에 사용된다. 이 색소는 담즙색소라 부르는 bilirubin과 담록소라 부르는 biliverdin이 있다. 담즙색소(bilirubin)는 폐쇄성황달, 용혈성황달, 간세포 정체성황달 등에서 세포내 및 간질 등에 황갈색 – 녹갈색으로 나타나고 과립상 또는 방울모양으로 침착되어 있다.

2. 원리

담즙색소(bilirubin)를 염화제이철(ferric chloride)로 산화하여 녹색의 담록소(biliverdin)를 형성시켜 보는 방법이다.

3. 준비

1) 고정

10% neutral buffered formalin

2) 절편

파라핀 절편, 4~5 μm

3) 기구

화학적으로 깨끗한 Coplin jar, 눈금실린더, 삼각플라스크

4) 정도관리

담즙색소가 포함된 간조직을 양성대조조직으로 사용한다.

4. 용액의 제조

1) Fouchet 용액

25% trichloroacetic acid (CCl_3COOH) 수용액	100 mL
10% ferric chloride ($FeCl_3$) 수용액	10 mL

2) van Gieson 용액

142쪽 참조

5. 염색과정

Fouchet 반응(Hall 염색)			
탈파라핀	1	Xylene	각 5분 3회
함수	2	무수 ethanol → 70% ethanol	각 30회 침적
수세	3	흐르는 수돗물, 증류수	10분, 헹굼
염색	4	Fouchet 시약	5분
수세	5	증류수	3회 교환
대조염색	6	Van Gieson 용액	5~10분
수세	7	흐르는 수돗물	3분
탈수	8	95% ethanol I, II 100% ethanol I, II, III	각 30초
투명	9	Xylene I, II, III	각 5분
봉입	10	합성수지	

6. 염색결과(그림 19-9, 10)

- 담즙색소 : 녹색
- 아교섬유 : 적색
- 근섬유, 세포질 : 황색

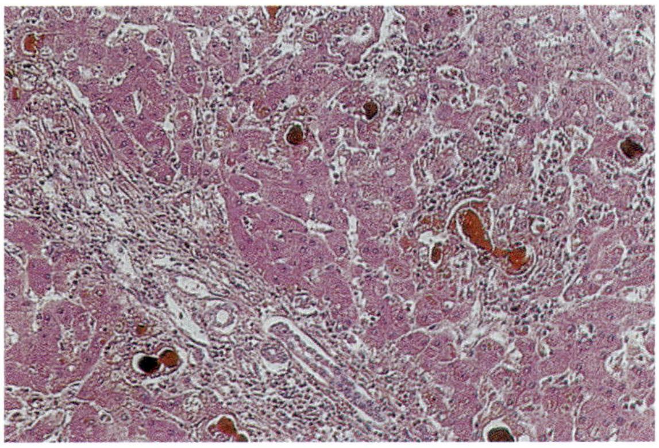

그림 19-9. 간. 담즙색소. HE 염색. ×400. 담즙색소가 갈색으로 염색된다.

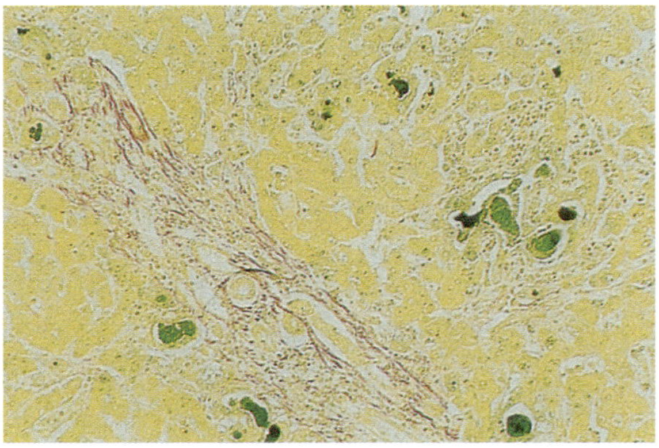

그림 19-10. 간. Fouchet 염색. ×400. 담즙색소는 녹색으로, 아교섬유는 적색으로 염색된다.

7. 참고

- trichloroacetic acid는 강산이므로 피부나 눈에 접촉하지 않도록 주의한다.
- van Gieson 염색 후에는 즉시 탈수과정으로 이동한다. 물에 수세하면 염색성이 퇴색한다.

19.5 Prussian blue 염색

1. 목적

혈철소(hemosiderin)의 염색 방법으로 철대사이상증인 hemosiderosis나 hemochromatosis의 진단에 사용된다.

2. 원리

3가 철이온(Fe^{3+})이 potassium ferrocyanide과 결합하여 청색의 ferric ferrocyanide(prussian blue)가 형성되는 것을 보는 것이다. 이 반응은 특히 예민하여 3가 철이온에만 특이적으로 반응한다.

3. 준비

1) 고정

10% neutral buffered formalin, 10% formalin(장기간 고정한 것은 포르말린 내에 생성된 포름산에 의해 철이 용출되어 반응이 약하다. 이를 막기 위해서는 10% neutral buffered formalin을 사용하는 것이 좋다.)

2) 절편

파라핀 절편, 4~5 μm

3) 기구

비금속성 핀셋, 화학적으로 깨끗한 Coplin jar, 눈금실린더

4) 정도관리

2가철이 포함된 절편을 양성대조로 사용한다. 마우스 비장(지라)을 사용하면 좋다. 염색시약으로 오염된 Coplin jar는 사용을 피한다.

4. 용액의 제조

1) 2% potassium ferrocyanide 용액(A)

Potassium ferrocyanide [$K_4Fe(CN)_6 \cdot 3H_2O$]	10 g
증류수	500 mL

2) 1% HCl 용액(B)

Conc. hydrochloric acid	10 mL
증류수	490 mL

3) Prussian blue 반응액

사용 직전에 A용액과 B용액을 동량 혼합한다.

4) Nuclear fast red 용액

165쪽 참조

5. 염색과정

Prussian blue 반응			
탈파라핀	1	Xylene	각 5분 3회
함수	2	무수 ethanol → 70% ethanol	각 30회 침적
수세	3	흐르는 수돗물, 증류수	10분, 헹굼
염색	4	Prussian blue 용액	30분
수세	5	증류수	3회 교환
대조염색	6	Nuclear fast red 용액	5분
수세	7	흐르는 수돗물	가볍게 헹굼
탈수	8	95% ethanol I, II, 100% ethanol I, II, III	각 30초
투명	9	Xylene I, II, III	각 5분
봉입	10	합성수지	

6. 염색결과(그림 19-11~14)

- 혈철소 : 청색
- 세포핵 : 적색

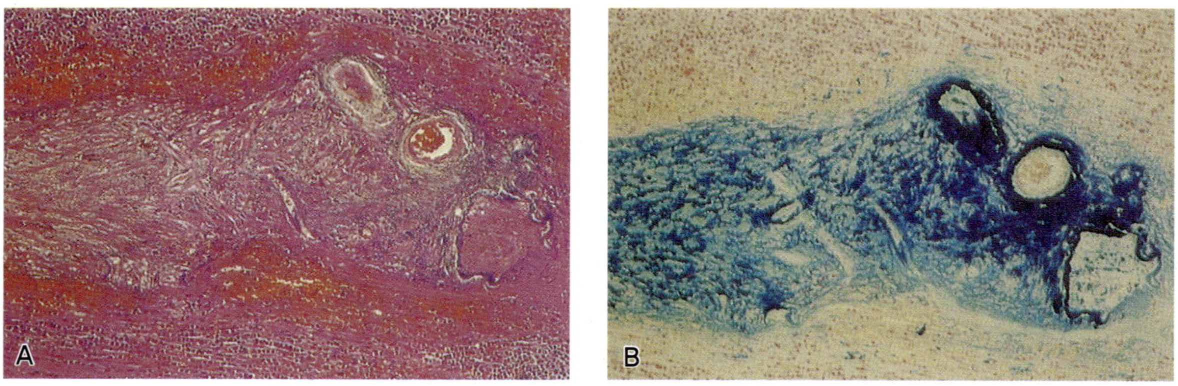

그림 19-11. 지라(비장). Gamna-Gandy 결절. ×200. A(HE), B(PB). 간경변증의 증례. 사진은 HE 염색(A)과 동일한 절편을 prussian blue (PB)로 염색한 동일부위의 표본

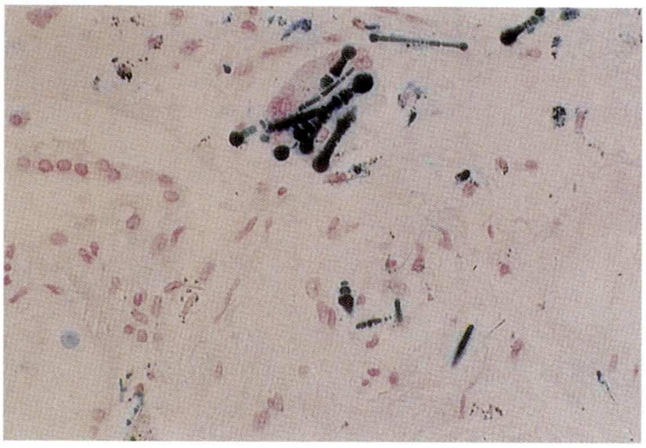

그림 19-12. 석면폐. prussian blue 염색. ×200. 큰포식세포 내에 탐식되어 있는 석면소체(asbestos body). 석면을 다루는 작업에 종사한 환자로 폐암으로 사망

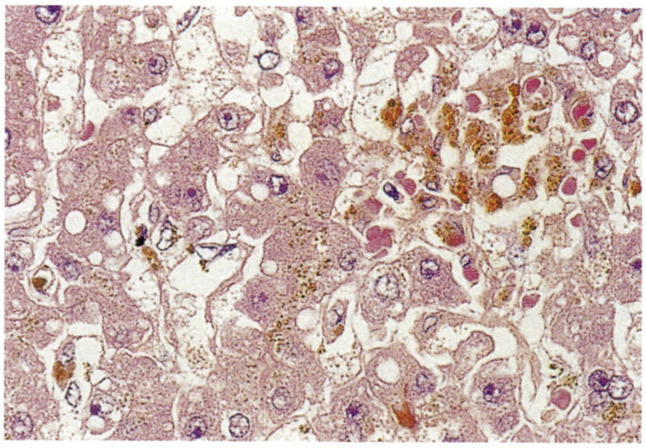

그림 19-13. 간. 혈철소. HE 염색. ×400. 간세포와 Kupffe r 세포 내에 황갈색의 과립(혈철소)이 관찰된다.

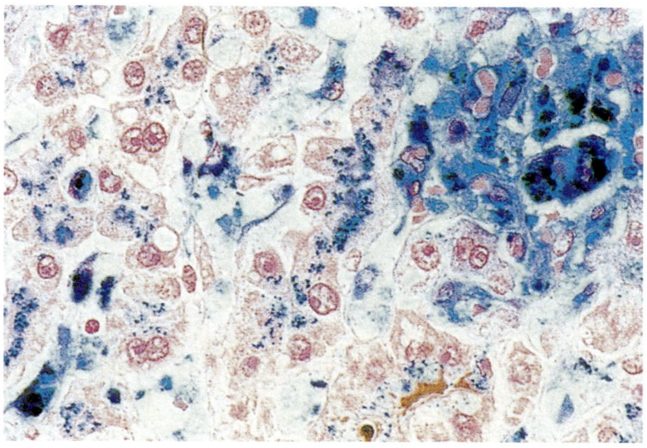

그림 19-14. 간. 혈철소. prussian blue 염색. ×400. 혈철소가 청색으로 염색된다.

7. 참고

- 염색에 있어서 양성 대조절편을 반드시 사용해야 한다.
- prussian blue사용액은 한 번밖에 사용할 수 없다. 혼합 직후에는 연한 황색이지만 시간이 지남에 따라 녹색조가 증가한다. 녹색조를 띤 액은 사용할 수 없다. potassium ferrocyanide는 산의 작용에 의해 그 일부가 ferrocyan hydric acid로 분해되고 이어서 3가철의 제2철염이 된다. 이 화합물이 남아 있는 potassium ferrocyanide와 반응하여 prussian blue를 형성한다. 이것은 조직에 비특이적 침착을 일으키는 요인이 된다.
- 철염색을 수행하는 과정에서 철분에 접촉하지 않도록 주의한다. 따라서 사용기구나 증류수는 철분이 없는 것을 사용한다.
- 가면철(masked iron)의 검출법

  헤모글로빈과 같이 이온화되어 있지 않는 철은 보통의 철반응으로 검출할 수 없기 때문에 가면철 또는 잠복철(occult iron)이라 부른다. 이러한 철은 sulfuric acid-ethanol 용액(sulfuric acid 4 mL+ 90% ethanol 96 mL)을 먼저 절편에 작용시킨 후 철반응을 수행하면 검출할 수 있다.

참고문헌

1. Bancroft JD, Cook HC. Manual of Histological Techniques and their Diagnostic Application. Edinburgh : Chuchill Livingstone.
2. Fontana A. Verfahren zur intensiven und raschen Farbung des Treponema pallidum und anderer Spirochaten. Dermatologische Wochenshrift. 55: 1003, 1912.
3. Hall MJ. A staining reaction for bilirubin in tissue sections. Am J Clin Pathol 34:313, 1960.
4. Lillie RD, Fullmer HM. Histopathologic Technic and Practical Histochemistry. New York, McGraw-Hill Book Co, 1976.
5. Masson P. Carcinoid and nerve hyperplasia of the appendicular mucosa. Am J Pathol 4:181, 1928.
6. Pearse AGE. Histochemistry, Theoretical and Applied 3 rd ed. Baltimore, William & Wilkins Co, 1972.
7. Sumi Y et al. Histochemical staining of cadmium with 2-(8-quinolylazo)-4, 5-diphenylimidazole. Histochem Cell Biol 106:223-227, 1996.
8. Sumi Y et al. Histochemical staining of chromium with 2-(8-quinolylazo)-4,5-di-p-tolylimidazole. Eur J Histochem 42:271-276, 1998.

19.1

실 습 보 고 서

성명		학번		실습일자		확인	

생체 내 색소 및 무기질 염색

✚ 염색방법 :

✚ 고정액 :

✚ 절편두께 :

✚ 대조조직 :

주요시약	목적

✚ **염색원리 :**

✚ **염색목적 :**

✚ **염색결과 :**

✚ **실수원인 :**

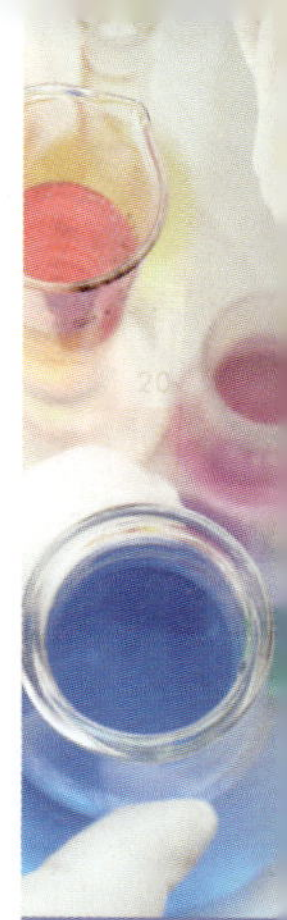

19.2

실 습 보 고 서

성명		학번		실습일자		확인	

생체 내 색소 및 무기질 염색

+ 염색방법 :

+ 고정액 :

+ 절편두께 :

+ 대조조직 :

주요시약	목적

✚ 염색원리 :

✚ 염색목적 :

✚ 염색결과 :

✚ 실수원인 :

19.3

실 습 보 고 서

성명		학번		실습일자		확인	

생체 내 색소 및 무기질 염색

✚ 염색방법 :

✚ 고정액 :

✚ 절편두께 :

✚ 대조조직 :

주요시약	목적

✚ **염색원리 :**

✚ **염색목적 :**

✚ **염색결과 :**

✚ **실수원인 :**

CHAPTER **20**

조직 내 병원체의 염색

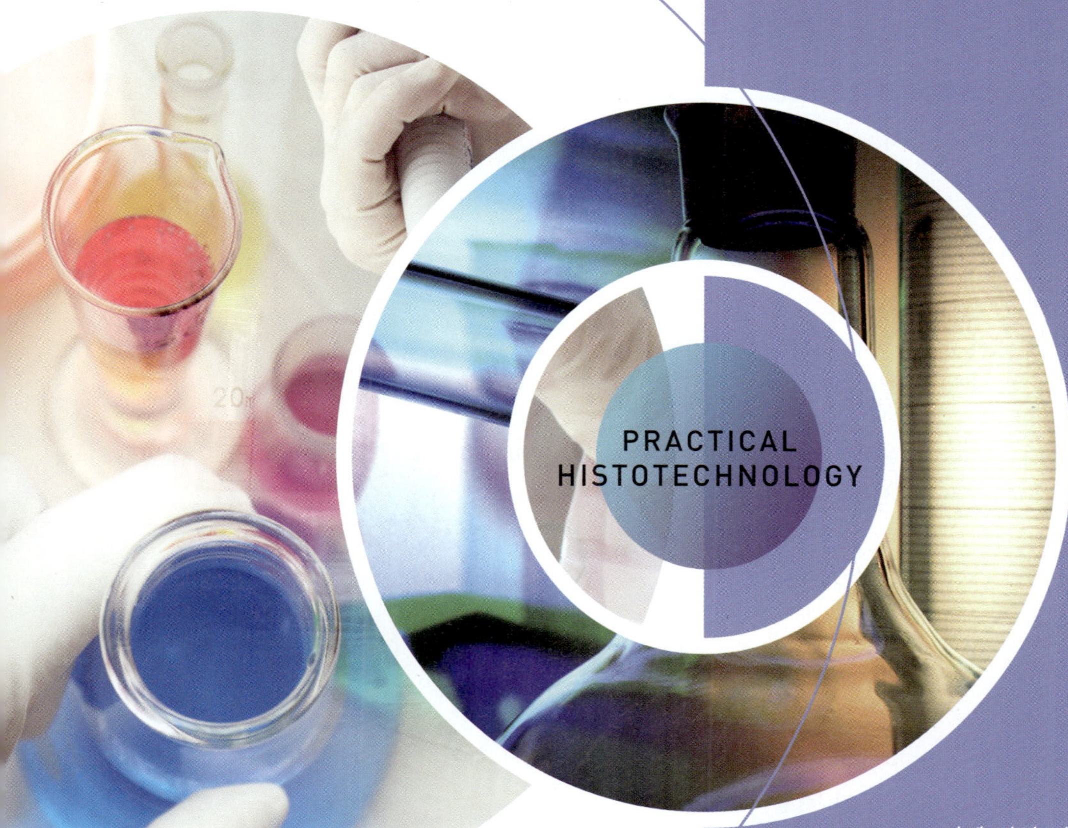

인체 감염 병원성 미생물을 동정하려면 고전적인 배양을 통한 미생물학적 동정과정을 비롯하여 PCR 등 분자병리학적 검사법이 이용되고 있다. 그러나 인체 감염증 중 조직학적 병변과 더불어 그 병변을 유발한 원인체의 감별이 필요한 경우가 많다. 배양시간이 길고, 인공배지에서 배양되지 않는 바이러스나 주폐포자충(*Pneumocystis jirovecii*) 등은 바이러스 봉입체나 포낭을 생검조직으로부터 염색을 통해 빠른 시간 내에 검출할 수 있어서 그 의의가 매우 크다. 또한 진균 감염의 진단에서와 같이 조직병변과 더불어 원인체의 형태 감별이 매우 중요한 경우도 매우 가치가 있으며, 특히 *Helicobacter pylori*는 최근 내시경 위생검과 함께 특수염색이 거의 일상적으로 이용되는 경우도 있다.

학습목표 instructional objectives

1. Gram 염색의 의의와 원리를 설명한다.
2. 항산성균의 특성과 염색 원리를 설명한다.
3. 진균 염색의 종류와 염색 원리를 설명한다.
4. Warthin-Starry 염 색의 의의와 원리를 설명한다.
5. GMS 염색의 의의와 원리를 설명한다.
6. 간조직 내 HBsAg 검출법과 염색방법들을 열거한다.
7. 간조직 내 HBsAg 검출에 면역염색이 필요한 이유를 설명한다.

20.1 Gram 염색(Brown-Hopp법)

1. 목적

Gram 염색은 덴마크의 Hans C. J. Gram(1853~1938)이 1884년에 발표한 염색법으로 세균 등의 미생물을 그람양성균과 그람음성균으로 분류하는 데 사용된다.

조직절편에서 그람염색법은 이외에도 Brown and Brenn법, MacCallum-Goodpasture법, Taylor법, Hucker-Conn법 등의 많은 방법이 보고되어 있다.

2. 원리

어떤 종의 세균 표면에는 magnesium ribonucleate(그람양성물질)가 있어서 crystal violet으로 염색하고 Lugol액을 작용시키면 레이크(lake)가 형성된다. 이에 대해 어떤 종의 세균에서는 그람양성물질이 결핍되어서 레이크가 형성되지 않는다. 따라서 아세톤 등으로 탈색하면 전자는 탈색되지 않지만(그람양성균), 후자는 탈색되어 버린다(그람음성균).

3. 준비

1) 고정

10% neutral buffered formalin

2) 절편

파라핀 절편, 4~5 μm

3) 기구

Coplin jar, 여과지, 삼각플라스크, 눈금실린더

4) 정도관리

그람 양성과 음성세균이 포함된 절편을 사용해야 한다.

4. 용액의 제조

1) 1% crystal violet 용액

Crystal violet(C.I. 42555)	5 g
증류수	500 mL

2) Gram iodine 용액

Iodine (I_2)	3 g
Potassium iodide (KI)	6 g
증류수	900 mL

Potassium iodide 3 g을 10 mL의 증류수에 용해한 다음, iodine 1 g을 가하여 용해하고 남아 있는 증류수를 첨가한다.

3) Basic fuchsin 용액

Basic fuchsin	0.1g
증류수	100 mL

4) Gallego 용액

37~40% formalin	1 mL
Glacial acetic acid	0.5 mL
증류수	50 mL

5) Picric acid-acetone 용액

Picric acid	0.5 g
Acetone	1,000 mL

5. 염색과정

Gram 염색(Brown-Hopps법)			
탈파라핀	1	Xylene	각 5분 3회
함수	2	무수 ethanol → 70% ethanol	각 30회 침적
수세	3	흐르는 수돗물, 증류수	10분, 헹굼
염색	4	1% crystal violet 용액	5분
수세	5	흐르는 수돗물	가볍게 헹굼
매염	6	Gram iodine 용액	5분
건조	7	여과지로 수분 흡수	
탈색	8	acetone	3회 교환
수세	9	흐르는 수돗물	가볍게 헹굼
염색	10	Basic fuchsin 용액	3~5분
수세	11	흐르는 수돗물	가볍게 헹굼
분별	12	Gallego 용액	5분
남은 액 제거	13	여과지로 수분 흡수	
건조	14	Acetone	3회
남은 액 제거	15	여과지로 아세톤 흡수	
염색	16	Picric acid-acetone 용액	3회 신속히 침적
건조	17	Acetone	3회
탈수	18	Acetone-xylene	3회
투명	19	Xylene I, II, III	각 5분
봉인	20	합성수지	

6. 염색결과(그림 20-1, 2)

- 그람양성균 : 짙은 자색
- 그람음성균 : 적색
- 세포핵 : 적색

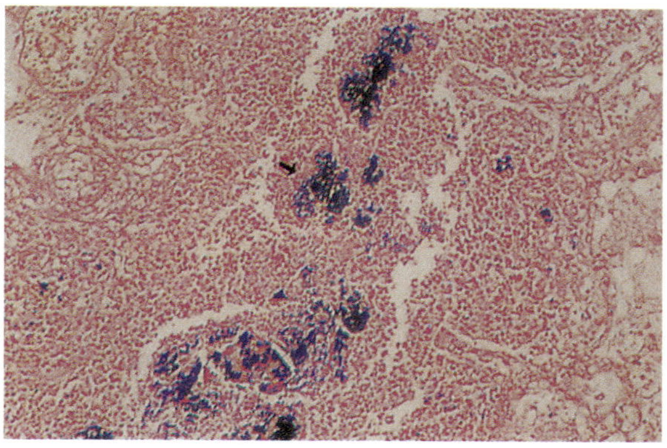

그림 20-1. 심장. Gram 염색. ×100. 다수의 그람양성 구균이 보인다.

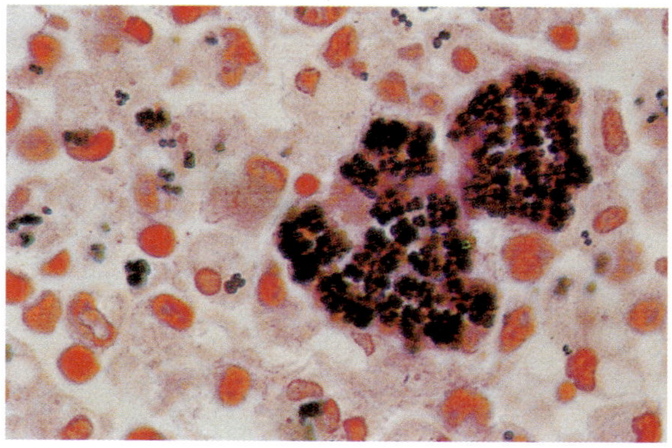

그림 20-2. 심장. ×1,000. 2종류의 세균이 보인다. 큰 쪽은 Sarcina이다.

7. 참고

- 양성대조로 그람양성균과 그람음성균이 많이 있는 표본을 반드시 동시에 염색하여 비교한다.
- Lugol액은 여과지로 흡수한 후 건조하면 얼룩이 생기므로 주의해야 한다.
- Safranin은 약하게 염색한다. 너무 짙으면 핵과 세포질도 짙게 염색되어 검경하기가 어렵다.

20.2 Ziehl-Neelsen 염색(Wade-Fite 변법)

1. 목적

조직절편 내의 항산성 간균, 특히 *Mycobacterium leprae*(나균의 원인균)의 검출에 사용된다.

2. 원리

항산성 간균은 표면이 밀납양 물질로 덮여 있기 때문에 fuchsin 등의 염기성 염료 수용액에는 염색되지 않지만, 페놀을 염색보강제로 첨가하면 강하게 염색된다. 이처럼 염색된 것은 물은 물론 무기산 용액이나 알코올에 의해 탈색되지 않는다(내수성, 내산성, 내알코올성). 즉 항산성 염색이란 무기산(염산, 황산)에 의한 탈색에 저항하는 성질을 이용한 염색법이다.

3. 준비

1) 고정

10% neutral buffered formalin, Carnoy 용액을 제외한 기타 고정액 사용 가능

2) 절편

파라핀 절편, 4~5 μm

3) 기구

Coplin jar, Whatman #1 여과지, 삼각플라스크, 눈금실린더, 피펫

4) 정도관리

양성대조로 항산성간균이 포함되어 있는 조직절편을 사용한다. 부유온수조에 사용할 물은 Millipore filter 증류수를 사용해야 한다.

4. 용액의 제조

1) Xylene-peanut oil 용액

Peanut oil(또는 olive oil)	50 mL
Xylene	50 mL

2) 1% HCl alcohol

Conc. HCl	10 mL
70% alcohol	990 mL

3) Ziehl-Neelsen carbol-fuchsin 용액

Phenol 결정(용해)	5 mL
Absolute alcohol	10 mL
Basic fuchsin	1 g
증류수	85 mL

교반기 위에서 잘 교반하여 혼합한다. 여과하여 사용한다. 실온에서 보관한다.

4) Methylene blue 용액

Methylene blue	0.5 g
Glacial acetic acid	0.5 mL
수돗물	100 mL

5. 염색과정

Ziehl-Neelsen 염색(Fite 변법)			
탈파라핀	1	Xylene-Peanut oil	15분, 2회
오일제거	2	여분의 오일 제거	여과지 사용
염색	3	Carbol fuchsin 용액	실온, 30분
수세	4	흐르는 수돗물	5분
분별	5	1% HCl-alcohol	절편이 분홍색으로 변할 때까지
수세	6	흐르는 수돗물	가볍게 헹굼
대조염색	7	Methylene blue 용액	5~10초(연한 하늘색이 될 때까지)
수세	8	흐르는 수돗물	가볍게 헹굼
탈수	9	95% ethanol I, II, 100% ethanol I, II, III	각 30초
투명	10	Xylene I, II, III	각 5분
봉입	11	합성수지	

6. 염색결과(그림 20-3)

- *M. leprae* 및 기타 항산성 간균 : 적색
- 배경 : 옅은 청색

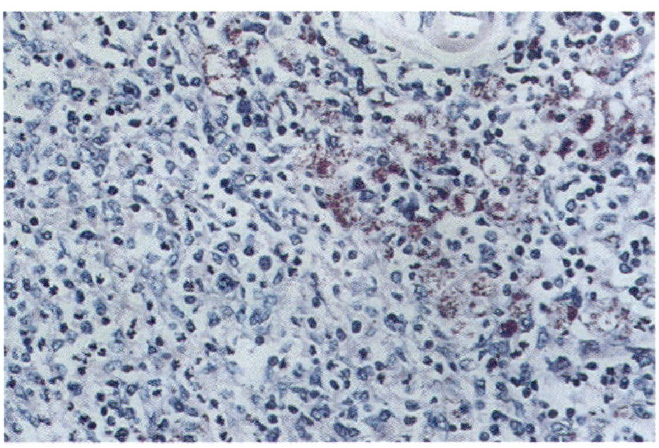

그림 20-3. 지라(비장). 나병. Ziehl-Neelsen의 Wade-Fite 변법. ×200. 많은 수의 항산성 간균이 밝은 청색 배경에 매우 뚜렷하게 관찰된다.

7. 참고

- Kinyoun 항산성 염색의 참고를 참조한다.
- *M. leprae*와 *Norcardia* spp는 산저항성이 약하기 때문에 알코올 사용을 피한다.
- 나균의 항산성은 유지방 피막이 peanut oil과 xylene 혼합액에 의해 강화된다.
- methylene blue 용액에서 과염색되지 않도록 한다.

20.3 Auramine-rhodamine 형광염색

1. 목적

형광염료를 균체에 결합시켜 항산성 간균을 염색하는 방법으로 Ziehl-Neelsen 방법과 병행하여 이용하면 좋다.

2. 원리

원리를 확실치 않으나 형광염료를 항산성간균에 침착시켜 2차형광을 관찰한다.

3. 준비

1) 고정

10% neutral buffered formalin

2) 절편

파라핀 절편, 4~5 μm

3) 기구

Coplin jar, Whatman #1 여과지, 눈금실린더, 삼각플라스크, 피펫

4) 정도관리

양성대조로 항산성간균이 포함되어 있는 조직절편을 사용한다. 부유온수조에 사용할 물은 Millipore filter 증류수를 사용해야 한다.

4. 용액의 제조

1) Auramine-rhodamine 용액

Auramine O (C.I. 41000)	0.45 g
Rhodamine B (C.I. 45170)	0.03 g
Glycerin	90 mL
Phenol 결정(용해)	12 mL
Millipore-여과 증류수 또는 멸균증류수	60 mL

증류수에 시약을 차례대로 첨가하여 교반기에 용해한다. 이 용액은 냉암소에 보존하면 1개월 정도 사용 가능하다.

2) 0.5% HCl-alcohol 용액

Conc. HCl	0.5 mL
70% ethanol	99.5 mL

3) 0.3% eriochrome black T 용액

Eriochrome black T	0.3 g
멸균 증류수〈 Millipore 여과 증류수	100 mL

5. 염색과정

Auramine-Rhodamine 염색(Fite 변법)			
탈파라핀	1	Xylene	각 5분 3회
함수	2	무수 ethanol → 70% ethanol	각 30회 침적
수세	3	흐르는 수돗물, 증류수	10분, 헹굼
염색	4	0.1% rhodamine B 용액	1분
흡수	5	여분의 염색액 제거	여과지

수세	6	멸균 또는 Millipore 여과 증류수	3회 교환
분별	7	Acid alcohol 용액	2회 교환
수세	8	증류수	4회 교환
염색	9	0.3% eriochrome black T* 용액	15초
수세	10	증류수	3회 교환
건조	11	슬라이드 위 용액 제거 후 공기건조	
투명	12	Xylene I, II, III	각 5분
봉입	13	합성수지	

* Loeffler'smethyleneblue(341쪽 참조) 용액 사용도 가능

6. 염색결과(그림 20-4, 5)

- 항산성균 : B 여기에서는 주황색, UV 여기에서는 적색
- 배경 : 검정색

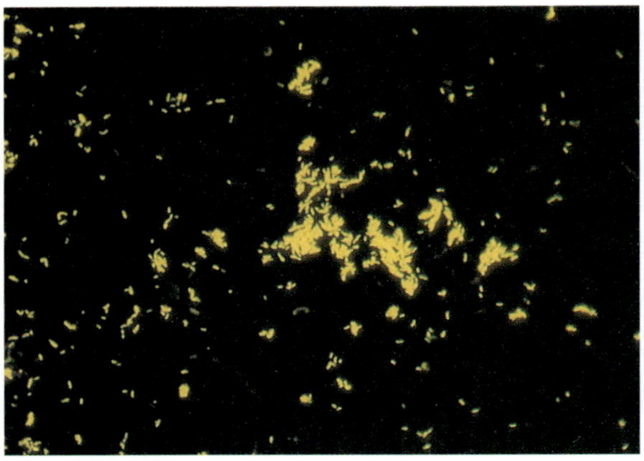

그림 20-4. 폐. Auraminerhodamine 염색(B 여기필터). ×400. 낙사형 형광현미경. 항산성간균은 등황색으로 빛나고 있으므로 균 수가 적을 때는 ZN 방법보다 증명하기 쉽다.

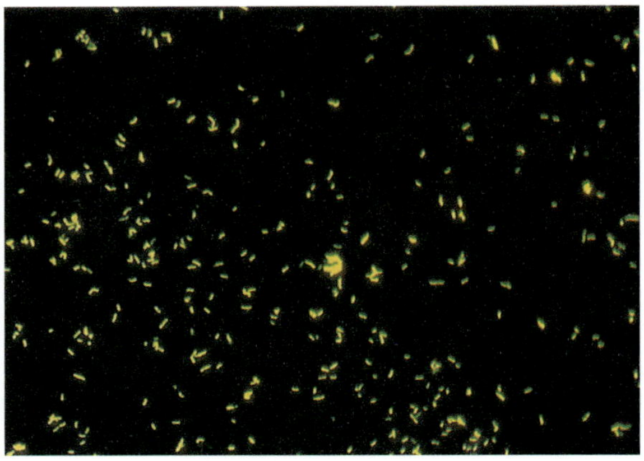

그림 20-5. 폐. Auraminerhodamine 염색. ×400. methylene blue로 대조염색한 것으로 조직의 비특이적 형광이 소실되어 있다.

7. 참고

- 항산성 간균이 포함된 양성대조 조직를 사용한다. Auramine-rhodamine 염색 전에는 수돗물이나 일반 증류수를 사용하지 말고 Millipore-여과 증류수 또는 멸균 증류수를 사용한다.
- Auramine O-rhodamine B에 염색된 표본은 균 확인을 필요할 경우 carbol-fuchsin으로 재염색 할 수 있으나 carbol fuchsin에 염색된 표본은 auramine O-rhodamine B로 재염색 할 수 없다.

- 이 방법은 carbol fuchsin 방법보다 죽은 균의 검출에 더 효과적이다.
- 자외선에 오랜 시간 조사하거나 실온에 오래 방치하면 휘도가 떨어진다. 부득이 보존해야 하는 경우는 알루미늄 호일에 싸서 냉장고에 보관하면 좋으나 가능한 빠른 시일 내에 경검한다. 관찰할 때는 저배율에서 찾아 유침렌즈로 확인한다.

20.4 Grocott methenamine silver (GMS) 염색

1. 목적

진균(fungus) 및 주폐포자충(*Pneumocystis jirovecii*)의 증명에 사용된다.

2. 원리

유도성 은환원성 반응(induced argentaffin reaction)을 이용한 염색이다. 즉, 진균의 세포벽을 구성하는 다당류를 크롬산(chromic acid)으로 산화하여 알데히드(aldehyde)를 유리시킨 다음, 이 알데히드가 methenamine silver를 흑색으로 환원하는 데 기초한 반응이다.

3. 준비

1) 고정

10% neutral buffered formalin 등 대부분의 고정액을 사용할 수 있다.

2) 절편

파라핀 절편, 4~5 μm

3) 기구

온수조, 화학적으로 깨끗한 Coplin jar, 눈금실린더, 삼각플라스크, 피펫

4) 정도관리

양성대조로 진균이 포함된 조직절편을 사용한다. 화학적으로 깨끗한 초자기구와 비금속성 핀셋을 사용한다.

4. 용액의 제조

1) 5% chromic acid (CrO_3) 수용액

Chromic acid	5 g
증류수	100 mL

2) 1% sodium bisulfite (Na_2HSO_3) 수용액

Sodium bisulfite	1 g
증류수	100 mL

3) Methenamine silver 저장액

3% methenamine (hexamethylenetetramine, $[(CH_2)_6N_4)]$ 수용액	100 mL
5% silver nitrate ($AgNO_3$) 수용액	5 mL

이 용액은 처음에 백색 침전물이 생기지만 흔들어주면 곧 투명해진다. 갈색병에 넣어 냉장고에 보관한다.

4) Methenamine silver 사용액

Methenamine siver 저장액	25 mL
증류수	25 mL
5% sodium tetraborate (borax, $Na_2B_4O_7 \cdot 10H_2O$) 수용액	2 mL

5) 0.2% gold chloride ($HAuCl_4 \cdot 4H_2O$) 수용액

1% 수용액을 저장액으로 만들어 두었다가 희석하여 사용한다.

6) 2% sodium thiosulfate 수용액

Sodium thiosulfate	2 g
증류수	100 mL

7) Light green 저장액

Light green SF (C.I. 16150)	0.2 g
증류수	100 ml
Glacial acetic acid	0.2 mL

8) Light green 사용액

Light green 저장액	10 mL
증류수	50 mL

5. 염색과정

Grocott methenamine silver (GMS) 염색			
탈파라핀	1	Xylene	각 5분 3회
함수	2	무수 ethanol → 70% ethanol	각 30회 침적
수세	3	흐르는 수돗물, 증류수	10분, 헹굼
산화	4	5% chromic acid 용액	실온 1시간, 60℃ 5~10분
수세	5	흐르는 수돗물	가볍게 헹굼
환원	6	1% sodium bisulfite 용액	1분
수세	7	흐르는 수돗물, 증류수	5~10분, 3~4회 교환
반응	8	Methnamine silver 용액	56~60℃, 15분(황갈색이 될 때까지)
수세	9	증류수	6회 교환
조색	10	0.1% gold chloride 용액	2~5분
수세	11	증류수	가볍게 헹굼
정착	12	2% sodium thiosulfate 용액	3분
수세	13	흐르는 수돗물	1분
대조염색	14	Light green 용액	1분 30초
수세	15	흐르는 수돗물	1분
탈수	16	95% ethanol I, II, 100% ethanol I, II, III	각 30초
투명	17	Xylene I, II, III	각 5분
봉입	18	합성수지	

GMS (Grocott's methenamine silver) 염색

- 유도성 은환원성 반응

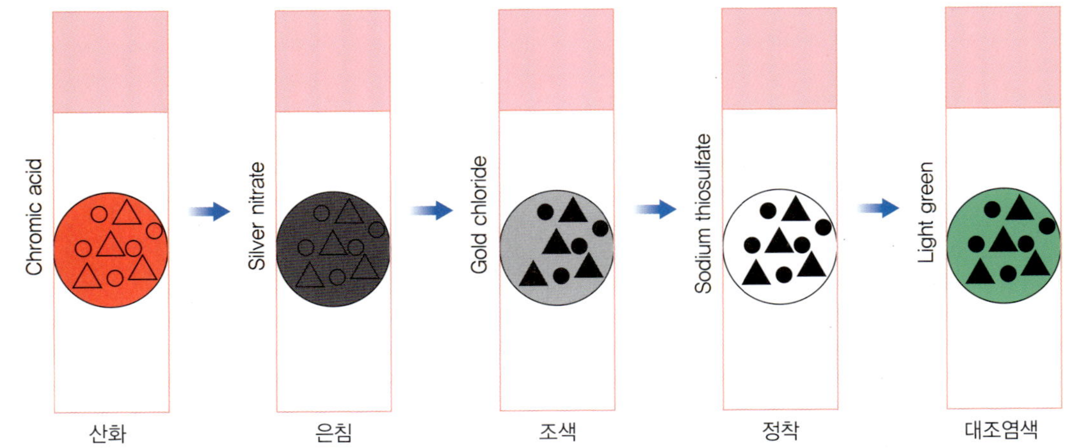

6. 염색결과(그림 20-6~10)

- 진균의 균체벽, 주폐포자충 : 흑색 – 흑갈색
- 균의 종류나 항균제의 사용에 따라 염색성이 차이가 난다.

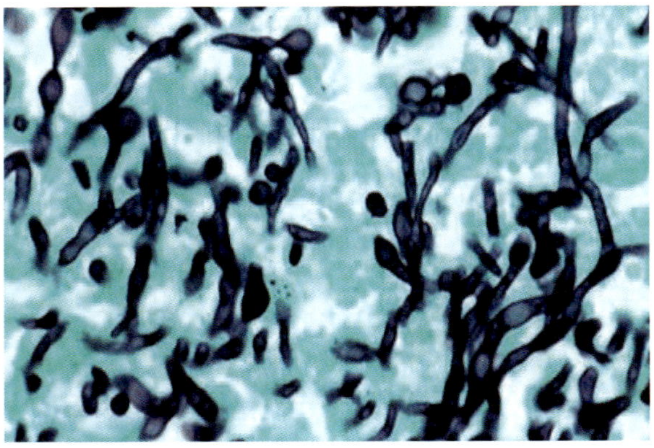

그림 20-6. 콩팥. *Candida albicans* 감염. GMS 염색. ×400. *Candida albicans*의 후막포자와 거짓균사가 뚜렷이 관찰된다.

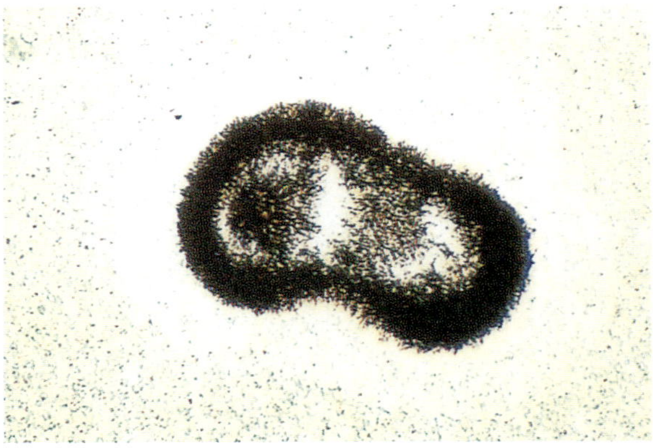

그림 20-7. 방선균증(actinomycosis). GMS 염색. ×200. 가느다란 균사가 모여 균괴(druse)를 형성하고 있다.

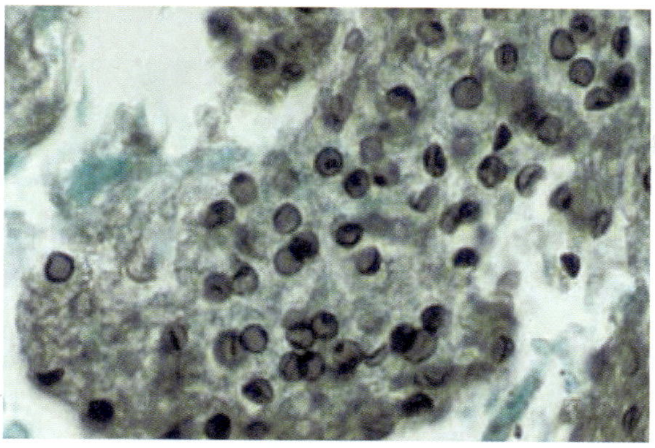

그림 20-8. 폐. *Pneumocystis jirovecii* 감염. GMS 염색. ×1,000. 폐포 내의 점액물질을 배경으로 3~5 μm의 원형~타원형의 주폐포자충이 흑색으로 염색되어 있다. 원충의 중심부는 밝게 주변부는 짙게 염색하는 것이 중요하다.

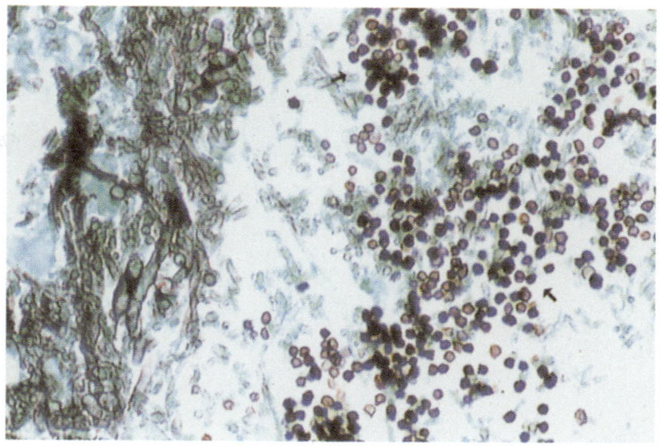

그림 20-9. 피부. Cryptococosis. GMS 염색. ×400. 5 μm 전후의 crytococcus들이 흑색으로 염색되어 있다.

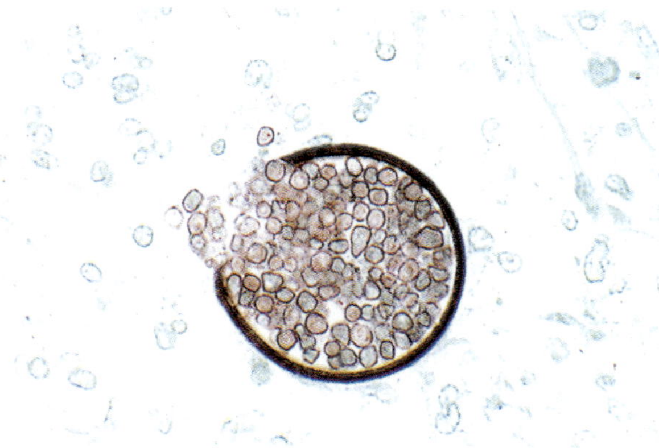

그림 20-10. *Coccidioides immitis* 감염증. GMS 염색. ×400. 수입 진균증이다. 약 50 μm의 균체로부터 방출되는 내생포자(endospore)가 뚜렷하게 염색되어 있다.

7. 참고

- 염색 용기나 시약 제조 용기는 화학적으로 깨끗하게 처리하여 은거울반응이 생기는 것을 막아준다.
- 균의 종류나 사멸한 균 등에 따라 염색성, 염색시간의 차이가 있기 때문에 양성대조표본을 병행한다.
- methenamine-silver 사용액은 미리 60℃로 가온해 두는 방법과 은액에 절편을 넣고나서 가온하는 방법이 있다. 전자가 반응시간이 짧기는 하지만 후자가 오히려 반응 종료시간을 맞추기가 쉽기 때문에 아교섬유나 호은성섬유의 과염색을 최소로 억제할 수 있다.
- microwave oven을 사용하면 methenamine-silver 용액의 반응시간을 조사시간 5분, 방치시간 1분 총 6분 이내로 단축할 수 있다.

20.5 Warthin-Starry 염색

1. 목적

1921년 Warthin과 Starry가 조직 내의 매독균과 같은 스피로헤타(spirocheta) 증명법으로 발표한염색법이다. 처음 이 방법은 2% 질산은수용액을 사용하여 2장의 커버글라스 사이에서 모세관 현상을 이용하여 도은하는 방법이었다. 그러나 수기가 복잡하고 발색정도를 식별하기가 어려웠기 때문에 1930년에 사용하는 완충액에 대한 검토 결과 pH 4.0의 citric acid을 사용하는 은용액에서 짧은 시간 내에 간단히 시행할 수 있는 방법으로 개량되었다. 현재에는 스피로헤타뿐만 아니라 위점막에 감염되는 나선상의 간균(*Helicobacter pylori*)의 염색이나 CSD (cat scratch disease)형 림프절염에서 나타나는 WS양성간균의 검출에도 이용되고 있다.

2. 원리

pH 4.0의 은용액에서 스피로헤타를 도은한 후 hydroquinone을 사용하여 은을 금속성은(흑색)으로 환원시켜 보는 호은성반응(argyrophilic reaction)을 이용한 방법이다.

3. 준비

1) 고정

10% neutral buffered formalin

2) 절편

파라핀 절편, 2~3 μm

3) 기구

온수조, 눈금실린더, 화학적으로 깨끗한 Coplin jar, 비금속성 핀셋

4) 정도관리

H. pylori 가 포함된 조직적편을 양성대조로 사용한다. 사용하는 모든 초자기구는 화학적으로 깨끗한 것을 사용해야 한다.

4. 용액의 제조

1) 산성수용액(acidulated water), pH 3.8~4.4

1% citric acid 수용액

3차 증류수 1,000 mL에 증류수에 1% citric acid를 한 방울씩 가하여 pH 4.0으로 조정한다.

2) 1% silver nitrate 용액(도은용, 43℃로 보존)

Silver nitrate ($AgNO_3$)	1 g
산성수용액	100 mL

3) 2% silver nitrate 용액(발색액용)

Silver nitrate ($AgNO_3$)	2 g
산성수용액	100 mL

4) 5% gelatin 용액

Gelatin (DIFCO사)	5 g
산성수용액	100 mL

5) 0.15% hydroquinone 용액

Hydroquinone [$C_6H_4(OH)_2$]	0.15 g
산성수용액	100 mL
3), 4), 5)용액은 사용 전에 56℃로 가온하여 둔다.	

6) 현상액(developer)

3)액 (2% silver nitrate 용액)	25 mL
4)액 (5% gelatin 용액)	37.5 mL
5)액 (0.15% hydroquinone 용액)	20 mL

플라스크를 56°C로 미리 가온하여 두었다가 3), 4), 5)용액을 사용 직전 혼합하여 염색용기(56°C로 미리 가온한)에 옮긴다.

5. 염색과정

Warthin Starry 염색			
탈파라핀	1	Xylene	각 5분 3회
함수	2	무수 ethanol → 70% ethanol	각 30회 침적
수세	3	흐르는 수돗물, 증류수	10분, 헹굼
도은	4	1% silver nitrate 용액	43℃, 1시간
환원	5	환원액	56℃, 2~5분
수세	6	증류수	56℃, 2회 신속히 헹굼
수세	7	증류수	2회 교환
탈수	8	95% ethanol I, II, 100% ethanol I, II, III	각 30초
투명	9	Xylene I, II, III	각 5분
봉입	10	합성수지	

Warthin-Starry silver 염색

- 호은성 반응

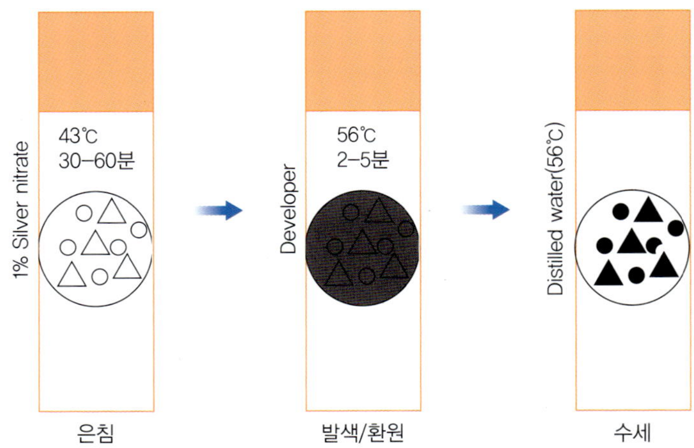

6. 염색결과(그림 20-11~13)

- 스피로헤타 : 황색 – 황갈색, *Helicobacter pylori* : 흑색
- 위생검 조직 내의 스피로헤타와 *Helicobacter pylori*의 감별점

Treponema pallidum : 길이 4~14 μm로 길고, 폭 0.2 μm로 가늘다.

8~10회의 규칙적인 만곡상이다.

Helicobacter pylori : 길이 0.5~5 μm로 짧고, 폭 0.2~0.5 μm로 굵다. 3~4회 정도의 완만한 만곡을 나타내며 S자상을 하고 있다.

- 적혈구 : 흑색
- 백혈구 : 짙은 갈색

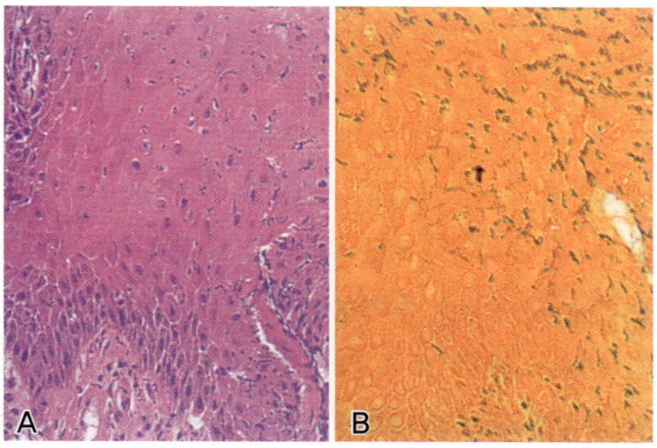

그림 20-11. (A) 바깥자궁목. HE 염색(왼쪽). ×200. 가시층(stratum spinosum)이 두꺼워져 있고 염증성세포가 침윤되어 있다. (B) 그림 20-14의 인접 절편. WS 염색(오른쪽). ×200. ↑의 부위에 스피로헤타가 염색되어 있다.

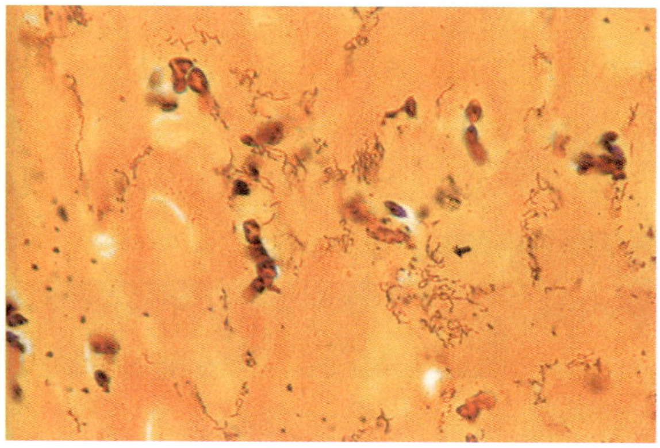

그림 20-12. 바깥자궁목. ×1,000. 황색배경에 나선형 형태를 보이는 스피로헤타가 흑색으로 염색되어 있다.

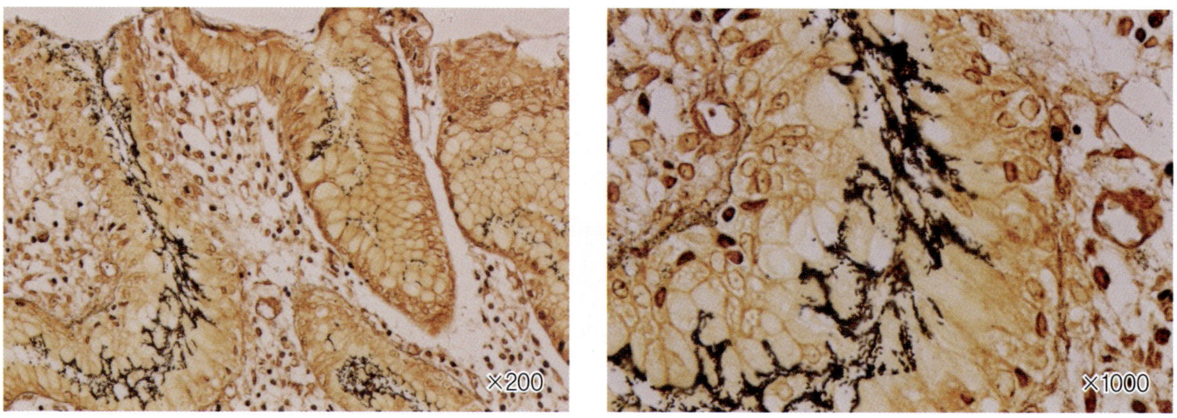

그림 20-13. 위점막. *Helicobacter pylori* 감염. Warthin-Starry 염색. 위점액목세포(mucus neck cell) 내에 S자상 모양의 *Helicobacter pylori*가 흑색으로 염색되어있다.

7. 참고

- silver nitrate 용액은 냉암소에 보관한다.
- 이 염색의 가장 중요한 요점은 현상액의 온도이다. 온도가 낮을 때는 액이 신속히 흑색으로 변하고 은과립이 핵에 부착한다. 정확히 온도를 측정할 필요는 없지만, 가능한 신속히 혼합해야 한다.
- 현상액은 혼합직 후에는 투명한 황색을 띠지만 2~3분 후에는 탁한 황토색으로 되고 점차 시간이 지남

에 따라 회색을 띠며 혼탁해진다.

- 현상시간은 현상액에 넣은 후 2분이 지난 후부터 1분 간격으로 확인한다.
- 도은시간은 45~60분 정도가 좋고, 발색은 황갈색을 띨 때까지 해주는 것이 좋다.
- *Helicobacter pylori*는 황색으로 되면 끝내는 편이 좋다. 배경이 지나치게 착색되면 균체가 짧으므로 판별하기가 곤란하다.
- 사용 기구는 화학적으로 깨끗하게 처리한 것을 사용하며, 금속제 핀셋은 끝을 파라핀으로 도포하여 은거울반응을 일으키지 않도록 한다.

20.6 Diff-Quik Giemsa 염색

1. 목적

조직 절편 내에서 *Helicobacter pylori*를 신속하게 검출하는 데 이용된다.

2. 원리

염기성 염료인 methylene blue와 산성 염료인 eosin이 혼합되어 있는 중성 염료인 Romanowsky염색은 조직이나 혈구 도말표본에 다양한 색으로 염색된다. 이것은 실제 염색용액에 존재하는 불순물의 존재 때문이다. 이 용액은 방치 상태에서 특히 알카리성에서 methylene blue는 새로운 염료를 생성하여 변색성을 보인다. 그러나 오늘날에는 대부분의 상품화된 용액은 일정량을 azure로 제조하며 methyl violet는 제거한다.

3. 준비

1) 고정

10% neutral buffered formalin

2) 절편

파라핀 절편, 4~5 μm

3) 기구

Coplin jar, 삼각플라스크, 눈금실린더, 피펫

4) 정도관리

*H. pylori*가 포함된 조직절편을 양성대조로 사용한다.

4. 용액의 제조

1) Diff-Quik 용액 I

1 g/L xanthene 염료(순수 염료함량 100%), 완충액 및 보존액으로 sodium azide (0.01%)이 포함되어 있다. 실온에서 용기에 넣어 뚜껑을 잘 닫아 보관한다. 만일 미생물 증식이 관찰되면 버린다. 종종 여과하여 사용한다.

2) Diff-Quik 용액 II

1.25 g/L thiazine 염료 혼합액(순수 염료 함량 100%)(0.625 g/L azure A와 0.625 g/L methylene blue와 완충액). 실온에서 용기에 넣어 뚜껑을 잘 닫아 보관한다. 만일 미생물 증식이 관찰되면 버린다. 종종 여과하여 사용한다.

3) 초산수

빙초산	1 mL
증류수	400 mL

5. 염색과정

Modified DIFF-QUICK GIEMSA 염색			
탈파라핀	1	Xylene	각 5분 3회
함수	2	무수 ethanol → 70% ethanol	각 30회 침적
수세	3	흐르는 수돗물, 증류수	10분, 헹굼
염색	4	Diff-Quik I용액	25 침적
염색	5	Diff-Quik II 용액	25 침적
수세	6	증류수	신속히 헹굼
분별	7	Acetic water	2회 교환, 5 침적
수세	8	증류수	신속히 헹굼(현미경 경검*)

탈수	9	95% ethanol I, 100% ethanol I	각 15초
투명	10	Xylene I, II, III	각 5분
봉입	11	합성수지	

* *H. pylori*와 핵은 짙은 청색, 세포질은 분홍색이 될 때까지

6. 염색 결과(그림 20-14)

- *H. pylori* : 짙은 청색
- 세균 : 청색
- 핵 : 짙은 청색
- 세포질 : 분홍색

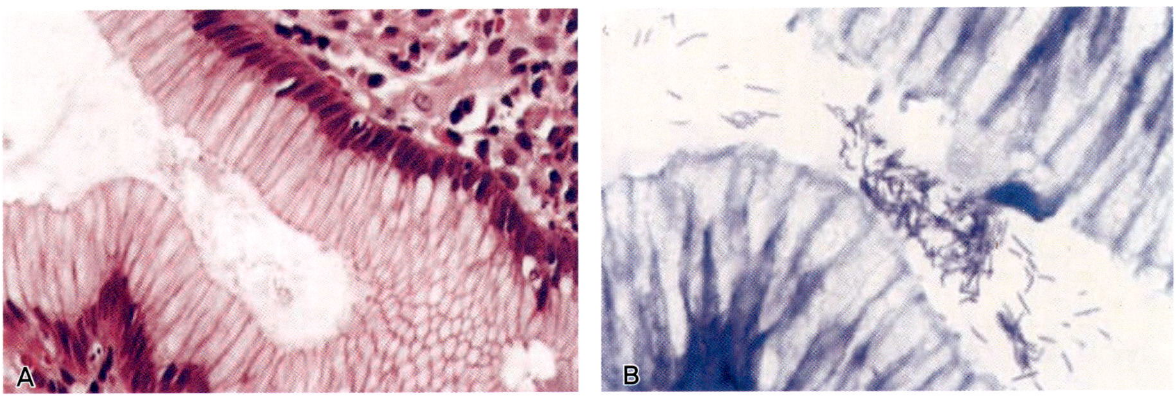

그림 20-14. 위점막생검. HE 염색. ×400. A. 위점막 표면 및 위오목 부위에 약한 호산성으로 염색된 *H. pylori* 의심세균이 관찰된다. B. A와 같은 위생검 조직절편. Diff-Quik Giemsa 염색. ×1,000. 같은 위점막과 위오목 부위에 청색으로 뚜렷하게 염색된 *H. pylori*가 관찰된다.

7. 참고

- 용액 I은 eosin Y의 완충용액으로 세포질이 분홍색으로 염색된다.
- 용액 II는 azure A와 methylene blue의 양이온성 염료 혼합액으로 핵과 세균이 청색으로 염색된다.
- 마지막 증류수와 탈수 단계에 너무 오래두지 않는다. 너무 오래하면 과도한 탈색이 발생한다.
- *H. pylori*는 위염과 소화성 궤양과 관련이 있다. 최근에는 위암과 림프종 발생의 위험인자로 의미 있게 취급되고 있다.

20.7 Orcein 염색(Shikata 변법)

1. 목적

B형 간염 바이러스의 HBs 항원(HBsAg)을 염색한다. 예로부터 orcein 염색은 탄력섬유의 염색을 목적으로 활용되어 왔지만, 산화 과정을 추가하므로써 HBs 항원의 검출이 용이하게 되었다.

2. 원리

염색기전이 분명치는 않으나 –SS–기나 –SH기를 많이 함유한 아미노산으로 구성된 물질을 특이적으로 염색하는 것으로 보고있다. –SS–기, –SH기는 포르말린 고정이나 산화조작에 의해 슬폰산화되고 염색된다. 또 탄력섬유의 염색에도 이 개량된 방법이 유용하다(그림 20-15).

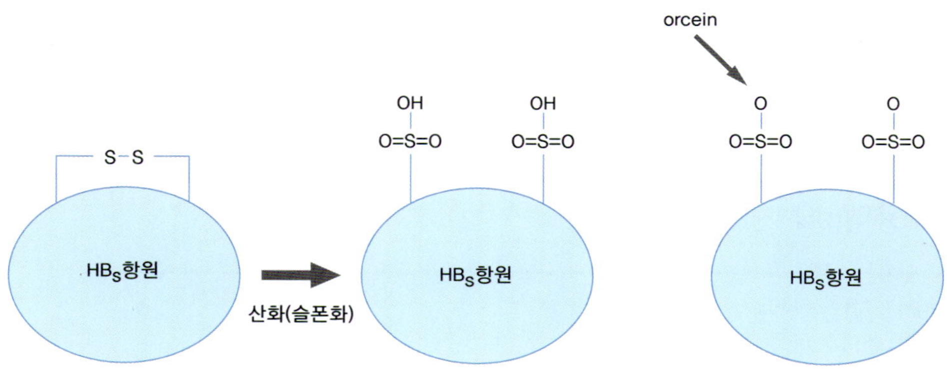

그림 20-15. HBs 항원과 orcein의 반응

3. 준비

1) 고정

10% neutral buffered formalin

2) 절편

파라핀 절편, 4~5 μm

3) 기구

Coplin jar, 삼각플라스크, 눈금실린더, 피펫

4) 정도관리

HBsAg가 포함된 간 조직절편을 양성대조로 사용한다.

4. 용액의 제조

1) 0.15% potassium permanganate 용액

Potassium permanganate ($KMnO_4$)	0.15 g
Conc. sulfuric acid (H_2SO_4)	0.15 mL
증류수	100 mL

증류수에 potassium permanganate를 혼합하여 완전히 녹인 후에 Conc. sulfuric acid를 서서히 첨가한다.

2) 3% sodium metabisulfite ($Na_2S_2O_5$) 용액

Sodium metabisulfite	3 g
증류수	100 mL

3) Orcein용액(pH 1~2)

Orcein ($C_{28}H_{24}O_7N_2$)	1 g
Conc. HCl	1 mL
70% ethanol	100 mL

4) Mayer hematoxylin 용액

123쪽 참조

5. 염색과정

Orcein 염색			
탈파라핀	1	Xylene	각 5분 3회
함수	2	100 → 70% ethanol	각 30회 침적

수세	3	흐르는 수돗물, 증류수	10분, 헹굼
산화	4	0.15% potassium permanganate 용액	2~5분
수세	5	흐르는 수돗물	2~3분
환원	6	3% sodium metabisulfite 용액	1분
수세	7	흐르는 수돗물, 증류수	2~3분, 가볍게 헹굼
염색	8	Orcein 용액	30분~1시간
분별	9	70% ethanol	2~3회 교환(현미경 검경)
수세	10	흐르는 수돗물	2~3분
핵염색	11	Mayer hematoxylin 용액	3분
수세	12	흐르는 수돗물	5분
탈수	13	95% ethanol I, II, 100% ethanol I, II, III	각 30초
투명	14	Xylene I, II, III	각 5분
봉입	15	합성수지	

6. 염색결과(그림 20-16, 17)

- HBs항원, 탄력섬유 : 갈색
- 세포핵 : 청색

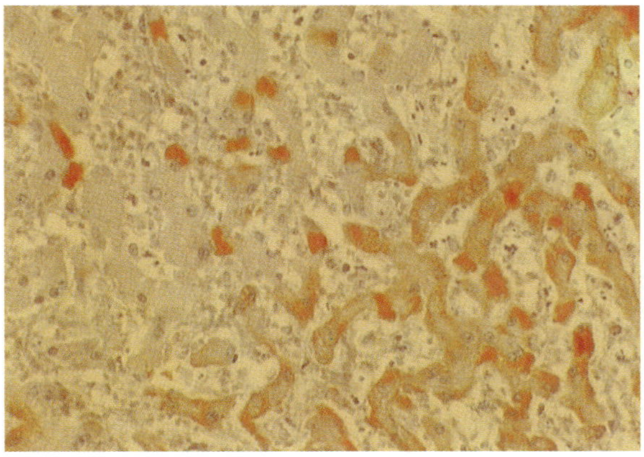

그림 20-16. 간염후성 간경변증. orcein 염색. ×200. 간세포 내에 HBsAg가 모여 세포질내 봉입체를 형성하고 있는 모양과 HBsAg이 미만성으로 염색되어 있는 모양이 있다.

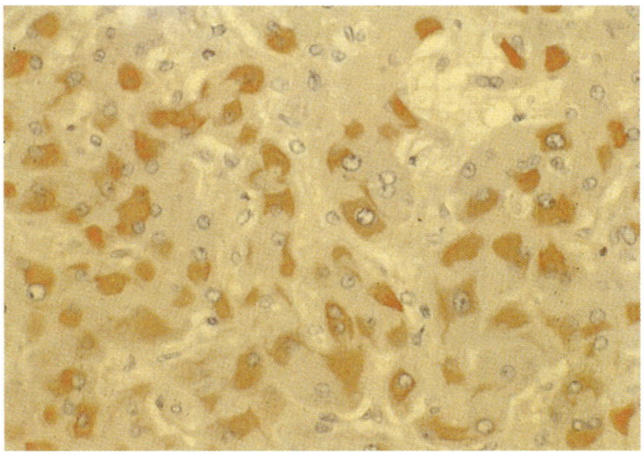

그림 20-17. 간경변증. orcein 염색. ×400. 이것은 봉입체가 다수 산재하는 전형적인 예이다. 고배율에서는 봉입체가 미세 그물상의 구조를 보이고 전자현미경상에서는 과립세포질 그물의 증식과 세포질 그물 내에 필라멘트양 구조를 볼 수 있다. 생검례에서는 HE 염색이라도 이 부분이 ground glass상으로 보여서 식별이 가능하다.

7. 참고

- orcein 외에 victoria blue, aldehyde fuchsin 등도 탄력섬유 또는 −SS−기, −SH기의 염색법으로 HBs 항원을 염색할 수 있다.
- orcein은 제조회사 또는 제품마다 염색성에 차이가 있다. 세포질이 공염되면 분별할 수 없기 때문에 염료의 선택 및 사용방식이 중요하다.
- 일반적으로 orcein액은 제조 직후에는 염색시간을 길게 하고 오래된 것일수록 염색시간을 짧게 한다.

20.8 Victoria blue 염색

1. 목적

간조직 내의 HBsAg 및 탄력섬유 염색에 이용된다.

2. 원리

HBsAg나 탄력섬유의 −SS−기나 −SH−기를 함유한 아미노산과 victoria blue의 특이적인 결합에 의해 염색된다.

3. 준비

1) 고정

10% neutral buffered formalin

2) 절편

파라핀 절편, 4~5 μm

3) 기구

Coplin jar, 삼각플라스크, 눈금실린더, 피펫

4) 정도관리

HBsAg가 포함된 간 조직절편을 양성대조로 사용한다.

4. 용액의 제조

1) Victoria blue 용액

Dextrin $(C_6H_{10}O_5)n \cdot xH_2O$	0.5 g
Victoria blue $(C_{33}H_{32}ClN_3)$(C.I. 44045)	2 g
Resorcin $(C_6H_6O_2)$	4 g
29% ferric chloride $(FeCl_3)$ 수용액	25 mL
70% ethanol	400 mL
Conc. HCl	4 mL
Phenol	6 g
증류수	200 mL

① 증류수에 dextrin, victoria blue, resorcin을 첨가하여 서서히 가온하여 끓인다. 이 혼합액에 미리 끓여 둔 29% ferric chloride 수용액을 첨가하여 3분간 더 끓인 후 실온에서 식힌다.

② 용액이 식으면 여과하여 그 침전물을 여과지와 함께 약 50°C의 부란기에 넣어 잘 건조시킨다(1~2일).

③ 건조된 염료분말을 70% ethanol에 넣어 교반기를 사용하여 완전히 녹인다(약 2시간). 완전히 녹인 용액에 conc. HCl과 phenol을 첨가하여 혼합한다.

④ 이 용액은 제조 후 2~3주 방치하여 두었다가 2~3개월 이내에 사용한다.

2) Nuclear fast red 용액

165쪽 참조

5. 염색과정

Victoria blue 염색			
탈파라핀	1	Xylene	각 5분 3회
함수	2	무수 ethanol → 70% ethanol	각 30회 침적
수세	3	흐르는 수돗물, 증류수	10분, 헹굼

염색	4	Victoria blue 용액	12~24시간
분별	5	70% ethanol	3~4회 교환(배경색이 완전히 제거될 때까지)
수세	6	흐르는 수돗물	3분
핵염색	7	Nuclear fast red 용액	3~5분
수세	8	흐르는 수돗물	1분
탈수	9	95% ethanol I, II, 100% ethanol I, II, III	각 30초
투명	10	Xylene I, II, III	각 5분
봉입	11	합성수지	

6. 염색결과(그림 20-18, 19)

- HBsAg, 탄력섬유 : 청색
- 세포핵 : 적색
- 세포질 : 옅은 적색

7. 참고

- HBsAg만을 염색할 때는 염색과정 1) 단계를 거친 후 8) 단계로 직접 넘어간다.
- HBsAg는 봉입체형, 미만형, 막형의 3종류로 분류되는데, 이 염색에서는 봉입체형이 잘 염색되며, 미만형은 음성 또는 약양성, 막형은 거의 염색되지 않는다.

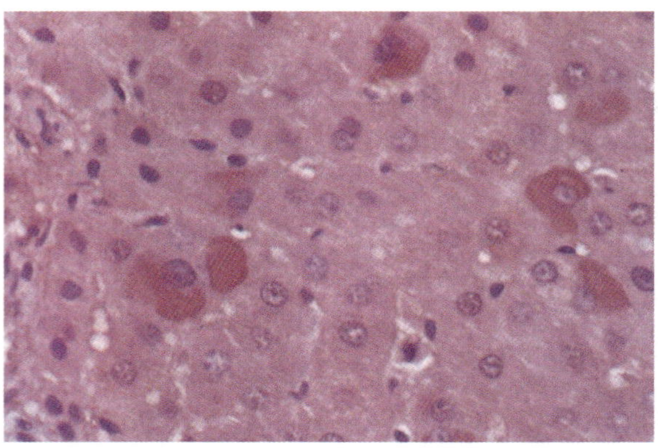

그림 20-18. 간. B형 바이러스 감염. orcein 염색. ×400. 간세포내의 짙은 갈색으로 염색된 봉입체형의 HBsAg가 과립상으로 관찰된다.

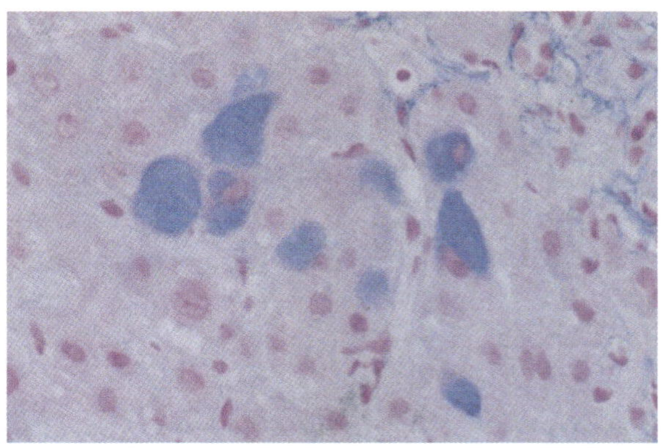

그림 20-19. 간. victoria blue 염색. ×400. 간세포 내의 HBsAg가 청색 과립상의 봉입체 형으로 관찰된다. 배경염색은 nuclear fast red를 사용하였다.

참고문헌

1. Freida LC. Histotechnology, A self-instruction test. 2nd ed. ASCP press, Chicago, 1997.
2. Grocott RG. A stain for fungi in tissue sections and smears. Am J Clin Pathol. 25: 975, 1955.
3. Kuper SWA, May JR. Detection of acid-fast organisms in tissue sections by fluorescence microscopy. J Pathol Bacteriol. 79:59, 1960.
4. Shikata T, Uzawa T, Yoshiwara N, Akatsuka T, Yamazaki S. Staining methods for Australian antigen in paraffin section detection of cytoplasmic inclusion bodies. Jap J Exp Med. 44:25, 1974.
5. Wadw HW. A modification of Fite formaldehyde (Fite 1) method for staining acid-fast bacilli in paraffin sections. Stain Technol. 32:287, 1957.
6. Warthin AS, Starry AC. A more rapid and improved method of demonstrating spirochetets in tissue. American Journal of Syphilis, Gonorrhea, and Veneral disease. 4:97, 1920.
7. Ziehl F. Zur Farbung des Tuberkelbacillus. Deutsche Medizinische Wochenschrift. 8:451, 1882.

20.1 실 습 보 고 서

성명		학번		실습일자		확인	

조직 내 병원체의 염색

✚ 염색방법 :

✚ 고정액 :

✚ 절편두께 :

✚ 대조조직 :

주요시약	목적

✚ 염색원리 :

✚ 염색목적 :

✚ 염색결과 :

✚ 실수원인 :

20.2 실 습 보 고 서

성명		학번		실습일자		확인	

조직 내 병원체의 염색

+ 염색방법 :

+ 고정액 :

+ 절편두께 :

+ 대조조직 :

주요시약	목적

✚ 염색원리 :

✚ 염색목적 :

✚ 염색결과 :

✚ 실수원인 :

20.3

실 습 보 고 서

성명		학번		실습일자		확인	

조직 내 병원체의 염색

+ 염색방법 :

+ 고정액 :

+ 절편두께 :

+ 대조조직 :

주요시약	목적

+ 염색원리 :

+ 염색목적 :

+ 염색결과 :

+ 실수원인 :

CHAPTER 21

세포 내 과립의 염색법

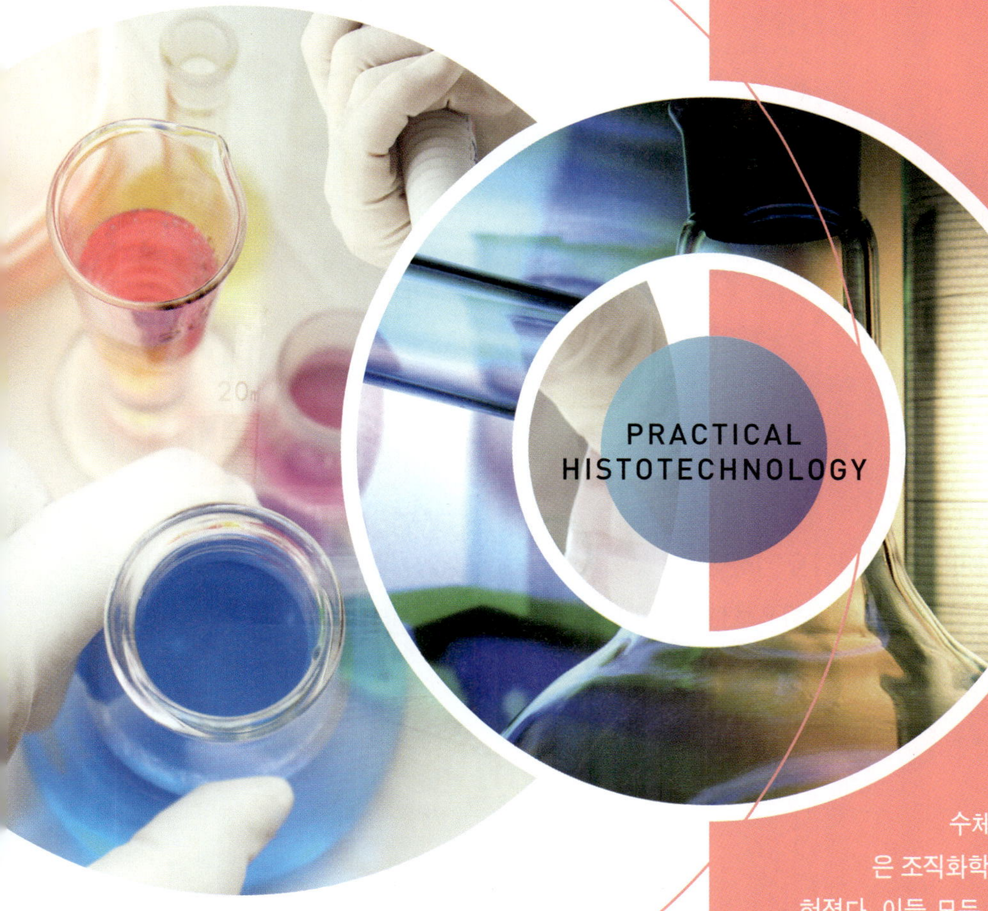

부신의 크롬친화성세포(chromaffin cells), 이자의 내분비세포, 위장관의 장내크롬친화성세포(enterochromaffin cells), 갑상샘의 'C' 세포(C cell), 일부 뇌하수체의 신경내분비세포 (neuroendocrine cells) 등은 조직화학적 조사에서 호르몬 합성과 관련된 세포들로 밝혀졌다. 이들 모든 세포들은 아민전구체(amine precursors)의 높은 흡수(uptake)와 탈카르복실화(decarboxylation) 기능을 가지고 있어서 amine precursor uptake and decarboxylation(APUD) cells이라 부른다. 이들 세포들은 은에 대한 친화성을 보여 호은성세포(argyrophilic cells), 은환원성 세포(argentaffin cells)로 부르기도 한다.

이 장에서는 이들 세포와 함께 세포질 내 과립을 풍부히 가지고 있는 비만세포(mast cells) 및 핵 내 핵소체형성 부위(nucleolar organizer region)을 보기 위한 AgNORs 염색에 대하여 기술하였다.

학습목표 instructional objectives

1. 호은성 세포들의 염색 특성을 이해한다.
2. 각 염색들의 검출 의의 및 한계를 설명한다.
3. 비만세포의 특성과 그 염색 원리를 설명한다.
4. AgNORs 염색의 의의와 염색 원리를 이해한다.

21.1 Grimelius 염색

1. 목적

신경분비종양(neurosecretory tumor) 내에서 호은성 과립이나 이자 랑게르한스섬 내의 A세포(글루카곤 생산)를 염색하기 위한 방법이다.

2. 원리

호은성 세포(argyrophil cell)의 분비과립을 약산성(pH 5.6)의 질산은 수용액 내의 은이온과 반응시킨 후 환원제를 첨가하여 미세한 은입자로 환원시킴으로써 분비과립이 흑색으로 나타나는 성질을 이용한 것이다.

3. 준비

1) 고정

10% neutral buffered formalin, Bouin 용액

2) 절편

파라핀 절편, 4~5 μm

3) 기구

온수조, pH 미터, 화학적으로 깨끗한 Coplin jar, 삼각플라스크, 눈금실린더

4) 정도관리

호은성-유암종(carcinoid tumor) 조직을 양성대조로 사용한다. 양성대조로 소장도 사용할 수 있다. 화학적으로 깨끗한 초자기구, 비금속성 핀셋

4. 용액의 제조

1) 0.2 M acetate buffer (pH 5.6)

0.2 M acetic acid (11.48 mL/L) (CH_3COOH)	11 mL
0.2 M sodium acetate (27.2 g/L) ($C_2H_3O_2Na \cdot 3H_2O$)	89 mL
두 액을 혼합하고 pH를 측정하여 pH 5.6으로 조절한다.	

2) 0.03% silver nitrate 용액

0.2M acetate buffer (pH 5.6)	10 mL
증류수	87 mL
1% silver nitrate ($AgNO_3$) 수용액	3 mL

3) 환원액

Hydroquinone (C_6H6O_2)	1 g
Sodium sulfite (Na_2SO_3)	5 g
증류수	100 mL

4) 2% sodium thiosulfate 수용액

Sodium thiosulfate	2 g
증류수	100 mL

5) Nuclear fast red 용액

165쪽 참조

5. 염색과정

Grimelius 염색			
탈파라핀	1	Xylene	각 5분 3회
함수	2	100 → 70% ethanol	각 30회 침적
수세	3	흐르는 수돗물, 증류수	10분, 헹굼
도은	4	0.03% silver nitrate 용액	37℃, 12~24시간, 60℃, 2~3시간
환원	5	환원액	37~40℃, 약 1분
수세	6	증류수	3회, 각 5~10초
정착	7	2% sodium thiosulfate 용액	1분
수세	8	흐르는 수돗물	2분
핵염색	9	Nuclear fast red 용액	3~5분
수세	10	흐르는 수돗물	20초
탈수	11	95% ethanol I, II, 100% ethanol I, II, III	각 30초
투명	12	Xylene I, II, III	각 5분
봉입	13	합성수지	

6. 염색결과(그림 21-1~4)

- 호은성 과립세포양성세포 : 흑색-흑갈색의 미세과립
- [양성세포] 이자 A 세포(glucagon), 이자 PP 세포(pancreatic polypeptide), 소화관 호은성세포(gastrin, histamine), 소화관 은환원성세포(serotonin), 뇌하수체전엽세포(ACTH, LH, FSH), 갑상샘곁여포세포(calcitonin), 부신속질(enkepharin), 피부 멜라닌 보유세포, 및 호은성세포에서 유래된 종양세포 등

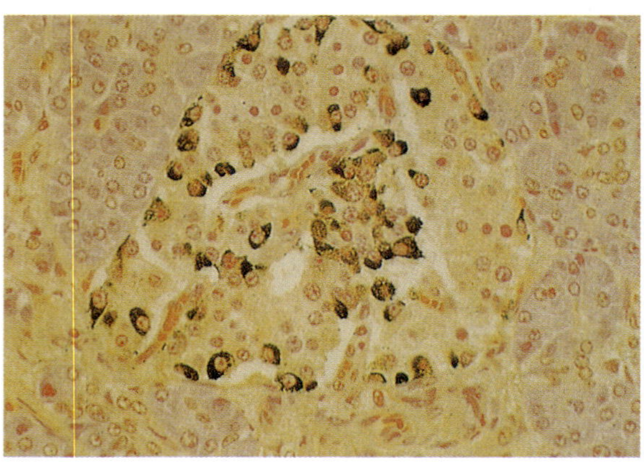

그림 21-1. 이자의 랑게르한스섬. Grimelius 염색. ×400. 호은성과립(argyrophilic granules)을 함유한 A 세포가 이자의 주변부와 혈관극 쪽에 보인다.

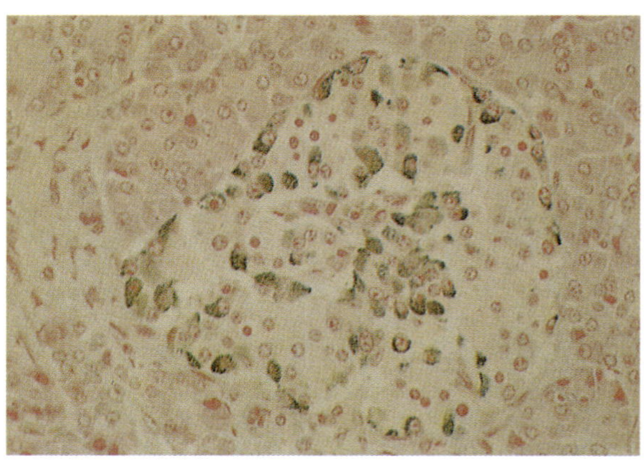

그림 21-2. 이자. ×400. 환원액처리이후에 0.2% 염화금에 2초 정도 처리하였다. 배경이나 핵에 옅게 침착한 갈색이 소멸되고 양성과립도 흑색으로 치환되어 있다.

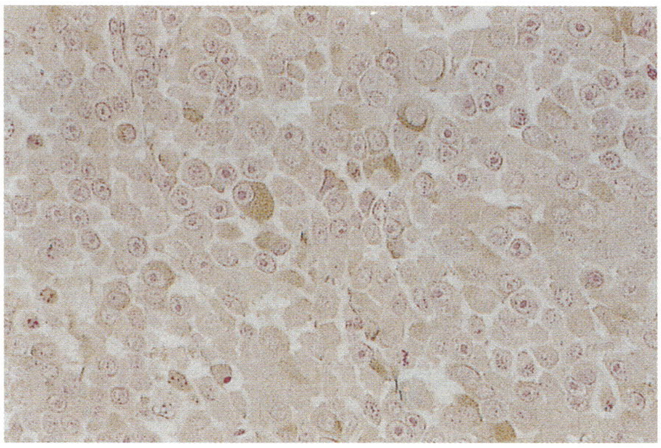

그림 21-3. 큰창자. Carcinoid tumor. Grimelius 염색. 2μm. ×400. 절편이 너무 얇은 관계로 염색반응이 약하다.

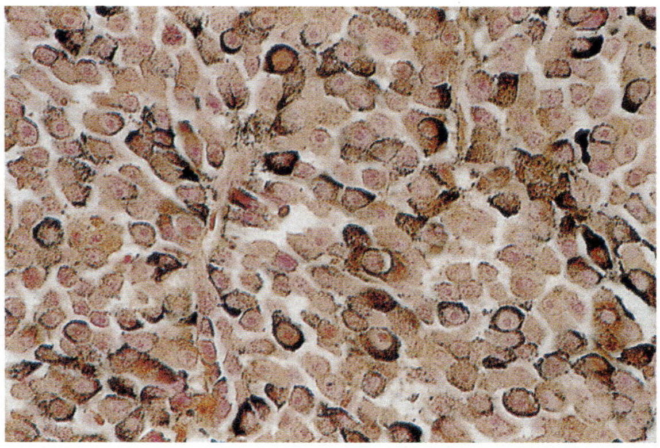

그림 21-4. 큰창자. 6 μm. ×400. 흑색의 양성반응이 뚜렷이 나타난다.

7. 참고

- 염색과정의 5) 단계에서 현미경으로 관찰하여 과립의 염색성을 확인한다. 염색성이 약하거나 염색이 되지 않았을 때는 다음의 ① ~ ③ 과정을 반복한다.
  ① 새로운 0.03% silver nitrate 수용액 실온 10분
  ② 새로운 환원액 40~45℃ 1분
  ③ 증류수 수세
- 이 방법은 신경분비과립의 유무를 스크리닝하는 데는 유용하지만, 분비과립을 정확히 동정하기 위해서는 면역조직화학적 염색과 비교해 보는 것이 필요하다.
- 염색에 사용하는 용기나 염색용기는 화학적으로 깨끗한 것을 사용한다.
- 질산은이나 환원액은 가능한 특급시약을 사용한다.
- 절편은 되도록 얇고 균등한 것이 바람직하다.
- 0.03% silver nitrate 수용액의 반응 시 응급을 요할 때는 60℃에서 2~3시간 둔다.
- 환원액에 절편을 넣을 때는 수세하지 않는다.

21.2 Toluidine blue 염색(변법)

1. 목적

비만세포의 세포질 내 과립을 검출하기 위해 이용된다. 비만세포는 기생충 감염, 알레르기 및 비만세포종(mastocytoma)에서 증가한다.

2. 원리

비만세포과립의 변색성을 이용한 염색이다. 비만세포 과립 내에는 히스타민(histamine)을 비롯하여 프로테오글리칸(heparin, chondroitin sulfate), 단백질분해효소(tryptase, chymase) 및 여러 종류의 사이토카인(cytokines)이 존재한다. 이 중 헤파린이나 황산 콘드로이틴과 같은 프로테오글리칸(proteoglycan)은 대표적인 변색성 물질로 톨루이딘 블루와 만나면 톨루이딘 블루를 중합하여 변색성을 유발시킨다. 톨루이딘 블루는 pH 0.5에서는 황산화 점액다당류(프로테오글리칸)에만 염색되기 때문에 배경염색이 거의 없이 비만세포에만 염색되어 매우 특이적인 반응을 나타낸다.

3. 준비

1) 고정

Carnoy 고정이 가장 우수하다. 포르말린도 대체로 무난하나 일부 비만세포과립들은 포르말린에 분해되어 염색되지 않는 것도 있다. 따라서 조직절편 내에서 세포의 정량이 필요할 때는 반드시 Carnoy 용액을 사용한다.

2) 절편

파라핀 절편, 4~5 μm

3) 기구

pH 미터, Coplin jar, 삼각플라스크, 눈금실린더

4) 정도관리

양성대조로 피부조직을 사용한다.

4. 용액의 제조

1) Toluidine blue, pH 0.5

Toluidine blue	0.5 g
0.5 N HCl (pH 0.5)	100 mL

0.5 N HCl은 pH가 0.5가 되도록 Conc. HCl로 조절한다.

2) 0.5N HCl

Conc. HCl	42 mL
증류수	958 mL

3) Nuclear fast red

Nuclear fast red 0.1 g을 5% aluminum sulfate 수용액(5 g/100 mL 증류수)에 넣고 5분간 끓여 녹인 후 식힌 다음 여과하여 사용

5. 염색과정

Toluidine blue 용액			
탈파라핀	1	Xylene	각 5분 3회
함수	2	100 → 70% ethanol	각 30회 침적
수세	3	흐르는 수돗물, 증류수	10분, 헹굼
염색	4	Toluidine blue, pH 0.5 용액	1시간 30분
수세	5	증류수	2분
핵염색	6	Nuclear fast red 용액	40초
수세	7	증류수	3회 교환
탈수	8	95% ethanol I, II, 100% ethanol I, II, III	각 30초
투명	9	Xylene I, II, III	각 5분
봉입	10	합성수지	

6. 염색결과(그림 21-5, 6)

- 비만세포과립 : 청자색
- 세포핵 : 적색

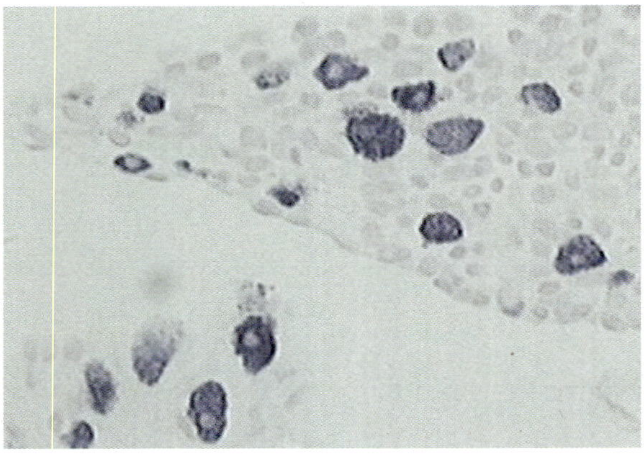

그림 21-5. 마우스의 이자 소엽사이 결합조직 내. Toluidine blue, pH 0.5 염색 ×200. 배경염색이 거의 나타나지 않아 비만세포만 뚜렷하게 관찰된다.

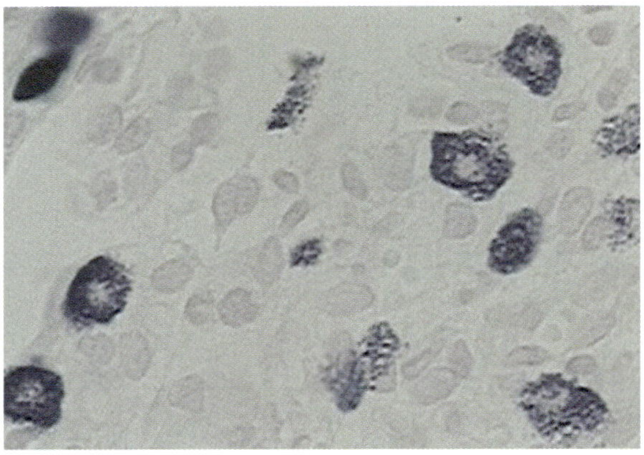

그림 21-6. Toluidine blue, pH 0.5 염색. ×400. 비만세포 탈과립이 뚜렷이 관찰된다.

7. 참고

- 배경염색이 없는 깨끗한 비만세포 염색성을 얻으려면 toluidine blue 용액의 pH를 정확히 조절해야 한다.
- 고정액의 종류에 따라 비만세포 검출률이 달라지므로 정량이 필요할 때는 반드시 Carnoy 용액을 고정액으로 사용한다.

21.3 Alcian blue-safranin O 염색

1. 목적

마우스나 랫트의 비만세포의 아형을 염색하는 데 이용된다. 마우스나 랫트의 비만세포에는 점막형(mucosal mast cells, MMC), 결합조직형(connective tissue mast cells, CTMC) 그리고 혼합형(mixed type)의 세 종류가 존재한다. 점막형 비만세포는 alcian blue에 양성, 결합조직형 비만세포는 safranin O에 양성을 보이며, 혼합형 비만세포는 점막형과 결합조직형의 이행과정에 있는 세포로 알려져 있으며 이 두 염료에 모두 양성을 나타낸다.

2. 원리

점막형 비만세포과립은 황산콘드로이틴(chondroitin sulfate)을 갖고 있어 alcian blue에 청색으로 염색되고 결합조직형 비만세포과립은 헤파린(heparin)을 함유하고 있어 safranin O에 적색으로 염색된다. 그리고 혼합형은 황산콘드로이틴과 헤파린을 모두 가지고 있어 세포질 내에 청색과 적색 과립이 함께 출현한다. 사람의 비만세포는 헤파린만 가지고 있어 alcian blue에만 양성을 나타내므로 사람에서의 비만세포의 아형을 보기 위해서는 사람 비만세포의 과립 내에 존재하는 중성 단백질분해효소인 tryptase와 chymase를 이용하여 구별해야 한다.

3. 준비

1) 고정

Carnoy 용액, 10% neutral buffered formalin

2) 절편

파라핀 절편, 4~5 μm

3) 기구

온수조, pH 미터, Coplin jar, 삼각플라스크, 눈금실린더

4) 정도관리

양성대조로 피부조직과 소장을 사용한다.

4. 용액의 제조

1) 0.7 N HCl

Conc. HCl	58.07 mL
증류수	941.93 mL

2) 1% alcian blue 용액(pH 0.3)

0.7 N HCl 100 mL에 alcian blue 8GX 1.0 g을 넣고 교반하면서 하룻밤 용해한 후 여과하여 사용한다.

3) 0.125 N HCl

Conc. HCl	10.36 mL
증류수	989.64 mL

4) 0.5% safranin O 용액

0.125 N HCl 100 mL에 safranin O 0.5 g을 넣어 용해한다.

5. 염색과정

Alcian blue-safranin O 염색			
탈파라핀	1	Xylene	각 5분 3회
함수	2	100 → 70% ethanol	각 30회 침적
수세	3	흐르는 수돗물, 증류수	10분, 헹굼
염색	4	1% alcian blue 용액	37℃ 30분
분별	5	0.7 N HCl	5분
염색	6	0.5% safranin O 용액	실온 5분
수세	7	흐르는 수돗물	가볍게 수세
탈수	8	95% ethanol I, II, 100% ethanol I, II, III	각 30초
투명	9	Xylene I, II, III	각 5분
봉입	10	합성수지	

6. 염색 결과(그림 21-7~9)

- 점막형 비만세포(알시안블루-양성) : 밝은 청색
- 결합조직형 비만세포(사프라닌-양성) : 적색
- 혼합형 비만세포 : 청색과 적색의 혼합

7. 참고

- alcian blue, pH 0.3 용액은 교반기를 사용하더라도 잘 녹지 않기 때문에 시간이 허락한다면 가능한 오래 충분히 녹인 후 여과하여 사용한다. alcian blue 용액이 잘 용해되어야 좋은 염색성을 얻을 수 있다.
- 배경의 비특이적 반응을 막으려면 용액의 pH를 정확히 맞추는 것이 필수적이다.
- 사람의 비만세포를 염색할 경우 alcain blue 단일 염색을 하는 것보다 대조염색으로 nuclear fast red(233쪽 참조)를 사용하면 alcian blue 염색성이 더 짙어져 비만세포과립이 더욱 뚜렷하게 관찰된다(그림 21-8).

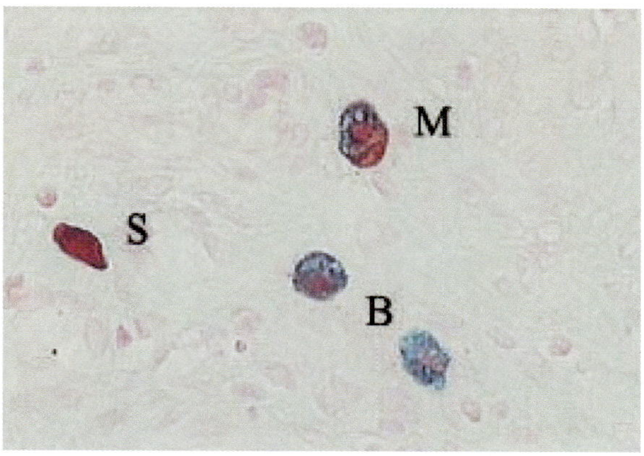

그림 21-7. 랫드 피부진피층 결합조직 내 비만세포. Alcian blue-Safranin O 염색. ×400. 결합조직형(적색, S), 점막형(청색, B), 혼합형(M) 비만세포 아형이 구별된다.

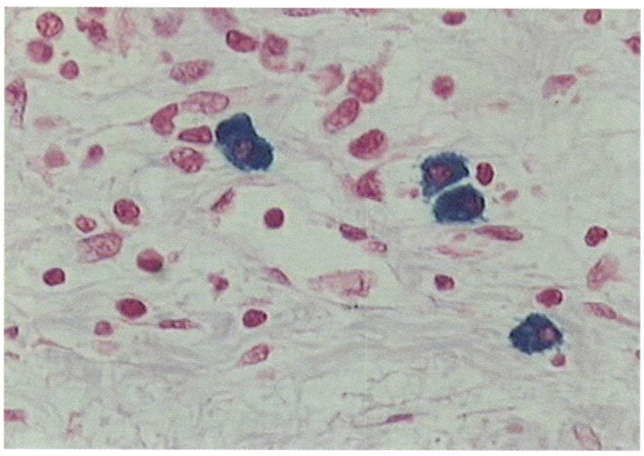

그림 21-8. 사람 유방조직 내 비만세포. Alcian blue nuclear fast red 염색. ×400. Alcian blue, pH 0.3으로 염색한 후 대조염색으로 nuclear fast red를 사용한 염색

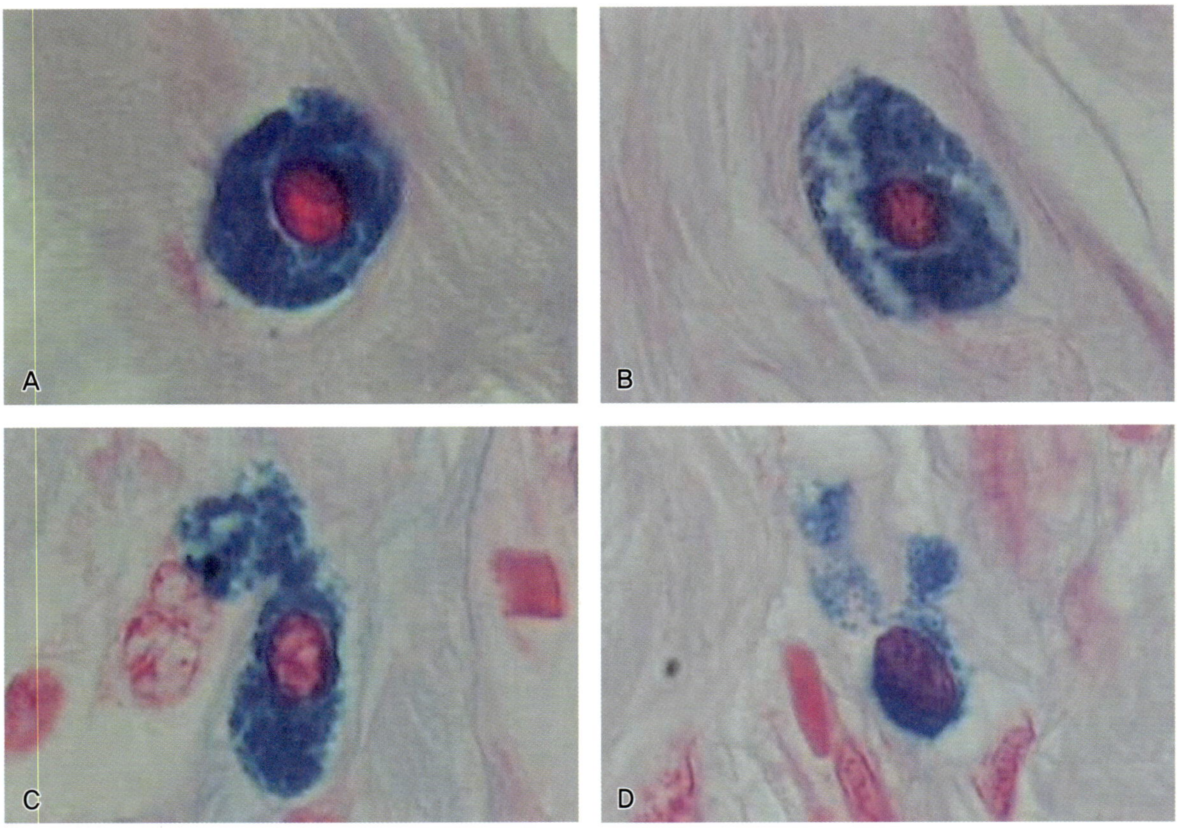

그림 21-9. 사람 유방조직 내 비만세포. Alcian blue, pH 0.3- nuclear fast red 염색. ×1,000. 비만세포 내 과립의 탈과립 진행과정을 보여 주고 있다.

참고문헌

1. Gomori D. Aldehyde fuchsin. A new stain for elastic tissue. Am J Clin Pathol, 20:665, 1950.
2. Gomori G. Observations with differential stains on human islets of Langerhans. Am J Pathol, 17:395, 1941.
3. Grimelius L. A silver nitrate stain for alpha 2 cells in human pancreatic islets. Acta Societa Medica Uppsala, 74:243, 1968.
4. Hellerstrom C, Hellman B. Some aspects of silver impregnation of the islets of Langerhans in the rat. Acta Endocrinologica, 34:518, 1960.
5. Howell W. Black DA. Controlled silver colloid staining of nucleolar organising regions with a protective colloidal developer : a one step method. Experientia, 36:1014, 1980.
6. Kito H, Hosoda S. Triple staining for simultaneous visualization of cell types in islet of Langerhans of pancreas. J Histochem Cytochem, 25:1019, 1977.
7. Markey AC, Churchill LJ, MacDonald DM. Human cutaneous mast cells-a study of fixative and staining reaction in normal skin. Br J Dermatol, 120:625-631, 1989.
8. Paget GE. Simutaneous specific demonstration of thyrotroph, gonadotroph and acidophil cells in the anterior hypophysis. Stain Technol, 35:119, 1960.
9. Wong E, Morgan EW, MacDonald DM. The chloracetate esterase reaction for mast cells in dermatopathology. A comparison with metachromatic staining methods. Acta Derm Venereol (Stockh), 62:431-434, 1982.

21.1

실 습 보 고 서

성명		학번		실습일자		확인	

세포 내 과립의 염색

+ 염색방법 :

+ 고정액 :

+ 절편두께 :

+ 대조조직 :

주요시약	목적

✚ 염색원리 :

✚ 염색목적 :

✚ 염색결과 :

✚ 실수원인 :

21.2

실 습 보 고 서

성명		학번		실습일자		확인	

세포 내 과립의 염색

✚ 염색방법 :

✚ 고정액 :

✚ 절편두께 :

✚ 대조조직 :

주요시약	목적

✚ 염색원리 :

✚ 염색목적 :

✚ 염색결과 :

✚ 실수원인 :

CHAPTER **22**

효소조직화학

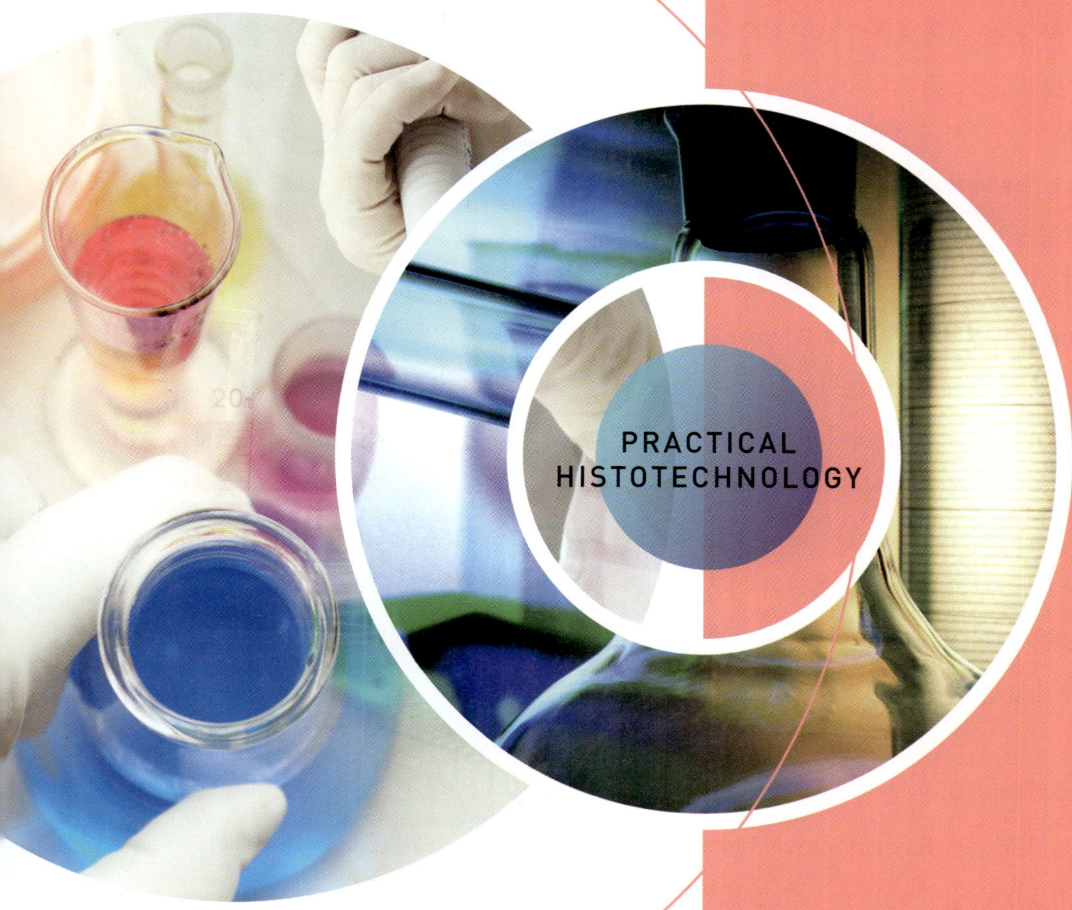

1868년 Klebs와 1872년 Streuve에 의해 처음 고름으로부터 과산화효소(peroxidase)를 검출하기 위해 조직 내에서 효소의 검출이 시도된 이래, 현재 조직에서 효소를 검출하는 방법이 1,000가지 이상이 개발되어 있다. 그러나 조직병리과에서는 주로 근질환의 진단에 활용되고 있는데 일부 효소조직화학적 방법들은 혈액실험실에서 백혈병의 감별에 이용되고 있다. 이 장에서는 근질환 진단에 사용되는 효소들을 포함하여 일부 병리과에서 가끔 사용되는 기타 효소조직화학적 기법에 대하여 기술하였다.

A. 효소조직화학 I - 뼈대근 생검조직

22.1 뼈대근 생검조직의 기본 취급 요령

1. 목적

뼈대근 생검조직의 검사는 주로 동결검체를 대상으로 수행된다. 따라서 이들 검체는 취급 시 가장 많은 정보를 얻어내기 위한 잘 조직화된 취급법을 필요로 한다.

- 확실하게 영향을 받은 부위로부터 생검조직을 채취한다. 그러나 너무 심한 영향으로 지방조직으로 대치되어 있는 부위나 섬유결합조직에서 채취해서는 안 된다. 특히 약물주입이나 근전도검사에 의해 침이 주입된 부위는 반드시 피하여야 한다. 보통 세모근(triceps), 넓적다리 두갈래근(biceps) 또는 가쪽넓은근(vastus laterals)이 선택된다. 삼각근(deltoid)이나 장딴지근(gastrocnemius)은 안정성이 덜하며, 인공산물이 발생되기 쉽다.
- 검체는 근육의 긴축(long axis)을 따라 약 1.0×0.5 cm 크기로 외상을 최소화하여 절취한다. 절취 즉시 OCT compound를 사용하여 조직시료대(disc) 위에 올려놓은 후 신속하게 액체질소(liquid N2)에 넣어 동결시킨다. 전체 동결시간은 보통 10~15초가 적당하다.
- 액체질소에 동결한 후, 즉시 꺼내어 −70℃에서 보관한다. 특히 수탁기관에 의뢰할 때에는 운반 과정에서 검체가 녹지 않도록 드라이아이스에 담아 옮겨야 한다.
- Muscle histochemistry information sheet'에는 creatine kinase, EMG 검사소견을 비롯하여 임상진단명, 근육명, 생검날짜, 간단한 임상병력이 기록되어 근생검조직과 함께 의뢰되어야 한다. 이러한 정보가 첨부되지 않을 경우에는 검사를 진행하지 않는다.
- 파라핀 포매가 필요한 경우에는 검체를 다음과 같이 취급해야 한다.

1) 개방생검(open biopsy)

(1) 라파트 근육생검 클램프(Raypart muscle biopsy clamp)를 사용하여 근생검조직을 채취한다. 검체는 직경 0.5 cm, 길이 1.0 cm 크기로 잘라내어야 한다(그림 22-1).

(2) 채취한 검체는 클램프되어 있는 상태로 생리식염수를 살짝 적신 패드(pad)로 싸서 즉시 조직검사실로 운반한다. 생리식염수에 담가서는 안 된다. 생리식염수에 침수시키면 인공산물이 발생하여 결과 해석을 방해하게 된다.

(3) 만일 라파트 근육생검 클램프를 사용할 수 없을 경우에는 근조직을 건조된 패드에 펴서 핀으로 고정한 다음, 생리식염수를 살짝 적셔 조직검사실로 즉시 운반한다.

(4) 패드에 고정된 상태로 근섬유의 수축이 멈추도록 냉장고에 넣어 20분 동안 둔다.

(5) 클램프한 상태로 검체를 동결절편을 작성하거나 10% NBF에 넣어 4시간 동안 고정한다.

(6) 조직에서 클램프를 풀고, 다시 10% NBF에 넣어두었다가 파라핀 포매과정을 진행한다.

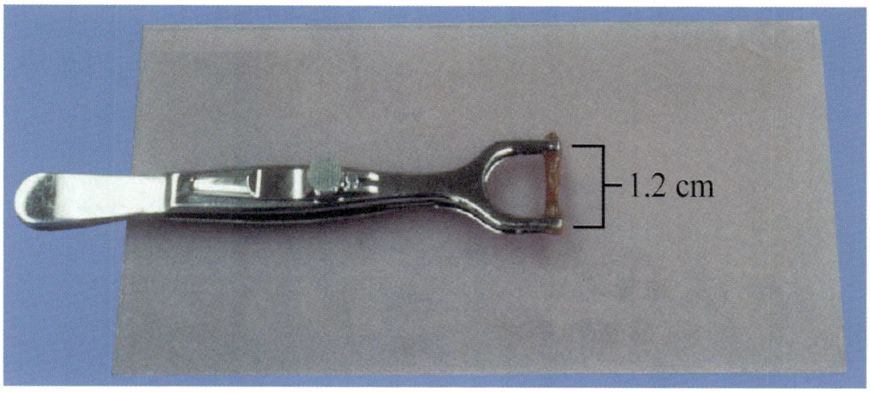

그림 22-1. 라파트 근육생검 클램프(Raypart muscle biopsy clamp)

2) 침생검(needle biopsy)(그림 22-2)

(1) 생검부위와 그 주변을 면도한 후 포비돈(povidone)을 사용하여 소독한다.

(2) 피부 밑에 리도카인(lidocaine)을 주사한 후 근막(fascia)까지 깊숙이 주사한다.

(3) 멸균된 외과용 메스(scalpel)를 사용하여 작은 절개를 만든 후 5 mm 두께의 주사침을 절개부위 내로 삽입한다. 근육의 힘살(팽대부, belly) 부위로 침을 삽입한 후 흡인관을 사용하여 침안에 예리한 끝을 가진 뚫개(sharp-edge trocar)로 생검조직을 채취한다.

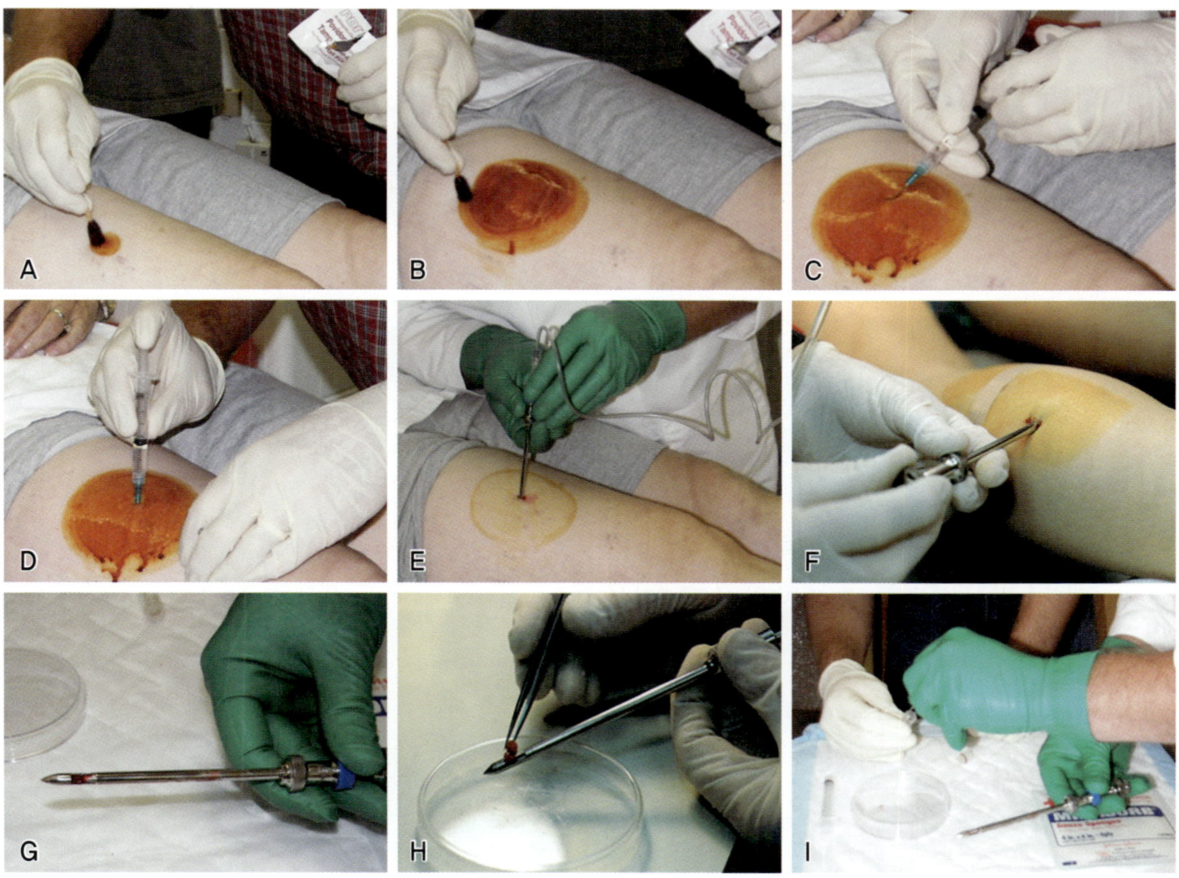

그림 22-2. 5 mm 침을 사용한 근육 생검조직의 채취 과정

(4) 생검조직이 얻은 후 침에서 검체를 제거한 후 효소조직화학검사의 필요에 따라 동결과정을 수행한다.

(5) 생검부위는 출혈을 최소화하기 위해 압박한 후 봉합 및 압박붕대를 사용하여 상처부위를 치료해준다.

22.2 뼈대근 생검조직의 동결 과정

1. 목적

효소조직화학에 의한 근섬유형 구별은 근섬유-신경질환의 분류의 한 수단으로 사용되고 있다. 조직내 효소활성의 소실 없이 근조직이나 세포의 미세구조를 보전하기 위해서는 비고정 상태의 급속히 냉각시킨 조직(snap-frozen tissues)의 사용이 필수적인 요소이다.

2. 기구의 준비

- 액체질소(liquid nitrogen)
- 이소펜탄(isopentane/2 mtehyl butane)
- 손잡이가 긴 핀셋
- Dewar flask와 플라스틱컵
- 글로브
- 일회용 블록(코르크판)
- 저온 온도계

3. 안전관리

이소펜탄은 가연성 물질이므로 사용 시 주의하고 액체질소를 다룰 때는 보안경(goggles)이나 안전 안경을 착용하고 취급한다.

4. 정도관리

조직절편 슬라이드에는 얼음결정 인공산물이 발생되지 않도록 제작한다.

5. 트라가칸스 검(7% gum tragacanth)의 제조

Gum tragacanth	1.5 g
Glycerine	0.6 mL
증류수	15 mL
Thymol 또는 phenol 1 결정	

사용 2일 전에 만든다. 혼합하여 유리봉을 사용하여 모든 성분이 잘 섞이도록 잘 저어준다. 하룻밤 방치한 후 다음 날 3~4회 더 저어준다. 모든 성분이 잘 혼합되지 않으면 박절 시 어려움이 발생한다. 냉장고에 넣어 보관하면 6개월간 안전하게 보관할 수 있다.

6. 동결과정

- 적당히 잘라 만든 코르크 판 조각 위에 적당량의 트라가칸스 검(gum tragacanth)을 올려놓는다. 코르크 판에는 환자 이름이나 고유 번호를 표지해 둔다.
- 트라가칸스 검 위에 동결할 조직을 가로단면이 나오도록 방향을 잡아 올린다(조직이 트라가칸스 검내로 매몰되지 않도록 한다) (그림 22-3).
- Dewar flask에 액체질소를 넣고 그 내부에 작은 비커를 넣어 이소펜탄을 채운 후 이소펜탄의 온도가 −140°C로 떨어질 때까지 둔다.
- 손잡이가 긴 핀셋으로 조직이 올려 있는 블록을 거꾸로 잡아 생검조직 부분만 이소펜탄에 담가 12~15초간 일차 동결시킨다(조직의 크기가 0.3 cm 이하이면 5초간 둔다). 조직이 완전히 동결되면 이소펜탄에서 조직을 꺼낸다.
- 동결된 조직이 부착되어 있는 코르크판을 서서히 이소펜탄에 넣어 트라가칸스 검까지만 잠기도록 하여 7초간만 둔다. 이소펜탄 내로 코르크판 전체가 잠기지 않도록 주의한다.
- 동결된 생검조직을 조심스럽게 꺼내어 미리 냉각된 용기에 넣어 공기가 들어가지 않도록 뚜껑을 닫아 보관하거나 즉시 cryostat으로 옮겨 박절한다. −40°C 이하에서 보관하면 무한정으로 사용할 수 있다.

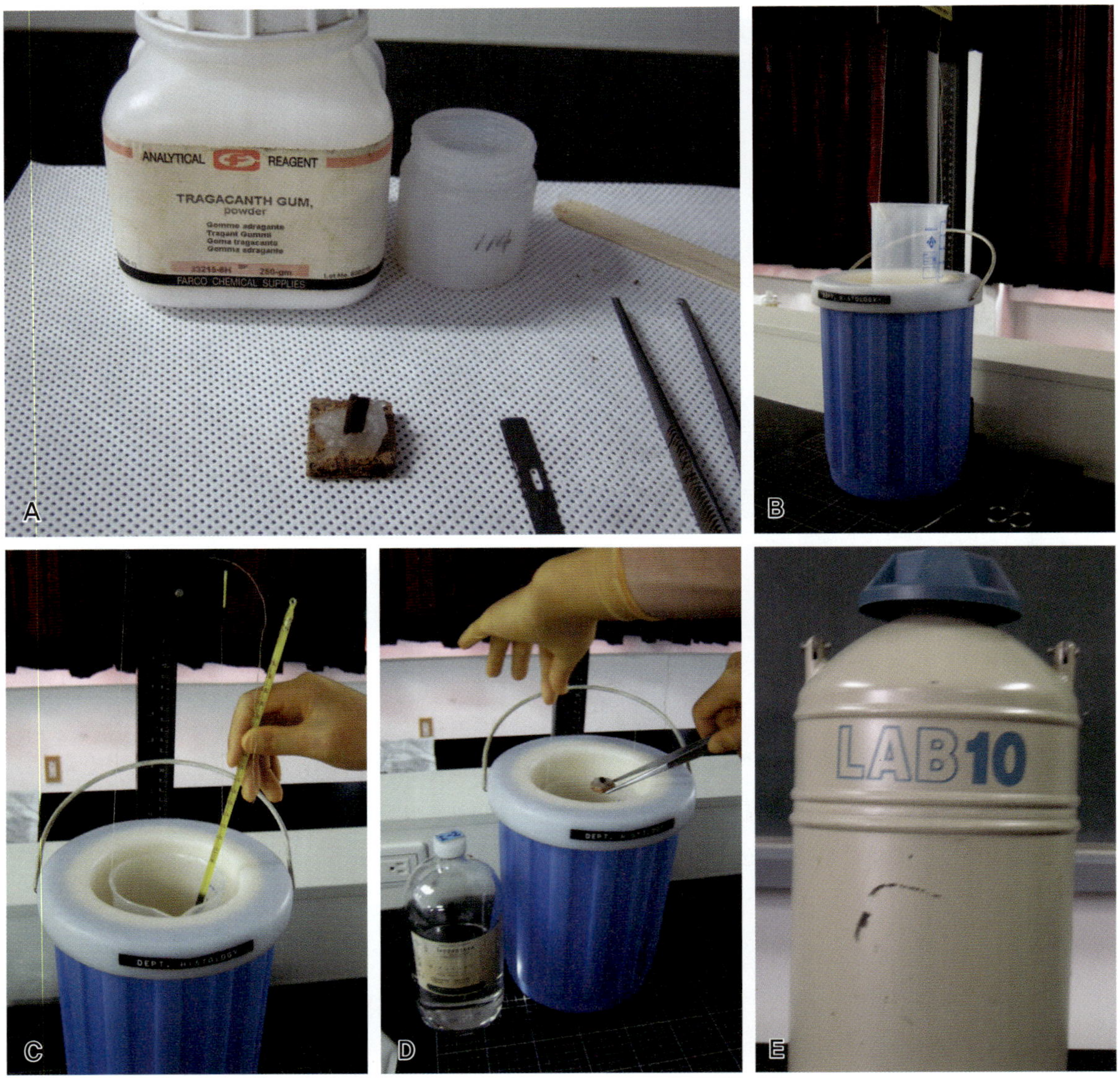

그림 22-3. 효소조직화학검사를 위한 근육 신속동결과정. A. 트라가칸스 검을 바른 코르크판 위에 올려놓은 근육조직편. 검체를 동결하기 위한 준비단계 B. 검체 동결을 위한 장치. 액체질소가 들어 있는 Dewar flask 안에 isopentane 이 들어 있는 작은 비커를 넣는다. C. 이소펜탄의 온도가 매우 중요하다. 적어도 -140℃에 도달하여 시럽상태에서 근육조직편을 넣어 동결한다. D. 이소펜탄의 온도가 -140℃에 도달하면 근육조직편이 놓여 있는 코르크판을 거꾸로 하여이소펜탄에 넣어 12~15초 담갔다가 즉시 액체질소로 옮겨 동결절편을 제작할 때까지 둔다.

22.3 ATPase 염색(calcium법)

1. 목적

근섬유형(I, IIa, IIb, IIc형) 감별에 사용된다. 근섬유는 넓게 I형(느린근, 적색근, 산화성)과 II형(빠른근, 백색근, 당분해성)으로 나눈다. 이 중 II형은 다시 IIa(당분해성)과 IIb(당분해성/산화성) 그리고 질병이나 손상에 의해 형이 변화되는 IIc으로 나누어진다. 이 두 근섬유는 유전적으로 개체마다 차이가 있으며, 오랜 기간 강도 높은 운동을 하는 경우에 그 비율이 바뀌기도 한다. ATPase 염색은 전반응액(preincubation medium)의 pH의 차이에 따라 반응강도가 다르게 나타난다.

2. 원리

ATP와 calcium이 함유된 반응액에 조직절편을 반응시키면 조직 내의 ATPase에 의해 ATP가 ADP와 orthophosphate로 분해된다. 여기서 유리된 orthophosphate는 calcium과 결합하여 무색의 calcium phosphate로 전환되고, 이어 cobalt chloride를 작용시키면 cobalt가 calcium과 치환되어 효소활성부 위에 무색의 cobalt phosphate로 침전된다. 여기에 ammonium sulfide를 작용시키면 흑색의 cobalt sulfide가 형성된다.

$$\text{ATP} + H_2O \xrightarrow{\text{ATPase}} \text{ADP} + H_3PO_4 + \text{에너지}$$

$$\downarrow$$

(orthophosphate)

3. 준비

1) 고정

비고정 상태의 조직을 Isopentane에 넣어 액체질소에 급속 냉동한 조직

2) 절편

동결절편, 8~10 μm

3) 기구

액체질소(liquid nitrogen), 이소펜탄(isopentane), cryostat, Dewar flask, pH 미터, Coplin jar, 유리 피펫, 소형 유리비이커

4) 정도관리

내부 대조조절편으로 뼈대근을 사용한다.

4. 용액의 제조

1) Barbital acetate 완충액-저장액 A

Sodium acetate · $3H_2O$	1.94 g
Sodium barbital(마약이므로 마약과 동등하게 취급해야 한다)	2.94 g
증류수	100 mL
냉장고에 보관한다.	

2) Barbital acetate 완충액-저장액 B

Conc. HCl	8.3 mL
증류수	991.7 mL
냉장고에 보관한다.	

3) Barbital acetate 완충액-사용액

저장액 A	10 mL
저장액 B	20 mL
증류수	16 mL

사용 직전 혼합한다. 1 N NaOH 또는 0.1 N HCl을 사용하여 pH 4.6과 4.3으로 조정하여 사용한다(산성 전반응액).

4) Sodium barbital 용액(pH 10.4, 9.4 및 반응액 제조에 사용)

0.1 M sodium barbital (2.06 g/100 mL 증류수)	30 mL
0.18 M calcium chloride (13.23 g/500 mL 증류수)	30 mL
증류수	90 mL

신선하게 제조한다. 약 20 mL을 취해 pH 10.4로 조정하고, 약 55 mL를 취해 pH 9.4(알칼리성 전반응액)로 조정하여 사용한다.

5) 반응액

Sodium barbital 용액	75 mL
Adenosine-5-triphosphate	100 mg

6) 1% calcium chloride 용액

alcium chloride	5 g
증류수	500 mL
냉장고에 보관한다.	

7) 2% cobaltous chloride 용액

Cobalt chloride	5 g
증류수	250 mL

8) Ammonium sulfide 용액

Ammonium sulfide (light)	15방울
증류수	25 mL
매번 신선하게 제조한다. Fume hood 밑에서 제조하여 사용한다.	

5. 염색과정

Myosine ATPase 염색			
박절	1	3장의 신선 동결절편*	
신성 전반응	2	pH 4.6(절편 1), pH 4.3(절편 2)	5분
알카리성 전반응 1	3	pH 9.4(절편 3)	3분
반응	4	반응액 1(절편 1, 2, 3 모두 옮김)	37℃, 30분
알카리성 전반응 2	5	pH 10.4(절편 3만 반응액 1에서 2분후에 꺼내어 옮김)	14분
반응	6	반응액 2(절편 3만)	37℃, 14분
침전	7	1% calcium chloride(절편 1, 2, 3 모두)	3회, 각 30초
발색 1차	8	Cobaltous chloride 용액	3분
수세	9	증류수	2회, 각 1분
발색 2차	10	Ammonium sulfide 용액	20~30초(후드 내에서)

수세	11	흐르는 수돗물	5분
탈수	12	95% ethanol I, II, 100% ethanol I, II, III	각 30초
투명	13	Xylene I, II, III	각 5분
봉입	14	합성수지	

*Silane도포슬라이드에 절편 부착

6. 염색결과(그림 22-4, 5)

- 알카리성 전반응액(pH 9.4)
  I형(적색근육) : 옅음
  II형(백색근육) : 짙음
- 산성 전반응액(pH 4.3)
  I형 : 짙음
  IIa형 : 옅음, IIb형 : 옅음, IIc형 : 중간
- 산성 전반응액(pH 4.6)
  I형 : 짙음
  IIa형 ; 옅음, IIb형 : 중간, IIc형 : 중간

전반응액pH	I형	IIa형	IIb형	IIc형
9.4	옅음(0+1)	짙음(+3)	짙음(+3)	짙음(+3)
4.6	짙음(+3)	옅음(0)	중간(+1 +2)	중간(+1 +2)
4.3	짙음(+3)	옅음(0)	옅음(0)	중간(+1 +2)

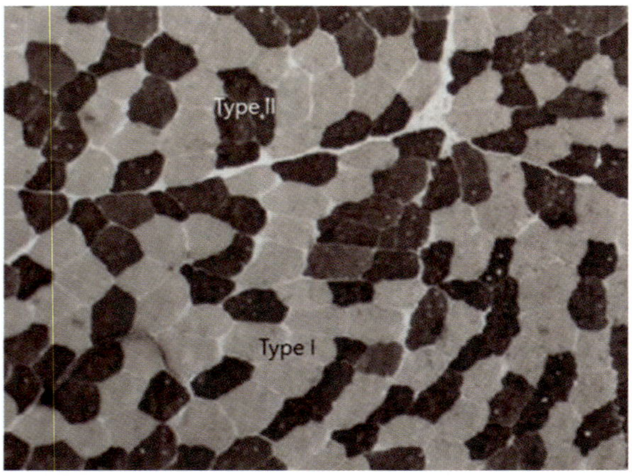

그림 22-4. 사람근육. ATPase 염색. ×100. A. ATPase, pH 9.4, I형은 옅게, II형은 짙게 염색된다.

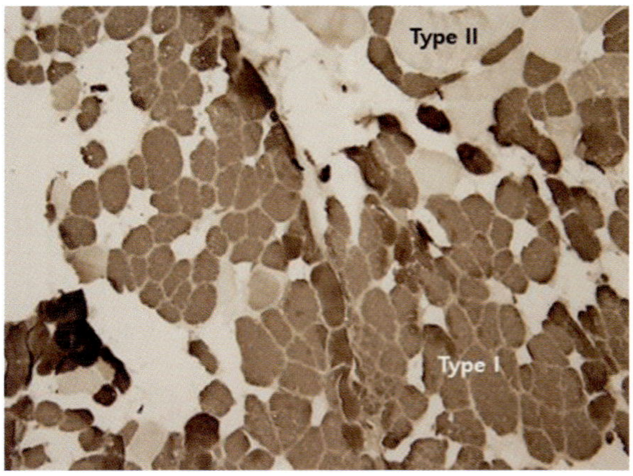

그림 22-5. 사람근육. ATPase 염색. ×100. A. ATPase, pH 4.6, I형은 짙게, II형은 옅게 염색된다.

7. 참고

- 완충액 종류, pH 미터, 전극에 따라 만일 barbital acetate 완충액(산성 전반응액)의 pH가 약간 낮아지면(pH 4.1~4.2와 pH 4.4~4.5) 때로 반응이 더 좋게 나타난다.
- 이 염색은 시간이 지남에 따라 점점 퇴색한다.
- 드물게 IIc형 섬유가 pH 4.3 슬라이드에서 짙은 I형과 옅은 II형 섬유의 중간으로 보일 수도 있다.
- ATPase는 모든 세포 또는 근육 내 myosin에 부착된 미토콘드리아에 존재한다. 미토콘드리아 내의 ATPase는 마그네슘(magnesium)에 의해 활성화되고 칼슘(calcium)에 의해 억제된다. 반면 근육 ATPase는 칼슘에 의해 활성화되고 마그네슘에 의해 억제된다. 따라서 반응액에 칼슘이 사용되는 것은 근육 ATPase를 활성화하고 미토콘드리아 ATPase를 억제하기 위한 것이다.

22.4 NADH-TR (tetrazolium-reductase) 'diaphorase' 염색

1. 목적

미토콘드리아, Z-띠 물질, 근육형질세포질그물(sarcoplasmic reticulum)의 비정상을 검출하는 데 이용된다.

2. 원리

Diaphorase는 환원형 nicotinamide adenine dinucleotide (NADH)로부터 여러 염료로 수소를 전달하는 성질을 가진 flavoprotein 효소를 지칭하는 용어이다. 수소 전이는 염료를 환원한다. 일반적으로 테트라졸륨(tetrazolium) 화합물은 diaphorase를 조직화학적으로 검출할 때 수소 수용체(hydrogen acceptor)로 작용하며 그 환원산물은 물에 녹지 않는다. 테트라졸륨으로는 흔히 nitro blue tetrazolium (NBT)이 흔히 사용된다. 효소 활성은 기질로부터 수소를 방출시키며 방출된 수소는 수소 첨가에 의해 테트라졸륨으로 전이된다. 수소를 받은 테트라졸륨은 자청색 포르마잔 색소(formazan pigment)로 전환되어 효소활성 부위에 침착된다.

$$\text{NADH(환원형)} \xrightarrow{\text{diaphorase}} \text{NAD + (산화형) + 수소}$$

$$\text{Nitro blue tetrazolium (NBT) + 수소} \longrightarrow \text{formazan 침전}$$

3. 준비

1) 고정

비고정 상태의 조직을 Isopentane에 넣어 액체질소에 급속 냉동한 조직

2) 절편

동결절편, 8~10 μm

3) 기구

액체질소(liquid nitrogen), 이소펜탄(isopentane), cryostat, Dewar flask, pH 미터, Coplin jar, 유리 피펫, 소형 유리비이커

4) 정도관리

내부 대조조절편으로 뼈대근을 사용한다.

4. 용액의 제조

1) 생리식염수

Sodium chloride	0.85 g
증류수	100 mL
냉장고에 보관한다.	

2) 인산 완충액, pH 7.4

Sodium phosphate, monobasic(0.69 g/50 mL 증류수)19.5 mL
Sodium phosphate, dibasic(1.41 g/100 mL 증류수)80.8 mL
냉장고에 보관한다.

3) NBT 용액

Nitro-Blue Tetrazolium	100 mg
증류수	50 mL
한번에 50 mL만 제조한다. 냉장고에 보관한다.	

4) 반응액

NADH(β-Nicotinamide adenine dinucleotide, reduced form, disodium salt, grade III, Sigma No. 340-110, 10mg/vial)	1 vial
증류수	4 mL
생리식염수	2 mL
인산완충액	2 mL
NBT 용액	10 mL

5. 염색과정

NADH-TR(Diaphorase) 염색			
박절	1	신선 동결절편	
염색	2	반응액	실온 30분
수세	3	증류수	3회 헹굼
봉입	4	수용성 봉입제(Immuno-Mount/glycerin jelly)	

6. 염색결과(그림 22-6, 7)

자색 포르마잔 침전물은 근형질 그물 내의 미토콘드리아 부위에 침착된다. I형 섬유가 II형 섬유보다 짙게 나타난다. 혈관벽도 염색된다.

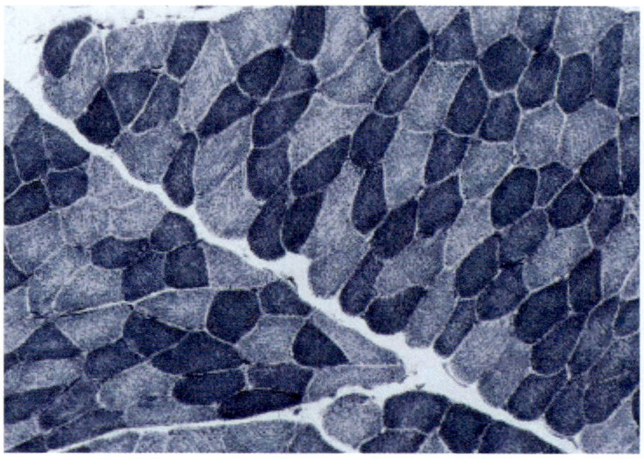

그림 22-6. 정상근육. NADH-TR 염색. ×100. I형 근섬유가 짙게, II형 근섬유가 옅게 염색된다.

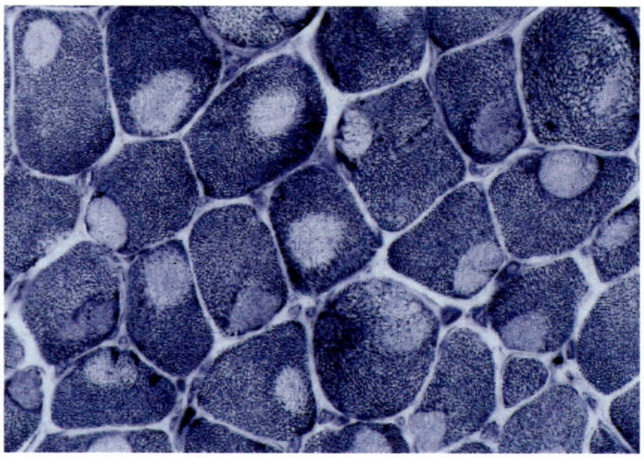

그림 22-7. 중심공동질환(central core disease). NADH-TR 염색. ×400. 근 섬유의 중심부에 효소활성이 없어서 투명하게 보인다.

7. 참고

- 양성대조로 뼈대근 또는 심근을 사용하고 음성대조로 반응액으로부터 기질을 제거한다.
- 반응의 pH가 매우 중요하다. 중성에 가까이 유지해야 한다. pH가 높으면
  ① 미토콘드리아가 부풀고 효소 용해도 영향을 미치기도 한다.
  ② NAD+가 불안정해지기도 한다.
  ③ pH가 8.0 이상에서는 환원된 조효소(reduced coenzyme)가 테트라졸륨염을 직접 환원시켜 침전물을 형성할 수도 있다. 이 현상은 pH가 증가할수록 점진적으로 증가하고 주요 에러의 원인이 되기도 한다. 이 같은 변화는 중심공동, 표적섬유, 네마린 간상체 등의 형태에도 영향을 미친다.

22.5 Succinic dehydrogenase (SDH) 염색

1. 목적

NADH diaphorase의 근원을 동정하는 데 이용된다. SDH 활성은 미토콘드리아에서만 양성반응을 보인다.

2. 원리

SDH는 cytochrome oxidase와 함께 연결되어 있는 산화효소계에 속하는 미토콘드리아 효소이다. 이효소는 Krebs cycle에 참여하며 이 사이클의 활성을 나타내는 유용한 지표의 하나이다. SDH는 succinic acid를 fumaric acid로 가역적 산화를 촉매하는 용해성 철 프라보 단백질(iron flavoprotein)이다. 이 효소의 활성은 신선한 동결절편에 테트라졸륨(tetrazolium) 화합물의 존재하에 succinate 기질을 반응시켜 조직화학적으로 검출한다. 테트라졸륨은 조직화학 분야에서 산화환원 지시약으로 사용되는 수용성 화합물이다. 테트라졸륨은 적절한 조건하에서 물에 녹지 않는 테트라졸륨(NBT)인 formazan으로 환원된다. 효소 활성은 유색 화합물로부터 수소를 방출시킨다. 흔히 사용되는 테트라졸륨은 기질인 nitro blue가 포함된다. 방출된 수소는 테트라졸륨으로 전달되어 자청색 formazan으로 전환되어 효소 활성부위에 색소로 침착된다.

Succinate $\xrightarrow{\text{succinic dehydrogenase}}$ fumarate + 수소

NBT + 수소 $\longrightarrow$ formazan 침전

3. 준비

1) 고정

비고정 상태의 조직을 Isopentane에 넣어 액체질소에 급속 냉동한 조직

2) 절편

동결절편, 8∼10 μm

3) 기구

액체질소(liquid nitrogen), 이소펜탄(isopentane), cryostat, Dewar flask, pH 미터, Coplin jar, 유리 피펫, 소형 유리비이커

4) 정도관리

내부 대조조절편으로 뼈대근을 사용한다.

4. 용액의 제조

1) 0.2 M phosphate 완충액, pH 7.6

0.2 M sodium monobasic phosphate (NaH_2PO_4) (2.78 g/100 mL)	13 mL
0.2 M sodium dibasic phosphate (Na_2HPO_4) heptahydrate (5.37 g/100 mL)	

두 용액으로 혼합한 후 pH 7.6으로 조정하여 사용한다.

2) 0.2 M sodium succinate 용액

Sodium succinate ($NaOCOCH_2CH_2COONa \cdot 6H_2O$)	2.7 g
증류수	50 mL

항상 신선하게 제조하여 사용한다. 저장액을 냉장고에 보관하면 2주일간 사용 가능

3) NBT 용액

Nitro blue tetrazolium (Sigma No. N-6876)	100 mg
증류수	50 mL
한 번에 50 mL만 만들어 냉장고에 보관한다.	

4) 반응액

0.2 M phosphate 완충액	5 mL
0.2 M sodium succinate 용액	5 mL
NBT 용액	5 mL
증류수	5 mL
사용 직전 혼합한다.	

5) 생리식염수

Sodium chloride	8.5 g
증류수	1,000 mL

6) 10% formalin-saline 용액

생리식염수	45 mL
37~40% formaldehyde	5 mL
매번 신선하게 제조한다.	

5. 염색과정

Succinic dehydrogenase (SDH) 염색			
박절	1	신선 동결절편	
염색	2	SDH 반응액	37℃, 30분
수세	3	증류수	3회 헹굼
고정	4	10% formalin–saline 용액	10분
수세	5	15% ethanol	5분
봉입	6	수용성 봉입제(Immuno–Mount/glycerin jelly)	

6. 염색 결과(그림 22-8, 9)

자색 포르마잔 침전물은 근형질 그물 내의 미토콘드리아 부위에 침착된다. I형 섬유가 II형 섬유보다짙게 나타난다. 혈관벽도 염색된다. 결과가 NADH 염색결과와 유사하다.

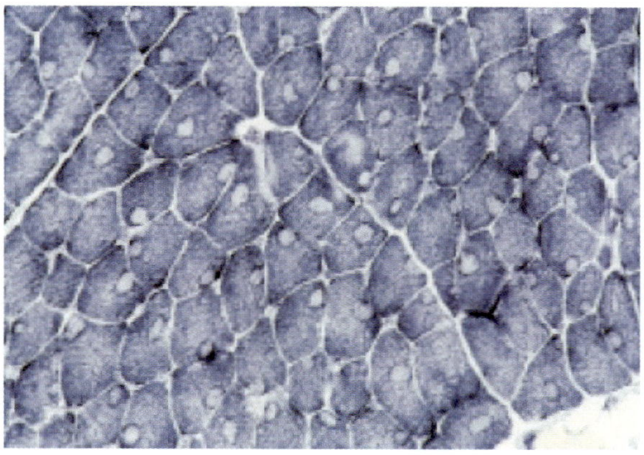

그림 22-8. 중심공동질환. SDH 염색. ×200. 중심부에 효소 활성이 없어서 투명한 부위로 보인다.

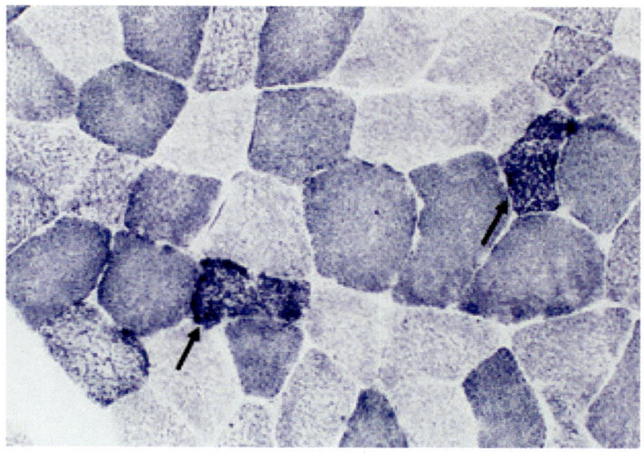

그림 22-9. 진행성 외안근 마비(progressive external ophthalmoplegia: PEO) 환자. ×400. 화살표는 과다한 SDH 염색성을 보이는 섬유이다.

7. 참고

- 양성대조로 심장근을 사용하고 음성대조로 반응액으로부터 기질을 제거한다.
- 박절한 당일 절편을 염색하면 가장 좋은 결과를 얻을 수 있다.

22.6 Acid phosphatase 염색

1. 목적

염증세포의 검출에 이용된다. 또한 maltase 결핍은 acid phosphatase 활성 증가를 나타낸다. 용해소체 표지효소이다.

2. 원리

Acid phosphatase (ACP)는 산성 pH(4.5~6.0)에서 orthophosphate의 에스터를 가수분해하는 phosphomonoesterase이다. 효소 가수분해 후에 naphthol AS-BI phosphate의 알코올 잔기가 hoxazonium pararosaniline과 반응하여 효소활성 부위에 적색의 불용성 azo 염료를 생성한다. 이 방법은 동시 짝짓기법(simultaneous coupling method)으로 반응액 내에 디아조늄 화합물과 기질이 함께 혼합되어 있다.

Naphthol AS-BI phosphate + H_2O $\xrightarrow{\text{acid phosphatase}}$ Naphthol AS-BI orthophosphate

Naphthol AS-BI + hexazonium pararosaniline ⟶ 적색의 azo 염료 침전

3. 준비

1) 고정

비고정 상태의 조직을 Isopentane에 넣어 액체질소에 급속 냉동한 조직

2) 박절

동결절편, 8~10 μm

3) 기구

액체질소(liquid nitrogen), 이소펜탄(isopentane), cryostat, Dewar flask, pH 미터, Coplin jar, 유리 피펫, 소형 유리비이커

4) 정도관리

내부 대조조절편으로 뼈대근을 사용한다. 뼈대근 내의 호중구와 조직구가 양성반응을 보인다.

4. 용액의 제조

1) 2N HCl

Conc. HCl	8.3 mL
증류수	50 mL

2) Pararosaniline-HCl 용액

Pararosaniline hydrochloride (C.I. 42500)	1 g
2N HCl	25 mL

증류수에 염료를 녹이고 산을 첨가한 다음 가볍게 가열하고 실온이 되도록 식혀 냉장고에 보관한다.

3) 4% sodium nitrite 용액

Sodium Nitrite ($NaNO_2$)	2 g
증류수	50 mL
매 주 신선하게 제조하여 사용한다.	

4) Veronal acetate 완충액

Sodium barbital (sodium barbiturate) (마약으로 취급한다)	1.47 g
Sodium acetate ($NaC_2H_3O_2 \cdot 3H_2O$)	0.97 g
증류수로 최종 50 mL까지 채운다. 냉장고에 보관한다.	

5) 반응액

Pararosaniline HCl 용액	0.8 mL
4% sodium nitrite 용액	0.8 mL

잘 혼합한 후 2분간 기질액을 첨가한 후 pH 4.7~5.0으로 조정한 다음 여과하여 사용한다.

6) 기질액(플라스틱 용기 및 기구 사용을 피한다)

Naphthol AS-BI phosphate	10 mg
N,N- dimethylformamide	1 mL
Veronal acetate 완충액	5 mL
증류수	13 mL

잘 혼합한 후 pH를 점검하여 필요하면 0.1N NaOH를 사용하여 4.7~5.9 사이로 조정한다. 여과하여 사용한다.

7) Methyl green

Methyl green	2 g
Veronal acetate 완충액	100 mL
여과 후 사용한다.	

5. 염색과정

Acid phosphatase 염색			
박절	1	신선 동결절편	
염색	2	AcP 반응액	37℃, 60분
수세	3	증류수	3회 헹굼
핵염색	4	1% methyl green 용액	2분
탈수	5	95% ethanol	신속히 헹굼
탈수	6	100% ethanol I, II	각 15초
투명	7	Xylene I, II, III	
봉입	8	합성수지	

6. 염색 결과(그림 22-10, 11)

- 효소활성 부위 – 적색
- 배경 – 흰색 또는 녹색(대조염색 사용)

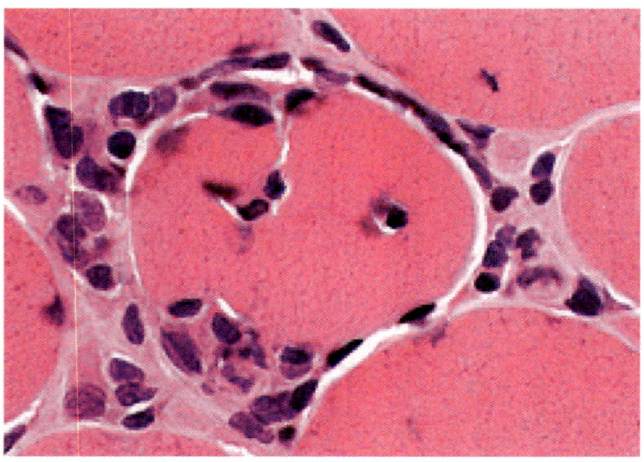

그림 22-10. 근육의 염증. HE 염색. ×1,000. 비괴사성 근섬유의 국소적 염증세포 침윤

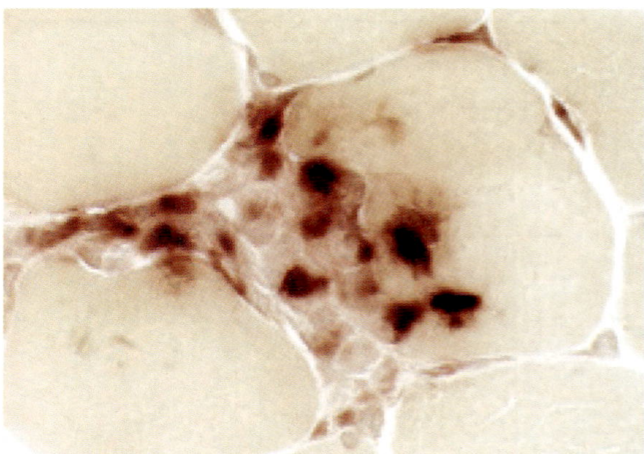

그림 22-11. 그림 22-14와 동일 조직. Acid phosphatase 염색. ×1,000. 염증세포에서 강한 활성이 보인다.

7. 참고

- 대조 조직 : 양성대조로 뼈대근 또는 심근을 사용하고 음성대조로 반응액으로부터 기질을 제거한다.
- ACP 활성의 국재성이 다른 림프구의 T, B의 형질과 이들로부터 유래된 종양세포 형질의 감별 및 L-tataric acid 내성 ACP는 hairy cell leukemia, Sezary syndrome 등의 종양세포감별에 사용 된다. 내열성 ACP는 뼈파괴세포, 이물거대세포, 거대세포육종에서 활성을 나타낸다.

  T-림프구는 세포질의 한 쪽에 1-수개의 점 모양으로 활성부위가 보이지만 B-림프구에는 거의 나타나지 않는다. 이런 차이는 이들 세포가 종양화된 경우에도 간직하고 있어 T와 B세포 및 이들 세포에서 유래된 종양의 형질 판정에도 유용하게 사용된다.
- ACP 활성부위는 azo염료법의 경우 부분적으로 미만성 활성이 섞여 있는 미세과립상 또는 방울모양의 적색으로 나타난다.
- 내열성 ACP는 일상적인 파라핀절편에서도 검출할 수 있다. 이물거대세포, 뼈파괴세포, 뼈끝연골세포, 거대세포육아종에 출현하는 다핵거대세포 등에 활성을 나타낸다(그림 22-12~14).

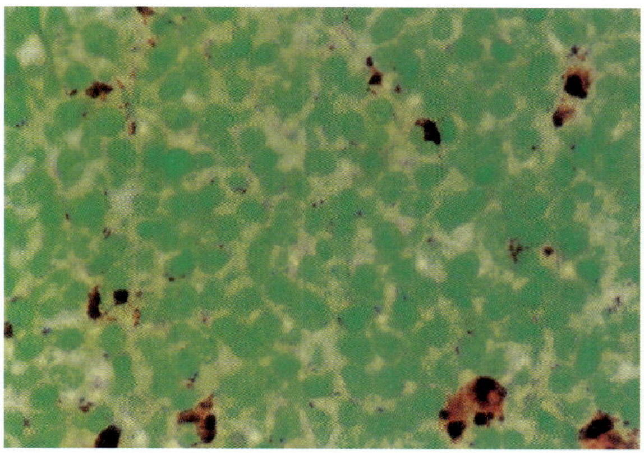

그림 22-12. 림프절. 악성림프종(T세포성). ACP 염색(Barka-Anderson법). ×400. 거의 모든 종양세포와 그 사이에 산재하는 큰포식세포가 염색되어 있다.

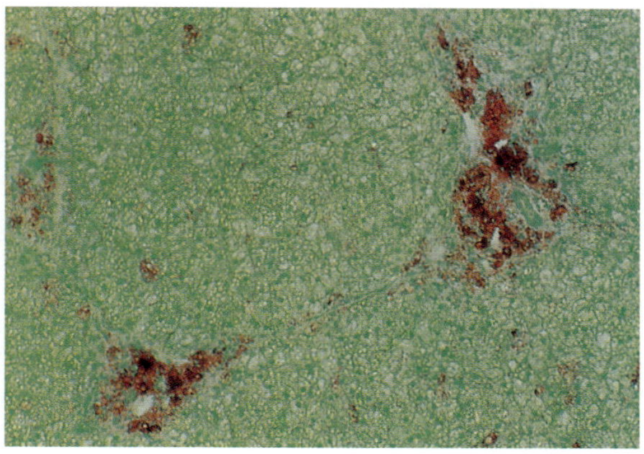

그림 22-13. 간. 지질대사이상증. ACP 염색. ×200. L-tartaric acid 내성 ACP의 검출, 0.5 M L-tartaric acid에 내성을 보이는 큰포식세포가 문맥부위에 다수 보인다.

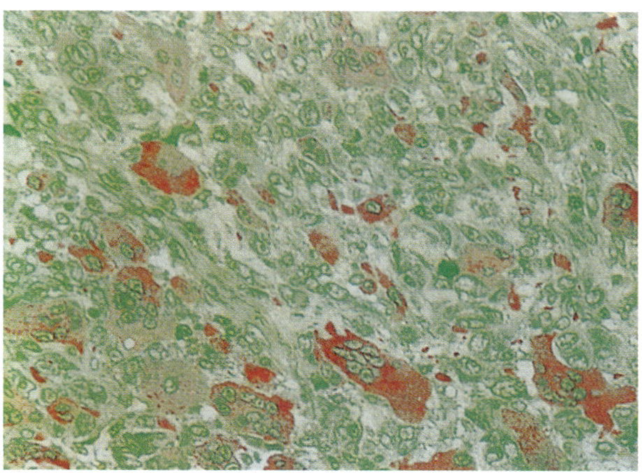

그림 22-14. 거대세포육종. 파라핀 절편. 내열성 ACP의 검출. ×400. 산재한 다핵거대세포가 염색되어 있다.

22.7 Alkaline phosphatase 염색

1. 목적

재생 근섬유 검출에 사용된다.

2. 원리

Alkaline phosphatase (ALP)는 약 pH 8.6~8.8의 알칼리성 상태에서 orthophophoric acid의 ester를 가수분해하는 효소이다. 가수분해 후에 naphthol AS-BI phosphate의 알코올 잔기가 fast red violet와 반응하여 불용성의 azo 염료를 생성한다. 이 방법은 동시 짝짓기법(simultaneous coupling method)으로 반응액 내에 디아조늄 화합물과 기질이 함께 혼합되어 있다.

Naphthol AS-BI phosphate + H_2O $\xrightarrow{\text{alkaline phosphatase}}$ Naphthol 유도체 + orthophosphate

Naphthol AS-BI + fast red violet ⟶ 적색의 azo 염료 침전

3. 준비

1) 고정

비고정 상태의 조직을 Isopentane에 넣어 액체질소에 급속 냉동한 조직, 또는 동결절편 후 냉 아세톤으로 고정한다.

2) 절편

동결절편, 8~10 μm

3) 기구

액체질소(liquid nitrogen), 이소펜탄(isopentane), cryostat, Dewar flask, pH 미터, Coplin jar, 유리 피펫, 소형 유리비이커

4) 정도관리

내부 대조조절편으로 뼈대근을 사용한다. 뼈대근 내의 혈관벽에는 소량의 alkaline phosphatase가 존재한다.

4. 용액의 제조

1) acetone

2) 0.2M Tris

Tris (Trizma base)	24.2 g
증류수	1,000 mL
잘 혼합하여 냉장고에 보관한다.	

3) 0.1M hydrochloric acid

Conc. HCl	3.7 mL
증류수	996.3 mL

증류수에 HCl를 서서히 첨가한 후 잘 혼합하여 실온에 보관한다.

4) Tris 완충액, pH 8.74

0.2M Tris	10 mL
0.1M hydrochloric acid	7 mL
증류수	26 mL

신선하게 준비하여 사용한다. pH 8.74로 조정한다.

5) 반응액

Naphthol AS-BI phosphate	5 mg
N,N-dimethylformamide	0.1 mL
Tris 완충액, pH 8.74	25 mL
증류수	25 mL
Fast red violet	30 mg

Naphthol AS-BI phosphate와 N,N-dimethylformamide를 혼합한 후 나머지 성분을 넣어 잘섞은 후 여과하여 사용한다.

6) Mayer hematoxylin

123쪽 참조

5. 염색과정

Alkaline phosphatase 염색			
박절	1	신선 동결절편*	
고정	2	Acetone**	4℃, 5분
수세	3	증류수	5~6회
염색	4	ALP 반응액	실온 30~60분
수세	5	증류수	3회 헹굼
핵염색	6	Mayer hematoxylin 용액	2~3분
수세	7	흐르는 수돗물, 증류수	3분, 가볍게 헹굼
봉입	10	수용성 봉입제	

* Silane 도포슬라이드에 절편 부착
** 비고정상태로 다음 반응액으로 이동할 수 있음

6. 염색 결과(그림 22-15)

- 효소활성부위 – 분홍색~적색
- 핵 – 청색

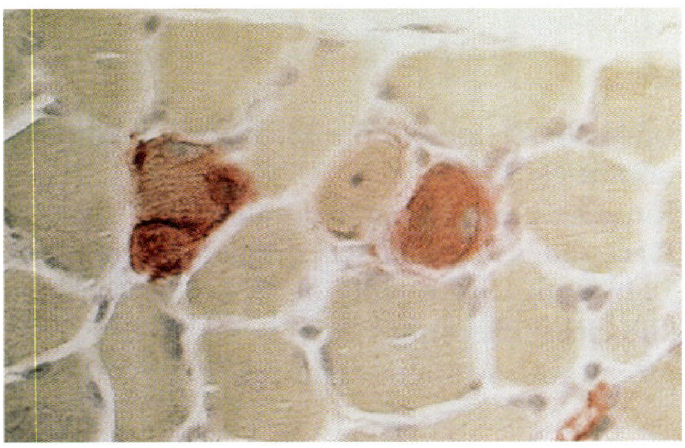

그림 22-15. 탈신경 근섬유. Alkaline phosphatase 염색. ×400. 재생 중인 근섬유에서는 강한 효소활성을 보인다.

7. 참고

- 양성대조로 뼈대근 또는 심장근을 사용하고 음성대조로 반응액으로부터 기질을 제거한다.
- 염증성 근병증 환자에서 다발주위집(perifascicular sheath)과 근섬유막의 비정상 염색이 나타난다. 이 비정상 염색은 염증이 없는 질환의 진단에 가장 중요한 진단적 실마리를 제공하기도 한다. 재생 근섬유는 선택적인 양성을 보인다.

- 파라핀 절편으로도 alkaline phosphatase의 활성을 검출하려면 Sato의 AMeX 방법을 사용하면 효소활성을 보존할 수 있다. 그 방법은 아래와 같다.
  적출된 조직을 2~3 mm 두께로 절취하여 −20°C의 acetone에 옮겨 하룻밤 고정한 후, acetoneI(4°C)과 acetone II(실온)에 각각 15분씩 탈수한 다음, methyl benzoate(실온)와 xylene(실온)에 각각 30분간 투명화하여 파라핀(60°C)에 2시간 침투시킨 후 포매한다.
- Alkaline phosphatase isozyme의 저해 실험이 필요할 때는 다음을 참고한다.
  - 저해제 I : 2.5 mM L-levamisole(발색액에 L-levamisole 2.5 mM을 첨가)

  【과정】(1) 2장의 절편을 준비하여 대조군과 L-levamisol 첨가군으로 표기한다.
  (2) 2장의 절편을 위의 염색과정과 동일하게 진행한다.
  (3) 2장의 절편의 염색결과를 비교한다.
  - 염색결과(그림 22-16)

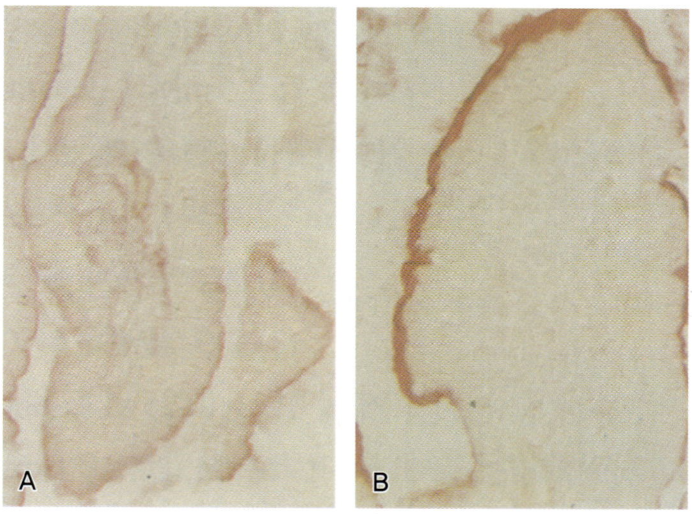

그림 22-16. A와 B 사람 공장. ALP 염색.
A. 0.05 mol L-phenylalanine, B. 0.0125 mol L-homoarginine.
A는 L-phe로서 상피세포의 활성소실이 뚜렷하지만 간질의 활성은 비교적 잘 남아 있다. B에서는 상피의 활성은 거의 저해되어 있지 않지만, 간질(점막고유층)의 활성은 완전히 소실되어 있다. 이 간질에 있는 활성은 대부분이 비특이(간) 형 ALP와 마찬가지로 저해반응을 보인다.

Isozyme	정상조직	악성종양 유래	잔존 ALP 활성			
			65℃	L-P	L-H	L-L
비특이형	간, 뼈, 콩팥, 초기태반	Non-Regan	−	+	−	+
소장형	작은창자	Kasahara	−	−	+	+
태반형	후기태반	Regan	+	−	+	+
	정소	Nagao	+	−	+	−+

L-P : L-phenylalanine, L-H : L-homoarginine, L-L L-leucine

22.8 α-Naphthyl acetate esterase 염색

1. 목적

비특이적 esterase 염색으로 II형 근육위축(type II atrophy)과 신경원성 위축(neurogenic atrophy)을 감별하는 데 유용하다. 탈신경 근섬유는 짙게 염색되고, II형 위축성 근섬유는 염색되지 않는다. 운동종 말판(motor end plate)과 염증세포 내의 용해소체(lysossome)도 검출할 수 있다.

2. 원리

Esterase는 지방족과 방향족 에스터 결합(ester bond)을 가수분해 할 수 있는 효소이다. 기질의 선호에 따라 이들 esterase는 특이적과 비특이적으로 분류한다. 가수분해된 알코올 잔기는 hexazonium pararosaniline 용액과 결합하여 효소활성 부위에 불용성 밝은 azo 염료가 생성된다.

Pararosaniline + sodium nitrite → hexazonium pararosaniline (basic fuchsin) esterase

a-Naphthyl acetate + H_2O → α-Naphthol + acetic acid

a-Naphthol + hexazonium pararosanilne → azo 염료

3. 준비

1) 고정

비고정 상태의 조직을 Isopentane에 넣어 액체질소에 급속 냉동한 조직

2) 절편

동결절편, 8~10 μm

3) 기구

액체질소(liquid nitrogen), 이소펜탄(isopentane), cryostat, Dewar flask, pH 미터, Coplin jar, 유리 피펫, 소형 유리비이커

4) 정도관리

내부 대조조절편으로 뼈대근을 사용한다.

4. 용액의 제조

1) 0.2 N phosphate 완충액, pH 7.4

Sodium phosphate, dibasic, anhydrous	11.36 g
Potassium phsphate, monobasic	2.70 g
증류수	500 mL까지 채운다.

pH를 조정하고 냉장고에 보관한다.

2) Pararosaniline 저장액

Pararosaniline, acridine free	1 g
증류수	20 mL
Conc. HCl	5 mL

혼합하여 살짝 가온하여 실온이 되도록 식힌 후 여과하여 냉장고에 보관한다. 이 용액은 몇 주 동안 안정하다.

3) 4% sodium nitrate 용액

Sodium nitrite	0.4 g
증류수	100 mL

매주 신선하게 제조하여 냉장고에 보관한다.

4) 1% α-naphthyl acetate 용액

α -naphthyl acetate	1 g
Acetone	100 mL
냉장고에 보관한다.	

5) 1 N hydrochloric acid

Conc. HCl	37 mL
증류수	963 mL
실온에 보관한다.	

6) 1N sodium hydroxide 용액

Sodium hydroxide	4 g
증류수	100 mL까지 채운다.
실온에 보관한다.	

7) 반응액

Pararosaniline 저장액	0.8 mL
4% sodium nitrite 용액	0.8 mL
0.2 M phosphate 완충액, pH 7.4	20 mL
1% α-naphthyl acetate 용액	0.5 mL

Pararosanilne 저장액과 4% sodium nitrate 용액을 섞은 후 2~3분간 두었다가 나머지 용액을 첨가한다. pH를 6.8~7.2 사이로 조정한다. 여과하여 사용한다.

5. 염색과정

α–naphthyl acetate esterase 염색			
박절	1	신선 동결절편	
염색	2	반응액	37℃, 1~2시간
수세	3	흐르는 수돗물	1시간
탈수	6	95% I, II, 100% ethanol I, II, III	각 30초
투명	7	Xylene I, II, III	
봉입	8	합성수지	

6. 염색결과(그림 22-17, 18)

- 운동종말판 – 벽돌색(acetylcholine esterase 염색에 기인한)
- 정상 근섬유 – 창백한 황색
- 탈신경 근섬유 – 짙은 적갈색
- 큰포식세포와 용해소체 – 짙은 적갈색

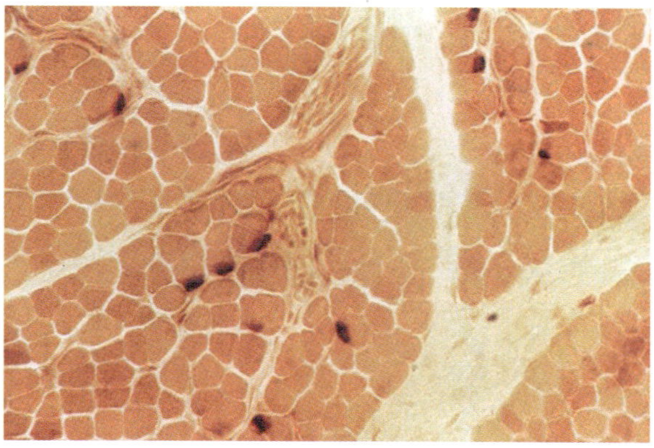

그림 22-17. 정상 근육. α-Naphthyl acetate esterase염색. ×100. 운동 종말판(motor end plate) 부위가 짙은 적갈색으로 염색되어 있다.

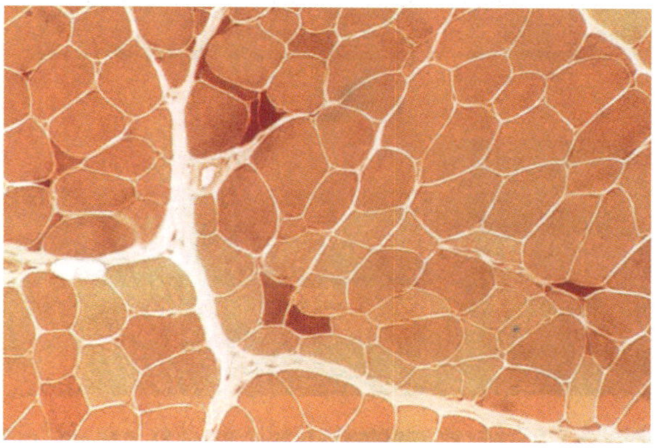

그림 22-18. 탈신경 근육. α-Naphthyl acetate esterase 염색. ×200. 작고 각진 섬유는 신경병성 질환으로 인해탈신경이 일어나 변화된 것이다.

7. 참고

- 염증세포나 운동종말판이 포함된 뼈대근 절편을 사용해야 한다.
- 반응액은 반응하는 동안 매우 뿌옇게 변하며 반응 후에 잘 수세하지 않으면 조직 절편 위에 침전물이 출현한다.
- I형 섬유가 II형 섬유보다 약간 더 짙게 염색된다. 그러나 이 반응은 근육섬유형 감별에 사용할 수 없다.

B. 근육질환을 위한 비효소법

22.9 Modified Gomori trichrome (sarnat, 1983)

1. 목적

근육섬유와 그 주위의 결합조직의 형태 변화를 검출하기 위해 사용한다.

2. 원리

가로무늬근섬유와 주변 신경 조직의 변화를 보는데 유용하다. 네마린 간상체(nemaline rods) 또는 누더기 적색(ragged red) 섬유 변화와 같은 구조적 변형을 쉽게 관찰할 수 있다.

3. 준비

1) 고정

비고정 상태의 조직을 Isopentane에 넣어 액체질소에 급속 냉동한 조직

2) 절편

동결절편, 8~10 μm

3) 기구

액체질소(liquid nitrogen), 이소펜탄(isopentane), cryostat, Dewar flask, pH 미터, Coplin jar, 유리 피펫, 소형 유리비이커

4) 정도관리

이 염색은 외부 대조(external control) 조직이 필요치 않다.

4. 용액의 제조

1) Gomori trichrome 용액

Fast green FCF	0.6 g
Chromotrope 2R	1.2 g
Phophotungstic acid	1.2 g
Glacial acetic acid	2 mL
증류수	200 mL

잘 혼합한 후, pH를 3.4가 되도록 조정한다. 4℃에 보관한다. 여과하여 사용한다.

5. 염색과정

Modified Gomori trichrome 염색			
박절	1	신선 동결절편	실온에서 공기건조
핵염색	2	Mayer hematoxylin 용액	3분
수세	3	증류수	충분히 헹굼
염색	4	Trichrome 용액	10~30분
분별	5	0.2% acetic acid	2~3회 침적
탈수	6	95% I, II, 100% ethanol I, II, III	각 30초
투명	7	Xylene I, II, III	
봉입	8	합성수지	

6. 염색 결과(그림 22-19)

- 핵 — 적자색
- 근육원섬유 — 청녹색
- 근육원섬유사이 근형질 — 적색
- 사이질 결합조직 — 녹색
- 유수 신경 세지(myelinated nerve twigs) — 적색
- 네마린간상체와 비정상 미토콘드리아 — 적색

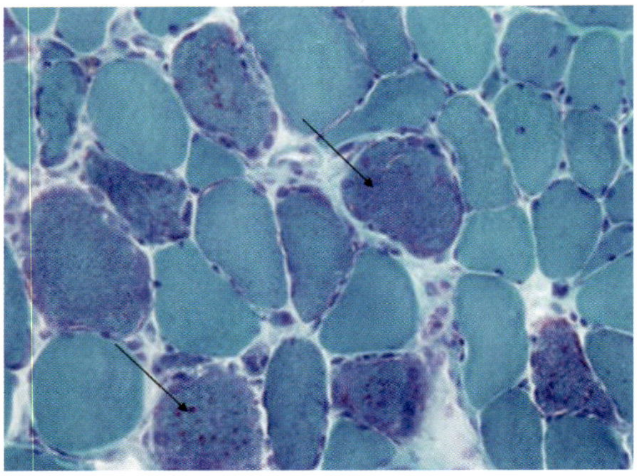

그림 22-19. 미토콘드리아 근병증(mitochondrial myopathy). 누더기 적색 섬유(ragged red fiber)(화살표)를 관찰 할 수 있다.

7. 참고

- 이 염색 전에 근육을 고정하지 않아야 한다. 비록 고정액에 잠깐 들어갔다하드라도 염색결과를 변화시킨다.
- 누더기 적색 섬유(ragged red fibers)는 미토콘드리아질환을 암시한다. 그러나 다른 질환에서도 나타날 수 있다.
- Chromotope 2R은 안정된 저장수명을 가지지 않으므로 좋은 염색결과를 얻기 위해서는 주기적으로 교체하여야 한다.
- 수은이 포함된 고정액을 사용했을 경우 수은을 제거하기 위해 iodine/thiosulfate를 사용하지 말아야 한다. 사용할 경우 염색 강도가 감소한다.
- 절편을 건조시킬 때 온도를 너무 높이지 않아야 한다. 온도가 높으면 효소 활성이 파괴된다.
- 1번과 2번 용액은 적어도 한 달간 보존할 수 있으나 사용액은 매번 신선하게 제조하여 사용해야 한다.
- 만일 용액에 완충액(3단계)이 첨가될 때 붉게 변하면 pararosaniline과 nitrite의 반응이 불완전한 상태이므로 신선한 용액을 다시 제조하여 사용한다.
- 이 방법 외에 FFPE (formalin-fixed paraffin embedding) 조직절편에서 사람 비만세포과립 내에 존재하는 human platelet factor 4 (HPF 4)에 대한 anti-HPF 4 antibody를 사용한 면역조직화학적 염색으로 특이적으로 검출할 수 있으며, 동결절편에서 히스타민에 대한 항혈청을 사용하여 간접 면역형광항체법으로도 검출할 수 있다. 후자의 경우 절편제작 후 4% carbodiimide / IL 0.1 M phosphate buffer (pH 7.4)에 고정된 조직에서만 양성반을 나타낸다.

참고문헌

1. Bowie DJ. Method for staining pepsinogen granules in gastric glands. Anatomical Record, 64:357-367, 1935.
2. Barka and Anderson. HISTOCHEMISTRY, Harper & Row, New York, 1963.
3. Brooke, M.H. and Kaiser, K.K., Arch. Neurol., 23:369-379, Oct. 1970.
4. Brooke, M.H. and Kaiser, K.K., J. Histochem. Cytochem., 18: 670-672, 1970.
5. Dubowitz, V. and Brooke, M.H. Muscle biopsy : A modern approach, W.B. Saunders Co., Ltd, London, 1973.
6. Enerback L. Mast cells in rat gastrointestinal mucosa. I. Acta Pathol Microbiol Immunol Scan, 66:289-302, 1966.
7. Enerback L. Mast cells in rat gastrointestinal mucosa. II. Acta Pathol Microbiol Immunol Scan, 66:303-312, 1996.
8. Karnovsky MJ, Roots L. A "irect coloring"thiocholine method for cholinesterase. J Histochem Cytochem, 12:219-221, 1964.
9. Planer, G.J., Pestronk, A., et. al., Muscle & Nerve, Feb. 1992.
10. Seligman et al., Histochemistry - theoretical and applied, A.G. Everson Pearse, Vol. 2, 3rd ed., Williams & Wilkins, Baltimore, 1972.
11. Sheehan and Hrapchak, Histotechnology, 2nd ed.; Batelle Press, Columbus, 1987.
12. Sheehan DC. Hrapchak BB. Theory and practice of histotechnology, 2nd ed, Battelle Memorial Institute, Columbus, OH, 1987.
13. Sheehan DC. Hrapchak BB. Theory and practice of histotechnology. 2nd ed, Battelle Memorial Institute, 1987.
14. Thompson SW. Selected histochemical and histopathological methods, Charles C. Thomas, Springfield, IL, 1966.

22.1 실 습 보 고 서

성명		학번		실습일자		확인	

효소조직화학

실습 01 근생검조직의 생검 조직의 이완과 수축 시 조직형태의 차이를 비교해 본다.

실습 02 근조직 동결 시 액체질소 동결과 cryostat 동결의 차이를 비교해 본다.

실습 03 근조직의 ATPase 염색에서 전 반응액의 pH(9.4, 4.3, 4.6)에 따른 차이를 비교해 본다.

22.2

실 습 보 고 서

성명		학번		실습일자		확인	

효소조직화학

+ 염색방법 :

+ 고정액 :

+ 절편두께 :

+ 대조조직 :

주요시약	목적

✚ 염색원리 :

✚ 염색목적 :

✚ 염색결과 :

✚ 실수원인 :

CHAPTER **23**

면역조직화학

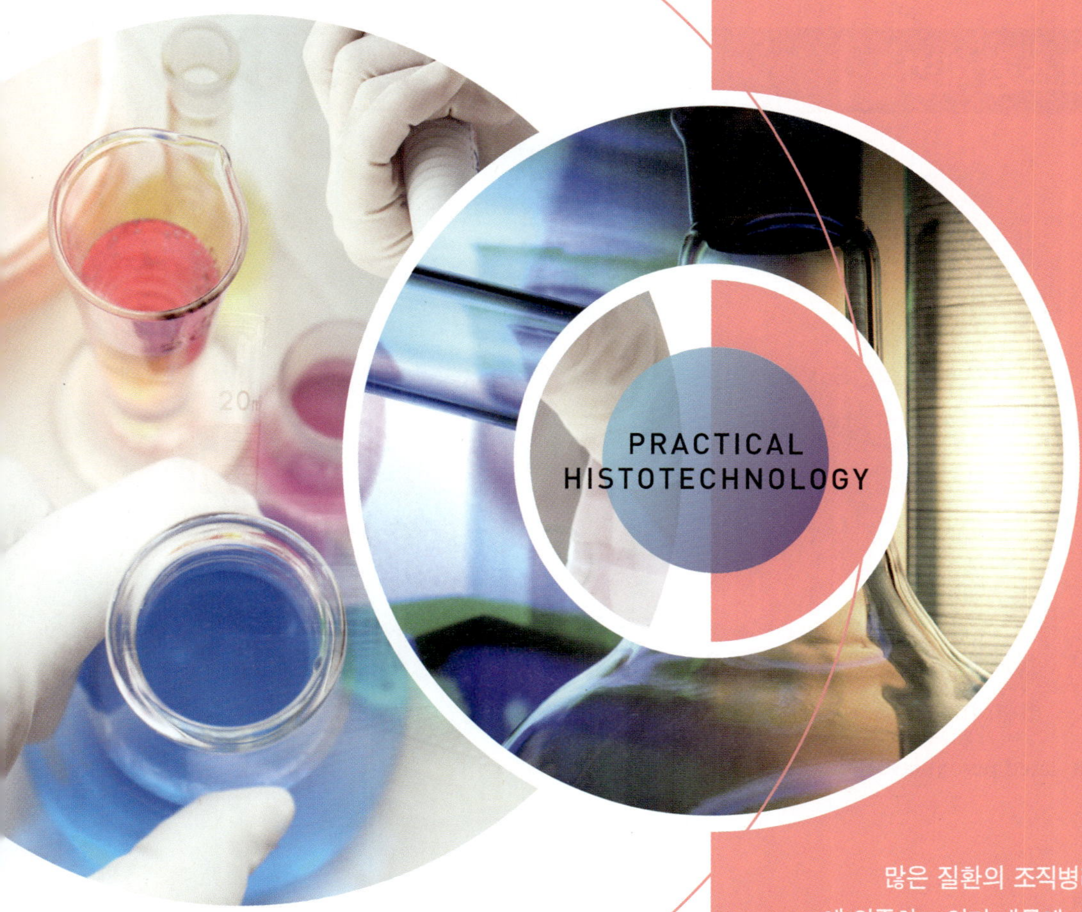

많은 질환의 조직병리학적 진단은 병리의사들의 숙련에 의존하고 있기 때문에 때로 매우 주관적인 진단이 될 수 있다. 이런 주관적 요소를 가급적 배제하기 위해 조직화학적 특수염색이 개발되어 있으나 이 방법들은 명백한 한계가 있어서 각 세포, 세포 구조 또는 조직성분에만 염색되는 특이성을 갖는 유일한 방법이라 할 수 없다.

그러나 지난 20년간 면역학의 획기적인 발전과 함께 면역진단법이 검사의학 분야에 적용되면서 모든 검사실에서 특수염색법의 이용과 함께 면역조직화학검사가 일상 검사로 되었으며 과거에 많이 이용하던 조직화학적 또는 경험적인 방법들이 면역조직화학검사로 대체되고 있다.

학습목표 instructional objectives

1. 형광항체법과 효소항체법의 차이를 설명하라.
2. 면역염색을 위한 조직의 표본제작에 대해 설명한다.
3. 면역염색에 필요한 용액들에 대해 설명한다.
4. 각 면역염색의 염색 원리에 대해 설명한다.
5. 항원부활의 의미와 방법들을 설명한다.
6. 내인성 과산화효소 또는 알카리성인산분해효소의 차단제에 대해 설명한다.
7. 면역염색에 사용되는 표지효소들에 대한 발색법을 설명한다.

23.1 효소항체법

1. 목적

효소항체법(직접법, 간접법, ABC법, EnVision법)은 보통의 특수염색으로 증명하기 어려운 호르몬, 암태아항원, 면역글로불린, 바이러스 등의 항원물질 동정에 사용된다.

2. 원리

효소항체법은 항원-항체반응이라는 특이적인 반응을 기초로, 항원에 결합한 항체의 분포를 효소조직화학적으로 가시화하는 방법이다. 효소항체법에서는 효소표지항체법(직접법, 간접법)과 비표지항체법(예 : ABC; avidin-biotinylated peroxidase complex법)이 있다.

3. 고정 · 포매

1) 10% formalin 고정-파라핀 절편표본

대다수의 항원 검출에 사용할 수 있으나, 림프구 표면 마커(lymphocyte surface marker), 핵내 단백질 등의 검출에는 부적당하다.

2) PFA 고정-동결절편 : 대부분의 림프구 표면 마커 검출에 적합하다.

4°C의 4% paraformaldehyde (PFA)에서 5시간 고정한 후 PBS로 충분히 수세하고 OCT compound 내에 포매하여 급속히 동결시킨다.

3) PLP 고정-동결절편

4℃의 4% periodic acid-lysine-paraformaldehyde (PLP)에서 5시간 고정하고 10% sucrose를 첨가한 PBS에서 하룻밤 수세한 다음 계속해서 15% sucrose를 가한 PBS, 20% sucrose를 첨가한 PBS에서 각각 4℃, 4시간씩 수세한 후 OCT compound 내에 포매하여 급속히 동결시킨다.

4) 신선동결절편-아세톤 고정 : 주로 림프구 표면 마커에 적합하다.

조직을 절취한 후 즉시 OCT compound 내에 포매하여 신속히 동결시킨다. 급속 냉각을 위해서는 포매 접시를 미리 −80℃의 deep freezer에 냉각하여 둔다. 동결절편 후 절편을 건조시켜 4℃의 acetone에 30분간 고정하여 사용한다.

4. 준비기구(그림 23-1, 2)

습윤상자(moist chamber), micropipet, 얼음조각, 세척병 등

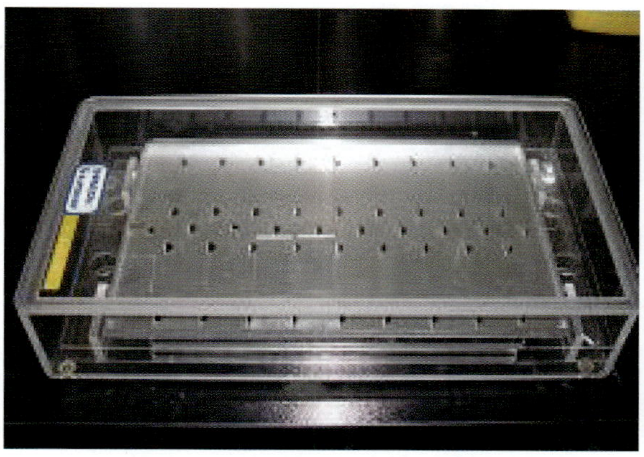

그림 23-1. 습윤상자(moist chamber). 밑 바닥에 물을 소량 채워 둔다.

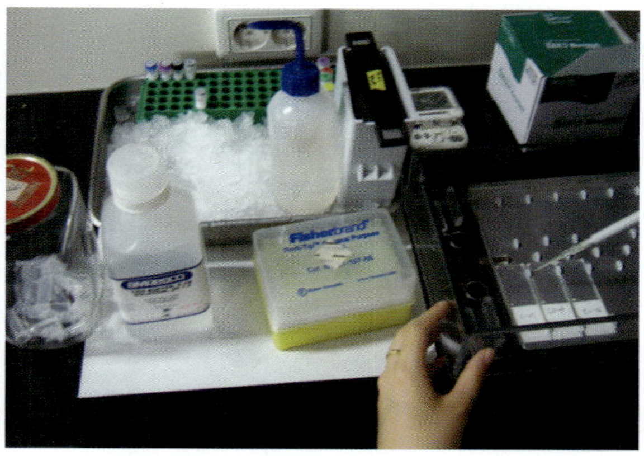

그림 23-2. 염색 준비물. 항체, PBS 등은 항원-항체반응 이외는 차갑게 냉각시켜 둔다.

5. 효소항체법 시행상의 유의점 및 항체의 보존

1) 유의점

(1) 고정, 탈수 및 탈지를 충분히 수행한다.

(2) 항원의 실활을 고려하여 표본제작 과정에서는 가능한 고온을 피한다.

(3) 파라핀 절편을 잘 펴서 충분히 건조시킨다.

(4) 탈파라핀을 완전하게 한다.

(5) 반응과정에서 절편의 탈락을 막기 위해서는 강력한 접착제를 사용하여 부착한다.

(6) ABC 방법이나 LSAB 방법에서는 egg albumin 성분인 avidin이 반응하기 때문에 접착제로 egg albu-

min의 사용을 피한다. Poly-L-lysine이나 γ-methacryloxypropyltrimethoxysilane (silane)을 도포한 슬라이드가 시판되고 있으므로 이 슬라이드를 사용하면 절편의 탈락을 거의 완전하게 막을 수 있다.

(7) 반응과정은 습윤상자(moist chamber)를 이용하여 표본이 건조되지 않도록 한다.

2) 항체의 보존

시판되는 항체 원액은 sodium azide (NaN_3)와 같은 방부제가 첨가되어 있어서 냉장고에 보관하면구입 당시의 항체가가 5년 이상 안정하기 때문에, 적정 희석배율을 결정한 후 사용 시 희석액으로 사용액을 제조하는 것이 좋다. 또 조정제만으로 희석되어 있는 항체는 장기간 보존이 어렵기 때문에 사용기 간이 6~12개월인 것을 구입 시에 확인해 두는 것이 바람직하다.

구입이 쉽지 않은 항체 원액의 경우는 10년 이상 장기 보존하는 것이 바람직하다. 액체질소에 보존하는 것이 가능하다면 완전하지만 그렇지 못할 경우 초저온냉동고(deep freezer)에서 보존하여도 충분하다. 그러나 항체의 동결과 용해에 의해 항체가의 저하가 촉진되기 때문에 사용 시 적정 희석배율 및 사용량을 고려하여 보존 방법을 선택한다.

예 1 : 사용 시 200(-300)배로 희석할 항체 원액이 0.1 mL인 경우의 보존법

① 항체 원액을 10 μL씩 8~9개로 분주(1.2~1.5 mL의 sample tube를 사용)

②-1 항체 원액 10 μL에 희석액 90 μL를 첨가해 10배 희석한다[희석액 : 1 % BSA(소혈청 알부민)을 첨가한 PBS].

②-2 항체 원액 20 μL에 희석액 180 μL를 첨가해 10배 희석한다.

③-1 10배 희석항체를 20 μL씩 5개로 분주한다.

③-2 10배 희석항체를 40 μL씩 5개로 분주한다.

④-1 10배 희석항체 20 μL에 희석액 380 μL를 첨가해 사용액으로 사용한다.

④-2 10배 희석항체 40 μL에 희석액 760 μL를 첨가해 사용액으로 사용한다.

⑤ ①, ③-1, ③-2의 tube는 parafilm으로 잘 밀봉하여 -80℃에 보관한다.

⑥ 10배 희석항체를 모두 사용했을 때는 위에 조제한 항체 원액을 1개씩 다시 제조하여 사용한다.

예 2 : 사용 시 1,000배로 희석할 항체 원액이 0.1 mL인 경우의 보존법

① 항체 원액을 10 μL씩 9개로 분주(1.2~1.5 mL의 sample tube를 사용)

② 항체 원액 10 μL에 희석액 90 μL를 첨가해 10배 희석한다(희석액은 위 방법과 동일).

③-1 10배 희석항체를 5 μL씩 20개로 분주

③-2 10배 희석항체를 10 μL식 10개로 분주

④-1 10배 희석항체 5 μL에 희석액 495 μL를 첨가해 사용액으로 사용한다.

④-2 10배 희석항체 10 μL에 희석액 990 μL를 첨가해 사용액으로 사용한다.

⑤ ①, ③-1, ③-2의 tube는 parafilm으로 잘 밀봉하여 -80℃에 보존한다.

⑥ 10배 희석항체를 모두 사용했을 때는 (1)에 제조된 항체 원액을 1개씩 다시 제조하여 사용한다.

---

6. 용액의 제조

1) PLP 고정액

A용액 : 1.83 g의 lysine 염산염을 50 mL의 증류수에 용해한 다음, 0.1 M sodium sulfate (Na_2SO_4)로 pH 7.4가 되도록 조정하고 0.1 M phosphate buffer (pH 7.4)를 첨가하여 100 mL를 만든다. 4°C에서 보관한다.

B용액 : 16 g의 paraformaldehyde를 65°C 정도로 가온한 100 mL의 증류수에 교반해가며 용해하고 1N NaOH를 1~2방울 첨가하여 용액이 투명하게 될 때 멈춘다. 여과 후 4°C에 보관한다.

사용 직전에 A:B 용액을 3:1의 비율로 혼합하고 sodium metaperiodate ($NaIO_4$)을 21.4 mg/10 mL의 비율로 첨가하여 용해 후 사용한다. 이 고정액은 A용액과 B용액 모두 가능한 신선한 것이 좋으며 1주일 간격으로 제조하여 사용한다.

2) 수세 완충액(wash buffer)

(1) Phosphate buffered saline (PBS)

• 10 X PBS (0.1 M PBS, pH 7.2)

Na_2HPO_4 (anhydrous)	10.9 g
NaH_2PO_4 (anhydrous)	3.2 g
NaCl	90 g
증류수	1,000 mL

혼합하여 용해하고 pH 7.2로 조정한다.

실온에서 보관한다. 증류수로 1:10으로 희석하여 사용한다.

• 20 X PBS (0.2M PBS, pH 7.2)

Na_2HPO_4 (anhydrous)	21.8 g
NaH_2PO_4 (anhydrous)	6.4 g
NaCl	180 g
증류수	1,000 mL

혼합하여 용해하고 pH 7.2로 조정한다.

실온에서 보관한다. 증류수로 1:20으로 희석하여 사용한다.

• 10 X PBS-Tween20 (0.1 M PBS, 0.5% Tween20, pH 7.2)

Na_2HPO_4 (anhydrous)	10.9 g
NaH_2PO_4 (anhydrous	3.2 g
NaCl	90 g
증류수	1,000 mL

혼합하여 용해하고 pH 7.2로 조정한 다음 Tween20 5 mL을 첨가한다.
실온에서 보관한다. 증류수로 1:20으로 희석하여 사용한다.

참고

PBS는 흔히 일반 면역염색의 2차 항체 또는 streptavidin-HRP conjugate의 희석에 사용되며, PBS-Tween20은 일반 면역염색의 수세용으로 흔히 사용한다.

(2) Tris buffered saline (TBS)

• 10 X TBS (0.5 M Tris base, 9% NaCl, pH 7.6)

Trizma base	61 g
NaCl	90 g
증류수	1,000 mL

혼합하여 용해하고 conc. HCl을 사용하여 pH 7.6으로 조정한다.
실온에서 보관한다. 증류수로 1:10으로 희석하여 사용한다.

• 20 X TBS (1 M Tris base, 18% NaCl, pH 7.6)

Trizma base	122 g
NaCl	180 g
증류수	1,000 mL

혼합하여 용해하고 conc. HCl을 사용하여 pH 7.6으로 조정한다.
실온에서 보관한다. 증류수로 1 : 20으로 희석하여 사용한다.

• 10 X TBS-Tween20 (0.5 M Tris base, 9% NaCl, 0.5% Tween20, pH 7.6)

Trizma base	61 g
NaCl	90 g
증류수	1,000 mL

혼합하여 용해하고 conc. HCl을 사용하여 pH 7.6으로 조정한 다음 Tween20 5 mL을 첨가 한다. 실온에서 보관한다. 증류수로 1:10으로 희석하여 사용한다.

참고

TBS는 배경염색이 진하고 alkaline phosphatase-결합 항체를 사용할 때 면역 염색에 사용한다. TBS는 2차 항체 또는 streptavidin-AP conjugate의 희석에 사용하고, TBS-Tween20은 면역염색의 수세용으로 흔히 사용한다.

(3) 항원부활 용액(antigen retrieval solutions)

많은 항원들을 검출할 경우 포르말린 고정에 의해 형성된 단백질 교차결합을 끊어 주는 항원부활 시약을 전처리 해주면 가려진 항원 부위가 노출되어 염색 강도가 상당히 증진된다.

- 10 mM sodium citrate 완충액 (0.05% Tween20, pH 6.0)

Tri-sodium citrate (dihydrate)	2.94 g
증류수	1,000 mL

잘 혼합한 후 1N HCl을 사용하여 pH 6.0으로 조정한 후 Tween20 0.5 mL를 첨가하여 잘 혼합한다. 이 용액은 실온에서 3개월간 보관이 가능하고 4°C에서 그 이상 보관할 수 있다.

참고

10 mM sodium citrate 완충액은 많은 항체에 흔히 사용되고 있으며 그 효과가 매우 좋아 배경 염색이 매우 적고 매우 깨끗하고 강한 염색성을 얻을 수 있다.

- 10 mM citrate 완충액(0.05% Tween20, pH 6.0)

Citric acid (anhydrous)	1.92 g
증류수	1,000 mL

잘 혼합한 후 1 N HCl을 사용하여 pH 6.0으로 조정한 후 Tween20 0.5 mL를 첨가하여 잘 혼합한다. 이 용액은 실온에서 3개월간 보관이 가능하고 4°C에서 그 이상 보관할 수 있다.

- Citrate-EDTA 완충액(10 mM citric acid, 2 mM EDTA, 0.05% Tween20, pH 6.2)

Citric acid (anhydrous)	1.92 g
EDTA (Sigma, Cat# E-5134)	0.74 g
증류수	1,000 mL

용해한 후 pH 6.2로 조정한 다음 Tween20 0.5 mL를 첨가하여 잘 혼합한다. 실온에서 3개월, 4℃에서 그 이상 저장이 가능하다.

• EDTA 완충액 (1mM EDTA, 0.05% Tween20, pH 8.0)

EDTA (Sigma, Cat# E-5134)	0.37 g
증류수	1,000 mL

용해한 후 1N NaOH를 사용하여 pH 8.0으로 조정한 다음 Tween20 0.5 mL를 첨가하여 잘 혼합한다. 실온에서 3개월, 4℃에서 그 이상 저장이 가능하다.

참고

EDTA 완충액은 여러 항체에 매우 우수한 효과를 발휘하나 종종 배경염색이 많이 발생하는 경향이 있다(이는 이처리 후에 내인성 biotin에 기인하는 것으로 봄). 그래서 1차항체를 종종 높게 희석하여 사용한다. 이 용액은 저친 화도 항체(low affinity antibodies) 또는 조직 항원이 강하지 않을 때 매우 유용하다.

• Tris-EDTA 완충액(10 mM Tris base, 1 mM EDTA 용액, 0.05% Tween20, pH 9.0)

Trizma base	1.21 g
EDTA	0.37 g
증류수	1,000 mL
(10×로 만들려면 100 mL, 20×로 만들려면 50 mL에 용해한다)	

용해한 후 pH 9.0으로 조정한 다음 Tween20 0.5 mL를 첨가하여 잘 혼합한다. 실온에서 3개월, 4℃에서 그 이상 저장이 가능하다.

• Tris buffered saline (TBS) (0.05 M TBS, 0.05% Tween20, pH 9.0)

Trizma base	6.1 g
Sodium chloride	8.8 g
증류수	1,000 mL

용해한 후 conc. HCl을 사용하여 pH 9.0으로 조정한 다음 Tween20 0.5 mL를 첨가하여 잘 혼합한다. 실온에서 3개월, 4℃에서 그 이상 저장이 가능하다.

• Tris 완충액(10 mM Tris base, 0.05% Tween20, pH 10)

Trizma base	1.21 g
증류수	1,000 mL

용해한 후 1 N NaOH를 사용하여 pH 9.0으로 조정한 다음 Tween20 0.5 mL를 첨가하여 잘 혼합한다. 실온에서 3개월, 4°C에서 그 이상 저장이 가능하다.

참고

Tris 완충액을 사용할 경우는 때로 슬라이드로부터 절편이 탈락하거나 조직의 손상이 발생하는데, 이는 pH가 너무 높기 때문인 것으로 알려져 있다.

(4) 가열에 의한 항원부활법

① 마이크로웨이브 오븐(microwave oven) 방법(그림 23-3, 4)

㉠ Slide holder에 염색할 슬라이드를 끼운다. Slide holder의 나머지 부분이 있으면 절편이 없는 유리슬라이드를 끼워 채운다. 이는 같은 양의 슬라이드에 일정하게 열이 가해져서 재현성을 높이기 위한 것이다.

㉡ 반응용기에 적절한 항원부활액 200 mL(용기의 크기에 따라 양을 조절)를 채우고 플라스틱 slide holder를 삽입한다. 이어 증발을 최소화하기 위해 뚜껑을 헐겁게 덮는다.

㉢ 마이크로웨이브 오븐의 중앙에 반응용기를 두고 2×7분 가열한다. 두 번의 가열 사이에 증류수 50 mL를 다시 채워준다.

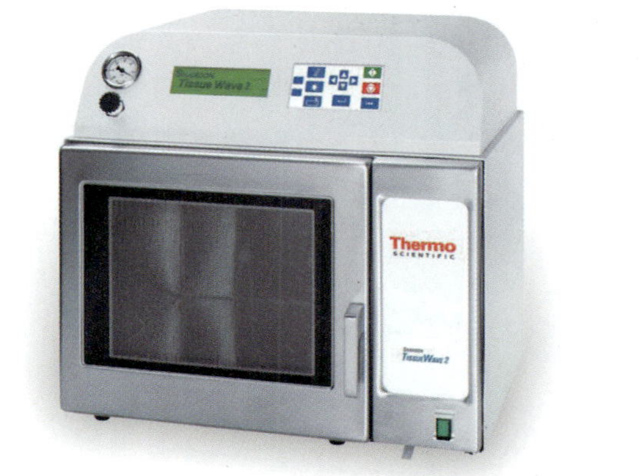

그림 23-3. Microwave oven. 반응용기 및 slide rack 등을 준비한다. 반응용기와 slide holder는 금속 제품을 사용할 수 없다.

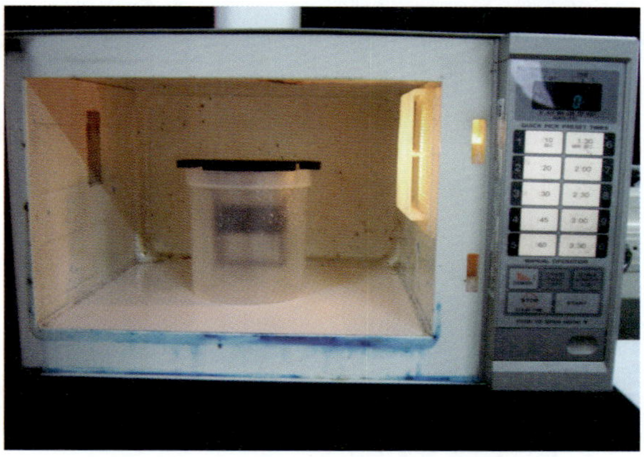

그림 23-4. Microwave oven. 반응용기에 항원부활용액을 채워 슬라이드를 끼운 slide rack를 넣은 후 중앙에 둔 후 가열한다.

㉣ 두 번 가열 후에 마이크로웨이브 오븐에서 반응용기를 꺼내어 실온에서 15~20분 동안 식힌다.

㉤ 증류수에 헹군다.

㉥ 내인성 과산화효소의 차단용액에 반응시킨 후 증류수에 둔다.

㉦ TBS 또는 PBS에 헹군다.

㉧ 필요한 면역조직화학염색을 진행한다.

② 압력솥(pressure cooker) 방법(Cell Marque 사 제품)(그림 23-5)

㉠ 솥 밑에 cooking pot를 밑에 둔다.

㉡ 솥 안에 500~1,000 mL를 채운다.

㉢ slide rack에 슬라이드를 끼운 후 반응용기에 담고 항원부활액을 적당량 채운 후 뚜껑을 덮어 솥내로 옮긴다.

㉣ 솥의 겉 뚜껑을 닫고 잠근다.

㉤ pressure 위치로 압력조절기를 돌린다.

㉥ High 옆의 적색 점등이 켜질 때까지 Pressure Mode를 누른다. 시간은 15분으로 조정하고 녹색점등이 켜질 때까지 START/STOP 단추를 누른다.

㉦ 15분이 끝나면 추가로 5분간 그대로 방치해둔다. Quick steam release 단추를 사용하여 압력을 푼다. 5분간 더 두었다가 꺼낸다.

㉧ 증류수에 헹군다.

㉨ 내인성 과산화효소의 차단용액에 반응시킨 후 증류수에 둔다.

㉩ TBS 또는 PBS에 헹군다.

㉪ 필요한 면역조직화학 염색을 진행한다.

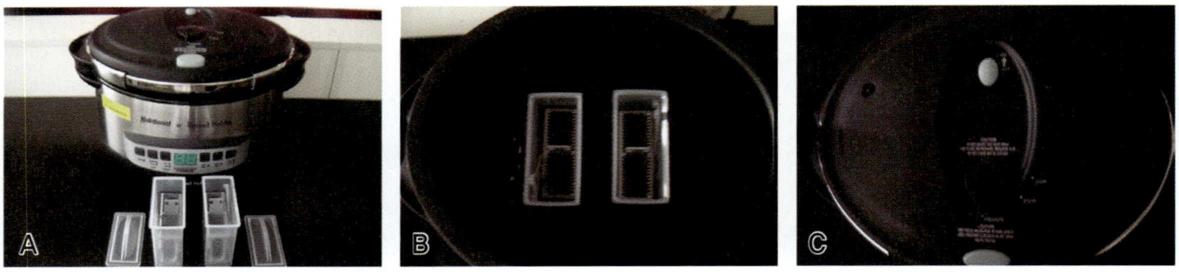

그림 23-5. 압력솥(pressure cooker)(Cell Marque사). 반응용기, slide rack, 항원부활액 등을 준비한 후 위의 순서대로 진행한다.

③ 고압멸균기(autoclave) 방법(그림 23-6)

㉠ 플라스틱 또는 금속 slide rack에 슬라이드를 끼운다.

㉡ 반응용기에 항원부활액을 250 mL를 채운다.

㉢ 고압멸균기 내에 반응용기를 넣고 뚜껑을 닫는다.

㉣ 온도 : 120℃, 시간 10~20분으로 조절하고 작동을 시작한다.

㉤ 압력을 푼 후 뚜껑을 열고 반응용기를 신속히 꺼낸다.

㉥ 증류수에 헹군다.

㉦ 내인성 과산화효소의 차단용액에 반응시킨 후 증류수에 둔다.

㉧ TBS 또는 PBS에 헹군다.

㉨ 필요한 면역조직화학염색을 진행한다.

④ 온수조(water bath) 방법(그림 23-7)

㉠ Coplin jar 또는 적당한 용기에 충분히 항원부활액을 채운 후 온수조에 옮긴 다음 95~99°C로 가열한다.

㉡ 슬라이드를 slide rack에 끼운 후 미리 가열된 항원부활액 내로 침수시켜 10~20분간 반응시킨다.

㉢ 온수조로부터 반응용기를 꺼내어 실온에서 20분간 식힌다.

㉣ 실온에서 슬라이드를 TBS 또는 PBS에 헹군다.

㉤ 증류수에 헹군다.

㉥ 내인성 과산화효소의 차단용액에 반응시킨 후 증류수에 둔다.

㉦ TBS 또는 PBS에 헹군다.

㉧ 필요한 면역조직화학 염색을 진행한다.

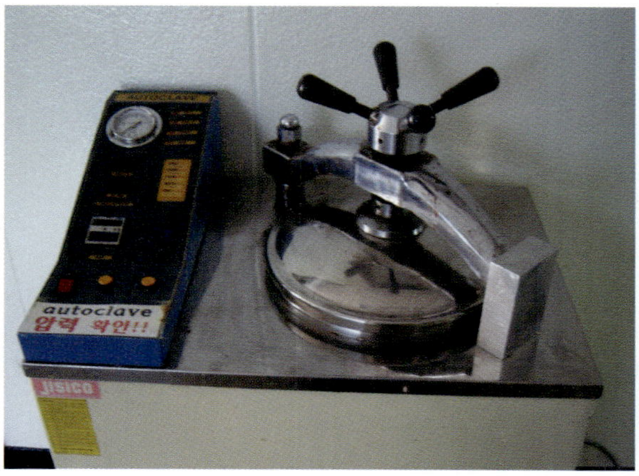

그림 23-6. 고압멸균기(autoclave)

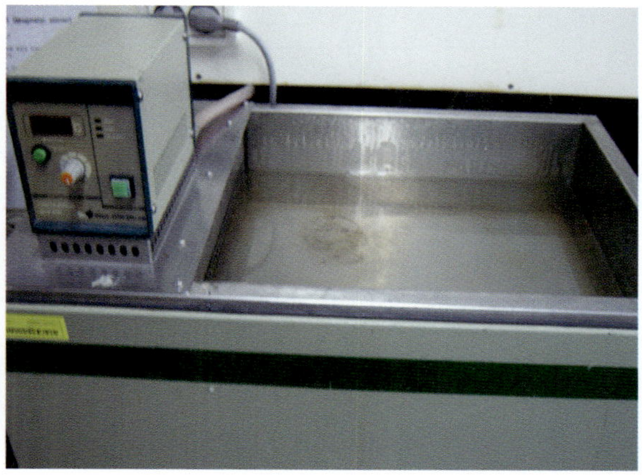

그림 23-7. 온수조(water bath)

(5) 효소에 의한 항원부활법

① Proteinase K 용액(방법 1)

• TE 완충액(50 mM Tris base, 1 mM EDTA, 0.5% Triton X−100, pH 8.0)

Trizma base	6.10 g
EDTA	0.37 g
Triton X-100	5 mL
증류수	1,000 mL

용해한 후 conc. HCl(또는 10 N HCl)를 사용하여 pH 8.0으로 조정한 다음 실온에 보관한다.

• Proteinase K 저장액(20X, 400 μg/ml)

Proteinase K	0.008 g (8 mg)
TE 완충액, pH 8.0	10 mL
Glycerol	10 mL

TE 완충액에 proteinase K를 첨가하여 녹인 다음 glycerol을 첨가하여 잘 혼합한다. 소량씩 분주하여 −20°C에 보관하면 2~3년간 저장할 수 있다.

• Proteinase 사용액(1 X, 20 μg/mL)

Proteinase K 저장액(20 X)	1 mL
TE 완충액, pH 8.0	19 mL

잘 혼합한다. 이 용액은 4°C에 1개월간 안정하다.

② Proteinase K 용액 (방법 2)

• TE-$CaCl_2$ 완충액 (50 mM Tris base, 1 mM EDTA, 5 mM $CaC2_1$, 0.5% Triton X−100, pH 8.0)

Trizma base	6.10 g
EDTA	0.37 g
$CaCl_2$	0.56 g
Triton X-100	5 mL
증류수	1,000 mL

용해한 후 conc. HCl(또는 10 N HCl)를 사용하여 pH 8.0으로 조정한 다음 실온에 보관한다.

• Proteinase K 저장액(20 X, 400 μg/mL)

Proteinase K	0.008 g(8 mg)
TE-$CaCl_2$ 완충액, pH 8.0	10 mL
Glycerol	10 mL

Proteinase K와 TE-$CaCl_2$ 완충액에 proteinase K를 첨가하여 녹인 다음 glycerol을 첨가하여 잘 혼합한다. 소량씩 분주하여 −20°C에 보관하면 2~3년간 저장할 수 있다.

• Proteinase K 사용액(1 X, 20 μg/mL)

Proteinase K 저장액 (20 X)	1 mL
TE-$CaCl_2$ 완충액, pH 8.0	19 mL

잘 혼합하다. 이용은 4°C에 1개월간 안정하다.

[proteinese k 항원부활 과정]

㉠ 증류수에 헹군다.

㉡ 습윤상자(humidified chamber) 내에서 proteinase K 사용액을 떨어뜨려 37℃에서 10~20분간 반응시킨다(적정 반응시간은 조직 종류와 고정 정도에 따라 사용자가 결정한다).

㉢ 실온에 꺼내어 10분간 식힌다.

㉣ PBS Tween20에 헹군다. 2×2분

③ Trypsin 용액

• 0.5% trypsin 저장액

Trypsin	50 mg
증류수	10 mL

용해하여 −20℃에 보관한다.

• 1% calcium chloride 저장액

Calcium chloride	0.1 g
증류수	10 mL

용해하여 4℃에 보관한다.

• Trypsin 사용액(0.05%)

Trypsin 저장액	1 mL
Calcium chloride 저장액	1 mL
증류수	8 mL

1 N NaOH로 pH 7.8로 조정한다. 4℃에서는 한 달, −20℃에서는 그 이상 저장할 수 있다.

※ Proteinase K와 동일한 과정으로 처리한다.

④ Pepsin 용액

• 1% pepsin 저장액

Pepsin	100 mg
10 mM HCl (pH 2.0)	10 mL

용해한 후 −20℃에 보관한다.

• Pepsin 사용액(0.5%/5 mM HCl)

Pepsin 저장액(0.5%)	1 mL
증류수	1 mL
잘 혼합한다.	
※ Proteinase K와 동일한 과정으로 처리한다.	

⑤ Pronase 용액

• 0.05% pronase 용액

Pronase	0.005 g
PBS	10 mL
잘 혼합한 후 -20℃에 보관한다.	

• 0.1% pronase 용액

Pronase	0.01 g
PBS	10 mL
잘 혼합한 후 -20℃에 보관한다.	
※ Proteinase K와 동일한 과정으로 처리한다.	

• 0.05% protease 용액

Protease	5 mg
증류수	10 mL
잘 혼합한 후, 1 N NaOH로 pH 7.8로 조정한 다음 -20℃에 보관한다.	
※ Proteinase K와 동일한 과정으로 처리한다.	

(6) 동결절편을 위한 항원부활

① 1% Sodium dodecyl sulfate (SDS) 용액

SDS	1 g
0.01 M PBS (pH 7.4)	100 mL
잘 혼합한다.	

[과정]

㉠ 절편을 PBS에 헹군다. 3×5분

㉡ 1% SDS 용액을 떨어뜨리고 실온에서 5분간 반응시킨다.

㉢ PBS에 헹군다. 3×5분. 절편을 잘 수세하는 것이 중요하다. SDS가 남아 있으면 그 후 항체를 변성시킬 수 있다.

㉣ 혈청차단용액(serum blocking solution)에 절편을 반응시킨다.

㉤ 1차 항체에 반응시키고 필요한 나머지 면역화학염색 단계를 수행한다.

② Citrate 완충액(10 mM sodium citrate buffer, 0.05% Tween20, pH 6.0)

Tri-sodium citrate	2.94 g
증류수	1,000 mL

잘 혼합한 후 1 N HCl로 pH 6.0으로 조정한 다음 Tween20 0.5 mL를 첨가한다.
실온에서 3개월, 4°C에서 그 이상 저장이 가능하다.

[과정]

㉠ 조직을 4% paraformaldehyde (0.1 M PBS에 용해, pH 7.5)에 고정한다. 조직괴는 3~5 mm 두께로 자른다.

㉡ 3~5 mm 두께로 자른 조직괴를 항원부활 용액(10 mM sodium citrate buffer, pH 6.0)에 4°C에서 하룻밤 둔다.

㉢ 조직괴를 작고 열에 견디는 basket에 두고, 가열판(hot plate)에서 살짝 저어주면서 끓인 항원부활 용액(200~500 mL)을 붓는다.

㉣ 즉시 조직괴를 냉 30% 설탕용액(cold 30% sucrose/PBS)에 옮겨 조직괴가 가라앉을 때까지 4°C에 반응시킨다.

㉤ 포매제(OCT compound)에 조직괴를 담가 얼음에서 신속히 동결한다. 동결 조직괴는 −80°C에 보관하였다 사용할 수 있다.

㉥ Cryostat로 동결절편을 제작하고 슬라이드 위에 부착시킨다.

㉦ 염색진행 과정에서 절편이 탈락하는 것을 막기 위해 실온에서 절편을 1일 또는 며칠간 잘 건조 한다.

㉧ 표준 면역염색 과정을 수행한다.

(7) 내인성 과산화효소활성(endogenous peroxidase activity) 차단용액

① 3% H_2O_2/PBS

30% H_2O_2	2 mL
1 X PBS	18 mL

잘 혼합한 후 4℃에 보관한다. 3개월까지 사용할 수 있다.
염색 시 1차 항체 반응 후에 10분간 차단용액에 둔다.
※ 이 용액은 파라핀절편에 추천한다.

② 0.3% H_2O_2/methanol

30% H_2O_2	0.2 mL
Methanol	18 mL

잘 혼합한 후 4℃에 보관한다.
염색 시 1차 항체 반응 후에 20~30분간 차단용액에 둔다.
이 용액은 동결절편에 추천하며 1차 항체 반응 전에 차단용액을 둔다.

(8) 비특이 배경반응 차단시약

① 정상 염소혈청 차단용액

2% goat serum(차단제)
1% BSA(안정제)
0.1% cold fish skin gelatin(차단제)
0.1% Triton X-100(침투 강화제)
0.05% Tween20(세정 및 표면장력 억제제)
0.05% sodium azide(보존제)
0.01 M PBS, pH 7.2
잘 혼합한 후 4℃에 보관한다.

② 정상 말혈청 차단용액

2% horse serum(차단제)
나머지 성분은 정상 염소혈청 차단용액의 성분들을 동일하게 첨가한다.

③ 정상 돼지혈청 차단용액

2% swine serum(차단제)
나머지 성분은 정상 염소혈청 차단용액의 성분들을 동일하게 첨가한다.

④ 정상 당나귀혈청 차단용액

2% donkey serum(차단제)
나머지 성분은 정상 염소혈청 차단용액의 성분들을 동일하게 첨가한다.

⑤ 정상 토끼혈청 차단용액

2% rabbit serum(차단제)

나머지 성분은 정상 염소혈청 차단용액의 성분들을 동일하게 첨가한다.

⑥ 유니버셜 차단 완충액(universal blocking buffer)

1% BSA(차단제)

0.5% cold fish skin gelatin(차단제)

0.5% Triton X-100(침투 강화제)

0.05% Tween20(세정 및 표면장력 억제제)

0.05% sodium azide(보존제)

0.01 M PBS, pH 7.2~7.4

잘 혼합한 후 4°C에 보관한다.

참고

유니버셜 차단완충액은 비결합 1차 항체 희석용액(un-conjugated primary antibody dilution buffer)으로도 사용 할 수 있다. HRP 억제제인 sodium azide가 포함되어 있기 때문에 HRP 결합 항체(HRP conjugated antibody) 희석에는 사용하지 말아야 한다. 또한 PBS 내의 phosphate는 AP의 억제제이므로 AP 결합 항체(alkaline phosphatase (AP) conjugated antibody)의 희석에도 사용할 수 없다.

⑦ Avidin/biotin 차단용액

0.001% avidin (PBS에 용해)

0.001% biotin (PBS에 용해)

동량 혼합한 후 4°C에 보관한다.

염색 시 각각 10~15분씩 반응시키고 각 단계 사이에 PBS로 헹군다. 1차 항체 반응 전에 차단용액에 둔다.

(9) 항체 희석 완충액

항체 희석 완충액은 1차 항체, 2차 항체 그리고 일부 검출 시약의 희석에 사용된다.

① 1차 항체 희석 완충액

1% BSA(안정제와 차단제)

0.1% cold fish skin gelatin(차단제)

0.05% sodium azide(보존제)

0.01 M PBS, pH 7.2

완충액 100 mL를 만들기 위해서는 0.01 M PBS, pH 7.2 100 mL에 1 g BSA, 0.1 g fish skin gelatin, 0.05 g sodium azide를 첨가한다.

참고

1) 1차 항체 희석에 TBS pH 7.6을 사용하면 약한 염색성을 나타낸다.
2) 이 완충액에 희석된 항체는 결합능력의 감소 없이 4℃에서 6개월간 보관할 수 있다.
3) 이 완충액은 HRP 억제제인 sodium azide가 포함되어 있어서 HRP 결합 항체(HRP conjugated antibodies)의 희석에는 사용할 수 없다.

② HRP 결합 1차 항체 희석 완충액(HRP–conjugated primary antibody dilution buffer)

1% BSA(안정제)

0.1% cold fish skin gelatin(차단제)

0.05% thimerosal(보존제)

0.01 M PBS, pH 7.2

완충액 100 mL를 만들기 위해서는 0.01 M PBS, pH 7.2 100 mL에 1 g BSA, 0.1 g fish skin gelatin, 0.05 g thimerosal을 첨가한다.

※ 이 완충액에 희석된 항체는 결합능의 감소 없이 4°C에서 6개월간 보관할 수 있다.

③ 2차 항체 희석 완충액

0.01M PBS, pH 7.2

0.05% sodium azide(보존제)

이 완충액 100 mL를 만들기 위해서는 0.01 M PBS, pH 7.2 100 mL에 0.05 g sodium azide를 첨가한다.

참고

1) 이 완충액에 희석된 항체는 결합능의 감소 없이 4℃에서 6개월간 보관할 수 있다.
2) 2차 항체를 희석하는 시약에는 BSA 또는 다른 혈청이 포함된 것을 사용하지 말아야 한다. 그 이유는 BSA 또는 혈청과 결합하기도 하기 때문이다.
3) 2차 항체 희석에 TBS를 사용하면 종종 염색성이 약화된다. 따라서 TBS는 배경염색이 많이 생기거나 alkaline phosphatase의 억제 기능이 있는 phsphate가 들어가면 안되는 alkaline phosphatase 결합 항체를 사용할 경우에만 사용한다.
4) 이 완충액은 HRP 억제제인 sodium azide가 포함되어 있기 때문에 HRP 결합 항체(HRP conjugated antibody)희석에는 사용하지 않아야 한다.

④ HRP 결합 2차 항체 또는 HRP–streptavidin 희석 완충액

0.01 M PBS, pH 7.2

0.05% thimerosal(보존제)

완충액 100 mL를 만들기 위해서는 0.01 M PBS, pH 7.2 100 mL에 0.05 g thimerosal을 첨가한다.

※ 이 완충액에 희석된 항체는 결합능력의 감소 없이 4°C에서 6개월간 보관할 수 있다.

⑤ AP-streptavidin 희석 완충액

0.05 M TBS, pH 7.6

0.05% thimerosal (보존제)

완충액 100 mL를 만들기 위해서는 0.05 M TBS, pH 7.6 100 mL에 0.05 g thimerosal을 첨가한다.

※ 이 완충액에 희석된 항체는 결합능력의 감소 없이 4°C에서 6개월간 보관할 수 있다.

※ PBS는 phosphate가 alkaline phosphatase 활성을 억제하기 때문에 Streptavidin-AP의 희석에 사용할 수 없다.

(10) 대조염색(핵염색)

Gill Hematoxylin 용액(청색)(124쪽 참조)

Mayer Hematoxylin 용액(청색)(123쪽 참조)

Nuclear Fast Red 용액(적색)(165쪽 참조)

Methyl Green 용액(녹색)(241쪽 참조)

(11) 기질/발색제의 종류

① DAB peroxidase 기질 용액(갈색)

- 저장액(1% DAB, 20 X)

증류수 10 mL에 DAB · 4HCl (3,3'-diaminobenzidine tetrahydrochloride) 0.1 g을 첨가하고, 이어서 10 N HCl 3~5방울 떨어뜨리면 용액이 밝은 갈색으로 변한다. 10분간 잘 흔들어주면 DAB가 완전히 녹는다. 일정량씩 분주하여 -20°C에 얼렸다가 사용한다.

- 0.3% H_2O_2 (20 X)

증류수 10 mL에 30% H_2O_2 100 μL를 첨가하여 잘 혼합한다. 4°C에 보관하거나 일정량씩 분주하여 -20°C에 얼렸다 사용한다.

- 사용액

㉠ PBS (pH 7.2)에 5 mL에 1% DAB(1방울 = 50 μL) 5방울을 첨가하여 잘 혼합한다.

㉡ 0.3% H_2O_2를 5방울을 첨가하여 잘 혼합한다.

㉢ 사용 시 실온에서 1~3분 반응시켜 발색한다.

이 용액은 면역조직화학 염색의 가장 흔히 사용되며 핵 대조염색으로 hematoxylin 또는 methyl green을 사용할 수 있다.

② DAB peroxidase 기질용액(흑색)

- 저장액(1% DAB, 20 X)

증류수 10 mL에 DAB (3,3'-diaminobenzidine tetrahydrochloride) 0.1 g을 첨가하고, 이어서 10 N HCl 3~5방울 떨어뜨리면 용액이 밝은 갈색으로 변한다. 10분간 잘 흔들어주면 DAB가 완전히 녹는다. 일정량씩 분주하여 -20°C에 얼렸다가 사용한다.

- 1% nickel ammonium sulfate (20 X)

  증류수 10 mL에 nickel ammonium sulfate 0.1 g을 첨가하여 흔들어 잘 녹여 4℃에 보관하거나 분주하여 −20℃에 얼렸다가 사용한다.
- 0.3% H_2O_2 (20 X)

  증류수 10 mL에 30% H_2O_2 100 μL를 첨가하여 잘 혼합한다. 4℃에 보관하거나 일정량씩 분주하여 −20℃에 얼렸다 사용한다.
- 사용액

  ㉠ PBS (pH 7.2)에 5 mL에 1% DAB(1방울 = 50 μL) 5방울을 첨가하여 잘 혼합한다.

  ㉡ 1% nickel ammonium sulfate을 5방울을 첨가하여 잘 혼합한다.

  ㉢ 0.3% H_2O_2를 5방울 첨가하여 잘 혼합한다.

  ㉣ 사용 시 실온에서 1~3분 반응시켜 발색한다.

  이 용액은 염색이 약할 때 면역염색반응을 강화시키기 위해 종종 사용된다.

③ DAB peroxidase 기질용액(청색)

- 저장액(1% DAB, 20 X)

  증류수 10 mL에 DAB (3,3'−diaminobenzidine tetrahydrochloride, Sigma) 0.1 g을 첨가하고, 이어서 10 N HCl 3~5방울 떨어뜨리면 용액이 밝은 갈색으로 변한다. 10분간 잘 흔들어 주면 DAB가 완전히 녹는다. 일정량씩 분주하여 −20℃에 얼렸다가 사용한다.
- 1% nickel ammonium sulfate (20 X)

  증류수 10 mL에 nickel ammonium sulfate 0.1 g을 첨가하여 흔들어 잘 녹여 4℃에 보관하거나 일정량씩 분주하여 −20℃에 얼렸다가 사용한다.
- 1% cobalt chloride (20 X)

  증류수 10 mL에 cobalt chloride 0.1 g을 첨가하여 흔들어 녹여 4℃에 보관하거나 일정량씩 분주하여 −20℃에 얼렸다가 사용한다.
- 0.3% H_2O_2 (20 X)

  증류수 10 mL에 30% H_2O_2 100 μL를 첨가하여 잘 혼합한다. 4℃에 보관하거나 일정량씩 분주하여 −20℃에 얼렸다 사용한다.
- 사용액

  ㉠ PBS (pH 7.2)에 5 mL에 1% DAB(1방울 = 50 μL) 5방울을 첨가하여 잘 혼합한다.

  ㉡ 1% nickel ammonium sulfate을 5방울을 첨가하여 잘 혼합한다.

  ㉢ 1% cobalt chloride 5방울을 첨가하여 잘 혼합한다.

  ㉣ 0.3% H_2O_2를 5방울 첨가하여 잘 혼합한다.

  ㉤ 사용 시 실온에서 1~3분 반응시켜 발색한다.

참고

이 용액은 매우 예민한 기질용액으로 염색이 약할 때 면역염색반응을 강화시키기 위해 종종 사용된다. 또한 이중 또는 삼중 면역염색 시 다른 chromogen을 혼합하여 사용할 수 있다. 만일 면역염색에 일상적으로 사용하려면 핵 대조염색으로 nuclear fast red를 사용한다.

④ AEC peroxidase 기질용액(적색)

㉠ 저장액(1% AEC, 20 X)

10 mL의 100% DMF (N, N-dimethylformamide)에 AEC(3-amino-9-ethylcarbazole) 0.1 g을 녹여 4°C에 보관한다.

ⓐ 0.3% H_2O_2 (20 X)

증류수 10 mL에 30% H_2O_2 100 μL를 첨가하여 잘 혼합한다. 4°C에 보관한다.

ⓑ 1 M acetate buffer (20 X), pH 5.5

Sodium acetate, trihydrate (MW 136.1) 13.6 g

증류수 100 mL

잘 혼합한 다음 conc. HCl 또는 glacial acetic acid로 pH 5.5로 조정한다.

ⓒ 0.05 M acetate buffer (1 X), pH 5.5

1 M acetate buffer 1 mL

증류수 19 mL

잘 혼합한다. 필요하면 pH를 조정한다.

㉡ 사용액

ⓐ 0.05 M acetate buffer (pH 5.5) 5 mL에 1% AEC 5방울을 첨가한 다음 잘 혼합한다.

ⓑ 0.3% H_2O_2 5방울을 첨가해 잘 혼합한다.

ⓒ 사용 시 실온에서 10~15분간 반응시킨다.

※ AEC 발색산물은 ethanol에 씻겨나가므로 수용성 봉입제를 사용하여 봉입해야 한다.

⑤ New fuchsin alkaline phosphatase 기질용액(적색)

㉠ 저장액

ⓐ 0.2% new fuchsin (20 X)

2N HCl 10 mL에 new fuchsin 0.02 g을 녹여 4°C에 보관한다.

ⓑ 0.4% sodium nitrite (20 X)/ 20 mM levamisole (20 X)

증류수 10 mL에 sodium nitrite 0.04 g과 levamisole(MW 204.3) 40.86 mg을 녹여 4°C에 보관한다.

ⓒ 1% naphthol AS-BI phosphate (20 X)

100% DMF (dimethylformamide)에 naphthol AS-BI phosphate 1 g을 녹여 4°C에 보관 한다.

ⓛ 사용액

ⓐ 0.05 M Tris-HCl, pH 8.7 5 mL에 0.2% new fuchsin 5방울을 첨가하여 잘 혼합한다.

ⓑ 0.4% sodium nitrite/20 mM levamisole 5방울을 첨가하여 잘 혼합한다.

ⓒ 1% naphthol AS-BI phosphate 5방울을 첨가하여 잘 혼합한다.

ⓓ 사용 시 실온에서 10~20분간 반응시킨다. 수돗물에 수세하고 대조염색한 후 영구봉입제로 봉입한다.

⑥ BCIP/NBT alkaline phosphatase 기질용액(청색)

ⓖ 저장액

ⓐ 1% BCIP (5−bromo−4−chloro−3−indoxyl phosphate)

100% DMF (dimethylformamide) 10 mL(빛에 민감하므로 갈색병에 보관한다.)에 BCIP 0.1 g을 첨가하여 잘 혼합한다.

ⓑ 1.5% NBT (nitro blue tetrazolium)

70% DMF (dimethylformamide) 10 mL에 NBT(매우 독성이 강하므로 취급 시 주의한다)

0.15 g을 첨가하여 잘 혼합한다.

ⓒ 50 mM levamisole

증류수 10 mL에 levamisole (MW 204.3) 102.15 mg을 첨가하여 잘 혼합한다.

ⓓ AP 완충액 (100 mM Tris-HCl, 100 mM NaCl, 5 mM MgCl2, 0.05% Tween20, pH 9.5)

Tris-HCl (MW 157.60) 15.8 g

NaCl (MW 58.44) 5.8 g

$MgCl_2$ (MW 203.31) 1.02 g

증류수 900 mL

증류수에 첨가하여 잘 혼합한다. pH 9.5가 되도록 조정한 다음 총량이 1,000 mL가 되도록 증류수로 채운다. 여기에 Tween20 0.5 mL를 첨가하여 실온에 보관한다.

ⓛ 사용액

ⓐ 1% BCIP(1방울 = 40 μL) 3방울

ⓑ 1.5% NBT 3방울

ⓒ 50 mM levamisole 2방울

ⓓ AP 완충액(pH 9.5) 5 mL를 혼합하여 사용한다.

ⓔ 사용 시 실온에서 30분~24시간 반응시킨다.

ⓕ Poly-L−lysine 또는 Silane 도포 슬라이드 준비

접착제 제작법을 사용하여 제조(96쪽 참조)하거나 상품화된 코팅슬라이드를 구입하여 사용한다.

7. 표준 면역조직화학 염색과정

1) 파라핀 절편의 전처리

(1) xylene에 탈파라핀 2×5분

(2) 100% ethanol 탈수 2×3분

(3) 95% ethanol 탈수 1분

(4) 증류수에 헹굼

(5) 항원부활(antigen retrieval)(필요한 경우)

포르말린 고정-파라핀 포매절편은 흔히 항원결정기가 가려져 있기 때문에 효소 소화 또는 열처리 등으로 가려져 있는 에피토프(epitope)를 노출시켜야 한다. 이 전처리법은 동결절편 또는 배양세포에서는 적용하지 않는다.

2) 동결절편

(1) 신선한 조직을 액체질소(liquid nitrogen) 또는 이소펜탄(isopentane)에 미리 냉각시킨 액체질소(liquid nitrogen)에 신속히 냉동한 후 cryomold 내의 OCT compound에 포매하여 −80℃에서 보관한다.

(2) cryostat를 사용하여 4~8 μm 두께로 박절하여 superfrost plus slides, Probe On Plus 및 Polysine slide 등의 코팅슬라이드에 부착한 후 필요할 때까지 −80℃에 보관한다.

(3) 슬라이드는 염색 전에 실온에서 30분간 녹인 후 얼음에 냉각시킨 acetone에 고정하고 30분간 공기 건조시킨다.

3) 세포 주(cell lines)

(1) 무균 커버글라스 또는 유리슬라이드 위에서 배양된 세포를 37℃에서 하룻밤 성장시킨다.

(2) PBS에 가볍게 수세한다.

(3) 필요하다면 다음 중 하나를 선택하여 고정한다.

- 습윤 상태로 10% formalin (PBS에 희석)에 10분간 고정한다.
- 얼음으로 냉각시킨 methanol에 5분간 두었다가 공기 건조시킨다.
- 얼음으로 냉각시킨 acetone에 5분간 두었다가 공기 건조시킨다.

(4) PBS에 수세

8. 염색법

1) Avidin biotin complex (ABC) 방법

(1) 원리

ABC 방법은 난백(egg albumin)의 염기성 단백질인 avidin과 수용성 비타민인 biotin의 강한 친화성을 이용한 방법으로 항원-항체반응에 비해 100배 이상 결합력이 강하다. 먼저 검출 항원 'A'에 대한 항A 특이항체(rabbit, mouse, goat serum)를 조직절편에 반응시켜 항원–항체복합체를 형성시킨다. 그다음 biotin을 표지한 항A 특이항체에 대한 항체(anti-rabbit, antimouse, antigoat serum)으로 다시 항원–항체반응을 수행한다. 이어 다수의 HRP를 표지한 biotin에 avidin을 결합시켜 제조한 avidin-biotin complex를 반응시킨 후 (그림 23-8), HRP 효소를 DAB 기질로 정색반응시켜 항원의 분포를 현미경으로 관찰한다.

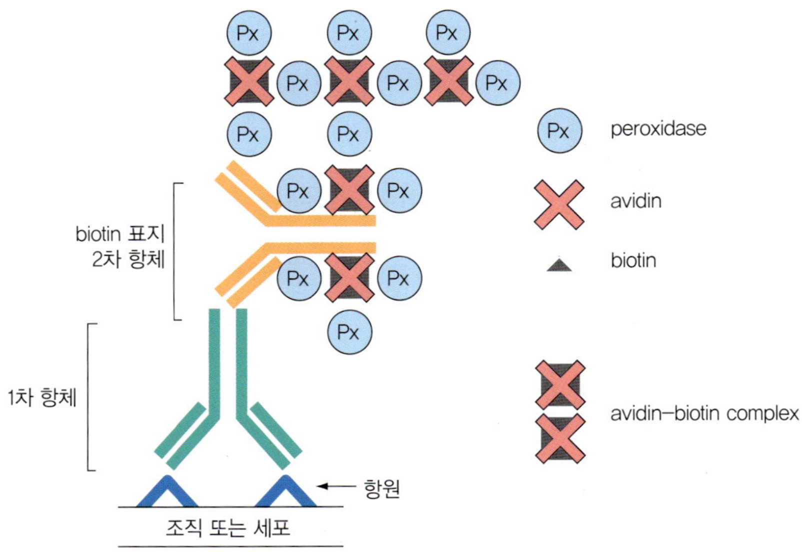

그림 23-8. ABC 염색 원리

(2) 염색 과정

① 파라핀 절편과 동결절편을 함수한 후 PBS-Tween20에 헹굼. 2×2분

② 항원 부활(antigen retrieval) : 필요한 항원부활 과정을 수행한다.

③ 혈청 차단(serum blocking) : 2차 항체와 같은 종의 정상 동물혈청을 사용하여 배경 염색을 차단한다. 참고 : 이 법칙은 avidin-biotin 검출계에도 사용되기 때문에 avidin/biotin 차단도 조직형에 따라 필요하다.

④ 1차 항체(primary antibody) : 항체 희석액으로 적절하게 희석된 항체에 실온에서 1시간 또는 4°C에서 하룻밤 반응시킨다. 참고 : 혈청차단 단계와 1차 항체 반응 사이에 절편을 헹구지 않는다.

⑤ PBS-Tween20에 헹굼 3×2분

⑥ 과산화효소 차단(peroxidase blocking) : 과산화효소 차단용액에 실온에서 10분간 반응시킨다. 참고 : acetone 고정 동결절편의 경우 손상으로부터 조직을 보호하기 위해 혈청 차단전에 0.3% H_2O_2–methanol을 사용하여 과산화효소 차단 단계를 수행한다.

⑦ PBS-Tween20에 헹굼 3×2분

⑧ 2차 항체(secondary antibody) : PBS에 희석한 biotin 표지 2차 항체에 실온에서 30분간 반응시킨다.

⑨ PBS-Tween20에 헹굼 3×2분

⑩ 검출(detection) : ABC-peroxidase 용액에 실온에서 30분간 반응시킨다.

⑪ PBS-Tween20에 헹굼 3×2분

⑫ 발색(chromagen/substrate) : 과산화효소 기질용액에 반응시킨다.

⑬ PBS-Tween20에 헹굼 3×2분

⑭ 필요한 대조염색액으로 염색한다.

⑮ 흐르는 수돗물에 2~5분간 헹굼

⑯ 95% 알코올에 1분 동안 탈수, 3분씩 2회 탈수

⑰ xylene에 5분씩 2회 투명

⑱ 봉입제를 사용하여 봉입

2) Labeled streptavidin biotin (LSAB) 방법

(1) 원리

원리는 ABC 방법과 거의 비슷하다. 단, 이 방법에서는 달걀흰자에서 추출·정제한 avidin(분자량 68,000) 대신 미생물(streptomyces avidin)로부터 분리한 분자량 60,000의 streptavidin을 이용한다는 점이 다르다(그림 23-9). Streptavidin은 당이 함유되어 있지 않기 때문에 당을 약 7% 함유한 avidin에 비해 배경 반응이 적고 높은 S/N (signal/noise) ratio를 얻을 수 있다. 또한, avidin의 등전점은 pH 10 부근이기 때문에 생리 상태에서 양(+)으로 하전되어 비특이적 결합이 발생하는 데 반해, streptavidin의 등전점은 중성 부근이기 때문에 ABC 방법에 비해 비특이적 결합이 적고 감도도 훨씬 높다.

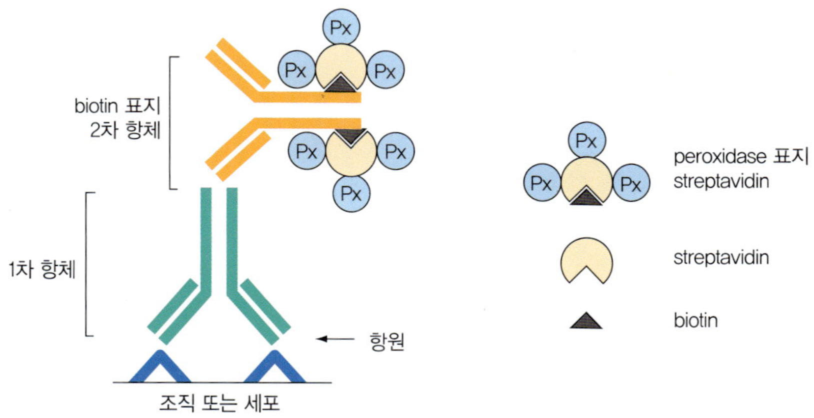

그림 23-9. LSAB 염색 원리

(2) 염색 과정

①~⑨ 단계까지는 ABC법과 동일

⑩ 검출(detection) : HRP-Streptavidin 용액에 실온에서 30분간 반응시킨다.

⑪ PBS-Tween20에 헹굼 3×2분

⑫ 발색(chromagen/substrate) : 과산화효소 기질용액에 반응시킨다.

⑬ PBS-Tween20에 헹굼 3×2분

⑭ 필요한 대조염색액으로 염색한다.

⑮ 흐르는 수돗물에 2~5분간 헹굼

⑯ 95% 알코올에 1분 동안 탈수 2×3분

⑰ xylene에 5분씩 2회 투명

⑱ 봉입제를 사용하여 봉입

(3) 염색 결과(그림 23-10~12)

- 1차 항체 염색부위 : DAB(갈색), AEC(적색)
- 핵 : hematoxylin(청색), methyl green(녹색)

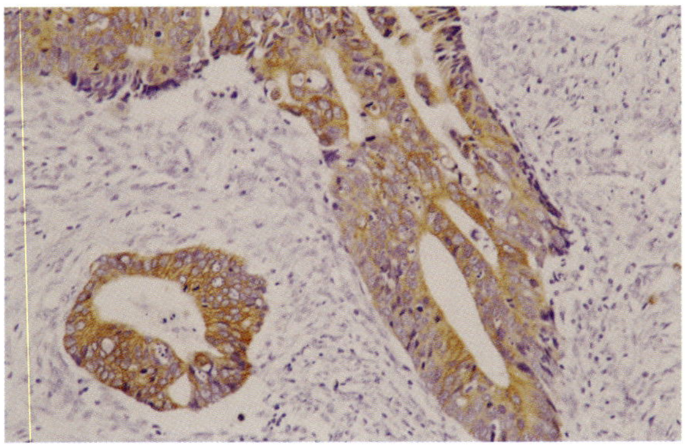

그림 23-10. 위샘암종. LSAB법. MicroProbe System (Fisher Scientific사). Cytokeratin. 항원 부활 : pepsin, 발색 : DAB. 암세포의 세포질이 양성

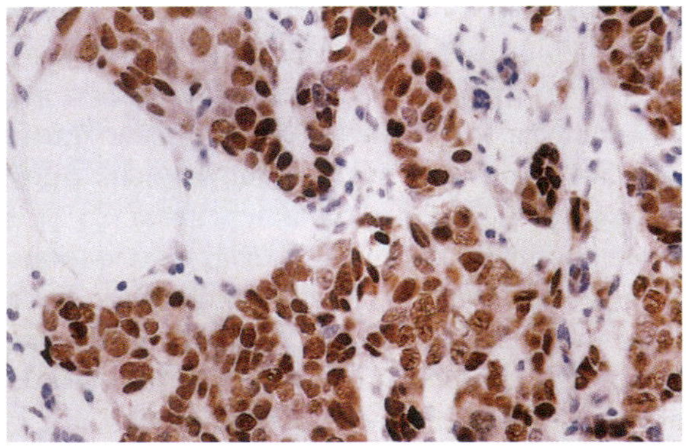

그림 23-11. 침윤성 위샘암종. 자동염색기(Ventana사). LSAB법, estrogen receptor. DAB. 암세포의 세포질이 양성

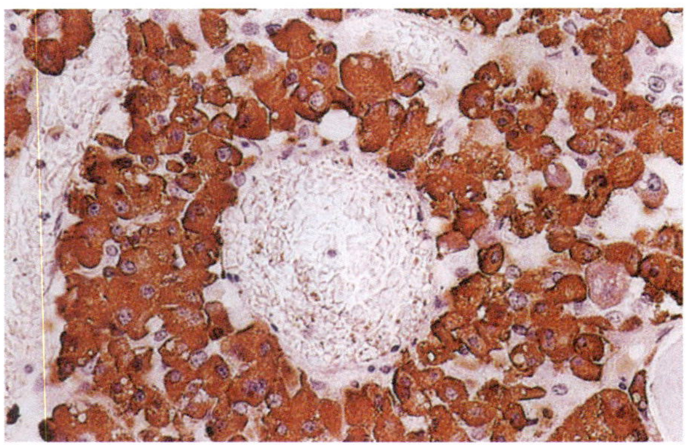

그림 23-12. 사람 샘하수체(adenohypophysis). LSAB법. 성장호르몬(GH) 분비세포. AEC. GH 분비 세포의 세포질에 강양성반응이 관찰된다.

3) Dako EnVision 방법(Peroxidase/DAB+ kit 사용)

(1) 원리

EnVision 검출법은 dextran polymer 기술에 기초하고 있다. 이 독특한 polymer는 dextran 등뼈대(backbone)를 매개로 2차 항체에 다수의 효소분자(horseradish peroxidase 또는 alkaline phosphatase)를 결합시킬 수 있다(그림 23-13). 이 방법은 전통적인 방법에 비해 민감도의 증가, 비특이 배경 염색의 최소화, 전체 염색단계의 감소 등 많은 장점을 가지고 있다. EnVision+는 민감도를 높이기 위해 EnVison 이후 개발되었다.

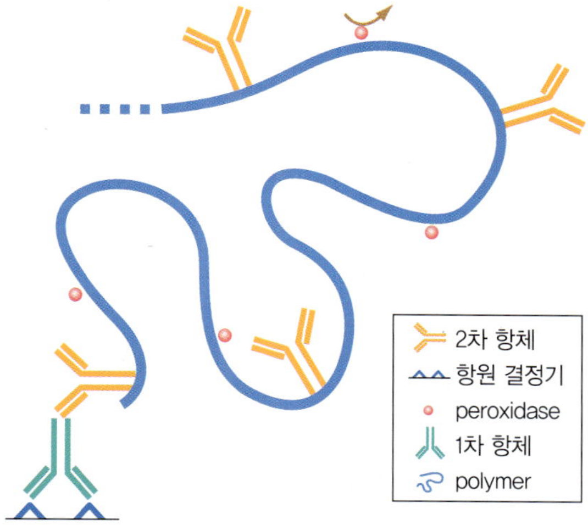

그림 23-13. Dako EnVision 염색법(효소표지 중합체법)의 원리 모형도

(2) 염색과정

① 탈파라핀, 함수 후 Dako Wash Buffer를 사용해 헹굼. 각 단계 사이에 필요한 헹굼에는 Dako Wash Buffer를 사용

② 과산화효소 차단(peroxidase blocking) : Dako REAL™ Peroxidase-Blocking Solution, 5분

③ 항원 부활(antigen retrieval) : Dako REAL™ Proteinase K Solution, 10분

④ 1차 항체(primary antibody) : 10~25분

⑤ 검출(detection) : Dako REAL™ EnVision™ Detection System(peroxidase polymer), 15~30분

⑥ 발색(chromogen/substrate) : DAB, 1~2분

⑦ 이후 과정은 ABC법의 순서에 따라 수행한다.

4) Vector ImmPRESS 방법(Peroxidase/DAB+kit 사용)

(1) 원리

Vector ImmPRESS 방법은 항체에 polymer와 결합된 효소를 항체에 부착시키는 새로운 방법이다. 이 특별한 검출법은 큰 dextrans 또는 다른 거대분자를 사용하는 내적 단점을 피하기 위해 효소 미세폴리머(micropolymer) 형태로 사용된다(그림 23-14). 2차 항체에 고밀도의 고활성 효소를 독특한 미세폴리머에 부착시키면 입체 간섭을 극복하고 표적물질에 접근성을 강화된 시약이 생성된다. 그 결과 민감도와 시그널 강도가 높아지고, 배경염색과 비특이적 반응이 감소된다.

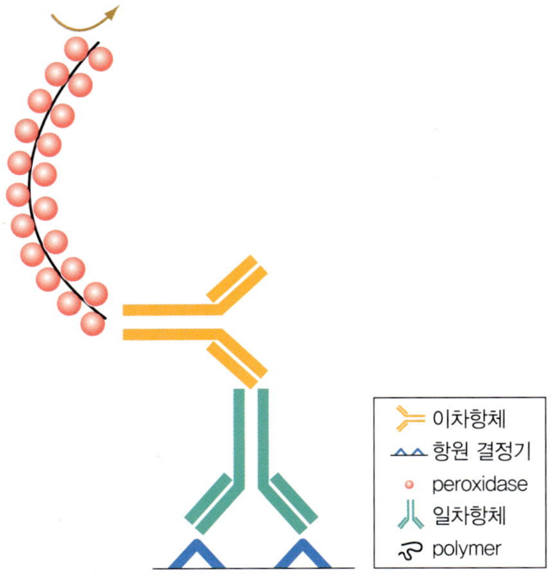

그림 23-14. Vector ImmPRESS 검출법(효소표지 중합체법)의 원리 모형도

(2) 염색과정

검출(detection) 단계에 ImmPRESS reagent (peroxidase polymer)에 30분 반응을 제외한 모든 과정은 Dako EnVison 과정과 동일한 순서로 진행한다.

5) Alkaline phosphatase antialkaline phosphatase (APAAP) 방법

(1) 원리

HRP 효소 대신 alkaline phosphatase (AP)를 항체에 표지하여 수행하는 방법이다. 먼저 검출 항원 'A'에 대한 항A 특이항체(rabbit, mouse, goat serum)를 조직절편에 반응시켜 항원-항체복합체를 형성시킨다. 그 다음 항A 특이항체에 대한 비표지 중간항체(2차 항체 : antirabbit, anti-mouse, anti-goat serum)로 다시 항원-항체반응을 수행한다. 이어 1차 항체의 항A 특이항체를 제조한 동종동물에서 제조한 항AP의 가용성 항원-항체복합물(APAAP)을 반응시킨다(그림 23-15).

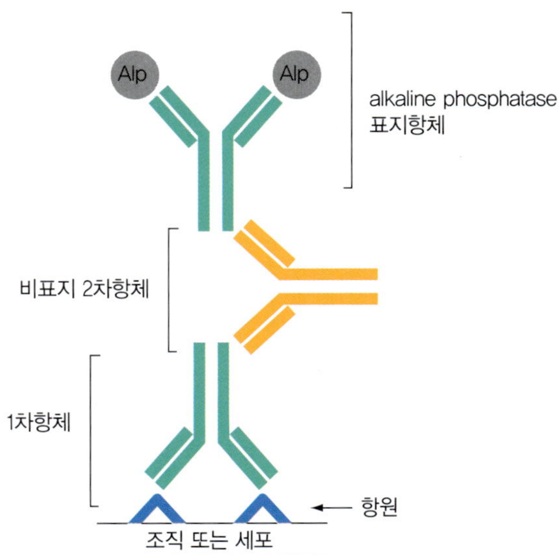

그림 23-15. APAAP염색 원리

(2) 염색 과정

① TBS-Tween20 헹굼 2×2분

② 혈청 차단(serum blocking) : 2차 항체와 같은 종의 정상 동물혈청을 사용하여 배경 염색을 차단한다. 참고 : 이 법칙은 avidin-biotin 검출계에도 사용되기 때문에 avidin/biotin 차단도 조직형에 따라 필요하다. 만일 avidin/biotin 차단을 해야 한다면 정상 동물 차단 후에 해야 한다.

③ 1차 항체(primary antibody) : 항체 희석액으로 적절하게 희석된 항체에 실온에서 1시간 또는 4℃에서 하룻밤 반응시킨다. 참고 : 혈청차단 단계와 1차 항체 반응 사이에 절편을 헹구지 않는다.

④ TBS-Tween20 헹굼 2×2분

⑤ 2차 항체(secondary antibody) : TBS에 희석한 biotin 표지 2차 항체에 실온에서 30분간 반응시킨다.

⑥ TBS-Tween20 헹굼 2×2분

⑦ 검출(detection) : TBS에 희석한 streptavidin-AP (1:500, Vector Labs)에 실온에서 30분간 반응시킨다.

⑧ TBS-Tween20 헹굼 2×2분

⑨ 발색(chromogen/substrate) : 1 mM levamisole이 포함된 AP 기질용액에 30분~수시간 반응시킨다.

⑩ 증류수에 헹굼 2×2분

⑪ 필요하다면 대조염색을 수행한다.

⑫ 증류수에 헹굼

⑬ 95% ethanol에 2분 탈수, 100% ethanol에 탈수 2×3분

⑭ xylene에 투명 2×5분

⑮ 봉입

6) 효소면역조직화학 이중염색(double immunostaining)

(1) 목적 및 원리

동일 조직절편 내에서 2종류 이상의 서로 다른 항원의 분포를 검색하는 방법이다. 이 방법에는 항체에 표지하는 효소의 종류를 바꾸어 검출하거나, 한 개의 효소를 발색법을 바꾸어서 검출하는 방법이 사용된다. 여기서는 peroxidase표지항체를 사용하고 발색법을 바꾸어서 두 가지의 다른 항원의 분포를 검출하는 방법에 대해 기술한다.

(2) 염색 과정

① PBS-Tween20에 헹굼 2×2분

② 일차 혈청 차단(1st serum blocking) : 2차 항체와 같은 종의 정상 혈청에 반응시킨다(예 : 일차 1차 항체가 마우스 혈청이고, 일차 2차 항체가 항마우스 말(horse anti-mouse) 혈청이면 말 정상혈청 차단(horse normal serum block)을 사용해야 한다.

③ 일차 1차 항체(1st primary antibody) : 항체 희석액으로 적절하게 희석된 일차 1차항체에 실온에서 1시간 반응시킨다. 참고 : 일차 혈청차단 단계와 일차 1차항체 반응 사이에 절편을헹구지 않는다. 실온은 평균 22~25℃를 의미한다. 온도가 너무 낮으면 반응시간을 더 길게 한다. 어떤 항체는 하룻밤 반

응시키기도 한다.

④ PBS-Tween20에 헹굼 3×2분

⑤ 과산화효소 차단(peroxidase blocking) : 과산화효소 차단용액에 실온에서 10분간 반응시킨다.

⑥ 일차 2차 항체(1st secondary antibody) : 첫째 biotin 표지 2차 항체(PBS에 희석한 항마우스 말혈청)에 실온에서 20~30분간 반응시킨다.

⑦ PBS-Tween20에 헹굼 3×2분

⑧ 1차 검출(1st detection) : PBS에 희석한 streptavidin-HRP에 실온에서 20~30분간 반응 시킨다. 참고 : HRP-streptavidin 희석액으로 혈청(BSA를 포함)을 사용하지 말아야 한다. 그 이유는 혈청에는 biotin 표지 2차 항체에 결합된 streptavidin과 경쟁하는 biotin이 포함되어 있기 때문이다.

⑨ PBS-Tween20에 헹굼 3×2분

⑩ 1차 발색(1st chromogen/substrate) : 흑청색 발색 산물을 생성할 수 있는 DAB-(청색)에 1~3분간 반응시킨다.

⑪ PBS-Tween 20에 헹굼 3×2분

⑫ 2차 혈청차단(2nd serum blocking) : 2차 항체와 같은 종의 정상 혈청에 반응시킨다(예: 이차 1차 항체가 토끼(rabbit) 혈청이고 이차 2차 항체가 항토끼 염소(goat anti-rabbit) 혈청이면 염소 정상혈청을 사용해야 한다.) 참고 : 같은 종에서 생성된 1차항체에 열려 있는 일부 결합부위를 차단하기 위해 추가 차단단계가 필요하기도 하다. 각 실험은 개별적으로 분석 한다.

⑬ 이차 1차 항체(2nd primary antibody) : 항체 희석액으로 적절하게 희석된 이차 1차 항체(토끼)에 실온에서 1시간 반응시킨다.

⑭ PBS-Tween20에 헹굼 3×2분

⑮ 이차 2차항체(2nd secondary antibody) : PBS에 희석한 항토끼 말(goat anti-rabbit (Vector Labs)) 혈청 2차 biotin 표지 2차 항체에 실온에서 20~30분간 반응시킨다.

⑯ PBS-Tween20에 헹굼 3×2분.

⑰ 이차 검출(2nd detection) : PBS에 희석한 HRP-streptavidin에 실온에서 20~30분간 반응시킨다. 참고 : HRP-Streptavidin 희석액으로 혈청(BSA를 포함)을 사용하지 말아야 한다. 그 이유는 혈청에는 biotin 표지 2차 항체에 결합된 streptavidin과 경쟁하는 biotin이 포함되어 있기 때문이다.

⑱ PBS-Tween20에 헹굼 3×2분

⑲ 2차 발색(chromogen/substrate) : 갈색 발색산물을 생성할 수 있는 DAB-brown에 1~3분간 반응시킨다.

⑳ PBS-Tween20에 헹굼 3×2분

㉑ 만일 필요하다면 methyl green 용액에 실온에서 5분간 대조염색한다.

㉒ 증류수에 가볍게 헹군다.

㉓ 95% ethanol에 탈수, 100% ethanol에 10번 침적한다.

㉔ xylene에 투명, 봉입

(3) 염색 결과(그림 23-16)

- 첫째 1차 항체 염색부위 : 짙은 청색
- 둘째 1차 항체 염색부위 : 갈색
- 핵 : 밝은 녹색

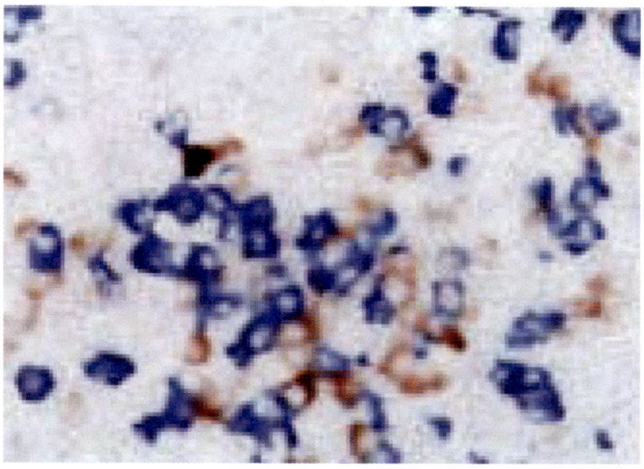

그림 23-16. 편도(tonsil). LSAB 이중염색. Kappa(갈색)와 Lamda(청색)

(4) 참고

① 면역염색을 수행하기 전에 각 1차 항체를 개별적으로 점검하여 각 항체에 대한 가장 좋은 전처리법을 선택하는 것이 중요하다. 두 가지의 항체가 같은 전처리법을 사용하는 것이 가장 이상적이다. 전처리법이 다를 경우 절편에 두 전처리법을 적용해 본 다음 각 항체를 개별적으로 면역염색해야 한다. 만일 두 항체가 두 전처리법에서 잘 보존되어 있으면 면역염색을 준비한다. 또 다른 방법은 각 항체염색에 분리하여 전처리법을 수행하는 것이다.

② 이중염색에 기초한 면역효소법은 다른 위치에 있는 두 개의 단백질을 동정하는 경우에 제한된다. 예를 들어 하나가 핵 단백질이라면 다른 하나는 세포질 단백질이어야 한다. 만일 두 단백질이 모두 핵 단백질 또는 세포질 단백질이거나 두 개가 매우 밀접히 위치해 있을 경우는 이 방법이 적당하지 않다.

③ 또한 다른 chromogen 기질 또는 alkaline phosphatase 기질에 의해 다른 종말색을 얻을 수 있다.

7) 동결절편을 이용한 면역염색법(림프구의 경우)

동결절편을 사용하는 면역염색은 파라핀 등의 포매과정에서 발생할 수 있는 항원의 이동, 유출, 소실을 최소한으로 억제하기 위한 염색방법이다. 이 염색은 면역전자현미경검사에 응용할 수도 있어, 현재 널리 사용되고 있는 림프구 표면항원의 동정은 대개의 경우 이 방법을 사용한다. 여기서는 ABC법에 의한 림프구 표면항원의 동정에 대해 기술한다.

(1) 원리

파라핀을 이용한 방법과 동일

(2) 염색과정

① 미고정 동결절편을 건조 후 acetone으로 고정 4℃ 30분 (PLP- 또는 PFA-고정 동결절편은 공기건조)

② 흐르는 수돗물에 가볍게 수세

③ 2% 정상돼지혈청 처리(이 혈청처리 후에는 절편을 PBS로 수세하지 않고 주변에 있는 여분의 물을 티슈페이퍼로 제거한다)

④ 1차 항체에 침적 실온 하룻밤

⑤ PBS로 수세 3×5분

⑥ 비오틴화 2차 항체에 침적 실온 30분

⑦ PBS로 수세 3×5분

⑧ avidin-biotin-peroxidase complex에 침적 실온 30분

⑨ PBS로 헹굼

⑩ DAB 반응액에 발색 실온 5~10분

⑪ 흐르는 수돗물에 가볍게 수세

⑫ Mayer hematoxylin용액으로 핵염색

⑬ 흐르는 수돗물에 수세

⑭ 탈수, 투명, 봉입

(3) 참고

① 조직 고정의 경우, 과고정되거나 수세가 불충분하면 DAB 반응에서 적혈구의 false peroxidase가 강하게 염색되고 불균등한 염색성을 보인다. 적혈구가 강하게 염색되어 있는 경우에는 결과판정에 주의해야 한다.

② 림프구 표면항원 염색의 경우, 알코올계의 고정액은 염색성이 불안정하며 비특이적 염색이 증폭되는 경향이 있으므로 사용하지 않는다.

③ 동결절편의 염색에서는 항상 양성대조표본을 사용하는 것이 곤란하므로, 몇 가지 항체를 동시에 염색하여 각각 절편 내에 존재하는 각종 세포의 염색결과를 internal control로 사용한다.

음성대조표본은 1차 항체와 같은 동물의 비면역혈청을 같은 비율로 희석하여 사용하거나 2차 항체처리 이하의 과정만을 진행하여 비교한다.

23.2 형광항체법

1. 목적

1950년 Coons 등에 의해 고안된 면역염색법이다. 이 방법은 어느 파장의 빛을 조사하면 긴 파장을 빛을 내는 형광염료를 표지한 항체를 이용하여 절편 내의 항원 분포를 관찰하는 염색법이다. 염색과정은 먼저 절편에 각종 형광표지항체를 반응시킨다. 만일 이 항체와 특이적으로 반응하는 항원물질이 존재하면 그 부위에 매우 특이성이 높은 항원항체복합체가 형성되는데, 이를 형광현미경으로 관찰하면 항원의 분포부위만을 포착할 수 있다.

2. 원리(간접법)(그림 23-17)

먼저 항원과 대응하는 특이항체(1차 항체)를 작용시켜 항원-항체반응을 일으킨다. 이어 1차 항체에 대한 2차 항체(표지항체)를 반응시켜 항원의 분포부위를 형광현미경으로 관찰한다.

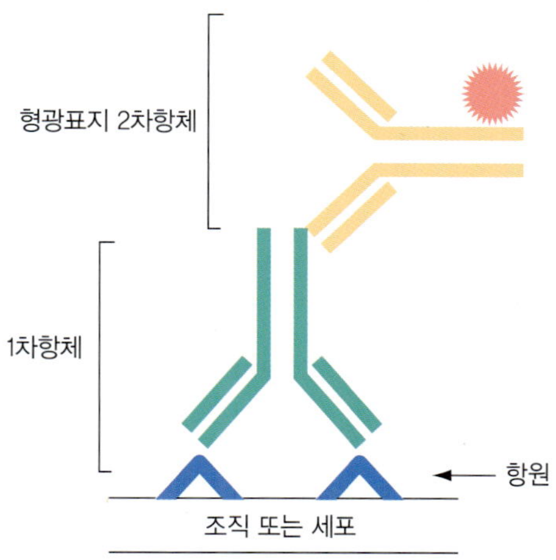

그림 23-17. 형광항체법(간접법)의 모형도

3. 조직의 준비

1) 조직편의 동결

채취한 조직편은 다음과 같이 동결포매한다.

(1) aluminum foil로 그림 23-18과 같이 캡슐을 만든다.

(2) OCT compound를 2~3 mm 정도의 높이가 되도록 주입한다.

(3) 생검조직편(콩팥 등)을 OCT compound의 중앙에 위치하도록 올려놓는다.

(4) 그 위에 OCT compound를 중층시킨다.

(5) 드라이아이스가 들어 있는 아세톤 용기 내에 aluminum foil capsule을 넣어 동결한다. 이때 아세톤이 aluminum foil capsule 내로 들어가지 않도록 주의한다.

(6) 보존이 필요할 때는 동결된 블록을 밀봉하여 −80℃의 초저온 냉동고에 보관한다.

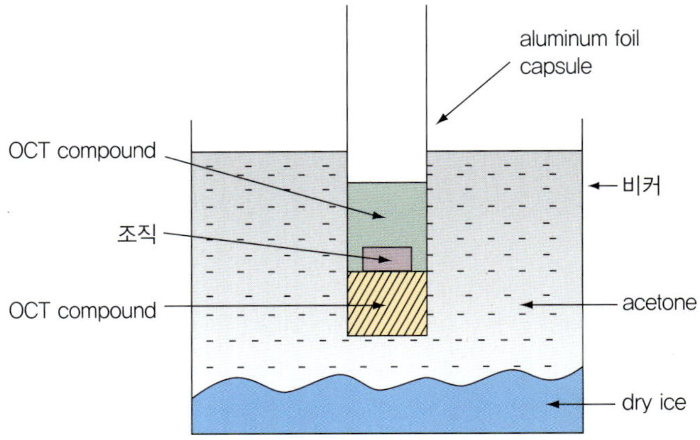

그림 23-18. 조직편의 동결방법

2) 동결절편의 제작

동결된 블록은 cryostat(−25℃)을 이용하여 3~5 μm 두께로 박절하여 무형광 슬라이드에 부착한 후 dryer(냉풍)를 이용하여 건조시킨다.

4. 형광염료표지항체

현재 콩팥 생검조직의 형광항체법에는 immunoglobulin (IgA, IgG, IgM)에 대한 표지항체가 시판되고 있으며 그 결과도 매우 우수하므로 시판되는 항체를 사용하면 편리하다. 항체표지용 형광염료로는 녹색계열의 FITC (fluorescein isothiocyanate)와 오렌지계열의 RITC (tetramethylrhodamine isothiocyanate)가 주로 사용되고 있다.

5. 용액의 제조

1) 형광염료(avidin-FITC, avidin-Texas Red, avidin-AMCA) 희석액

- 0.01M PBS, pH 7.2
- 0.05% thimerosal(보존제)
- 완충액 100 mL를 만들기 위해서는 0.0 1M PBS, pH 7.2 100 mL에 0.05 g thimerosal을 첨가한다.

참고

1) 이 완충액에 희석된 항체는 결합능력의 감소 없이 4℃에서 6개월간 보관할 수 있다.
2) 혈청은 biotin이 포함되어 있어 avidin/streptavidin conjugates에 대한 반응 활성을 감소시키기도 하므로 avidin/streptavidin conjugates 희석에 사용하지 말아야 한다.

2) 대조염색액

(1) PI 대조염색용액(형광 적색)

FITC(녹색) 또는 AMCA(청색) 형광 표지를 사용할 때 면역형광에 대한 대조염색으로 사용한다.

① PI 저장액(1 mg/ml 또는 1.5 mM)

증류수 1 mL에 PI(propidium iodide) 1 mg을 첨가한다. 저장액은 4°C에 보관하거나 또는 빛으로부터 보호하기 위해 소량씩 분주하여 −20°C에 보관한다. 이 용액은 주의하여 취급하여야만 몇 년간 안정하게 사용할 수 있다.

② RNase A 저장액(1 mg/mL)

증류수 1 mL에 RNase A 1 mg을 첨가한다. 소량씩 분주하여 −20°C 냉동고에 보관한다.

③ PI 사용액(1 μg/mL PI와 10 μg/mL RNase A/PBS)

PBS 2 mL에 PI 저장액 1 μL와 RNase A 저장액 20 μL를 첨가한다.
실온의 암소 내에서 30분간 또는 37°C에서 20분간 대조염색한다.

(2) DAPI 대조염색용액(형광 청색)

DAPI는 다색 형광 기술에 사용되는 인기 있는 핵 대조염색용액이다. 이 청색 형광은 다른 구조의 녹색, 황색, 적색 형광 프로브에 대해 선명한 대조를 보인다. DAPI는 세포질에 거의 표지되지 않고 핵에만 특이적으로 염색된다. 다음은 조직절편이나 슬라이드 배양세포의 염색에 사용하는 방법이다. FITC(녹색) 또는 Texas red(적색) 형광 표지를 사용할 때 면역형광에 대한 대조염색으로 사용한다.

① DAPI 저장액(5 mg/mL 또는 14.3 mM)

DAPI (Molecular Probes, Cat# D−1306) 10 mg
Dimethylformamide (DMF) 2 mL
혼합하여 녹인 후 소량씩 분주하여 −20°C에 보관한다.

② DAPI 사용액(100 ng/mL 또는 300 mM / PBS)

DAPI 저장액 2 μL
PBS 100 mL

빛 차단을 위해 갈색병 또는 알루미늄 포일에 싸서 보관한다. 좀 더 강한 염색을 원하면 PBS 50 mL에 DAPI 저장액 4 μL를 첨가하여 사용한다. 실온에서 30분 동안 암소에서 반응시킨다.

3) 봉입제

- Glycerin-PBS
- Glycerin 9 vol
- PBS (pH 7.2) 1 vol
- 혼합하여 냉동고에 보관하였다 사용한다.

6. 염색과정

1) PBS-Tween20에 헹굼 2×2분
2) 혈청 차단(serum blocking) : 2차 항체와 같은 종의 정상 동물혈청을 사용하여 배경 염색을 차단한다. 참고 : 이 법칙은 avidin-biotin 검출계에도 사용되기 때문에 avidin/biotin 차단도 조직형에 따라 필요하다. 만일 avidin/biotin 차단이 해야 한다면 정상 동물 차단 후에 해야 한다.
3) 1차 항체(primary antibody) : 항체 희석액으로 적절하게 희석된 항체에 실온에서 1시간 또는 4°C에서 하룻밤 반응시킨다. 참고 : 혈청차단 단계와 1차 항체 반응 사이에 절편을 헹구지 않는다.
4) PBS-Tween20에 헹굼 3×2분
5) 2차 항체(secondary antibody) : PBS에 희석한 biotin 표지 2차 항체에 실온에서 30분간 반응 시킨다.
6) PBS-Tween20에 헹굼 3×2분
7) 검출(detection) : PBS로 희석한 FITC-Avidin D에 실온에서 30분간 반응시킨다. 슬라이드를 빛으로부터 보호하기 위해 첫 단계부터 끝 단계까지 슬라이드를 알루미늄포일에 싸거나 암상자에 넣어 진행한다.
8) PBS-Tween20에 헹굼 3×2분
9) 필요하다면 PI 또는 DAPI로 대조염색을 수행한다.
10) PBS-Tween20에 헹굼 3×2분
11) 95% ethanol에 2분 탈수, 100% ethanol에 탈수 2×3분
12) 항변색(anti-fade) 봉입제를 사용하여 봉입

7. 형광항체 이중염색(동일 종으로부터 생성한 1차 항체를 사용)

1) 원리

효소항체 이중염색법의 원리와 같다. 다만 효소표지 대신 형광염료를 사용하므로 별도의 발색과정은 없다.

2) 염색 과정

① PBS-Tween20에 헹굼 2×2분

② 일차 혈청차단(1st serum blocking) : 2차 항체와 같은 종의 정상 혈청에 반응시킨다(예 : 일차 1차 항체가 생쥐(mouse) 혈청이고, 일차 2차항체가 항마우스 말(horse anti-mouse) 혈청이면 말 정상혈청 차단(horse normal serum block)을 사용해야 한다).

③ 일차 1차 항체(1st primary antibody) : 항체 희석액으로 적절하게 희석된 첫 1차 항체에 실온에서 1시간 반응시킨다. 참고 : 일차 혈청차단 단계와 일차 1차 항체 반응 사이에 절편을 헹구지 않는다. 실온은 평균 22~25℃를 의미한다. 온도가 너무 낮으면 반응시간을 더 길게 한다. 어떤 항체는 하룻밤 반응시키기도 한다.

④ PBS-Tween20에 헹굼 3×2분

⑤ 일차 2차 항체(1st secondary antibody) : PBS에 희석한 FITC 결합 항마우스 말 2차 항체(FITC conjugated horse anti-mouse secondary antibody)에 실온에서 20~30분간 반응시킨다.

⑥ PBS-Tween20에 헹굼 3×2분

⑦ 이차 혈청차단(2nd serum blocking) : 항생쥐 면역글로불린(anti-mouse immunoglobulin)의 자유 결합부위를 차단하기 위해 정상 마우스 혈청을 사용한다.

⑧ 이차 1차 항체(2nd primary antibody) : 항체 희석액으로 적절하게 희석된 이차 1차 항체(마우스)에 실온에서 1시간 반응시킨다.

⑨ PBS-Tween20에 헹굼 3×2분

⑩ 이차 2차 항체(2nd secondary antibody) : PBS에 희석된 Texas Red 결합 항마우스 2차 항체(Texas red conjugated anti-mouse secondary antibody)에 실온에서 20~30분간 반응시킨다.

⑪ PBS-Tween20에 헹굼 3×2분

⑫ 필요하다면 실온에서 DAPI에 20분간 대조염색한다.

⑬ PBS-Tween20에 헹굼 3×2분

⑭ 항퇴색 봉입제를 사용하여 봉입한다.

⑮ 4℃의 암소에서 보관한다.

3) 염색 결과(그림 23-19, 20)

- 일차 1차 항체 부위 : 녹색
- 이차 1차 항체 부위 : 적색
- 이중 염색부위 : 황색
- 핵 : 밝은 청색

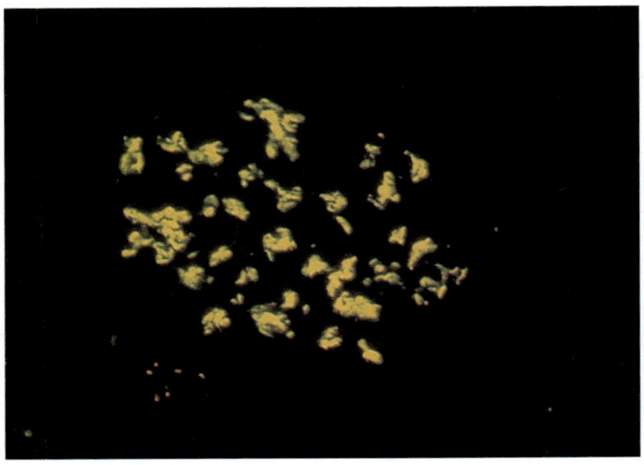

그림 23-19. 막성토리 콩팥염. 형광항체법. ×400. IgG가 토리 바닥막에 인접하여 미만성으로 염색되어 있다. 즉 membrane pattern을 보인다.

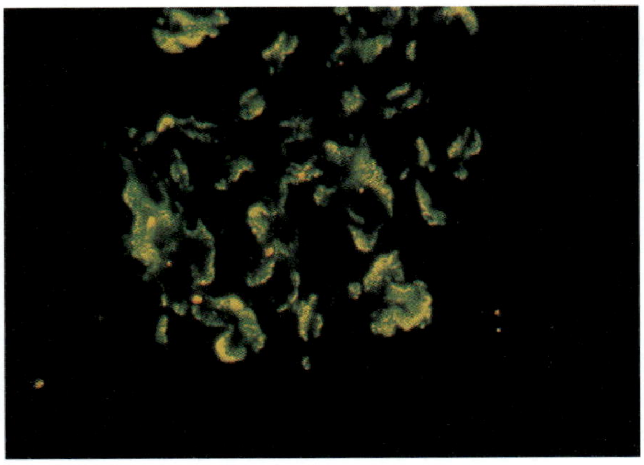

그림 23-20. IgA 토리 콩팥염. 형광항체법. ×400. 혈관사이 기질(mesangium) 부위가 IgA 양성으로 염색되어 있다. 이 같은 패턴을 diffuse mesangial pattern이라 부른다.

4) 관찰 및 사진촬영

형광항체 염색표본은 특이형광이 시간이 경과하면서 약해지기 때문에 표본을 영구보존할 수 없다(최근에는 특이형광이 약화를 막기 위해 p-phenylenediamine이 이용되고 있다). 따라서 현미경 소견을 충분히 관찰하고 나서 사진촬영을 하여 기록을 남긴다. 검경 및 관찰에는 형광현미경을 사용하여 암실에서 수행한다.

현미경 관찰 시에는 다음과 같은 점에 주의한다.

① 형광현미경의 전원스위치를 켠 후 적어도 10분 정도 지난 다음 광원 램프의 휘도가 안정되고 나서 관찰을 시작한다.

② 형광현미경의 전원스위치를 끈 후 다시 관찰할 경우에는 30분 정도 지난 다음 램프가 식으면 다시 스위치를 켠다.

③ 형광염료는 자외선의 조사시간이 경과함에 따라 퇴색되기 때문에 관찰은 필요 이상 오래 하지 않는 것이 좋다(관찰을 하지 않을 때는 현미경의 광량을 0으로 해둔다).

④ 염색 후 가능한 한 빨리 촬영한다.

⑤ 촬영한 필름의 현상결과가 나올 때까지 염색표본은 4°C에서 빛을 차단하여 보관하여 둔다. 잘 염색된 표본은 1주 이상 보존이 가능하다.

5) 참고

① streptavidin과 결합된 형광염료는 빛에 민감하기 때문에 가능한 한 빛 노출을 적게해야 한다. 일단 streptavidin-FITC 또는 Texas Red를 슬라이드에 처리하였다면 알루미늄 포일 등으로 슬라이드를 싸서 빛을 차단해야 한다.

② 다른 형광염료결합 항체를 사용하면 다른 종말색을 얻을 수 있다.

23.3 모세관 원리(capillary gap)를 이용한 면역 수동염색

기존의 슬라이드 한 장씩을 사용하여 염색하는 방법은 염색에 많은 양이 소비되고 한 장씩 별도로 취급하기 때문에 시간이 많이 걸리고, 비효율적이며, 재현성도 좋지 않은 단점을 지니고 있다. 이를 극복하기 위해 모세관 원리를 이용한 방법이다. 이 방법은 두 장의 슬라이드를 겹칠 때 생기는 틈(gap)을 이용한 모세관 원리를 이용한 것으로 사용되는 시약의 양과 시간을 많이 줄일 수 있고, 효율성 및 재현성도 높일 수 있어 검체 수가 많지 않은 규모가 비교적 작은 검사실이나 연구실에서 사용하면 편리하다.

현재 Chemicon과 Fisher Scientic사의 두 제품이 판매되고 있는데, Chemicon사의 IHC Select@Manual Staining System은 온도 조절이 되지 않아 실온에서 하거나 별도의 incubator가 필요한 반면, Fisher Scientific사의 MicroProbe System은 순간 온도변환 incubator가 있어 자체 온도조절을 하면서 염색할 수 있어서 Chemicon사의 것보다 시간을 좀 더 단축할 수 있고 염색 반응성도 더 높일 수 있는 장점이 있다.

1. Fisher Microprobe Manual Staining System법

1) 원리

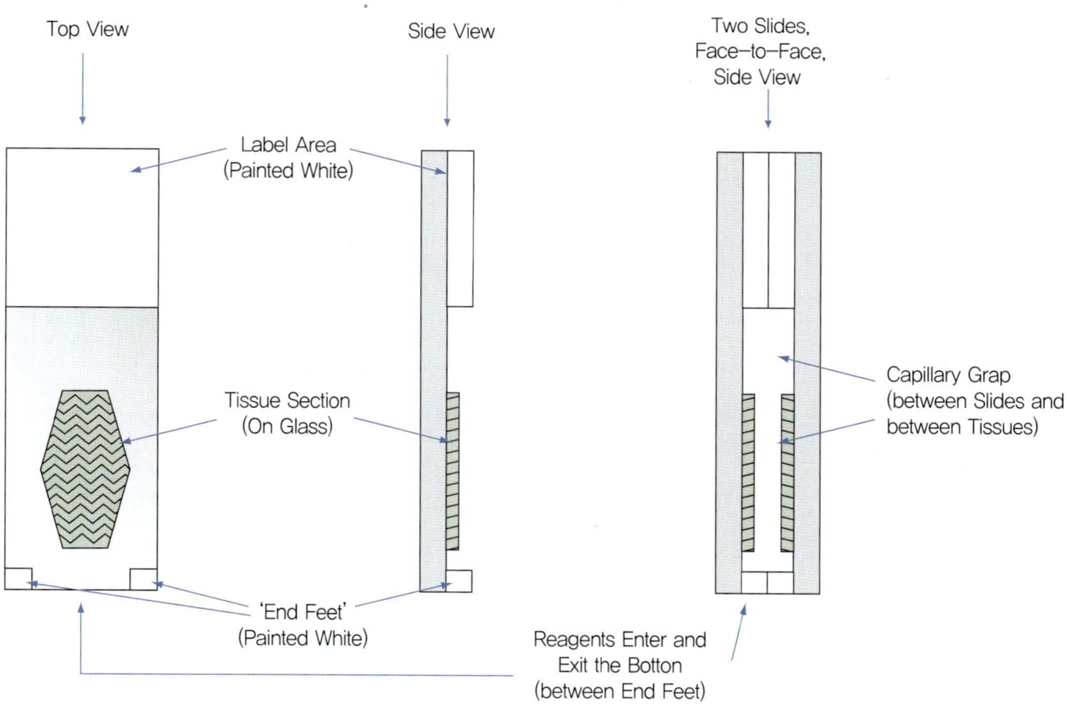

그림 23-21. Capillary gap microscopic slide. 두 장의 슬라이드를 겹치면 틈(gap)이 생겨 용액을 모세관 원리를 이용하여 채울 수 있다.

특수하게 제작한(라벨 부분과 반대쪽 슬라이드 끝 모서리에 두껍게 흰색 페인트를 바른 슬라이드) 면역 염색용 코팅슬라이드(coating slide)를 사용하여 두 장의 슬라이드를 겹칠 때 생기는 틈(gap)을 이용한 모세관 원리(그림 23-21)를 응용한 것으로 각 단계를 이동할 때 시약의 제거는 흡수 패드(또는 kim wipe)에 흡수시켜 제거한다.

2) 준비물

Incubator와 slide station, silicon rubber isolon, slide holder, wicking pad(또는 kim wipe), reagent trags, MicroProbe On Plus slide (Fisher Scientific사), 필요한 면역 염색시약, micropipette.

3) 염색순서와 사용방법(표 23-1, 그림 23-22)

표 23-1. MicroProbe System을 사용한 염색과정

단계	시약	시간	온도
1	Xylene(I) Xylene(II) Xylene(III)	3분 3분 3분	60℃ 60℃ 60℃
2	Absolute ETOH	2회	실온
3	증류수	4회	실온
*	Pepsin 또는 가열항원 부활(선택)	4분	실온
*	PBS–Tween20	3회 수세	실온
4	H_2O_2/PBS	5~7 min	45℃
5	PBS–Tween20	3회 수세	실온
6	혈청차단제	5분	45℃
7	1차항체	30분	45℃
8	PBS–Tween20	3회 수세	실온
9	Biotin표지 2차항체	10분	45℃
10	PBS–Tween20	3회 수세	실온
11	Streptavidin–HRP	10분	45℃
12	PBS–Tween20	3회 수세	실온
13	DAB	5분	45℃
14	PBS–Tween20	3회 수세	실온
15	증류수	수세	실온
16	Mayer 또는 Gill hematoxylin	30초	실온
17	탈수, 투명, 봉입		

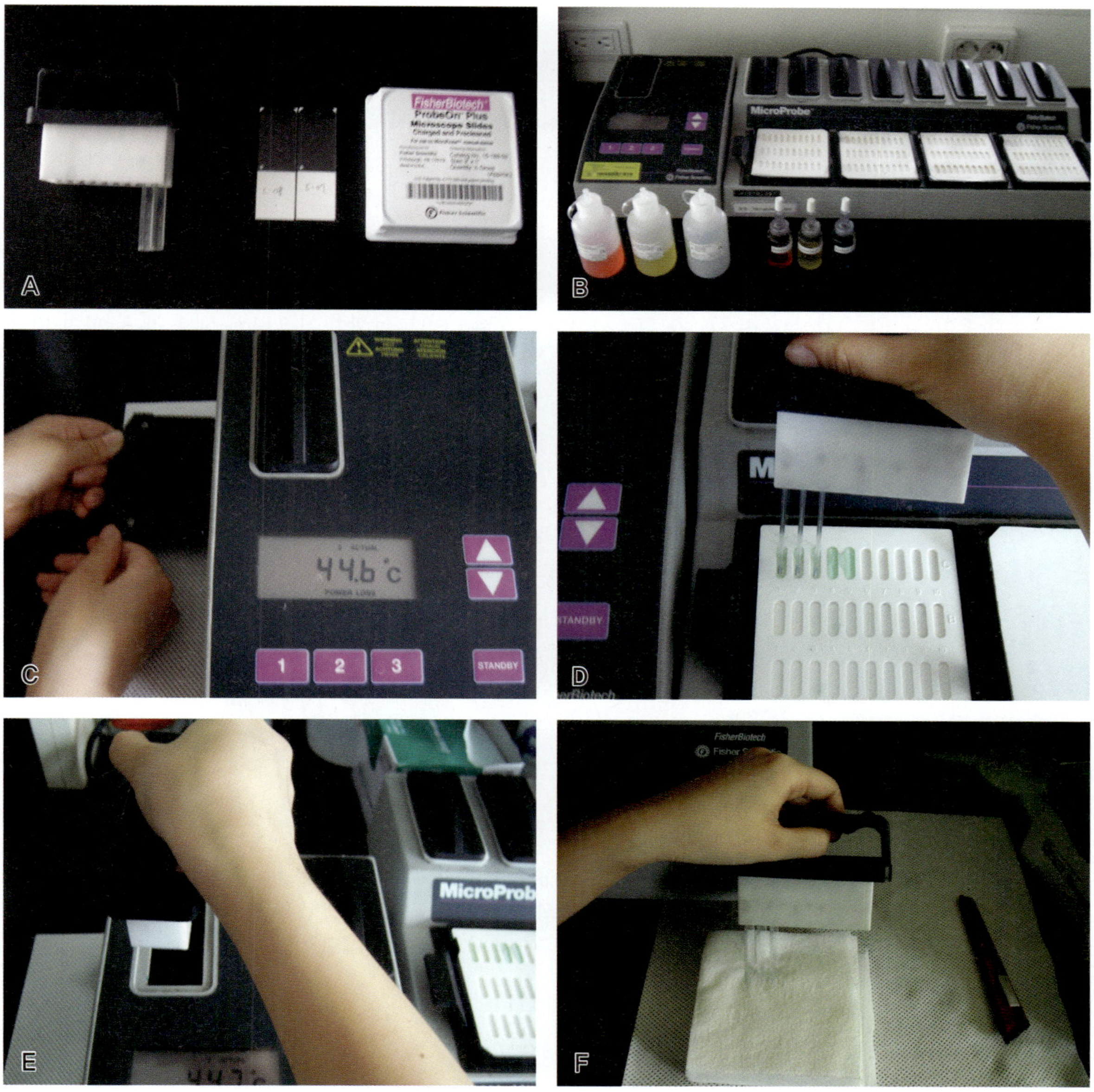

그림 23-22. MicroProbe Manual Staining System에 의한 면역염색 과정. A. Slide holder와 Probe On Plus slide를 준비한다. B. Incubator에 전원을 연결하고 필요한 온도를 조절한다. C. Incubator 밑에 있는 물받이를 꺼내어 물을 채워 습윤 상태를 유지해준다. D. Silicon rubber isolon의 well에 필요한 시약을 떨어뜨린 후 슬라이드 내로 시약을 빨아들인다. E. Incubator에 옮겨 반응시킨다. F. pad나 kimwipe를 사용하여 용액을 배출시킨 후 다음 단계를 진행한다.

23.4 자동면역염색기(autoimmunostainer)를 이용한 면역염색

최근 대학병원 규모의 병리과에서는 면역염색의 검사 건수가 급격히 증가하면서 거의 대부분 자동염색기가 보급되어 있다(그림 23-23). 따라서 각 실험실에서 사용하는 자동염색기 사용법에 대한 취급, 관리 및 장단점을 잘 알고 사용해야 한다.

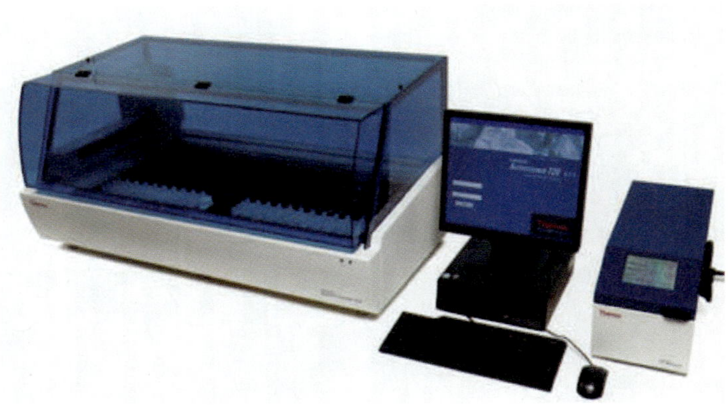

그림 23-23. 자동면역염색기(Lab Vision 720, Thermo Sceintific사). 자동염색기, 컴퓨터, 자동적으로 탈파라핀과 항원부활을 할 수 있는 PT module로 구성되어 있다. 한 번에 72~84장의 슬라이드를 염색할 수 있는 프로그램이며, 사용자 자신의 프로토콜과 시약을 적용할 수 있고, 하루에 2~3회 염색이 가능하다. Window 기반의 프로그램으로 사용하기가 쉽다.

23.5 면역염색법의 문제 원인 및 해결법

면역염색 과정에서 발생하는 다양한 문제점들을 알고 그 해결방법을 찾아 교정할 수 있는 능력을 키워야 한다. 다음은 일부 면역염색에서 발생하는 문제의 원인과 해결책을 제시한 것이다(표 23-2~4).

표 23-2. 염색이 약하거나 되지 않는 경우

원인	해결
불충분한 파라핀 제거	탈파라핀 시간을 늘리거나 새 자일렌으로 바꾼다.
불활성 1차 항체	새 항체로 바꿔 사용한다.
저장 잘못으로 못쓰게 된 항체	항체를 소량씩 분주하여 냉동고(−20~−70℃)에 보관한다. 얼렸다 녹였다 반복하지 말고, 생산자의 보관지침에 따른다.
항체의 농도가 너무 낮을 때	1차 항체 또는 2차 항체의 농도를 높인다. 계열희석을 해서 최적의 신호 대 잡음비율 (signal to noise ratio)을 구한다.
항체 반응 시간이 부적합한 때	항체 반응시간을 늘린다.
부적절한 조직의 고정	후고정 반응시간을 늘린다.
지나친 고정 상태	후고정 시간을 줄인다. 조직이 이미 과도하게 고정된 경우라면 적절한 항원부활 과정을 수행한다.
1차 항체와 2차 항체의 부적합	1차 항체와 상호 반응하는 2차 항체를 사용한다. 만일 1차 항체를 토끼에서 얻었다면 항토끼 2차 항체를 사용한다.
불활성 2차 항체	새 항체로 바꿔 사용한다.

표 23-3. 과염색 상태

원인	해결
1차 항체와 2차 항체의 농도가 너무 높음	항체의 농도를 낮추거나 계열희석을 하여 1차 항체와 2차 항체의 적정 희석비율을 구한다.
반응시간이 너무 길 때	반응시간을 줄인다.
반응온도가 너무 높을 때	반응온도를 내린다.
기질 반응시간이 너무 길 때	기질 반응시간을 줄인다.
절편이 말랐을 때	습윤 상태에서 진행한다.

표 23-4. 지나친 배경염색

원인	해결
절편의 부적절한 수세	각 단계 사이에 적어도 3회 수세
조직에 내인성 과산화효소나 알카리성 인산 가수분해효소가 포함된 경우	1차 항체 처리 전에 3% H_2O_2(peroxidase)나 levamisole (AP)를 처리하여야 차단한다.
조직에 내인성 바이오틴이 포함된 경우	1차 항체 처리 전에 아비딘/바이오틴 차단제로 차단한다.
조직에 대한 1차 항체의 비특이적 결합 또는 항체의 농도가 너무 높을 때	1차 항체의 희석 비율을 높여 비특이적 결합을 감소시킨다.
조직에 대한 2차 항체의 비특이적 결합	2차 항체를 얻은 종과 같은 종의 정상 혈청으로 혈청 차단(serum blocking)을 실시한다.
고정 부적절에 의한 조직항원의 확산	후고정 시간을 증가시킨다.
생쥐 조직에는 생쥐 항체를 사용한다.	1차 항체 처리 전에 생쥐 차단용액을 먼저 처리한다.
절편이 마른 경우	절편이 마르지 않도록 주의한다.

참고문헌

1. Elias JM. Immunohistopathology. A Practical Approach to Diagnosis. Chicago, Ill, ASCP Press, 1990.
2. Giorno R. A comparison of two immunoperoxidase staining methods based on the avidin-biotin interaction. Diagn Immunol 2:161, 1984.
3. Naish SJ. Immunochemical Staining Methods. Carpinteria, Calif, DAKO Cor, 1989.
4. Shi SR, Imam SA, Young I, Cote RJ, Tylor CR. Antigen retrieval immunohistochemistry under the influence of pH using minoclonal antibodies. J Histochem Cytochem 43:193, 1995.
5. Tayler C. The current role of immunohistochemistry in diagnostic pathology. Advances in pathology and laboratory medicine, St Louise, Mo, Mosby-Year Book Inc, 1994.

23.1

실 습 보 고 서

성명		학번		실습일자		확인	

면역조직화학

면역염색 방법 : ____________________

1차 항체 : ____________________ 공급처 : ____________________

Catalog# ______________ Clone# ______________ 수령 일자 : ______________

동물종 반응성 : ____________________ 항원부활법 : ____________________

양성대조조직 : ____________________ 희석배수 : ____________________

사용한 chromogen : ____________________

수기(　　　　)/MicroProbe(　　　　)/Autoimmunostainer(　　　　)

염색 과정	
결과	
평가	

23.2 실 습 보 고 서

성명		학번		실습일자		확인	

면역조직화학

면역염색 방법 : ____________________

1차 항체 : ____________________ 공급처 : ____________________

Catalog# ____________ Clone# ____________ 수령 일자 : ____________

동물종 반응성 : ____________________ 항원부활법 : ____________________

양성대조조직 : ____________________ 희석배수 : ____________________

사용한 chromogen : ____________________

수기(   )/MicroProbe(   )/Autoimmunostainer(   )

염색 과정	
결과	
평가	

CHAPTER 24

분자병리검사와 유세포 분석

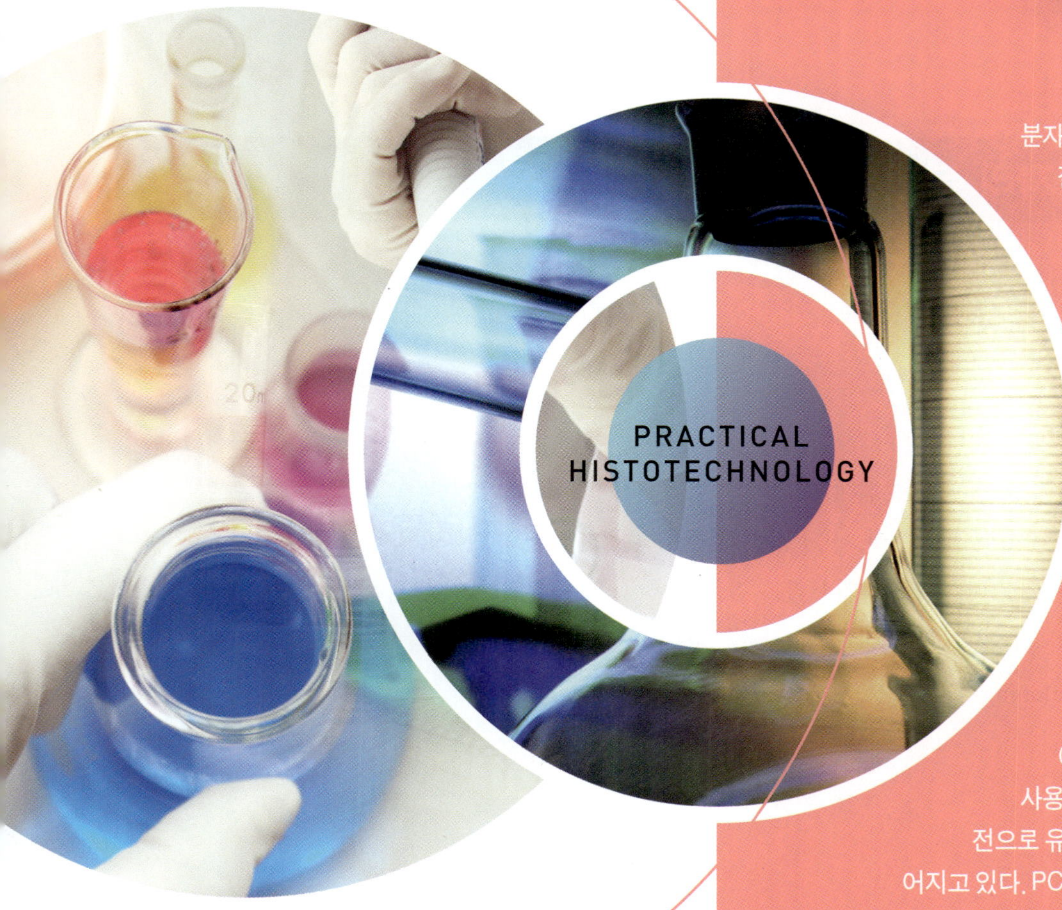

분자병리학은 분자 수준에서 질병의 본질을 규명하는 학문으로 분자생물학의 발전과 함께 진단병리학의 첨단 분야로써 각종 병원균의 증명, 암유전자(oncogene), 종양표지자(tumor marker) 검출에 획기적인 전기를 마련하였다. 유전자에 대한 검사는 DNA, RNA, 단백질을 대상으로 이루어지며, 이는 유전자, 유전자 발현, 유전자 산물의 발현에 대한 검사를 의미한다. 유전자를 직접 검사하는 데는 DNA와 RNA가 이용되며 DNA의 경우 Southern blotting이, RNA의 경우 Northern blotting이 사용되어 왔다. 그러나 PCR의 개발과 발전으로 유전자의 진단이 매우 효율적으로 이루어지고 있다. PCR은 보통 100 bp 내지 1 kb의 염기를 표적으로 증폭시키므로 Southern blotting과 같이 고분자 DNA가 필요치 않게 되었다. PCR의 개발로 DNA 사슬이 절단되기 쉬운 포르말린 고정-파라핀 포매조직표본에서 추출한 DNA도 이용할 수 있을 뿐만 아니라 검체 채취 후 몇 시간 이내에 결과를 얻을 수 있게 되었다. 그러나 세포를 파괴하지 않고 유전자를 검출하려면 세포로부터 DNA 추출과정 없이 직접 검출하는 방법이 필요한데 이 경우 핵의 DNA를 대상으로 하는 형광제자리부합법(fluorescence in situ hybridization, FISH)이나 세포질에 발현된 RNA을 대상으로 검사하는 제자리부합법(in situ hybridization, ISH)이 사용되고 있다.

학습목표 instructional objectives

1. 제자리 부합법의 원리를 설명한다.
2. FISH의 활용에 대해 설명한다.
3. PCR의 원리에 대해 설명한다.
4. 일반 PCR과 제자리 PCR (in situ PCR)의 원리를 설명한다.
5. 조직에서 DNA와 RNA 추출에 대해 설명한다.
6. TUNEL 염색의 원리와 과정을 설명한다.
7. 유세포분석기의 측정원리를 설명한다.
8. 유세포포분석기의 구성요소를 설명한다.
9. 유세포분석기의 임상 응용에 대해 설명한다.
10. 조직으로부터 단세포분유액을 제조하는 방법을 이해한다.

24.1 제자리 부합법(ISH)

1. 목적

이 방법은 세포, 조직 또는 생물체 전체 내의 특정 염기서열, 즉 RNA, 바이러스 DNA 또는 염색체 DNA를 검출할 수 있어서 생물학, 임상병리, 진단병리, 연구분야에 다양하고 널리 활용되고 있다. 진단병리분야에서의 ISH의 활용은 특정 바이러스 염기서열을 검출하여 바이러스 감염을 진단하는데 가치 있게 사용되고 있다. 배아생물학이나 신경생물학 분야에서는 배아조직이나 성인 중추신경계에 서의 의미 있는 역할을 하는 유전자의 클로닝(cloning)에 많이 사용되고 있다.

2. 원리

제자리 부합법(in situ hybridization, ISH)은 서던블롯팅(또는 노던블롯팅)과 달리 조직으로부터 DNA(또는 RNA)의 추출이나 제한효소에 의한 전처리를 하지 않고, 고정된 세포 또는 조직 위에서 직접 원하는 DNA(또는 RNA)를 검출하는 방법이다. 그 원리는 핵산 염기의 G와 C, A와 T의 상보적 결합을 이용하여 DNA-DNA, RNA-RNA, DNA-RNA를 부합시켜 특정 염기서열을 검출하는 기술이다. 따라서 이 원리를 이용하여 원하는 핵산의 특정 염기서열을 검출해야 할 경우, 그 핵산을 한 가닥으로 만든 다음(변성, denaturation), 그것에 상보적인 서열을 갖는 DNA(또는 RNA) 탐침자(probe)를 부합(hybridization)시켜 다시 두 가닥으로 만든 후, 그 DNA(또는 RNA) 탐침자에 표지된 물질을 가시화하여 현미경으로 관찰한다(그림 24-1).

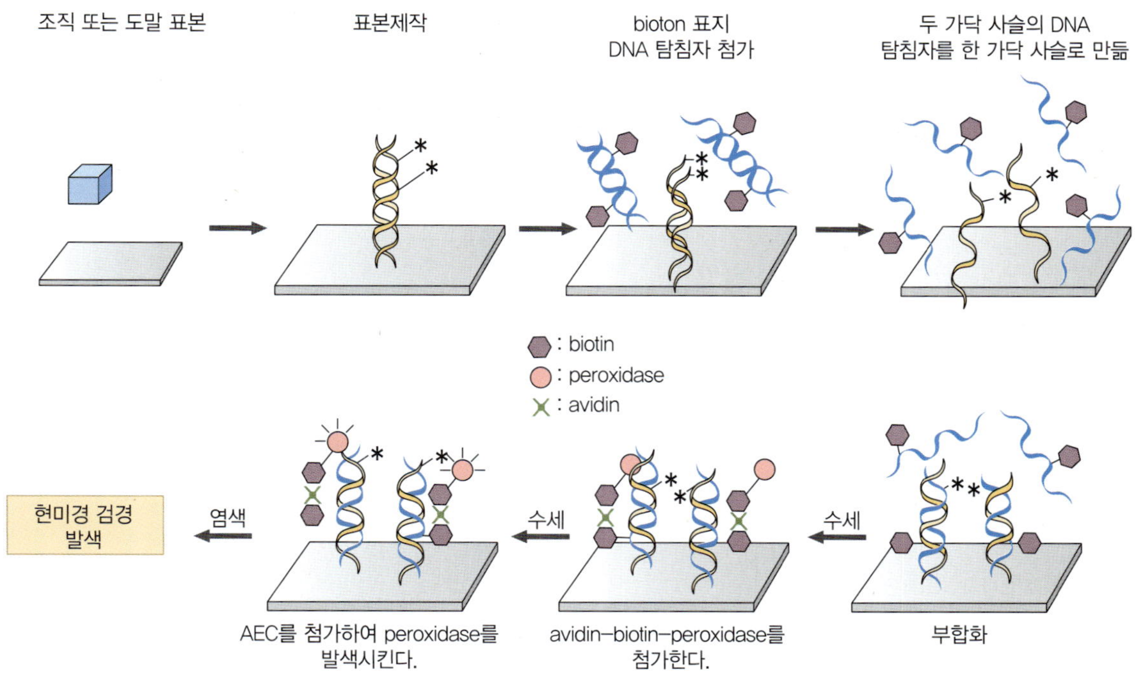

그림 24-1. ISH법의 원리 및 방법

3. 용액의 제조

1) 10 X TE 저장액

- Tris 100 mM
- EDTA 10 mM
- 증류수에 Tris를 녹이고 EDTA를 첨가한다. 필요한 pH를 조정하고 필요한 양을 제조한다.

2) 1 X TE 사용액

- 10 X TE 저장액 1용적
- 증류수 9용적

3) 10 X phosphate buffered saline (PBS)

- Sodium chloride 1.3 M
- Sodium dihydrogen orthophosphate 70 mM
- Disodium hydrogen orthophosphate dihydrate 30 mM

4) 20 X standard saline citrate (SSC)

- Sodium chloride 3 M
- Tris-sodium citrate 300 mM
- HCl을 사용하여 pH 7.0으로 조정한다.

5) Tris buffered saline (TBS)

- Tris 50 mM
- Sodium chloride 150 mM
- HCl을 사용하여 pH 7.6으로 조정한다.

6) 0.4% paraformaldehyde 용액

- fume hood(유해가스 제거장치) 내에서 신선하게 제조해야 한다. 10 X PBS에 4% 농도가 되도록
- paraformaldehyde를 첨가하고 70°C에서 흔들어 가면서 녹인다. 이 혼탁용액에 약간 혼탁이 남아있을 때까지 5 M NaOH를 첨가한 다음 식힌 후 여과한다. 멸균증류수를 사용하여 1:10으로 희석하여 1 X PBS와 0.4% paraformaldehyde 농도로 만들어 사용한다.

7) 10X PE(modified)

- 이 용액은 SDS나 bovine serum albumin이 포함되지 않아야 한다.
- Tris-HCl, pH 7.5 0.5 M
- 1% sodium pyrophosphate
- 2% polyvinylpyrrolidone (MW 40,000)
- 2% Ficoll (MW 40,000)
- EDTA 50 mM
- 65°C에서 가열하여 녹인다. 일단 녹으면 이 온도를 유지하면서 15분간 둔다. 실온에 보관한다.

8) Alkaline phosphate 기질 완충액

- Tris-HCl, pH 9.0 100 mM
- Magnesium chloride hexahydrate 50 mM
- Sodium chloride 100 mM

9) Alkaline phosphate 기질

- 5−bromo−4−chloro−3−indoxyl phosphate (BCIP) 50 mg/mL dimethylformamide (DMF) 80 μL
- Nitro blue tetrazolium(NBT) 75 mg/mL 70% DMF 80×1
- 1M levamisole 10×1
- Alkaline phosphate 기질 완충액 10 mL

10) Proteinase K 용액

- 50 mM Tris-HCl, pH 7.6에 효소 저장액 mL당 10 mg의 최소 농도로 제조해야 한다. 적은 양으로 나누어 −20°C에서 보관한다.

11) DEPC-처리 물의 제조

• Diethylpyrocarbonate (DEPC)를 증류수에 최종 농도가 0.1%(확인)되도록 첨가한다. Fume hood 내에서 첨가한다. 잘 혼합하여 녹인 후 하룻밤 방치한 후 다음날 고압멸균하여 사용한다.

참고

Tris buffer는 DEPC에 의해 파괴된다. 이 시약이 포함된 용액은 DEPC-처리 후 고압멸균한 증류수를 사용하여 RNAse-제거 초자기구에서 만들어야 한다.

초자기구의 제조

사용할 초자기구를 정밀하게 하려면 200℃에서 하룻밤 처리한다.

(1) 95% 에탄올에 헹군다.

(2) 3% H_2O_2 수용액에 10분간 담가둔다.

(3) DEPC-treated water로 헹군다.

(4) 건조하여 먼지가 들어가지 않도록 밀봉하였다가 사용한다.

4. 고정 : 10% NBF

5. 박절 : 파라핀절편, 4~5 μm

6. 방법

1) Digoxigenin-표지 cDNA 프로브를 사용한 DNA 검출을 위한 ISH법

(1) 표본제작

① 탈파라핀, 함수, 수세

② 조직슬라이드를 반응상자에 넣어 아래의 proteinase K 용액 100 μL를 덮고 37°C에서 1시간 반응시킨다.

  • Proteinase K 용액

  Proteinase K (Boehringer 745723) 20~50 μg/mL

  Tris-HCl, pH 7.6 50 mM

③ 슬라이드를 4°C의 증류수에 2회 10분씩 담가 둔다.

④ 미리 4°C에 냉각된 1×PBS로 희석한 0.4% paraformaldehyde에 20분간 후고정한다.

⑤ 증류수에 헹구고 전보합단계를 시작하기 전까지 증류수에 담가 둔다.

(2) 부합과정(hybridization)

① 조직슬라이드를 반응상자에 넣어 각 절편당 아래의 전보합용액 100 μL씩 덮은 후 42℃에서 1시간 반응시킨다.

- 전부합용액(pre-hybridization solution)

  다음 시약을 기술된 순서대로 혼합한다.

  멸균된 증류수 196 μL

  0.5 M Tris-HCl, pH 7.4 2 μL

  20 X standard saline citrate (SSC) 100 μL

  50 mM EDTA 2 μL

  50% dextran sulfate 200 μL

  * Formamide 500 μL

  총량 1 mL

  * Formamide는 fume hood 아래에서 첨가한다.

② 절편을 반응시키는 동안 digoxigenin-표지 cDNA 프로브에 다음 시약을 첨가하여 부합용액(hybridization solution)을 만든다.

- 0.5 M Tris-HCl, pH 7.4 1 μL

  20 X SSC 50 μL

  50 mM EDTA 1 μL

  50% dextran sulfate 100 μL

  * Formamide 250 μL

  멸균증류수로 500 mL까지 채운다.

  * Formamide는 fume hood 아래에서 첨가한다.

  최종 프로브 농도는 부위 내에 0.5~2 μg/mL(프로브 농도 보기)되어야 한다. 최종 부합용액은 4℃에 보관하면 1년까지 안정하게 사용할 수 있다.

③ 마이크로피펫 팁을 사용하여 전보합용액을 제거하고 보합용액 50 μL를 첨가하고 커버글라스를 덮는다.

④ micro well plate (Nunclon 1-63118A)의 우물 밑바닥에 물에 적신 여과지를 깔고 그 위에 ③의 두 장의 슬라이드를 올려놓고 뚜껑을 덮는다. 95℃에서 15분간 반응시켜 프로브와 조직 DNA를 변성시 킨다.

⑤ micro well plate를 42℃에 옮겨 하룻밤 반응시킨다.

⑥ 유해가스제거장치 내에서 슬라이드 위의 커버글라스를 제거하고 비커에 액을 따라 버린 후 2 X SSC를 사용하여 슬라이드로부터 보합용액을 씻어낸다. 2 X SSC에 슬라이드를 넣어 2회 20분간 담가둔다.

⑦ 0.1×SSC, 2 mM $MgCl_2$, 0.1% Triton-X 100에 슬라이드를 넣어 42℃에서 30분간 담가둔다.

⑧ 3% bovine serum albumin과 0.1% Triton-X 100이 포함된 TBS에 슬라이드를 5분간 담가둔다.

(3) 검출과정

① 슬라이드를 반응상자에 옮겨 절편 위에 anti-digoxigenin alkaline phosphatase conjugate (Boehringer 1093-274) (TBSBT에 1:600으로 미리 희석한) 100 μL를 덮어 30분간 반응시킨다.

② TBS에 2회 5분간 헹군다.

③ alkaline phosphatase 기질완충액으로 5분간 수세한다.

④ 반응상자에 슬라이드를 옮겨 기질용액 200 μL를 덮어 실온에서 15~60분간 반응시켜 alkaline phosphatase 활성을 검출한다.

⑤ 흐르는 수돗물에 5분간 수세한다.

⑥ Mayer hematoxylin에 최대 10초간 대조염색한다.

⑦ 흐르는 수돗물에 5분간 수세한다.

⑧ 수용성 봉입제로 봉입한다.

(4) 염색결과(그림 24-2)

사람거대세포 바이러스 DNA가 감염된 세포의 핵내에서 진한 시그널로 관찰된다.

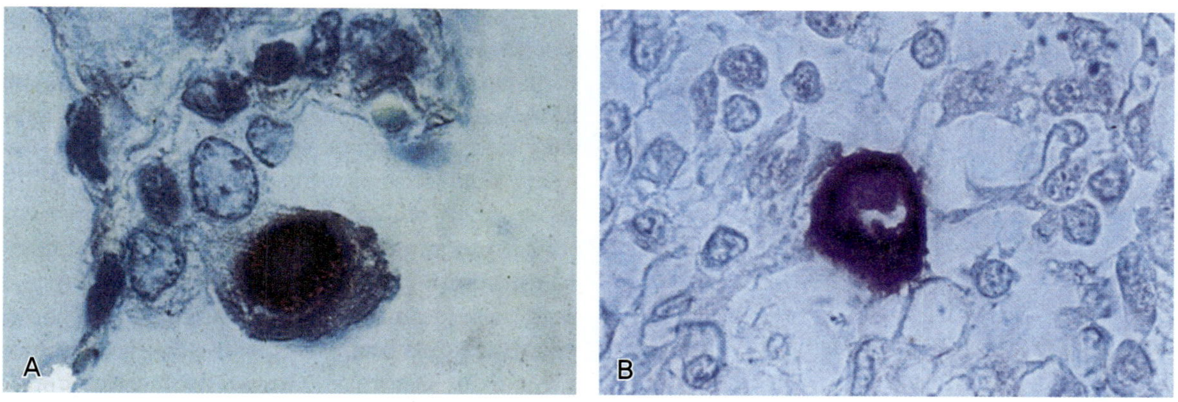

그림 24-2. 폐. 사람거대세포바이러스(Cytomegalovirus: CMV) 감염 ISH, ×1,000. A 폐에 감염된 CMV DNA. 50 μg/mL proteinase K를 37℃에서 1시간 전처리. B. AIDS-감염 장 세포 내의 CMV의 초기 유전자 RNA 전사체. 15 μg/mL proteinase K를 37℃에서 30분간 전처리.

2) Digoxigenin-표지 oligonucleotide 프로브를 사용한 mRNA 검출을 위한 ISH법

(1) 표본제작

① 탈파라핀, 함수, 수세

② 조직슬라이드를 반응 상자에 넣어 아래의 proteinase K 용액 100 μL를 덮고 37°C에서 1시간 반응시킨다.

- Proteinase K 용액

  Proteinase K (Boehringer 745723) 20~50 μg/mL

  Tris-HCl, pH 7.6 50 mM

③ 슬라이드를 4°C의 증류수에 2회 5분씩 담가 둔다.

④ 미리 4°C에 냉각된 1× PBS로 희석한 0.4% paraformaldehyde에 20분간 후고정한다.

⑤ 슬라이드를 증류수에 5분간 담가 둔다.

(2) 부합과정(hybridization)

① 조직슬라이드를 반응 상자에 놓고 각 절편당 아래의 전보합용액 50 μL씩 덮은 후 37°C에서 1시간 반응시킨다.

- 전부합용액(pre-hybridization solution)

  다음 시약을 기술된 순서대로 혼합한다.

  DEPC-처리 멸균된 증류수 265 μL

  5 M sodium chloride 120 μL

  10 X PE (modified) 100 μL

  50% dextrane sulfate 200 μL

  10 mg/mL 연어 정자 DNA 15 μL

  * Formamide 300 μL

  총량 1 mL

  * Formamide는 fume hood 아래에서 첨가한다.

② 절편을 반응시키는 동안 위의 전보합용액의 처방을 사용하여 보합용액을 제조한다. 필요한 최종 농도의 두 배가 되도록 digoxigenin-표지 oligonucleotide 프로브가 들어가도록 하고 DEPC-처리 증류수로 양이 적절하도록 조절한다.

③ 전보합용액에 직접 보합용액 50 μL를 첨가하여 슬라이드 위에 떨어뜨리고 커버글라스를 덮어 37°C에서 하룻밤 반응시킨다.

④ fume hood 내에서 슬라이드 위의 커버글라스를 제거하고 비커에 액을 따라버린 후 37°C에서 30% formamide가 포함된 2 X SSC를 사용하여 슬라이드로부터 부합용액을 씻어낸다. 2회 각10분

(3) 검출과정

① 슬라이드를 반응상자에 옮겨 절편 위에 anti-digoxigenin alkaline phosphatase conjugate (Boehringer 1093-274) (3% bovine serum albumin이 포함된 TBS에 1:600으로 미리 희석한) 100 μL를 덮어 30분간 반응시킨다.

② TBS에 2회 5분간 헹군다.

③ alkaline phosphatase 기질완충액으로 5분간 수세한다.

④ 반응상자에 슬라이드를 옮겨 기질용액 200 μL를 덮어 실온 암소에서 30분~하룻밤 반응시켜 alkaline phosphatase 활성을 검출한다.

⑤ 흐르는 수돗물에 5분간 수세한다.

⑥ Mayer hematoxylin에 최대 10초간 대조염색한다.

⑦ 흐르는 수돗물에 5분간 수세한다.

⑧ 수용성 봉입제로 봉입한다.

3) 형광-표지 oligonucleotide 프로브를 사용한 mRNA 검출을 위한 ISH법

(1) 표본제작

① 탈파라핀, 함수, 수세

② 조직슬라이드를 반응 상자에 놓고 proteinase K 용액 100 μL를 덮고 37℃에서 1시간 반응 시킨다.

- Proteinase K 용액

  Proteinase K (Boehringer 745723) 20~50 μg/mL

  Tris-HCl, pH 7.6 50 mM

③ 슬라이드를 증류수에 2회 3분씩 담가 둔다.

④ 95% 에탄올에 3분간, 100% 에탄올에 2회 3분간 두어 탈수한다.

⑤ 2분간 공기건조시킨다.

(2) 부합과정(hybridization)

DEPC 증류수에 형광-표지 oligonucleaotide 프로브(50~250 ng)를 첨가하여 보합용액을 제조한다. 다음 시약을 기술된 순서대로 혼합한다.

- 보합용액(아래참고)

  DEPC-처리 멸균된 증류수 × μL

  5 M sodium chloride 60 μL

  10 X PE(modified) 50 μL

  50% dextrane sulfate 100 μL

  * Formamide 150 μL

  총량 500 μL

  * Formamide는 fume hood 아래에서 첨가한다.

참고

DEPC-증류수 양은 사용된 프로브 양을 알 때에만 계산할 수 있다. 이 양은 최종 총량이 500 μL가 되어야 한다. 예를 들면 사용된 프로브 용액 양이 40 μL라면 DEPC-증류수 100 μL를 첨가하고 나머지 시약들을 첨가하면 최종량이 500 μL가 되도록 제조한다. 따라서 다른 시약을 넣기 전에 DEPC-증류수를 제일 먼저 프로브에 첨가해야 한다.

① 조직슬라이드를 반응 상자에 놓고 각 절편당 보합용액 50 μL씩 덮은 후 37℃에서 2시간 반응시킨다.

② 반응 후에 fume hood 내에서 커버글라스를 벗겨 슬라이드 위의 부합용액을 비커에 버리고 0.1% Triton-X-100이 포함된 TBS에 3회 3분씩 씻어낸다.

(3) 검출과정

① 슬라이드를 반응상자에 옮겨 절편 위에 3% bovine serum albumin, 0.1% Triton-X-100, 20% 정상 토끼혈청이 포함된 TBS 100 μL를 덮어 10분간 반응시킨다.

② 차단용액을 제거하고 3% bovine serum albumin, 0.1% Triton-X−100 포함된 TBS로 1:200으로 희석한 rabbit Fab anti-FITC conjugated to alkaline phosphatase (Novacastra, NCL-ISH-D)를 떨어뜨려 30분간 반응시킨다.
③ 슬라이드를 TBS 2회 3분간 수세한다.
④ alkaline phosphatase 기질완충액(472쪽 참조)으로 5분간 수세한다.
⑤ 반응상자에 슬라이드를 옮겨 기질용액(472쪽 참조) 200 μL를 덮어 실온 암소에서 30분~하룻밤 반응시켜 alkaline phosphatase 활성을 검출한다.
⑥ 흐르는 수돗물에 5분간 수세한다.
⑦ Mayer hematoxylin에 최대 10초간 대조염색한다.
⑧ 흐르는 수돗물에 5분간 수세한다.
⑨ 수용성 봉입제로 봉입한다.

24.2 형광제자리부합법(Fluorescence In Situ Hybridization, FISH)

1. 목적

FISH는 단일세포의 간기(interphase) 및 분열기 세포의 염색체상의 특정 유전자 서열의 존재와 정상유무를 시각적으로 관찰하는 기술이다. 과거 염색에 핵형분석법(karyotyping)은 분열한 세포만을 대상으로 하는 데 반해 FISH는 간기 세포핵에서도 염색체 분석이 가능하여 여러 종류의 세포를 대상으로 검사할 수 있는 것이 가장 큰 장점 중 하나이다. 또한 여러 종류의 형광염료에 의한 다중염색(multiple staining)이 가능하기 때문에 한 번에 몇 개의 염기서열을 분석할 수도 있다.

일반 분염법에 의한 염색체 검사는 검출한계가 mega base (Mb) 단위여서 미세(수백~수십 킬로 base)한 이상을 검출하기가 곤란하다. 이에 대해 서던블롯(southern blot)이나 PCR법은 수 Kb에서 1giga base (Gb)까지의 이상을 검출할 수 있어서 고감도 기법이다. FISH법은 염색체 검사와 유전자 해석의 중간에 위치하며 수 Kb 정도의 이상을 검출하는 것이 가능하고 'in situ'에서 검출할 수 있는 장점이 있을 뿐만 아니라 간기핵 FISH법을 사용하면 놓치기 쉬운 저빈도 모자이크도 검출이 가능하다.

2. 원리

기본 원리는 ISH와 같다. 검사하고자 하는 세포 DNA와 표지 물질이 결합된 DNA 프로브를 변성시킨 후 단일 가닥으로 된 프로브와 염색체의 표적 부위와 재부합시킨 후, 표지물질에 형광물질을 결합시키면 부합된 부위에 형광 시그널이 나타나고 이를 형광현미경으로 판독한다.

3. 고정 : 10% NBF

4. 박절 : 파라핀 절편, 4~5 μm

5. 용액의 준비(Dako kit)(그림 24-3)

X 20 용액들은 증류수로 1 : 20으로 희석하여 사용한다.

(1) Vial 1 : Diluted pre-treated solution(X2 0), 75 mL

(2) Vial 2 : Pepsin, ready-to-use, 5 mL

(3) Vial 3 : Wash buffer (X 20), 500 mL

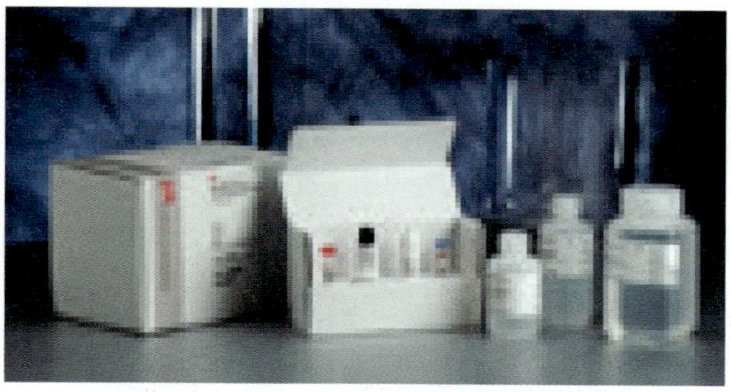

그림 24-3. Dako FISH kit

(4) Vial 4 : stringency buffer (X 20), 150 mL

(5) Vial 5 : Fluorescence mounting medium with blue counterstain, ready-to-use, 0.3 mL

(6) Vial 6 : Coverslip sealant, ready-to-use, 1 tube

6. 염색과정

- 탈파라핀, 함수, 증류수에 수세
- 온수조에서 미리 가온된(95~99℃) diluted pretreated solution에 옮겨 10분간 둔다.
- 온수저에서 용기를 꺼내어 실온에서 15분간 식힌다.
- wash buffer로 실온에서 3분간 수세
- 슬라이드 절편 주변의 과다한 buffer를 kim wipe로 닦아낸다.
- 냉장(2~8℃) 상태의 pepsin 5~8방울을 조직절편 위에 떨어뜨려 덮는다.
- 37℃ heating block이나 뚜껑을 열어 놓은 hybridizer 위에 절편을 옮겨 3~6분간 둔다.
- Pepsin을 닦아 내고 wash buffer로 실온에서 3분간 2회 수세한다.
- 탈수(70, 85, 95% ethanol)에서 2분씩 탈수한다

- 슬라이드를 꺼내어 거꾸로 세워 15~20분간 완전히 공기건조한다(강한 빛을 피한다).
- fume hood 아래에서 조직절편 중앙에 probe mix 10 μL 떨어뜨린 후 즉시 커버글라스를 덮는다. Probe Mix가 고르게 퍼지게 하고 기포가 생기지 않도록 주의한다.
- 커버글라스 둘레를 coverslip sealant로 잘 밀봉한다.
- hybridizer의 변성모드를 사용하여 82°C에서 6분 또는 45°C에서 14~20시간 프로그램을 입력한다(그림 24-4).
- 슬라이드를 hybridizer에 옮기고 두 개의 humidity control strips을 뚜껑 내로 끼우고 증류수로 strip을 포화시키고 뚜껑을 닫은 후 변성을 시작한다.
- hybridization chamber 내에 물로 적신 paper tissue를 두고 82°C oven에서 미리 가온해 둔다.
- 미리 가온된 hybridization chamber 내로 슬라이드를 옮기고 뚜껑을 덮고 45 ± 2°C에서 하룻밤(14~20시간) 반응시킨다(그림 24-5).

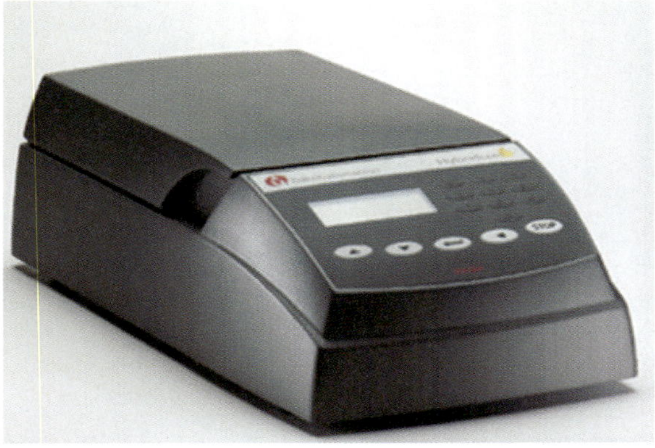

그림 24-4. Dako hybridizer

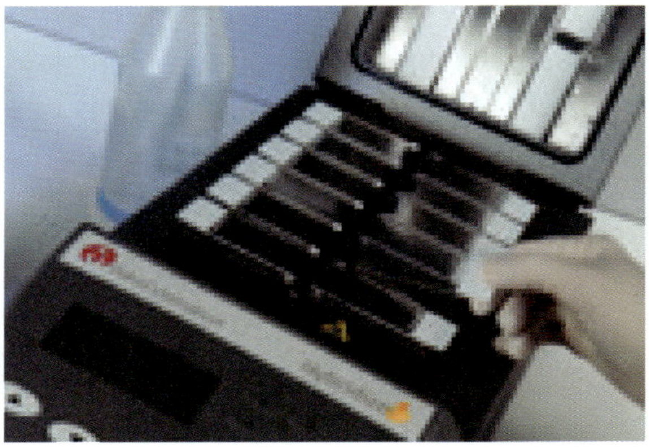

그림 24-5. Dako hybridizer에 슬라이드를 올려놓은 다음 온도를 조절하여 반응시킨다.

- 두 개의 용기에 diluted stringency buffer를 채우고 그중 한 개의 용기를 fume hood 내에 넣어 실온(20~25°C)에 둔다.
- 나머지 한 개의 염색용기는 온수조에 넣어 65 ± 2°C에 미리 가온해 둔다.
- hybridization chamber 내의 슬라이드로부터 커버글라스를 조심스럽게 제거하고 fume hood 내의 diluted stringency buffer 용기에 한 번에 한 장씩 옮긴다.
- 온수조에 미리 가온된(65 ± 2°C) 두 번째 용기에 슬라이드를 옮겨 10분간 수세한다.
- 슬라이드를 꺼내어 diluted wash buffer에 옮겨 실온에서 3분간 2회 수세한다.
- 슬라이드를 탈수(70, 85, 95% ethanol)한다.
- 슬라이드를 꺼내어 거꾸로 세워 15~20분간 공기건조한다. 강한 빛은 피한다.
- 슬라이드의 절편 위에 fluorescence mounting medium 15 μL를 떨어뜨리고 커버글라스를 덮는다. 봉입된 슬라이드를 암소에 옮겨 15분간 후 경검하거나 7일 이내에 검경한다. 퇴색을 최소 화하려면 2~8°C 암소에 보관한다.
- DAPI 필터와 Texas Red/FITC 이중필터 또는 단독 필터 그리고 100 W lamp를 사용한 형광현미경을 사용하여 결과를 판독한다.

7. 염색결과(그림 24-6)

- 분리된 적색과 녹색 시그널은 분리된 시그널 프로브로 염색된 전좌이며 적색/녹색(황색) 융합 시그널은 정상 대립유전자(normal allele)이다.
- 적색 시그널은 몇 개의 유전자를 나타내며, 녹색 시그널은 참고(reference) 시그널이다. R/G 비가 1이 아니면 유전자 증폭(amplication)이거나 결실(deletion)을 의미한다.

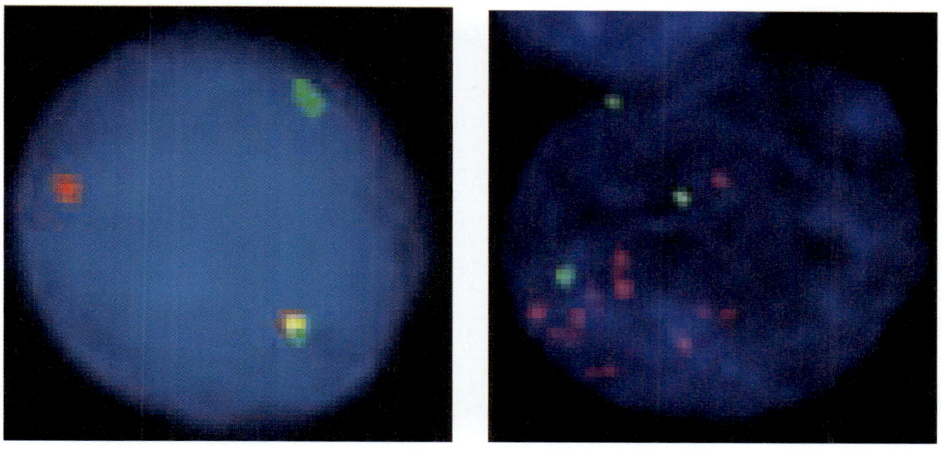

그림 24-6. 전좌와 증폭

24.3 제자리 중합효소연쇄 반응(IS-PCR)

1. 목적

IS-PCR (in situ polymerase chain reaction)은 조직절편 또는 세포도말표본 위에서 직접 중합효소연쇄반응을 이용하여 DNA를 증폭시켜 원하는 DNA를 검출하는 기술이다(그림 24-7). 이 방법은 보통의 ISH에 PCR을 도입한 것으로 민감도(sensitivity)를 증가시키기 위해 개발되었다.

2. 원리

IS-PCR에는 직접법(direct IS-PCR)과 간접법(indirect IS-PCR)이 있으며, 또한 DNA 분해효소전처리 후 역전사효소(reverse transcriptase)를 이용하는 IS-RTPCR (in situ reverse transcriptase PCR)이 있다. IS-

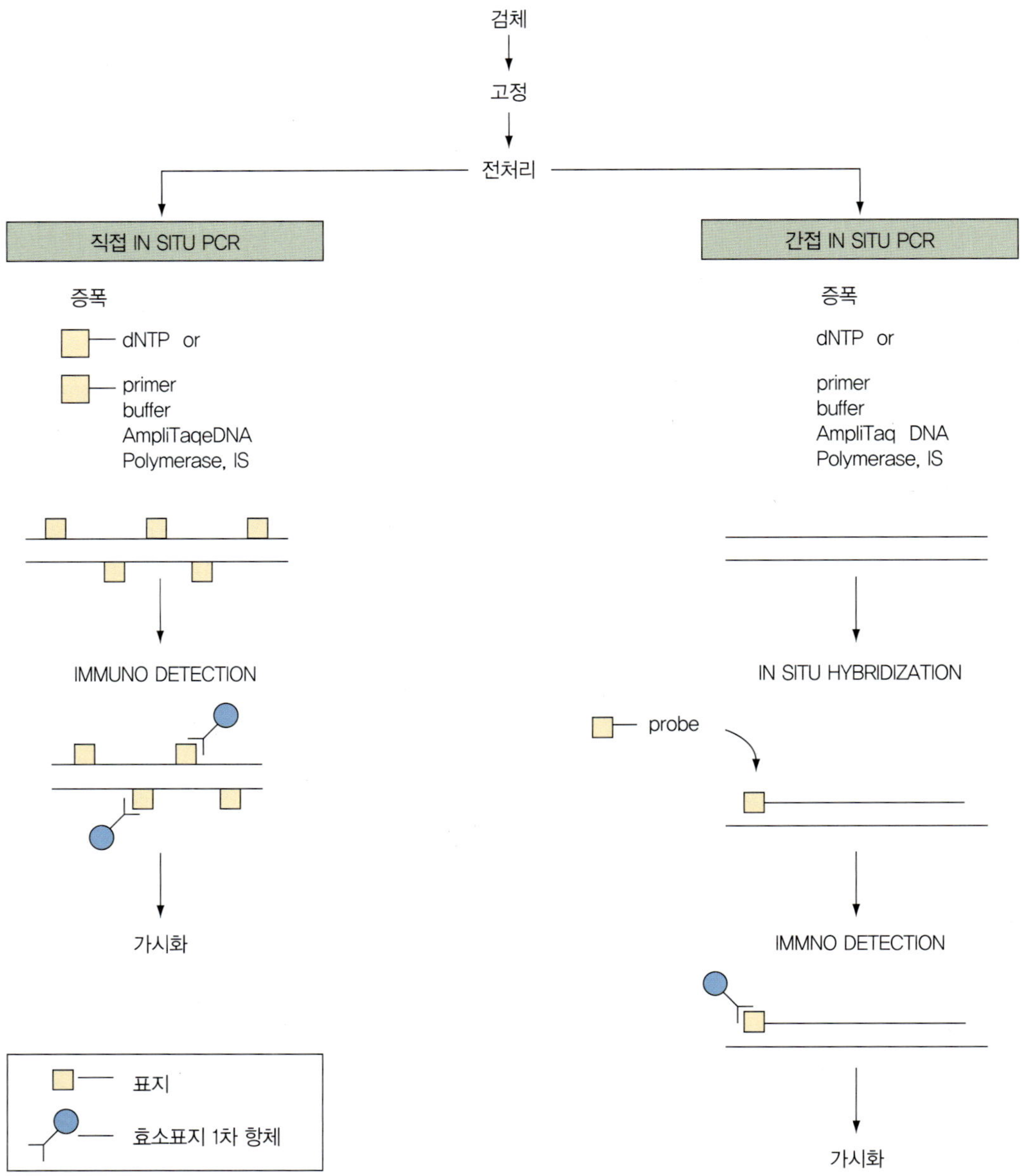

그림 24-7. 직접 및 간접 IS-PCR 원리 및 방법

RTPCR도 직접법(direct IS-RTPCR)과 간접법(indirect IS-RTPCR)으로 나뉜다. IS-RTPCR은 세포 또는 조직 내의 mRNA의 검출에 사용된다. 어떤 세포 내의 특이 유전자 발현(specific gene expression)을 제자리 증폭기술을 사용하여 조직절편 내에서 직접 검출할 수 있다.

3. 고정 : 10% NBF

4. 박절 : 파라핀 절편, 4~5 μm

5. 과정

1) IS-PCR 직접법

(1) 표본제작과 전처리

① 5 μm 두께의 조직절편을 제작하여 IS-PCR 유리슬라이드에 부착시킨다. 유리슬라이드 한 장당 3개의 절편을 부착할 수 있다.

② 조직슬라이드를 60°C의 가열판(hot plate)에 옮겨 18~48시간 둔다.

③ 37°C의 자일렌에 옮겨 30분 동안 탈파라핀한 후, 실온의 자일렌 2단계에 각각 10분씩 헹군 다음, 하강계열 알코올 단계(100%, 75%, 50%, 25%)를 거쳐 증류수(핵산분해효소-제거)에 함수시킨다.

④ 0.02 M HCl에 10분간 둔다.

⑤ PBS에 2분간 헹군다.

⑥ 0.01%(v/v) Triton-X 100 (PBS에 녹임)에 90초간 담가 두었다가, PBS로 2분간 헹군다.

⑦ 슬라이드를 1~10 μg/mL의 proteinase K (0.1 M Tris-HCl pH 7.5, 5 mM EDTA)가 들어 있는 코플린자(coplin jar)에 옮긴 후 뚜껑을 잘 닫은 후 전자레인지에 둔다.

⑧ 전자레인지를 최대 출력으로 조절하여 37°C가 되도록 온도를 올린 후 전자레인지 내에 코플린자를 그대로 둔다.

⑨ 코플린자를 37~45°C의 온도를 유지하면서 적당한 출력에서 10분 간격으로 극초단파(microwave)를 조사하여 30분간 둔다.

⑩ 30분 후 코플린자 내의 내용물이 끓을 때까지 극초단파를 조사하여 15~30초간 계속 끓인다.

⑪ 전자레인지에서 코플린자를 빼내어 조심스럽게 뜨거운 완충액을 쏟아버린 후, 슬라이드를다른 코플린자에 옮겨 4°C의 아세트산(acetic acid)을 부은 후 15초간 둔다.

⑫ 슬라이드를 PBS로 옮겨 2분간 헹군다.

⑬ 슬라이드를 증류수(핵산분해효소-제거)로 옮겨 2분간 수세한 다음, 상승계열 알코올 단계를 거쳐 깨끗한 100% 에탄올에 탈수시킨다. 탈수된 슬라이드는 IS-PCR 반응에 들어갈 때까지 100% 에탄올에 보관한다.

(2) PCR 반응성분

표 24-1과 같이 PCR 성분을 섞어 50 μL의 IS-PCR 반응혼합액이 되도록 제조한 후 아래 과정을 진행한다.

표 24-1. IS-PCR 직접법을 위한 50 μL 반응혼합액

성분	공급 농도	최종 농도/50 μL	용량/50 μL
10X PCR 완충액 II	10X	1X	5 μL
dATP	10 mM	200 μM	1 μL
dCTP	10 mM	200 μM	1 μL
dGTP	10 mM	200 μM	1 μL

dTTP	10 mM	200 μM	1 μL
시발체 1	사용자 결정	0.2~1.0 μM	10~50 pmol
시발체 2	사용자 결정	0.2~1.0 μM	10~50 pmol
$MgCl_2$	25 mM	2~4.5 μM	4~9 μL
AmpliTaq DNA Polymerase, IS	20 U/ μL	10 U	0.5 μL
Biotin-11-dUTP	0.4 mM	2.5 μM	0.3 μL
증류수	50 μ까지 채운다.		

(3) 증폭반응(그림 24-8)

① 에탄올에서 모든 슬라이드를 꺼내어 완전하게 건조시킨다.

② 각 슬라이드를 미리 가온된 조립장치 위에 올려놓고, 슬라이드의 첫 절편 중앙에 먼저 50 μL 의 반응 혼합액을 떨어뜨린다.

③ 절편 위에 떨어뜨린 반응 혼합액을 커버클립과 커버디스크로 밀봉한 후, 조심스럽게 슬라이드를 오른쪽에서 왼쪽으로 밀어 다음 위치로 이동시킨다. 이 과정은 모든 절편이 조립될 때까지 반복한다.

④ 슬라이드를 70℃에서 미리 가온된 증폭장치로 옮긴다.

⑤ 조립된 슬라이드를 적당한 프로그램으로 40 사이클 정도 열순환시킨다.

두 단계 PCR 프로그램의 경우 첫 사이클에서는 변성단계 94℃에서 5분간, 시발체 어닐링과 신장 연합단계 90초로 수행한 후, 다음 단계부터는 변성단계 94℃ 20~40초, 연합 프라이머어닐링과 신장단계 90초로 설정하여 30 사이클을 수행한다.

어닐링과 신장단계의 온도는 전적으로 반응에 사용된 시발체 쌍의 Tm에 따라 달라진다. 대부분의 시발체의 경우 어닐링 온도는 50~60℃ 사이이다.

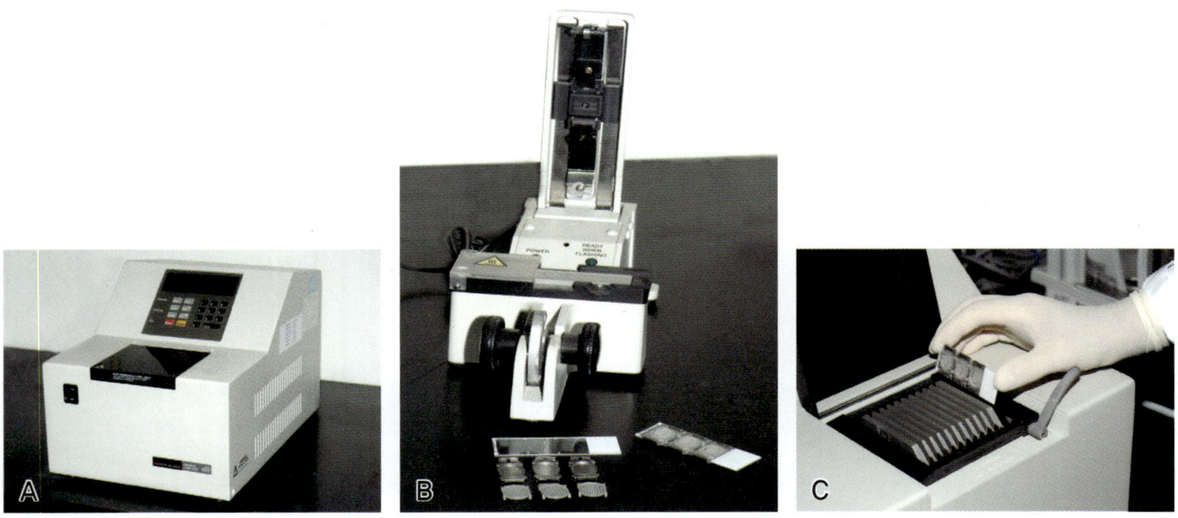

그림 24-8. A. in situ PCR 장치 B. 슬라이드 조립장치 C. 조립 슬라이드의 삽입

(4) 바이오틴의 검출

바이오틴과 다른 합텐이 결합되어 있을 경우는 아래와 다른 검출방법을 사용해야 한다.

① 열순환 과정이 끝나면 조립분해장치(disassembly tool)를 이용하여 슬라이드로부터 커버클립과 커버디스크를 분리한 후, 슬라이드를 40~60℃의 2 X SSC로 5분간 수세한다.

② 슬라이드를 PBS에 2분간 수세한 후, 5% BSA(완충액 1)에 옮겨 30분간 둔다.

③ BSA를 제거한 후, 아비딘 DN (10 μg/mL buffer 1)에 옮겨 5분간 둔다.

④ 완충액 1 (0.1 M Tris-HCl pH7.5, 0.1 M NaCl, 2 mM $MgCl_2$, 0.05% Triton X−100)에 두 번 수세한 후, 바이오틴-알칼리성 인산분해효소(biotin-alkaline phosphatase, 10 μg/mL 완충액 1)에 5분간 반응시킨다.

⑤ 완충액 1에 두 번 수세한 후 완충액 2 (0.1 M Tris-HCl pH 9.5, 0.1 M NaCl, 50 mM $MgCl_2$)로 옮겨 30분간 둔다.

⑥ 기질(16.5 μg NBT, 12.5 μL BCIP/3.75 mL 완충액 2)을 가하여 15분간 반응시킨 후, 물에 담가 색이 완전히 발현될 때까지 둔다.
1시간 이내에 색이 완전히 발현된다. 기질 반응시간이 너무 지나치면 인공산물이 생겨 진성시그널(true signal)과 혼동되기도 한다.

⑦ 메틸그린으로 대조염색한 후, 비수용서이나 수용성으로 봉입한다.

2) IS-PCR 간접법

(1) 표본제작 및 전처리

① 5 μm 두께의 절편을 제작하여 IS-PCR 슬라이드에 부착시킨다.

② 60℃의 가열판(hot plate) 위에 18~48시간 건조시킨다.

③ 37℃의 자일렌에 30분간 탈파라핀한 후, 실온의 자일렌에 옮겨 각각 10분씩 2회 헹군 다음, 신선한 하강계열 알코올(100%, 75%, 50%, 25%)을 거쳐 증류수(핵산분해효소-제거)에 재함수시킨다.

④ 0.02 M HCl에 옮겨 10분간 둔다.

⑤ PBS에 2분간 헹군다.

⑥ 0.01% (v/v) Triton-X 100 (PBS에 용해)에 옮겨 90초간 둔 다음, PBS에 2분간 헹군다.

⑦ 슬라이드를 미리 가온하기 위해 37℃의 완충액(0.1 M Tris-HCl pH 7.5, 5 mM EDTA)에 옮긴다.

⑧ 배양용기(incubation tray)로 슬라이드를 옮겨 각 절편 위에 1~10 μg/mL proteinase K(0.1M Tris-HCl pH 7.5, 5 mM EDTA)를 떨어뜨린다.

⑨ 슬라이드를 부란기(incubator)로 옮겨 37℃에서 30분간 반응시킨다.

⑩ PBS(2 mg/mL glycine이 포함된)에 수세하여 단백질분해효소 K (proteinase K)를 불활성 화한 후 PBS로 수세한다.

⑪ 슬라이드를 4℃의 20% 아세트산에 옮겨 15초간 두었다가 물에 헹군 후, 상승계열 알코올 단계를 거쳐 100% 에탄올에 탈수한다.

(2) PCR 반응성분

다음 성분들을 혼합하여 50 μL의 IS-PCR 반응액을 제조한다(표 24-2).

표 24-2. IS-PCR 간접법을 위한 50 μL의 IS-PCR 반응혼합액

성분	공급농도	최종농도/50 μL	용량/50 μL
10X PCR buffer II	10 X	1 X	5 μL
dATP	10 mM	200 μM	1 μL
dCTP	10 mM	200 μM	1 μL
dGTP	10 mM	200 μM	1 μL
dTTP	10 mM	200 μM	1 μL
시발체 1	사용자 결정	0.2~1.0 μM	10~50 pmol
시발체 2	사용자 결정	0.2~1.0 μM	10~50 pmol
$MgCl_2$	25 mM	2~4.5 μM	4~9 μL
AmpliTaq DNA Polymerase, IS	20U/ μL	10 U	0.5 μL
증류수	50 μL까지 채운다.		

(3) 증폭반응

① 에탄올에서 슬라이드를 꺼내어 완전히 공기건조시킨다.

② 각 슬라이드를 미리 가온된 조립장치 위에 옮겨 슬라이드의 첫 절편에 50 μL 반응액을 떨어뜨린다.

③ 절편 위의 반응 혼합액을 커버클립과 커버디스크로 밀봉한 후, 조심스럽게 슬라이드를 오른쪽 에서 왼쪽으로 밀어 다음 위치로 이동시킨다. 이 과정은 모든 절편이 조립될 때까지 반복한다.

④ 슬라이드를 70℃에서 미리 가온된 증폭장치로 옮긴다.

⑤ 조립된 슬라이드를 적당한 프로그램으로 40 사이클 정도 열순환시킨다.
두 단계 PCR 프로그램의 경우 첫 사이클에서는 변성단계 94℃에서 5분간, 시발체 어닐링과 신장 연합단계 90초로 수행한 후, 다음 단계부터는 변성단계 94℃ 20~40초, 연합 시발체 어닐닝과 신장단계 90초로 설정하여 30 사이클을 수행한다. 어닐링과 신장단계의 온도는 전적으로 반응에 사용된 시발체 쌍의 Tm에 따라 달라진다. 대부분의 시발체의 경우 어닐링 온도는 50~60℃ 사이이다.

(4) 제자리부합법

① 증폭 프로그램이 끝나면 조립분해장치를 이용하여 슬라이드로부터 커버클립과 커버디스크를 분리한다.

② 슬라이드를 실온에서 2 X SSC에 5분간 수세한 후, 37℃의 2 X SSC에 5분간 수세한다.

③ 2% 파라포름알데히드에 15분간 절편을 고정한다.

④ PBS로 헹구고 100% 에탄올에 탈수한 후 공기건조시킨다.

⑤ 각 절편 위에 표지된 탐식자(적당한 hybridization buffer에 녹인)를 떨어뜨린 후, 커버디스크와 커버

클립을 조립한다.

⑥ 슬라이드를 증폭장치로 옮겨 95℃에서 5분간 변성시킨 후, 37℃에서 2~8시간 또는 하룻밤 부합시킨다.

부합과정이 끝나면 슬라이드로부터 커버디스크와 커버클립을 제거한 후, 사용된 탐식자에 따라 적절하게 슬라이드를 수세한다. 예를 들면, 게놈탐식자(genomic probe)로 탐식화된 슬라이드의 경우 실온의 2 X SSC, 60℃의 2 X SSC, 42℃의 0.2 X SSC 순으로 수세한다.

(5) 바이오틴 표지 탐식자의 검출

직접법과 동일하게 수행한다.

(6) 결과(그림 24-9)

아래 그림은 포르말린 고정-파라핀 포매절편을 사용하여 자궁목에 감염된 사람유두종바이러스(human papilloma virus)를 증폭한 것이다.

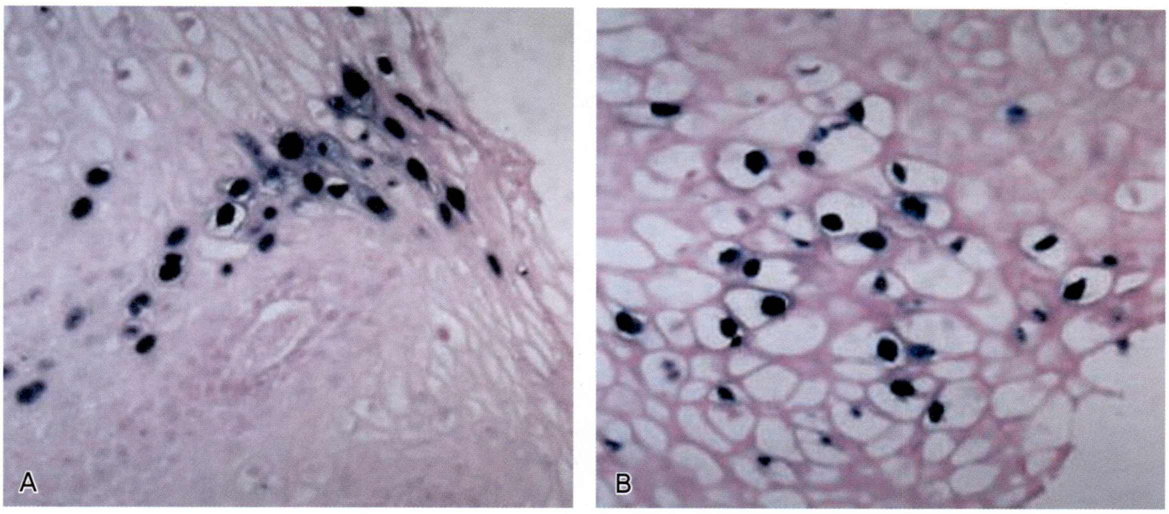

그림 24-9. 자궁목. IS-PCR에 의한 사람유두종바이러스(HPA)의 검출. A. 고위험군 B. 저위험군

24.4 조직 및 파라핀 포매조직으로부터 핵산 추출법

1. 조직으로부터 DNA 추출

DNA 추출과정은 다음과 같은 과정이 포함되어 있다.

조직의 표본제작 → 조직의 소화 → 세포소화산물을 제거하는 DNA 순화 → DNA의 침전 및 재부유 → 추출된 DNA의 검정

1) 조직의 표본제작

(1) 비고정 조직(unfixed tissue)

① 액체질소나 − 70°C에 보관되어 있던 조직을 꺼낸다.

② 조직으로부터 약 100 mg을 잘라낸다.

③ 외과용 칼로 조직을 주사위 모양으로 잘라 15 mL의 polypropylene 시험관에 옮긴다.

(2) 고정된 비침투 조직(unprocessed fixed tissue)

① 외과용 칼을 사용하여 약 100 mg의 조직을 주사위 모양으로 잘라내어 15 m의 폴리프로필렌(polypropylene) 시험관에 옮긴다.

② 50 mM Tris-HCl, pH 8.0을 10 mL씩 폴리프로필렌 시험관에 넣어 1시간씩 3회 조직편을 수세하여 잔류 고정액을 제거한다. 완충액 교환과정에서 조직편을 보존하기 위해 25°C에서 2,000 × g 속도로 5분간 원심분리한 후 피펫을 사용하여 상층액을 제거한다.

③ 마지막 완충액을 수세한 다음 원심분리하여 위와 같은 방법으로 상층액을 제거한다.

(3) 파라핀 포매조직(formaldehyde fixed paraffin embedded tissue, FFPE)

① 파라핀블록에서 과다한 부분의 파라핀을 제거하고 절편기로 약 10 μm 두께로 잘라 15 mL 폴리프로필렌 시험관에 조직이 약 100 mg이 채워질 때까지 절편을 잘라 옮긴다.

② 다음의 스케줄에 따라 각 단계에 시약 10 mL를 사용하여 절편을 재함수시킨다.

xylene 3 × 10분

100% ethanol 3 × 10분

95% ethanol 2 × 10분

50 mM Tris-HCl, pH 8.0 3 × 10분

각 시약의 교환과정에서 절편을 보존하기 위해 25°C 2,000 × g 속도로 5분간 원심분리하여 상층액을 피펫을 사용하여 제거한다.

③ 마지막 완충액을 수세한 다음 원심분리하여 위와 같은 방법으로 상층액을 제거한다.

2) 조직의 소화

조직의 소화는 proteinase K 완충액에 조직편을 반응시키는 것으로 이루어진다. 소화액 내의 SDS는 세포막을 용해시켜 proteinase K의 접근을 촉진하고 세포 내로 침투한 proteinase K는 핵에서 serine 펩타이드 결합을 분리하여 DNA를 유리시킨다.

(1) Proteinase K 저장액

- Proteinase K 10 mg
- 50 mM Tris-HCl buffer, pH 8.0 1 mL
- 50 μL씩 20개로 시험관에 나누어 보관한다. 각 시험관에는 proteinase K 500 μg씩이 들어 있게 된다.

(2) 소화액

- 50 mM Tris-HCl buffer, pH 8.0 4.5 mL
- 10% sodium docecyl sulfate (SDS) 0.5 mL
- 조직절편에 소화액을 넣은 다음 proteinase K 500 μg이 들어 있는 저장액 50 μL를 첨가한다.
- Proteinase K 저장액은 소화액을 넣기 전에 37℃에서 1시간을 두어 오염되어 있는 nuclease를 파괴시킨 후 첨가한다.

(3) 소화과정

① 소화과정은 37℃에서 가볍게 흔들어가면서 진행해야 한다. 매일 소화 진행과정을 확인하여 신선한 소화액으로 교환해준다.

② 조직 소화의 완결에 걸리는 시간은 조직의 종류, 사용된 고정액이 어떤지, 사용된 고정액의 종류에 따라 달라진다. 신선한 조직이나 Carnoy 고정 조직편이나 조직절편은 용액에 끈적해질 때까지 완전하게 소화시켜야 한다. 조직의 소화는 신선한 조직의 경우 24~48시간, Carnoy 고정 조직은 1~7일 사이 약 96시간 정도 걸린다. 10% formol-saline이나 NBF에 고정된 조직의 경우 1~7일 사이에서는 거의 점성을 관찰할 수 없다. 이 경우는 168시간의 소화시간을 권장하고 있다.

3) DNA의 정제

(1) 신선한 조직을 소화할 때는 생성물이 너무 점성도가 높아 피펫으로 다루기가 어려운 경우를 종종 경험한다. 이 경우 소화액에 50 mM Tris-HCl buffer, pH 8.0 5 mL을 첨가하여 섞은 후 두 개의 폴리프로필렌 시험관에 동량으로 나누어 순화과정을 진행한다.

(2) 소화산물을 제거하고 유리된 DNA를 보존하려면 소화액을 phenol/chloroform과 chloroform 두 단계 과정을 거쳐 DNA 추출과정을 진행한다. 두 추출액 내에는 거품 방지 시약으로 isoamyl alcohol이 포함되어 있으며 다음과 같이 제조한다.

① Phenol/chloroform 용액

Tris equilibrated phenol 50 mL

Chloroform 48 mL

Isoamyl alcohol 2 mL

4℃에 보관한다.

② Chloroform 용액

Chloroform 96 mL

Isoamyl alcohol 4 mL

실온에 보관한다.

참고

① Phenol은 고도 부식성 물질이며 저농도에서도 발암성 및 변이원성이 있다. 그러므로 이 시약이 포함된 시약은 반드시 fume hood 내에서 취급해야 하고 실험자는 글로브를 착용해야만 한다.

② Tris equilibriated phenol의 제조는 복잡한 과정이다. 이 과정에는 많은 양의 화학물질이 포함된다. 이 시약의 표준 제조방법은 Sambrook 등(1989)에 의해 제공된다. 이 작업의 재해성 때문에 preequilibriated phenol을 사용하기를 강하게 추천한다.

(3) 과정

① phenol/chloroform 추출은 소화 후에 남아 있는 것에 대략 5 mL이 되도록 시약을 3 mL 첨가해 3회 수행한다. 각 첨가 후에 용액을 가볍게 반대로 뒤집어 혼합한 후 25℃에서 2,000×g 속도로 30분간 원심분리하여 유기용매층과 수용액층을 분리시킨다. DNA가 포함되어 있는 수용성층을 15 mL의 새 폴리프로필렌 시험관에 경계(interface)가 흔들리지 않도록 조심스럽게 옮긴다. 이 과정에서 DNA의 기계적 손상을 막기 위해서는 내부 직경이 적어도 1 mm 이상의 입구가 넓은 피펫을 사용해야 한다.

② chloroform 추출은 phenol/chloroform 용액과 마찬가지로 유사한 조건하에서 시약 3 mL를 사용하여 3회 수행한다. 그러나 원심분리 시간은 15분으로 감소시켜야 한다.

③ 마지막 chloroform 추출 후에 수용액 층을 15 mL의 corex tube (Dupont)에 옮겨 파라필름으로 입구를 막는다.

참고

DNA를 최대로 보존하기 위해서 역추출을 사용하기도 한다. 이를 위해 50 mM Tris-HCl, pH 8.0 buffer 2 mL를 수용액 층을 다음 폴리프로필렌 시험관에 옮긴 후 첫 phenol/chloroform 추출물에 첨가한다. 이 과정을 거치면 옮겨지지 않고 남아 있는 약간의 유리 DNA는 Tris buffer 내로 녹게 될 것이고 그 다음 이 역추출액을 위에 기술한 방법에 따라 같이 사용된 용액을 통하여 옮겨주면 순화할 수 있다. 이것을 corex tube 내에서 1차 추출액과 혼합한다.

4) DNA 침전과 재부유

용해된 DNA 추출액은 염을 사용하여 침전시킨 후 재부유한다.

[과정]

① corex tube에 정제된 DNA 용액의 양을 측정한다. 최종 염농도가 0.1 M이 되도록 1 M NaCl을 충분히 첨가한다. 이어 미리 −20°C에 냉각시켜 두었던 무수에탄올을 DNA/염용액 양의 2배를 첨가한다.

② corex tube를 파라필름으로 안전하게 막아 가볍게 뒤집어 혼합한다. 이 과정을 통과하면 많은 양의 긴 염기서열의 DNA가 염과 알코올에 의해 침전되어 흰색 탈지면과 같은 물질로 보인다.

③ 이 시험관을 −70°C에서 최소 1시간 또는 −20°C에서 하룻밤 보관한다. 두 방법 중 후자가 침전 DNA의 최종 회수율을 증가시킨다.

④ 제한효소 활성을 억제할지 모르는 염을 제거하기 위해서는 10°C에서 17,000 × g 속도로 10분간 원심분리하여 상층액을 제거하고 미리 −20°C에 냉각시켜 두었던 80% 에탄올 2 mL를 첨가한다. 혼합한 다음 같은 방법으로 다시 원심분리한다.

⑤ 상층액을 버리고 티슈페이퍼 위에 시험관을 거꾸로 세워 남아 있는 용액을 제거한다. 이 과정에서 침전물이 건조하지 않도록 주의한다. 침전물이 건조되면 재부유를 막게 될 것이다.

⑥ 티슈페이퍼를 사용하여 시험관의 내부 벽에 묻어 있는 에탄올을 씻어내고 1 X TE, pH 8.0 buffer를 1.0 mL 첨가한 다음 파라필름으로 밀봉한 다음 DNA가 재부유되도록 4°C에서 적어도 16 시간 동안 둔다.

5) 추출 DNA 검정

추출액 내에 존재하는 핵산의 양과 단백질 정제 정도를 검정하기 위해서는 260과 280 nm에서 OD를 측정해야 한다. 추가로 각 추출액 5 μg(확인)을 agarose gel에 전기영동하여 확인한다. 전기영동은 존재하는 핵산의 염기서열 길이에 대한 정보를 제공하며 이 추출액을 Southern blotting에 사용할 수 있는지를 검정하는 데 도움을 준다.

2. 조직으로부터 RNA 추출

DNA 추출에 사용되는 방법과 매우 유사하나, 핵에서 DNA를 빼내는 것이 아니라 세포질에서 RNA를 빼내기 때문에 오랜 소화 단계가 필요치 않다. RNA는 guanidium thiocyanate를 사용하여 추출한다.

1) 조직의 표본제작

비고정 조직은 DNA 방법에서와 같은 방법으로 제작한다. 단 폴리프로필렌 시험관 대신 corex tube를 사용한다. 파라핀 포매조직은 corex tube를 사용하여 DNA 방법과 같이 제작하고 조직절편은 100% 알코올 처리 후에 진공을 사용하여 15분간 건조시킨다. 구조 단백질을 느슨하게 하여 파라핀 조직에서 RNA를 빼내려면 proteinase K 500 μg과 10% sodium dodecyl sulfate (SDS) 100 μL가 포함된 50 mM Tris-HCl, pH 8.0 buffer 1 mL를 첨가하여 37°C에서 가볍게 흔들어가면서 하룻밤 반응시킨다.

2) 용액의 제조

(1) Guanidium thiocyanate 저장액

Guanidium thiocyanate (MW 118.16) 47.26 g (4 M)

Sarcosyl 50 mg (5%)

25 mM sodium citrate buffer, pH 7.0 100 mL

25 mM sodium citrate buffer에 guanidium thiocyanate와 sarcosyl을 녹인 후 총량이 100 mL가 되도록 첨가한다. 이 저장액은 실온에서 3개월간 안정한다.

(2) Guanidium thiocyanate 사용액

Guanidium thiocyanate 저장액 25 mL

2-mercaptoethanol 180 μL

이 용액은 실온에서 1개월간 안정하다.

(3) 반응액

Guanidium thiocyanate 사용액 1 mL

2 M sodium acetate buffer, pH 4.0 100 μL

Tris-equilibriated phenol 1 mL

Chloroform/isoamyl alcohol (49/1) 200 μL

3) 추출과정

(1) proteinase K-처리 혼합액(파라핀 포매조직) 또는 조직편에 반응액 약 2 mL를 첨가한다.

(2) 혼합한 후 얼음 위에서 15분간 둔 다음 10,000 × g에서 25분간 원심분리한다. 이 단계에서 guanidium thiocyanate는 단백질을 변성시키고 수용액층에 RNA를 유리시킨다. 핵에서 빠져나온 DNA는 핵단백질과 가깝게 연결되어 있기 때문에 단백질에 부착되어 원심분리 후에 phenol 층에 빨려 들어가거나 수용액/유기용매 경계에 존재하게 된다.

4) RNA 침전과 정제(순화)

(1) 수용액층을 새 corex tube에 옮겨 동량의 isopropyl alcohol을 첨가하고 혼합한 후 RNA 침전을 위해 -20°C에서 60분간 둔다.

(2) 4°C에서 10,000 × g 속도로 20분간 원심분리하여 침전된 RNA의 pellet을 만들고 상층액은 버린다. 조심스럽게 시험관을 건조시킨다.

(3) pellet에 반응액 300 μL를 넣어 재부유시킨 다음 에펜돌프 시험관에 옮겨 isopropyl alcohol 300 μL를 첨가한다. 혼합한 후 RNA 침전을 위해 -20°C에서 60분간 둔다.

(4) microcentrifuge에 원심분리한 후 2)단계와 같이 pellet을 건조시킨다.

(5) pellet에 75% ethanol 300 μL를 넣어 재부유시킨 다음 시험관을 -20°C에서 60분간 두어 3번째 침전과정을 수행한다.

(6) 원심분리한 후 2) 단계와 같이 건조시킨다.

(7) pellet을 진공상태에서 건조시킨 후 −70℃에서 보관한다.

(8) DEPC-treated water에 재부유시켜 사용한다.

참고

Guanidium thiocyanate의 존재는 RNAse 활성으로부터 추출액을 보호해 준다. 그럼에도 불구하고 실험자는 화학물질 특히 guanidium thiocyanate나 phenol로부터 보호하고 nucleases의 오염을 막기 위해 추출 전과정을 수행하는 동안 글로브를 착용하여야 한다. 추가로 추출과정에 사용되는 모든 용액, 시험관 및 에펜돌프 시험관은 RNase-free 상태로 유지하는 것이 중요하다.

5) 추출 RNA의 검정

실험 결과가 사용하는 RNA 순도에 의해 크게 좌우되므로 사용 전에 반드시 RNA를 순도 검정을 해야 한다.

(1) 전기영동에 의한 total RNA의 순도 결정

Total RNA 1~2 μg을 열변성(65℃, 10분)하여 1% agarose gel (TBE 완충액)에 전기영동한다. 분해되지 않은 total RNA는 2개의 ribosomal RNA(진행세포: 28 S와 18 S, 원핵세포 : 23 S와 16 S)의 선명 band가 약 2:1의 비율로 보이며 ribosomal RNA의 band가 퍼져 있는 경우에는 RNAase의 혼입으로 RNA가 분해되었을 가능성이 크다. 또 28 S(또는 23 S)보다 분자량이 큰 band가 있는 경우는 genome DNA의 혼입을 생각할 수 있으므로 DNase I (RNAasefree)을 처리하여 genome DNA를 제거해야 한다.

(2) 흡광도에 의한 total RNA의 순도검정과 정량

Total RNA의 순도와 검정은 계산을 위해 260 nm와 280 nm의 흡광도를 측정한다. A260/A280의 비가 1.8~2.1 이하이면 단백질의 혼입이 적고 고순도의 RNA 시료이며 A260/A280의 비가 1.7 이하인 경우이면 DNA chip 실험에 사용할 수 없다.

RNA의 농도는 A260 = 1을 40 mg/mL으로 계산한다.

예 : RNA 시료 양 : 100 μL

50배 희석한 시료(10 μL RNA 시료 + 490 μL TE buffer)의 흡광도 :

A260=0.65일 경우

RNA 농도 = 40 μg/mL × A260 × 희석률

= 40 × 0.65 × 50

= 1,300 μg/mL

Total RNA 양 = 농도 × 시료량(mL)

= 1,300 × 0.1

= 130 μg

24.5 자멸사세포(apoptotic cells)의 검출을 위한 TUNEL 염색(파라핀절편)

1. 검사 킷트 회사

Apotag Plus Peroxidase In Situ Kit (Chemicon S7101)

2. 원리

TUNEL 방법의 원리는 조직절편을 37°C에서 digoxigenin−11−deoxynucleotidyl triphosphate와 terminal deoxynucleotidyl transferase에 반응시켜 분절된 DNA 조각의 말단부위에 digoxigenin과 연결된 deoxynucleotidyl triphosphate (dUTP와 dATP)가 결합되도록 한 후 peroxidase-conjugated anti-digoxigenin antibody를 결합시킨 후 표지된 peroxidase를 DAB/H_2O_2를 사용하여 발색 시킨다(그림 24-10).

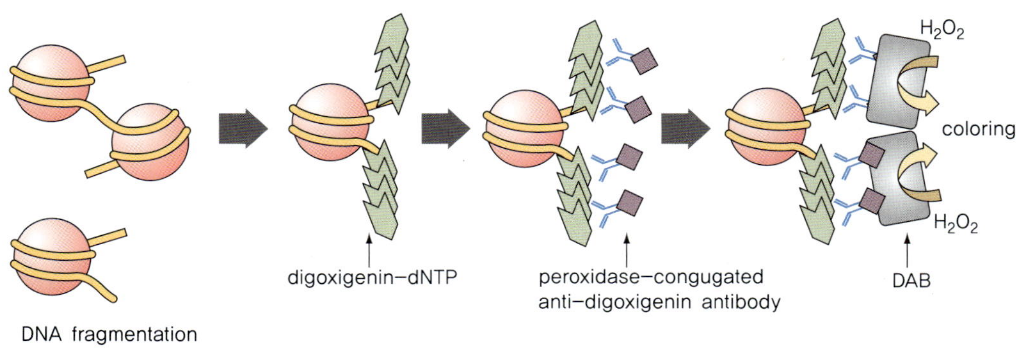

그림 24-10. TUNEL 염색 원리. Apoptosis에 의해 발생된 DNA 분절 말단부위를 TdT (terminal deoxyribonucleotidyl transferase)를 사용하여 조직 절편 내에서 직접 표지하여 검출하는 염색이다.

3. 용액의 준비

1) 저장액

(1) 10% neutral buffered formalin

(2) PBS (50 mM sodium phosphate, pH 7.4, 200 mM NaCl)

(3) 30% hydrogen peroxide (H_2O_2)

(4) DAB (PBS 또는 TBS에 용해)

(5) proteinase K (5 mg/mL stock in PBS)

150 μL씩 분주하여 동결시켜 두었다가 사용한다.

(6) 0.5% methyl green (methyl violet 제거)

(7) 필요에 따라 별도 준비

10% Triton X-100 저장액

10 mM citrate buffer, pH 6.0.

2) 사용액

(1) Working Strength TdT Enzyme : 효소 활성을 보존하기 위해 conc. TdT Enzyme이 안정화 완충액 상태로 공급되고 있다. 따라서 사용 전 Reaction Buffer로 희석해야 한다. Reaction Buffer 70% 대 30% TdT Enzyme 비율로 혼합한다. 새 microfuge tube를 준비하여 77 μL reaction buffer + 33 μL TdT Enzyme = 총 110 μL가 되도록 넣은 다음 vortex로 잘 섞는다. 이 시약은 미리 준비하여 얼음에 보관하면 6시간 이내에 사용할 수 있다. 이 양은 5 cm^2 조직 검체 2장 정도 처리하는 데 충분하다.

(2) Proteinase K : Coplin jar에 PBS 35 mL을 넣은 후 Proteinase stock 140 μL를 첨가한다. 조직 절편 1장당 희석액 60 μL씩 처리한다. Proteinase stock 20 μL를 첨가하면 40장 이상의 조직절편에 처리할 수 있다.

(3) Working Strength Hydrogen Peroxide : PBS에 3%가 되도록 희석한다. Coplin jar에 PBS 36 mL를 넣은 후 hydrogen peroxide 4 mL를 첨가한다 .

(4) Working Strength Stop/Wash Buffer : 증류수 34 mL에 Stop/Wash Buffer 1 mL를 첨가 한다. 이 양(35 mL)은 Coplin jar에서 5장의 절편을 처리하는 데 충분하다. 이 시약은 미리 준비하여 유리나 플라스틱 용기에 담아 4℃에 보관하면 1년까지 사용할 수 있다. 실험 때마다 신선하게 보관되었던 것을 사용한다.

(5) Working Strength Peroxidase Substrate : 깨끗한 시험관에 DAB dilution buffer 147 μL + DAB substrate 3 μL = 총 150 μL를 만든다. 실온에서 혼합하여 사용 전까지 암소에서 보관한다. 이 양은 2장의 조직검체를 처리하기에 충분하다.

(6) Methyl green : 0.1 M sodium acetate에 0.5 % methyl green, pH 4.0 (acetic acid로 조정)을 만들어 사용한다.

4. 염색과정

염색 과정 동안 절편이 건조되지 않도록 주의한다(습윤상자 내에서 진행한다).

1) xylene에 탈파라핀 3×5분

2) 100% 에탄올에 탈자일렌 2×5분

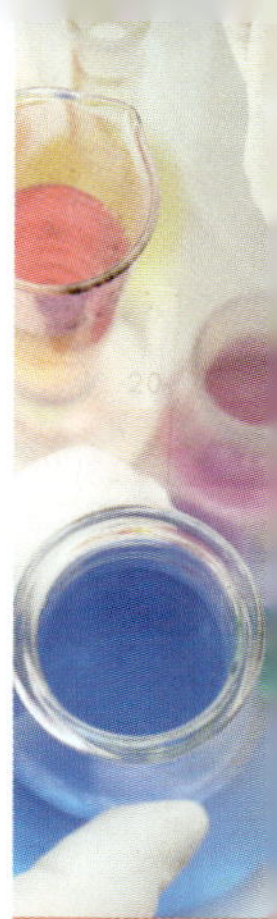

3) 95%, 70% 에탄올에 함수 1×3분

4) 증류수에 수세 4×2분

5) PBS에 수세 5분

6) 절편의 전처리

(1) 신선하게 희석한 Protein Digestion Enzyme 또는 Proteinase K (20 μL/mL)를 슬라이드에 직접 떨어뜨려 실온에서 15분간 처리한다.

(2) Coplin jar 내에서 증류수에 수세. 2×3분

7) 내인성 과산화효소 차단

(1) PBS에 희석한 3% hydrogen peroxide에 옮겨 실온에서 5분간 둔다.

(2) Coplin jar 내에서 PBS 또는 증류수에 헹굼. 2×5분

8) Equilibration Buffer 처리

(1) 과다한 액체를 버리고 절편 주위에서 조심스럽게 물기를 제거한다.

(2) 즉시 equilibration buffer 75 μL를 직접 절편 위에 떨어뜨린다.

(3) 적어도 실온에서 10~15초 반응시킨다.

9) Working Strength TdT Enzyme

(1) 과다한 액체를 버리고 절편 주위에서 조심스럽게 물기를 제거한다.

(2) 즉시 5 cm^2 조직절편당 Working Strength TdT Enzyme 55 μL를 떨어뜨린다.

(3) 습윤상자 내에서 37℃에 1시간 반응시킨다.

10) Stop/Wash Buffer 처리

(1) Working Strength Stop/Wash Buffer가 들어 있는 Coplin jar에 옮겨 15초간 흔들어준 후 실온에서 10분간 반응시킨다.

(2) 냉동고에 보관되어 있는 Anti-Digoxigenin Conjugate를 필요한 양만큼 실온에서 녹여둔다.

11) Anti-Digoxigenin Conjugate 처리

(1) PBS에 3회 각 1분씩 수세

(2) 과다한 액체를 버리고 절편 주위의 물기를 조심스럽게 제거한다.

(3) 5 cm^2 조직당 Anti-Digoxigenin peroxidase Conjugate 65 μL를 떨어뜨려 습윤상자 내에서 실온에서 30분간 반응시킨다.

(4) PBS에 수세한다.

(5) Coplin jar 내에서 PBS에 실온에서 4회 각 2분씩 수세한다.

(6) PBS에 수세하는 동안 Working Strength Peroxidase Substrate를 준비한다.

12) DAB에 발색

(1) 과다한 액체를 가볍게 따라버리고 절편 주위의 물기를 조심스럽게 제거한다.

(2) 절편 부위에 DAB를 충분히(75 μL/5 cm^2) 떨어뜨린다.

(3) 실온에서 3~6분간 염색한다. 습윤상자는 필요치 않다.

(4) 발색 정도는 현미경으로 검경하여 확인한다.

(5) Coplin jar 내에 증류수에 3회 각 분씩 수세한다. 오래 수세해도 탈색되지 않는다.

(6) 증류수에 옮겨 실온에서 5분간 둔다.

13) 대조염색

(1) 1% methyl green을 여과 후 실온에서 10분간 대조염색한다.

(2) 증류수에 3회 수세한다. 1, 2회 각 10번씩 침적한 후 3회째는 30초간 흔들지 않고 그대로 둔다.

(3) 100% n-butanol에 3회 탈수. 1, 2회 각 10번씩 침적한 후 3회째는 30초간 흔들지 않고 그대로 둔다.

14) 봉입

(1) xylene에 투명 3×2분

(2) 비수용성 봉입제로 봉입

5. 염색 결과(그림 24-11)

- 자멸사세포의 핵 : 짙은 갈색
- 배경세포의핵 : 옅은 녹색

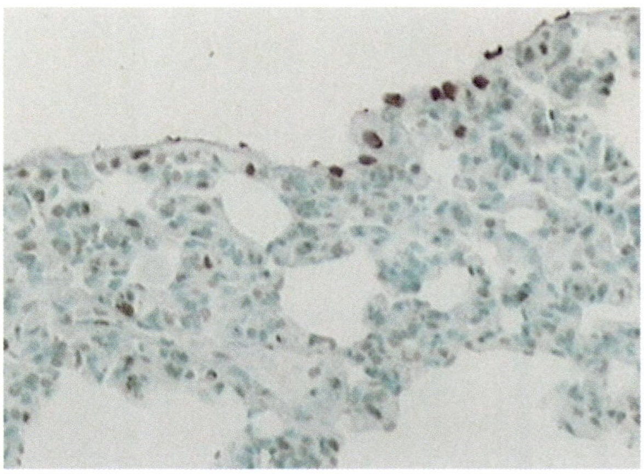

그림 24-11. 폐. TUNEL 염색. ×200. Apoptotic cells이 짙은 갈색으로 염색되어 있다. 배경의 세포 핵들은 methyl green에 의해 옅은 녹색으로 보인다.

24.6 유세포 분석(flow cytometry)

1. 목적

유세포 분석은 세포 또는 염색체 등의 세포 성분을 부유액 상태로 유체계 속을 고속으로 통과시켜 각세포로부터 검출부를 통하여 얻어지는 광학적 · 전기적 신호에 의해 각 세포의 생물학적 특징을 검사하는 데 사용된다.

2. 원리

작동 원리는 검사 목적에 따라 선택한 형광염료로 염색한 세포를 부유액 상태로 가는 관 속을 통과시키면서 레이저 광선(laser beam)이나 이와 유사한 광선을 조사하면 세포에 부딪힌 빛은 산란광과 형광의 두 종류의 빛을 발생시킨다. 산란광 중 직진 방향의 것은 세포의 크기를 직각 방향의 것은 세포내 구조를 반영하고 형광은 DNA 함량, 표면항원 등과 같은 생물학적 특징을 반영한다(그림 24-12). 이들 빛은 각각 직진 및 직각 방향의 검출기에 의해 전기적 신호로 바뀌고 증폭되어 오실로스코프(oscilloscope)상에 사이토그램(cytogram) 또는 히스토그램(histogram)으로 나타난다. 따라서 현미경을 이용하지 않고 각각의 세포로부터 여러 가지 정보를 얻어낼 수 있는 것이 특징이다.

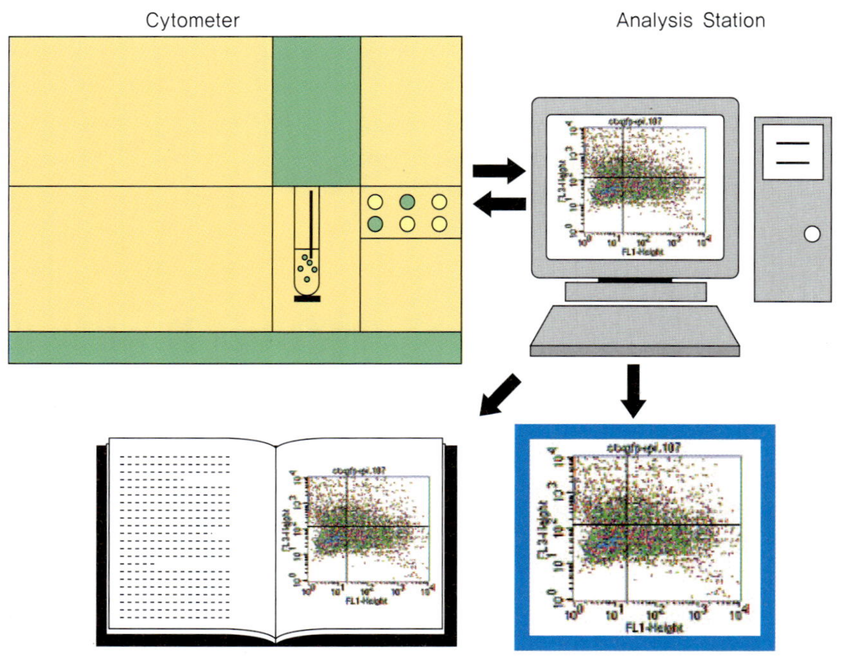

그림 24-12. 유세포분석기의 모형. 검체의 획득과 분석 및 분석결과를 히스토그램으로 프린트할 수 있다.

3. 유세포분석기의 구성

유세포분석기(flow cytometer)는 크게 세가지의 작동계로 나누어진다. 첫째는 검체 및 주변액(sheath fluid)이 흘러 내려가 세포분리(Sorting)까지 수행하는 유체계(fluidic system), 다음으로 레이저로부터 검체 조사부를 경유하여 감지기에 이르는 광학계(optical system), 감지기에 들어온 광학적 신호를 전기적 신호로 바꾸어 사이토그램 또는 히스토그램으로 바꾸어 주는 전기계(electronic system)이다(그림 24-13, 14). 또한 분석 후 원하는 세포들을 분리 · 체취할 수 있는 세포분리기(cell sorter)도 연결할 수 있다(그림 24-15).

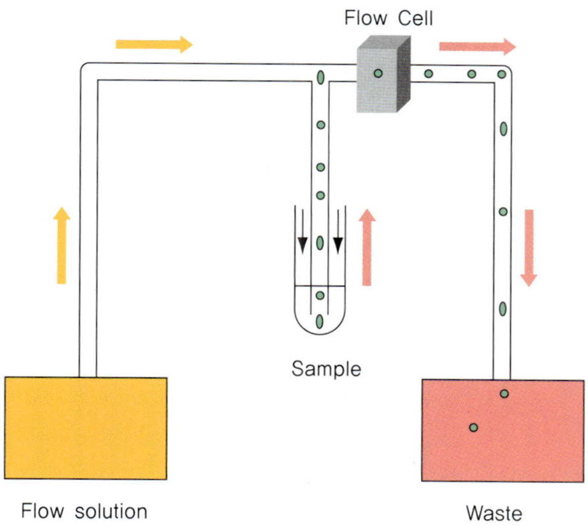

그림 24-13. 유세포분석기의 유체계 모형도

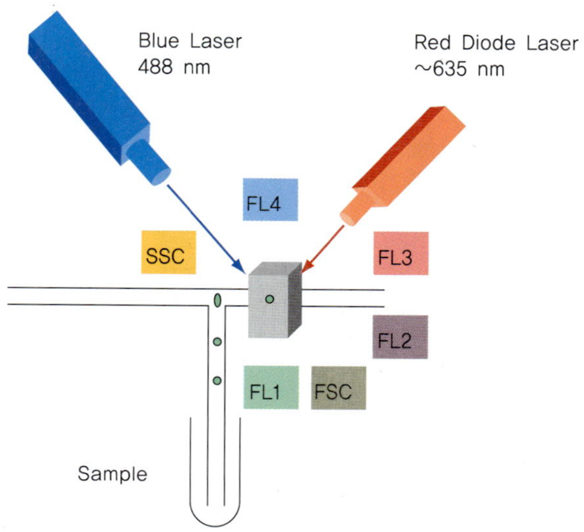

그림 24-14. 유세포분석기의 광학계의 모형도. 2개의 레이점 및 6가지 변수를 검출할 수 있는 검출기가 장치되어 있다.

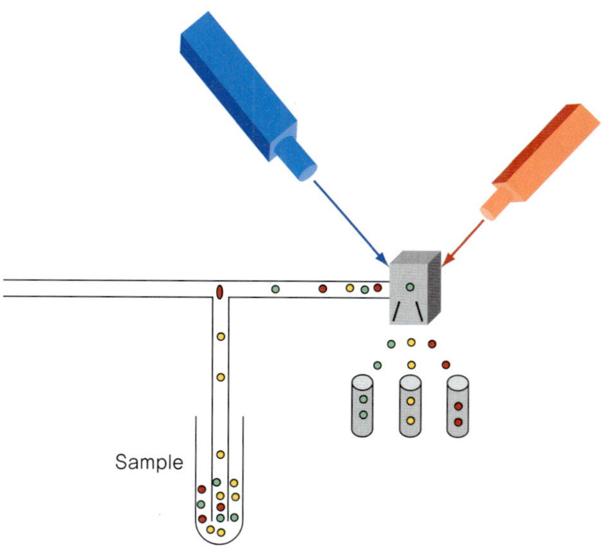

그림 24-15. 유세포분석기의 세포분리 모형도

4. 단세포 부유액의 제조(DNA 배수성 검사)

1) 신선 조직 검체 준비

(1) 준비물 및 시약

① 나일론 메시(nylon mesh) : 상품명(SPECTRA/mesh nylon filter), 구멍크기(60 μm)(그림 24-16)

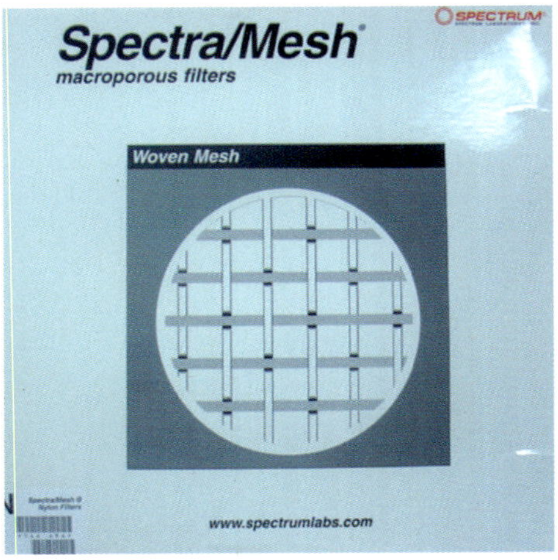

그림 24-16. 나일론 메쉬(nylon mesh)

② 가위

③ 교반기

④ 시험관(Falcon tube)

⑤ Citrate buffer

Trisodium citrate $2H_2O$ 2,000 mg (3~4 mM)

Nonidet P−40 (NP40) 2.0 mL (0.1% v/v)

Spermine tetrahydrochloride 1.044 g (1.5 mM)

Tris base 0.121 g (0.5 mM)

pH 7.2로 조정하고 총량이 2,000 mL가 되도록 증류수를 채운다.

⑥ 염색액(Vindelov의 DNA염색액)

ⓐ A 용액

Trypsin 154 mg

Citrate buffer pH 7.2 500 mL

ⓑ B 용액

Trypsin 억제제 250 mg

Ribonuclease A 50 mg

Citrate buffer pH 7.2 500 mL

ⓒ C 용액

Propidium iodide 280 mg

Spermine tetrahydrochloride 580 mg

Citrate buffer pH 7.2 500 mL

빛을 차단하여 보관한다.

(2) 분석 과정

① 고형조직을 citrate buffer에 넣고 가위로 잘게 자른다.

② 잘게 잘려진 조직을 실온에서 30분~1시간 교반기에서 계속 교반한다.

③ 나일론 메시(구멍 크기 : 60 nm)에 세포부유액을 여과한다.

④ 세포수를 citrate buffer (pH 7.2)를 이용하여 2.0 × 10개/mL로 조정한다.

⑤ Vindelov의 DNA 염색을 실시한다.

⑥ 유세포 분석기에서 측정한다.

(3) 참고

신선 조직을 바로 검사할 수 없을 때는 citrate buffer (pH 7.2)에 담아서 냉동고에 보관한다.

2) 파라핀포매 조직의 준비

(1) 준비물

① 나일론 메시 : 상품명(SPECTRA/mesh nylon filter), 구멍크기(60 μm)

② 23~24 게이지 주사기

③ 시험관(Falcon tube 2052, 벡톤-디킨슨 제품)

④ 교반기

⑤ 가위

(2) 분석과정

① 선택한 파라핀 블록을 60 μm의 두께로 자른다.

② 배양용 시험관에 자른 조직을 넣고 자일렌으로 1시간 동안 실온에서 탈파라핀(2번 교체)을 실시한다. (탈파라핀 처리를 충분히 해준다). 또는 60°C dry oven에 1시간 처리하면 탈파라핀 효과는 더욱 크다.

③ 100% 알코올을 시험관에 가득 넣고 실온에서 1시간 동안 천천히 전도 혼합한다.

④ 90% 알코올을 시험관에 가득 넣고 실온에서 1시간 동안 천천히 전도 혼합한다.

⑤ 80% 알코올을 시험관에 가득 넣고 실온에서 1시간 동안 천천히 전도 혼합한다.

⑥ 70% 알코올을 시험관에 가득 넣고 실온에서 1시간 동안 천천히 전도 혼합한다.

⑦ 50% 알코올을 시험관에 가득 넣고 실온에서 1시간 동안 천천히 전도 혼합한다.

⑧ 30% 알코올을 시험관에 가득 넣고 실온에서 1시간 동안 천천히 전도 혼합한다.

⑨ 10% 알코올을 시험관에 가득 넣고 실온에서 1시간 동안 천천히 전도 혼합한다.

⑩ citrate buffer (pH 7.2)를 시험관에 가득 넣고 실온에서 1시간 동안 천천히 전도 혼합한다.

⑪ citrate buffer (pH 7.2)를 완전히 제거하고 0.25% trypsin (citrate buffer에 용해)을 2 mL 첨가하여 37℃ 부란기에서 2일간 둔다.

⑫ 다음 날 아침에 조직을 실온에서 약 1시간 정도 교반기에서 교반한 후 23~24 게이지 주사기를 이용하여 조직을 연속적으로 흡인과 배출을 반복한다(그림 24-17).

⑬ 나일론 메시를 이용하여 조직 부유액을 여과한다(그림 24-18).

⑭ 세포 수를 2.0 × 1,000개/mL로 조정한다.

⑮ Vendelov의 DNA 염색을 실시한 후

ⓐ A 용액 1 mL를 넣고 혼합한 후 10분간 반응시킨다.

ⓑ B 용액 1 mL를 넣고 혼합한 후 10분간 반응시킨다.

ⓒ 1,500 rpm에서 10분간 원심분리한 후 상층액은 버리고 침전층만 남긴다.

ⓓ C 용액 1 mL를 넣고 혼합한 후 냉장고(4℃, 암소)에서 10분간 염색한다.
유세포 분석기에서 측정한다.

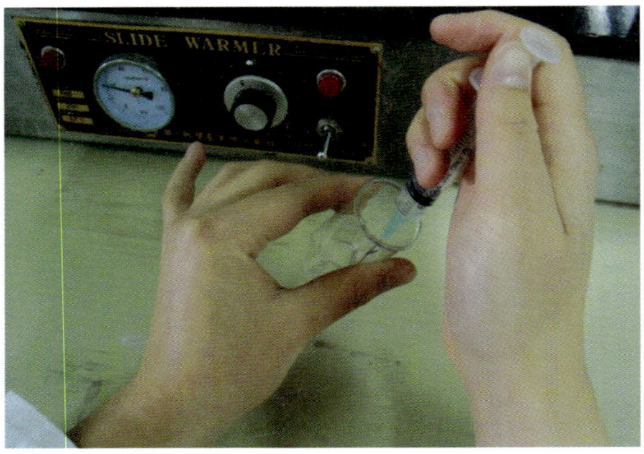

그림 24-17. 주사기를 이용한 조직의 분쇄

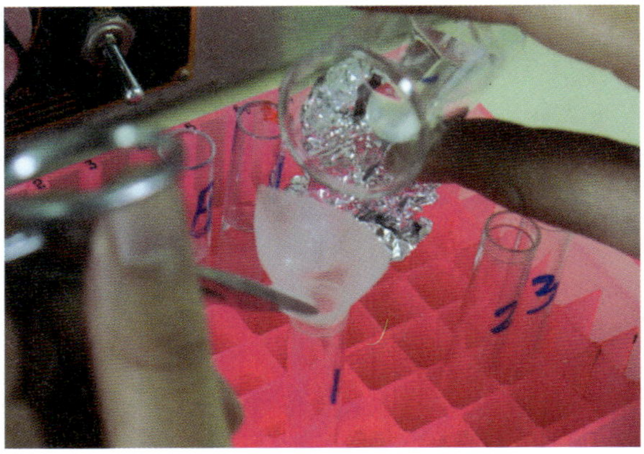

그림 24-18. 나일론 메시를 이용한 조직 부유액 여과.

(3) 결과(그림 24-19)

자궁속막 샘암종의 HE 염색사진과 배수성

(4) 참고

① 조직절편으로 세포를 분산(dissociation)시킬 때 사용하는 효소는 0.25% trypsin 용액(citrate buffer)을 2 mL 넣고 37℃ incubator에서 2일간 반응시킨다.

• 효소 분산(enzyme dissociation) 시 사용하는 시약 종류

ⓐ 0.25% trypsin 2 mL

ⓑ 0.5% collagenase 5 mL(주로 breast 검체 처리 시 사용함)

ⓒ 0.5% pepsin 3 mL

시험관에 약 4 mL 정도씩 분주하여 각각 A.B.C로 표시한 후 초저온냉동고(deep freezer)에 보관한다(한 시험관에 4 mL). 보관된 시약을 측정 당일 DNA 측정에 소요될 만큼 꺼내서 실온에서 녹인다.

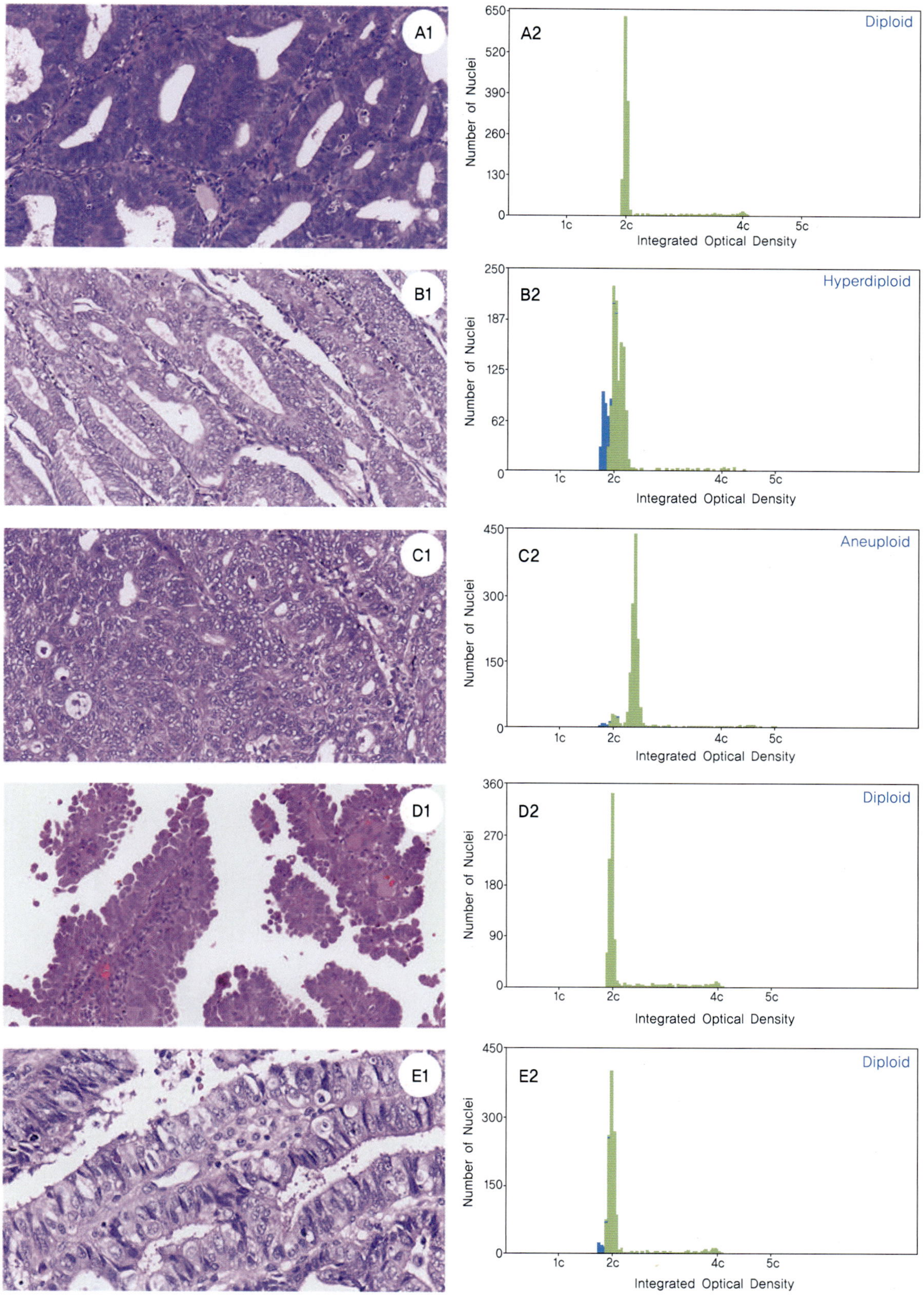

그림 24-19. 자궁속막 암종의 조직소견 및 DNA 히스토그램. 자궁속막 모양샘암종 1등급(diploid histogram)(A_1, A_2), 자궁속막 모양샘암종(hyperdiploid)(B1, B2), 자궁속막 모양샘암종 3등급(aneuploid histogram, DNA 지수 : 1 ,2)(C_1, C_2), 자궁속막 모양샘암종 의심-비분류 샘암종(diploid histogram)(D_1, D_2), 자궁속막 모양샘암종의 변종의심-비분류 샘암종(dip; loid histogram)(E_1, E_2).

② 모든 과정은 되도록 신속하게 처리하여 빛의 노출을 가능한 한 줄이도록 하는 것이 매우 중요하므로 알루미늄 포일을 이용하여 빛을 차단하고 염색이 끝난 검체를 보관할 때는 냉암소에 보관한다.

참고문헌

1. Bancroft JD, Gamble M. Theory and Practice of Histological Techniques, 5th ed. Edinburg Lodon, Curchill Livingstone, 2003.
2. Elias JM. An Introduction to Medical Molecular Biology. New York, Grave Education Techbologies, 103-126, 1997.
3. Mitchell BS, Dhami D, Schumacher U. In situ hybridization : a review of methodologies and applications in the biomedical sciences. Medical Laboratory Sciences. 49:107-118, 1992.
4. Naoumov NV. Alexander GJM, Eddleston ALWE. In situ hybridization in formalin fixed, paraffin embdded liver specimens. A method for the detection of human and viral DNA using biotinylated probes. J Clin Pathol 41:793-798, 1988.
5. Nederlof PM, Robinson D et al. Three-color fluorescence in situ hybridization for the simultaneous detection of multiple nucleic acid sequences. Cytometry 10:20-27, 1989s.
6. Warford A, Lauder I. In situ hybridization in perspective. J Clin Pathol 44:177-181, 1991.

24.1

실 습 보 고 서

성명		학번		실습일자		확인	

분자병리검사와 유세포분석

실습 01 조직 및 파라핀 포매조직으로부터 DNA를 추출하여 본다.

실습 02 조직 및 파라핀 포매조직으로부터 RNA를 추출하여 본다.

실습 03 조직 및 파라핀 포매조직으로부터 추출된 DNA를 이용하여 PCR을 하여 본다.

실습 04 조직 및 파라핀 포매조직으로부터 추출한 RNA를 이용하여 RT-PCR하여 본다.

24.2 실 습 보 고 서

성명		학번		실습일자		확인	

아교섬유 염색

✚ 염색방법 :

✚ 고정액 :

✚ 절편두께 :

✚ 대조조직 :

주요시약	목적

+ 염색원리 :

+ 염색목적 :

+ 염색결과 :

+ 실수원인 :

CHAPTER **25**

전자현미경 염색

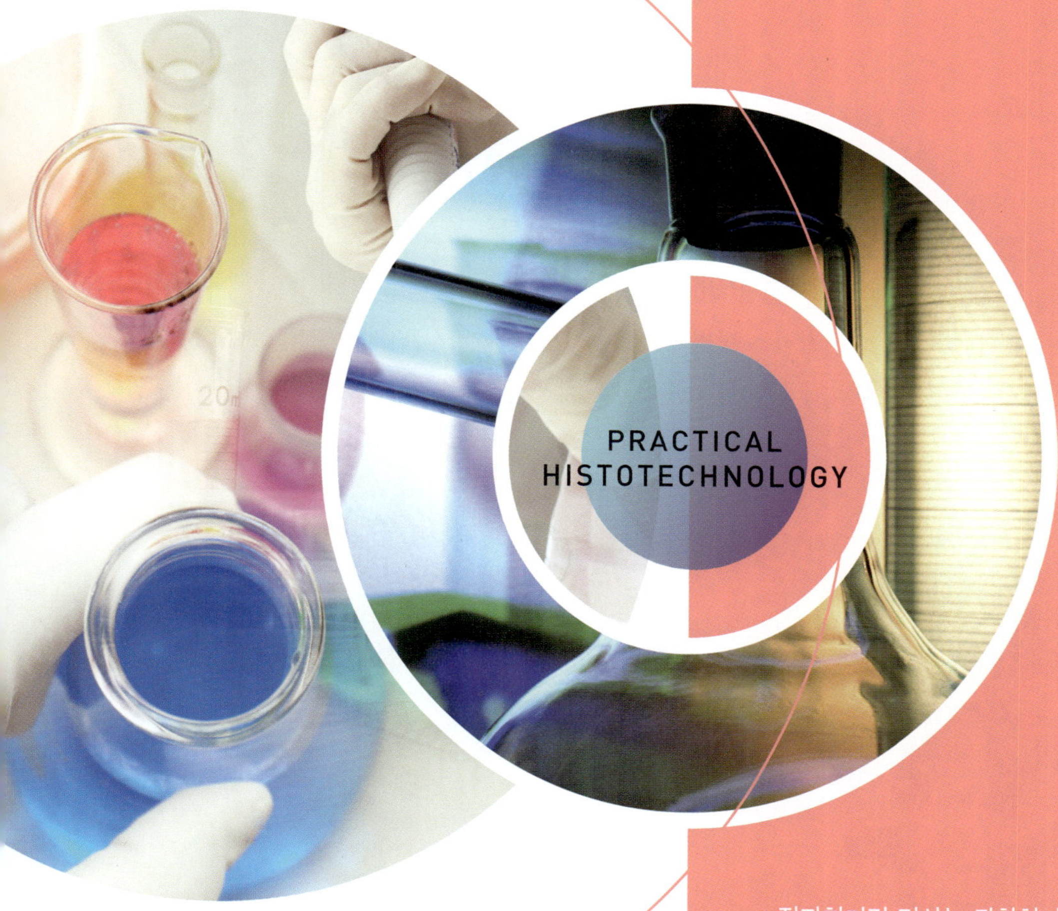

전자현미경 검사는 광학현미경 검사로 볼 수 없는 초미세구조(ultrastructure)의 변화를 관찰하는 데 시용된다. 이를 위해서는 얇은 절편(50~100 nm)을 자르기 위해 수지포매가 필요하고 초미세절편기(ultramictome)로 박절해야 하여 중금속을 사용한 염색이 필요하다. 조직병리학적으로 토리 질환, 악성종양, 중피종, 아밀로이드증 및 근육질환 진단의 보조 검사로 사용되고 있다. 근래에는 면역조직화학과 전자현미경검사를 접목한 면역전자현미경검사(immunoelectron microscopy)가 개발되어 검출한 세포 내 미세구조들에 대한 항체를 사용하여 정확히 동정할 수 있는 수준에 도달해 있다.

학습목표 instructional objectives

1. 투과전자현미경과 광학현미경 표본제작의 차이에 대해 설명한다.
2. 투과전자현미경검사에 사용되는 용액들의 종류와 취급법을 알아야 한다.
3. 전자염색에 사용되는 시약들에 대해 설명한다.
4. 면역전자현미경검사의 의의에 대해 설명한다.

25.1 투과전자현미경(transmission electron microscopy)

1. 목적

전자현미경 검사는 고진공 상태에서 초박절편(ultrathin section)에 전자선을 조사하여 흡수, 산란 및 투과 전자선에 의해 형광판에 생긴 상을 관찰하는 방법이다(그림 25-1). 따라서 전자염색이란 초박절편에 색을 착색하는 것이 아니라 세포나 조직의 구성성분에 중금속을 작용시켜 흑백의 콘트라스트를 높이는 염색 방법이다.

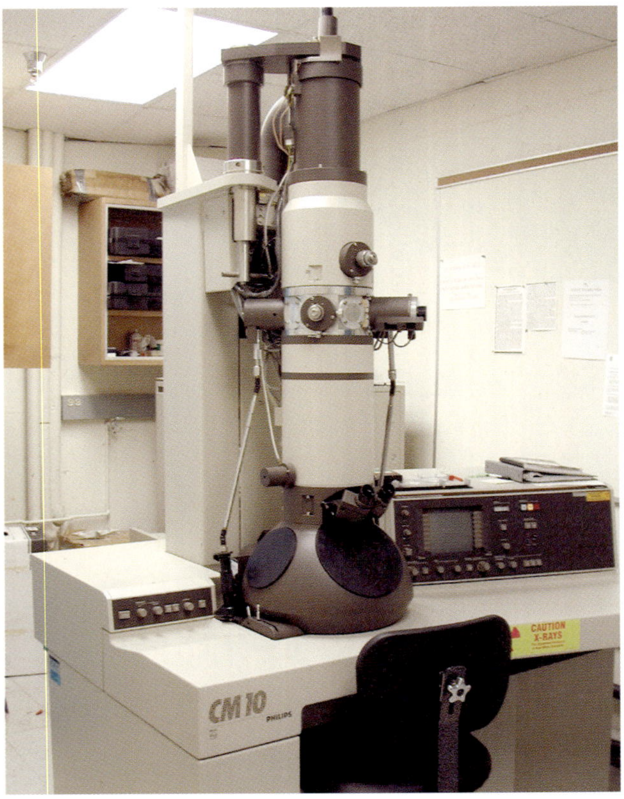

그림 25-1. 투과전자현미경(transmission electron microscope)

2. 원리

Uranyl acetate와 lead citrate가 조직이나 세포에 어떻게 화학반응을 일으키는가에 대해서는 잘 밝혀져 있지 않다. 그러나 uranyl acetate와 lead citrate는 서로 결합하는 부위가 다르고 이 두 중금속을 이중염색함으로써 염색효과를 높일 수 있다.

3. 조직의 준비

1) 고정

채취한 고정은 즉시 전고정액(prefixatives)에 적셔 1 mm^3 크기로 세절한다. 세절 시에는 조직이 눌려 손상되지 않도록 주의한다. 동물실험과 같은 경우에는 관류고정(perfusion fixation)을 하는 것이 좋다.

(1) 전고정(prefixation)

2.5% glutaraldehyde 용액(0.1 M cacodylate buffer, pH 7.4로 희석)

4°C에서 1~2시간 교반하면서 고정한다.

(2) 수세(washing)

0.1 M cacodylate buffer, pH 7.4

4°C에서 3회 각 20분씩 수세

(3) 후고정(postfixation)

1~2% osmium tetroxide 용액(0.1 M cacodylate buffer, pH 7.4로 희석)

4°C에서 90분~120분간 교반해가면서 고정한다.

(4) 세정

0.1 M cacodylate buffer, pH 7.4

4°C에서 3회 각 10분씩 수세

2) 탈수, 치환, 침투

(1) 50% ethanol 2 × 10분(4°C, 교반)

(2) 70% ethanol 2 × 10분(4°C, 교반)

(3) 80% ethanol 2 × 10분(4°C, 교반)

(4) 90% ethanol 2 × 10분(4°C, 교반)

(5) 95% ethanol 2 × 10분(실온, 교반)

(6) 100% ethanol 2 × 15분(실온, 교반)

(7) propylene oxide 15분(실온, 교반)

(8) propylene oxide/epon mixture(1:1) 30분(실온, 교반)

(9) propylene oxide/epon mixture(1:2) 30분(실온, 교반)

(10) epon mixture 60분(4°C, 교반)

(11) epon mixture 60분(30°C, 하룻밤)

*이 과정은 EM automatic tissue processor(그림 25-2)를 이용하면 정확히 프로그래밍하여 진행할 수 있다.

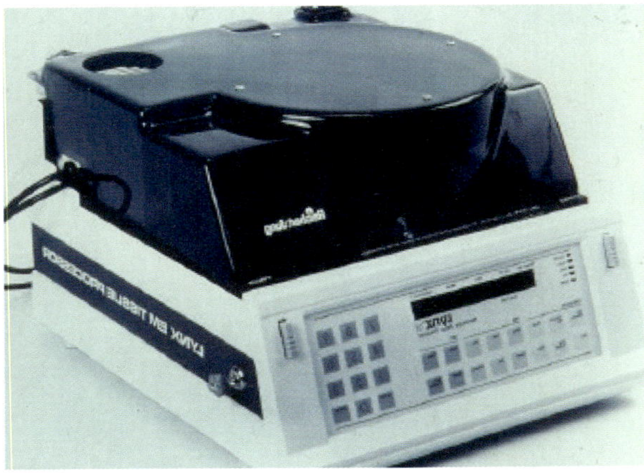

그림 25-2. 전자현미경 표본제작용 자동침투기

3) 포매(그림 25-3)

(1) 포매기구

① 포매틀 : Beem capsule, gelatin capsule, LADD embedding molds

② 100 mL의 일회용 플라스틱 비커

③ 일회용주사기

④ 대나무 splint

(2) 포매제

• Epon mixture (Luft, 1961)

	딱딱함	연함	보통
Epon 812	48.5 mL	42.7 mL	45.5 mL
DDSA (hardner)	18.5 mL	43.2 mL	31.0 mL
MNA (hardner)	33.0 mL	14.1 mL	23.5 mL

위의 용액에 DMP-30을 1.5 mL 첨가하여 잘 혼합한 후 사용한다. epon mixture를 혼합할 때는 수지교반기(resin stirrer)로 충분히 교반한 후 약한 진공 상태에서 기포를 제거해준다.

4) 중합

자동중합기(automatic polymerizing oven)를 이용하여 다음과 같은 과정을 진행한다.

① 38°C 12시간

② 45°C 12시간

③ 60°C 48시간

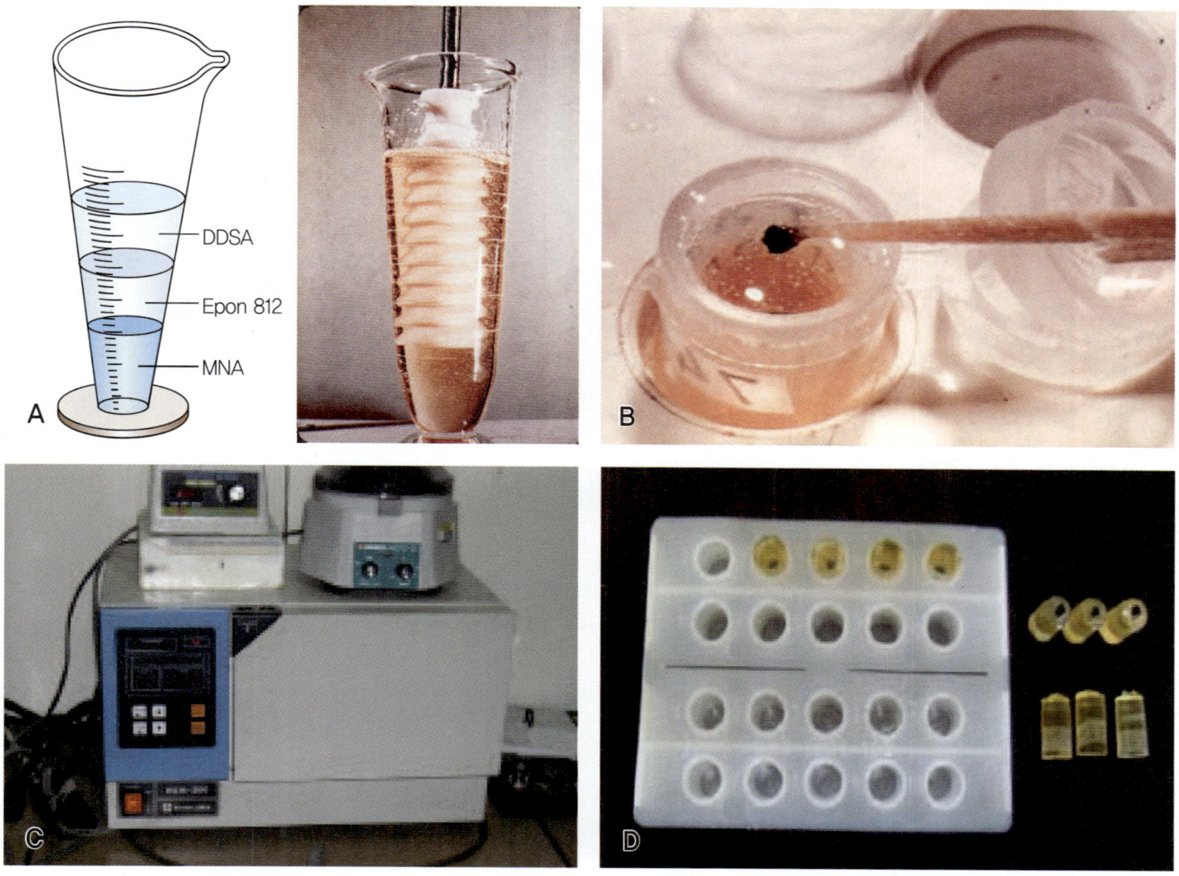

그림 25-3. Epon 포매과정. A. Epon 혼합액 제조, B. 조직편의 포매, C. 중합오븐, D. 포매블록

5) 초박절

(1) 중합이 끝난 epon block을 다듬기(trimming)

(2) ultramicrotome으로 semithin section(1 μm)

(3) 1% toluidine blue 용액으로 염색(알코올램프로 가열하면서 30~60초)

- 1% toluidine blue 용액

  Toluidine blue 1 g

  Sodium borate (borax) 1 g

  증류수 100 mL

증류수에 sodium borate를 넣어 60~70°C에서 녹인 다음 toluidine blue를 첨가하여 잘 녹인 후 여과하여 사용한다.

(4) 흐르는 수돗물에 수세 후 hot plate에서 건조

(5) 광학현미경 관찰 후 필요한 부위가 중앙에 오도록 다듬기

(6) ultramicrotome(그림 25-4)으로 thin section(60~90 nm, 은색 – 엷은 금색)

(7) mesh grid 위에 절편을 부착시킨다.

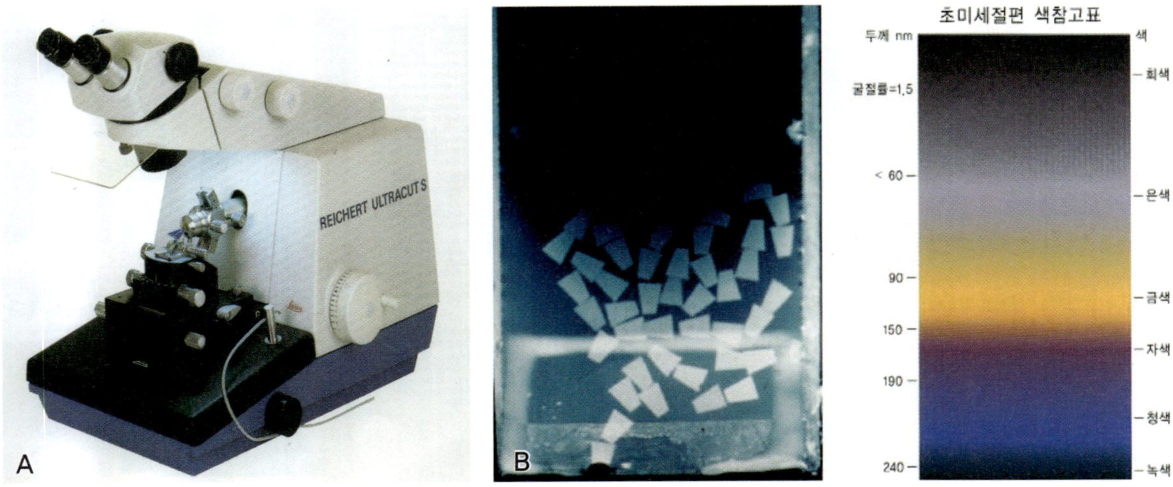

그림 25-4. 초미세절편기를 사용한 초미세절편 제작. A. 초미세절편기(ultramicrotome), B. 칼 물받이 위에 떠 있는 절편과 두께 확인 간섭색 참고표

4. 염색

1) 용액의 제조

(1) uranyl acetate 용액(Watson 방법)

2% uranyl acetate 용액(50 % ethanol에 녹임) 또는 2% uranyl acetate 포화수용액(약 5 g/100 mL 증류수)

(2) lead citrate

A 용액 : Lead nitrate ($Pb(NO_3)_2$) 1.33 g

Sodium citrate [$Na_3(C_6H_5OH) \cdot 2H_2O$] 1.76 g

증류수 30 mL

B 용액 : 1 N NaOH 8 mL

A 용액을 제조한 후(젖빛 혼탁), 잘 교반해가면서 B 용액을 첨가하고(투명) 증류수를 첨가하여 50 mL까지 채운다.

2) 염색과정(그림 25-5)

(1) uranyl acetate 용액 15~30분

(2) 증류수에 수세

(3) 여과지에 mesh grid의 물기를 흡수시킴

(4) lead citrate 용액 10~20분

(5) 여과지에 mesh grid의 물기를 흡수시킴

(6) 전자현미경 관찰 및 촬영

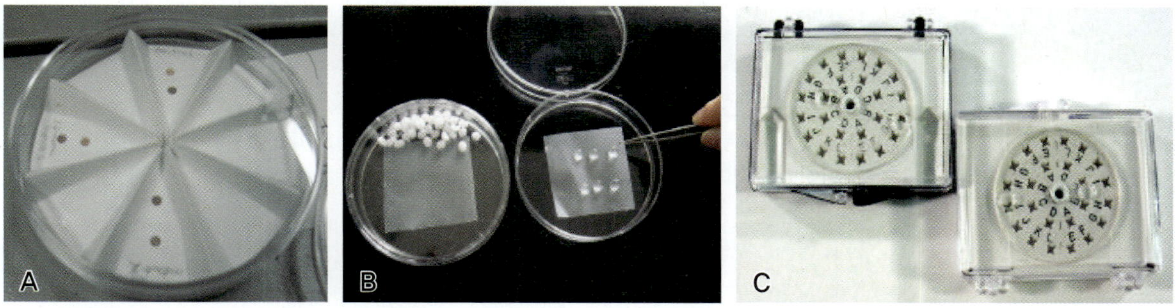

그림 25-5. 전자염색. A. 메시그리드(mesh grid), B. 전자염색과정. lead citrate 염색에서는 공기 중의 CO_2와 결합하여 lead carbonate 침전물이 생기지 않도록 주변에 NaOH를 깔아준다. C. 그리드보관함

3) 염색 시 주의사항

(1) 염색 시에는 페트리 접시 내에 물을 흡수시킨 여과지를 깔고 그 위에 파라필름을 덮은 판을 준비한다. 이 판 위에 염색액을 1~2방울 떨어뜨린 후 절편이 부착된 면이 밑으로 가게 grid를 염색액 표면에 띄운다(그림 25-5 B).

(2) 염색 중간에 증류수로 수세할 때는 끝이 가는 핀셋을 사용하여 grid의 끝을 잡고 플라스틱 수세병을 사용하여 양면을 고루 수세한 후 여과지를 깔아 놓은 페트리 접시에서 건조시킨다(그림 25-5 B).

(3) lead citrate 용액은 공기 중의 탄산가스와 결합하여 lead carbonate의 침전물을 만들어 오염의 원인이 되기 때문에 페트리 접시 내에 NaOH를 넣어 탄산을 흡착시키는 것이 좋다.

(4) 염색성은 염색액뿐만 아니라 고정액의 종류, 수지의 종류, 중합 상태 및 초박절편의 표면 상태에 따라 달라진다.

(5) 관찰이 끝난 grid는 grid box(그림 25-5 C)나 gelatin capsule에 넣어 보관한다.

4) 염색결과(그림 25-6~9)

• 흑백 대조의 사진을 판독한다.

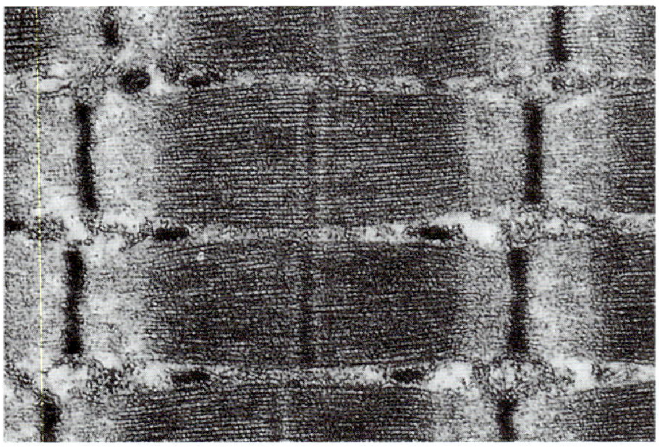

그림 25-6. 뼈대근(rat). 전자현미경 사진. ×25,000. 중앙에 어두운 섬유는 A-띠, 중앙의 선은 M-선(myosin), A-띠 좌우의 밝은 섬유는 I-띠(actin), 그 중앙의 흑색선이 Z-띠이다.

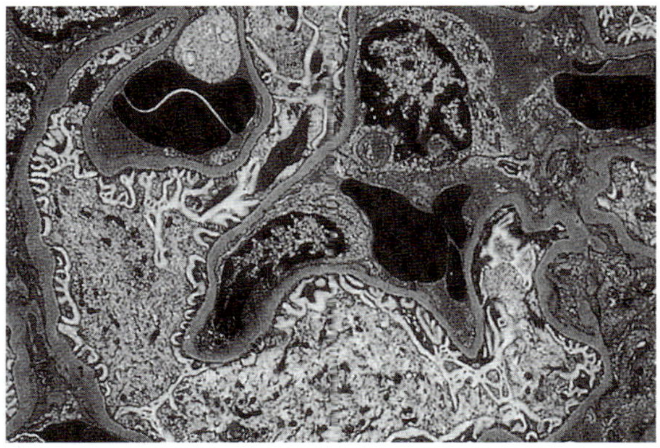

그림 25-7. 콩팥 토리. ×2,700. 바닥막 외측에는 상피세포의 문어발이 있고, 내측에는 내피세포와 적혈구가 보인다.

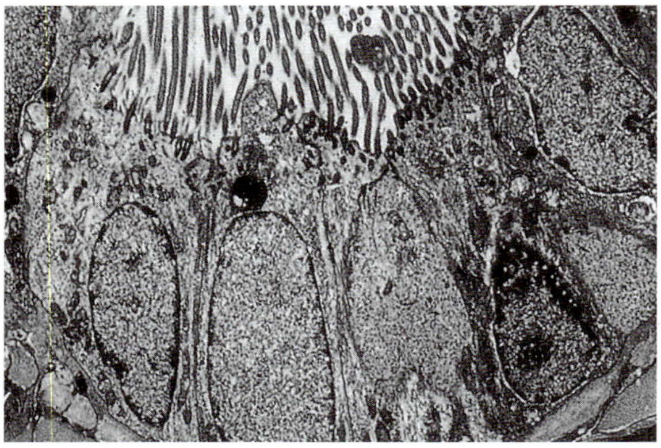

그림 25-8. 폐의 기관지 상피. ×2,800. 내강면에 많은 섬모를 가진 원주상피가 있고, 중앙 왼쪽세포에는 구형의 용해소체(lysosome)가 보인다.

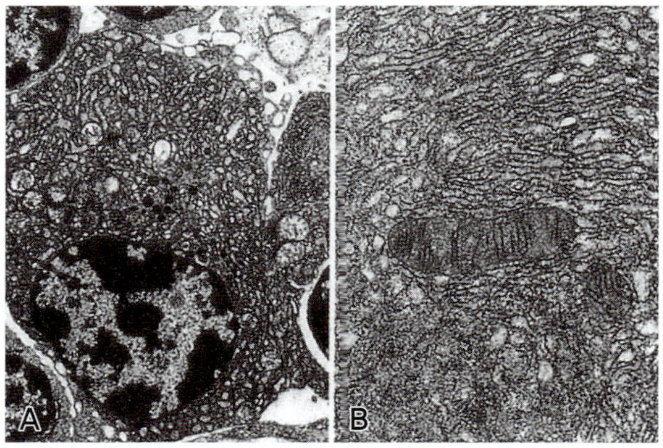

그림 25-9. 형질세포. A. ×3,300, B. ×13,800 A. 핵은 호랑이무늬 모양의 풍부한 염색질을 가지며, 세포질에는 세포질 그물이 발달하고 미토콘드리아, 골지체도 구별된다. B. 미토콘드리아, 과립세포질 그물

참고문헌

1. Luft JH. Improvements in epoxy resin embedding methods. J Biophys Biochem Cytol 9:409, 1961.
2. Martin JH, Lynn JA, Nickey WM. A rapid polychrome stain for epoxy-embedded tissues. Am J Clin Pathol 46:250, 1966.
3. McDowell EM, Trump BF. Histologic fixatives suitable for diagnostic light and electron microscopy. Arch Pathol Lab Med 100:405, 1976.
4. Reynolds ES. The use of lead citrate at high pH as an electron-opaque stain in electron microscopy. J Cell Biol 17:208, 1963.
5. Spurr AR. A low viscosity epoxy resin embedding medium for electron microscopy. J Ultrastruct Res 26:31, 1969.
6. Zamboni I, De Martino C. Buffered picric acid-formaldehyde : A new rapid fixative for electron microscopy. J Cell Biol 35:148A, 1967.

25.1

실 습 보 고 서

성명		학번		실습일자		확인	

전자현미경 염색

실습 01 전자현미경검사를 위한 1차, 2차 고정을 실시한 후 조직 변화를 관찰한다.

실습 02 전자현미경검사를 위한 탈수, 치환, 침투 및 포매과정을 진행해 본다.

실습 03 반초박절편(semithin section)을 만들어 toluidine blue 염색 후 다듬기(trimming)를 해 본다.

실습 04 초박절편(ultrathin section)을 제작하여 절편두께를 확인해 본다.

실습 05 전자염색과정을 시행해 본다.

CHAPTER **26**

부록
찾아보기

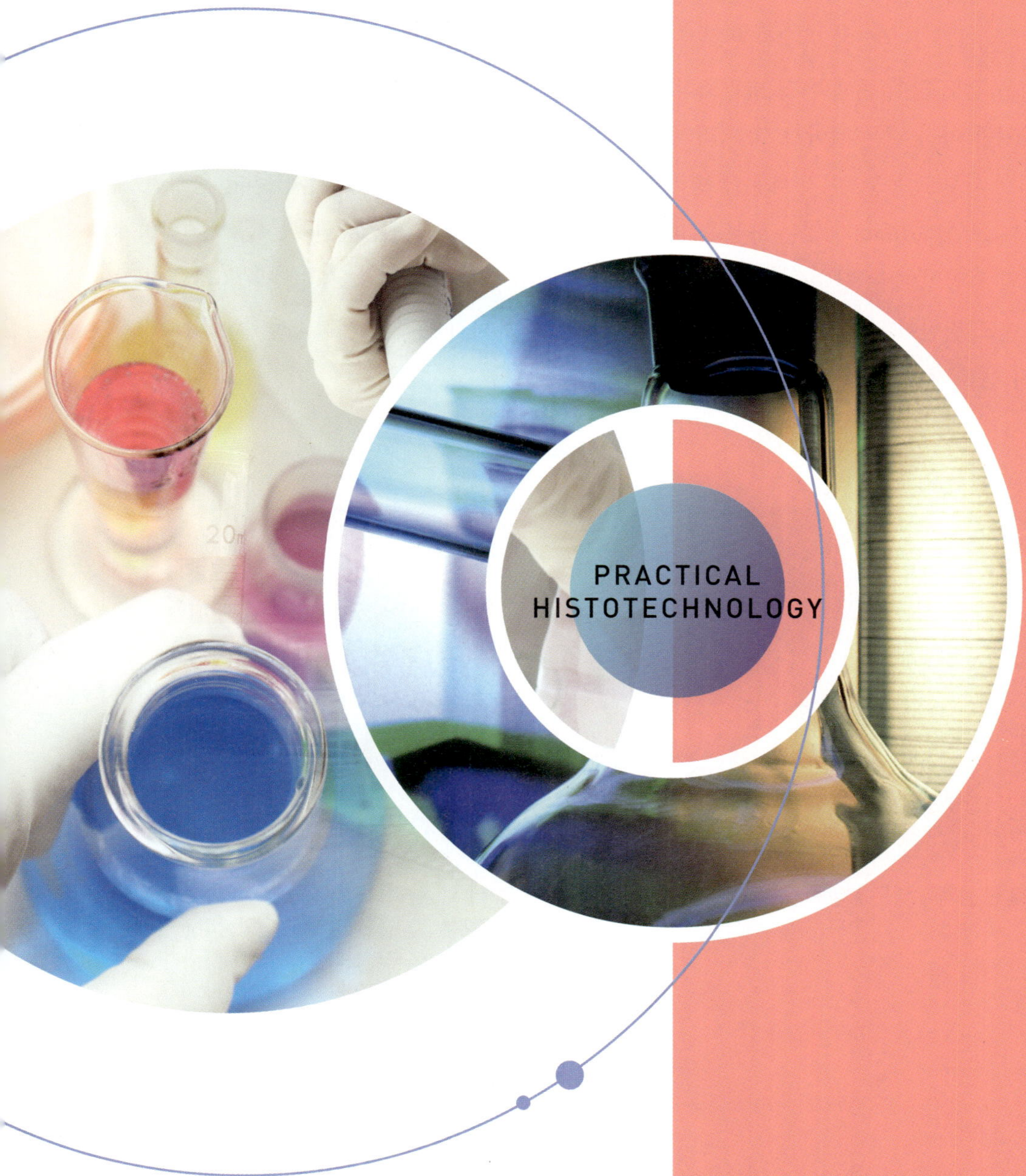

1. 인공산물(Artifact)

현미경하에서 관찰되는 표본의 모든 상이 생체 내에서 실제 형태 그대로 충실히 나타낸다고 어느 누구도 믿지 않고 있다. 그것은 조직의 채취법이나 조직 처리과정 등에 따른 영향이라는 것을 알고 있다.

"artifact" 또는 "artefact"는 [인공적으로 생성된 물질]을 가리키는 말이지만, 조직 처리과정에서 발생하는 변화가 일정한 방법하에서 항상 출현하고 또 그 변화가 생체의 정상적인 형태나 병적 형태의 관찰 측면에서 이렇다 할 문제를 일으키지 않는다면 일반적으로 artifact라 부르지 않는다. 이에 대해 잘못 처리하거나 최선의 방법에 따르지 않은 결과 표본상에 발생한 변화를 보통 artifact라 부른다. 하지단 실제에서는 artifact 여부를 판단하기 어려운 것도 많이 존재한다. 병리조직 표본제작 과정에서 자동화 · 기계화는 그 실마리가 풀려가고 있다고는 하지만 아직 길은 멀어서 그 처리의 대부분은 여전히 사람의 손어 의존하고 있다. 따라서 당연히 artifact의 발생 확률도 높고, 이것 때문에 병리조직의 진단이 곤란한 경우도 생기게 된다. 완성된 표본을 자세히 검토하여 보면, artifact가 없는 표본을 제작한다는 것이 얼마나 어려운 일인가를 몸소 체험하게 될 것이다. Artifact의 원인이 매우 단순하고 뚜렷한 경우도 많지만, 또 한편으로는 어떻게 발생되었는지를 추리하여 검토해 보아도 원인이 판명되지 않는 경우도 많다. 여기서는 파라핀 포매 제작과정 순서를 따라서 만나게 되는 몇 가지 예를 제시한다(그림 26-1~20).

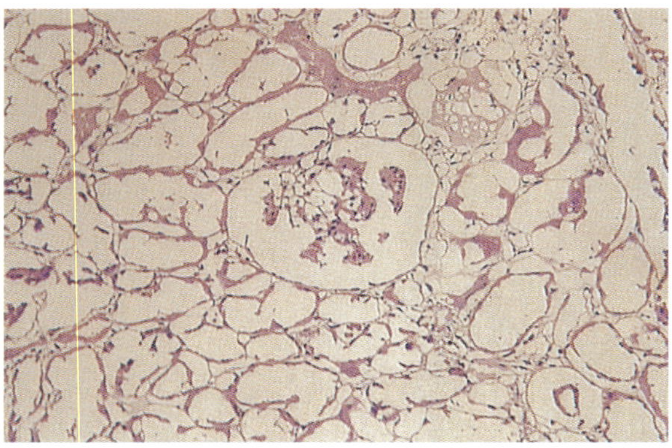

그림 26-1. 콩팥. 포르말린 용액에 넣은 상태로 동결한 경우

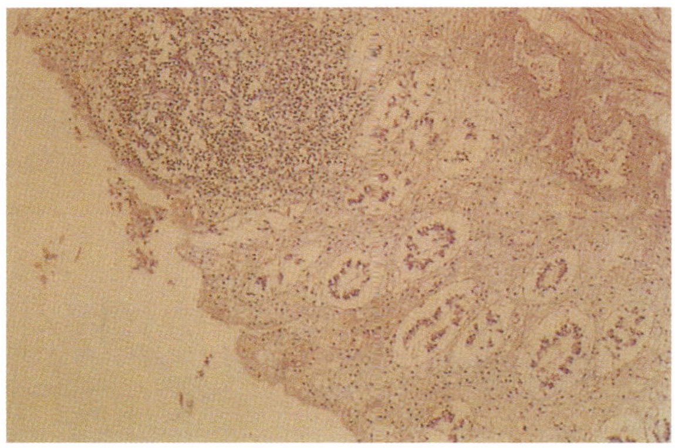

그림 26-2. 곧창자점막. 생리식염수에 담긴 상태로 1주간 방치하였다가 제작한 표본. 자가융해게 의해 점막상피가 탈락되고 각 세포들의 변화도 매우 뚜렷하다.

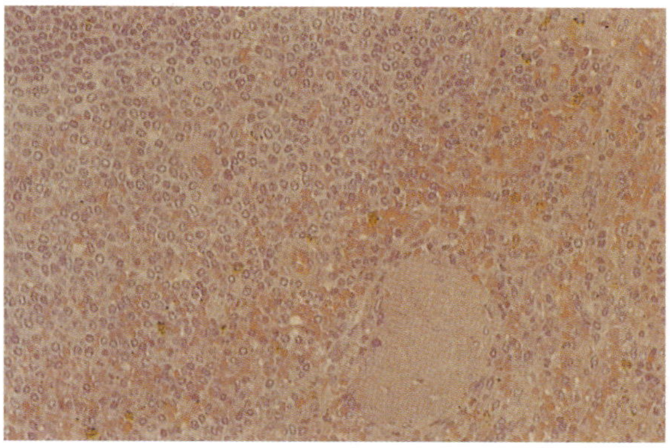

그림 26-3. 지라. 6개월 동안 고정액에 보관되었던 조직을 표본제작한 경우. HE 염색상에서 적혈구가 거무스름하게 염색되어 나타나는 것이 특징이다.

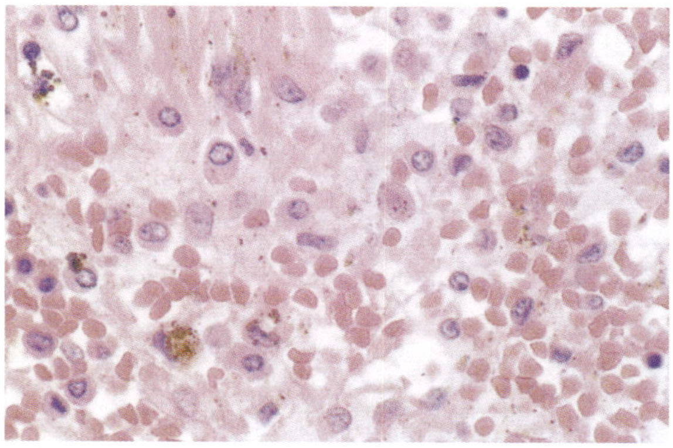

그림 26-4. 포르말린색소 침착. 산성화된 포르말린과 적혈구로부터 흘러나온 헤모글로빈이 반응하여 산헤마틴(acid hematin)을 형성한 결과이다.

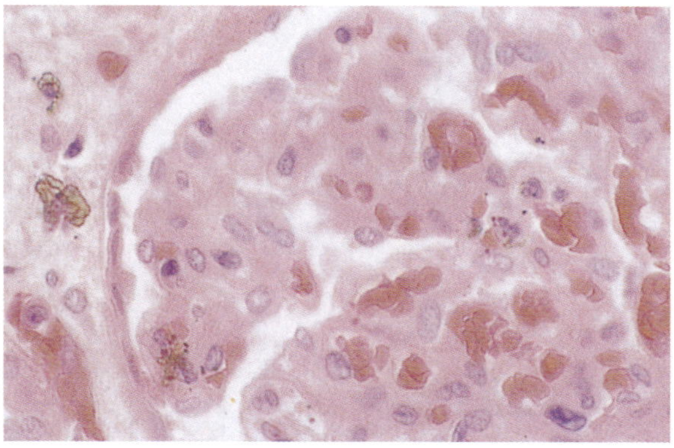

그림 26-5. 콩팥. 승홍색소 침착. 빛나는 결정 또는 둥근 흑색 침착물로 나타난다.

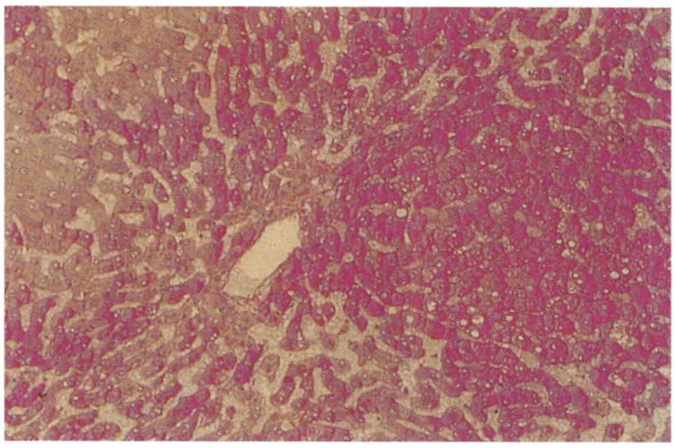

그림 26-6. 간. 글리코겐의 분극화(polarization). 상온에서 포르말린에 고정된 조직으로, 글리코겐이 세포질의 한쪽으로 밀려나 있다. 동결건조 표본의 경우에는 이 현상이 발생되지 않는다.

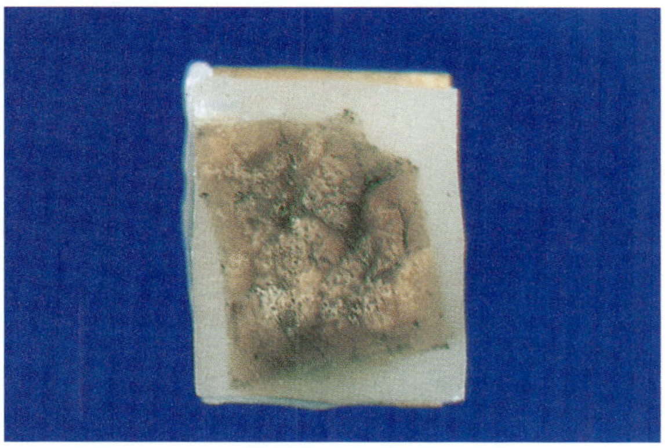

그림 26-7. 폐조직의 파라핀블록. 폐에서 공기를 제거 하지 않고 파라핀에 포매한 블록

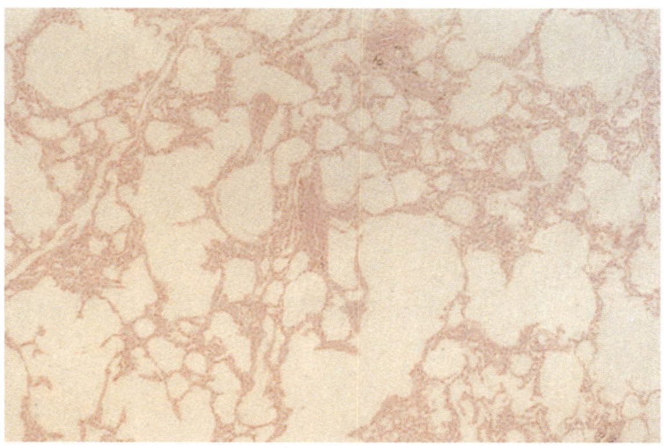

그림 26-8. 그림 26-7의 HE 염색상. 파라핀 침투불량으로 인하여 조직이 크게 손상되어 있다.

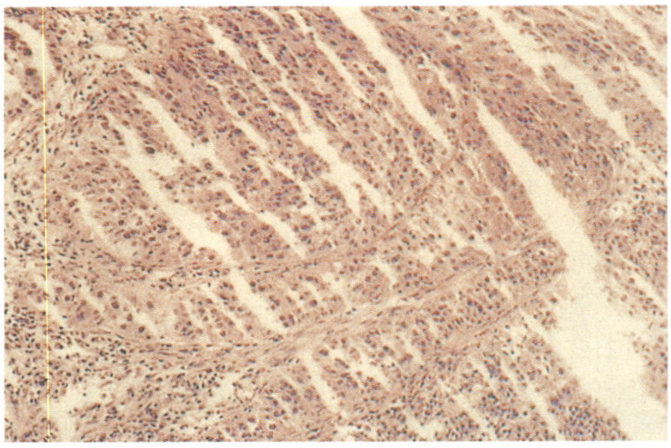

그림 26-9. 간. 박절 시 칼을 움직일 때 발생한 미세한 진동으로 절편이 잘게 갈라져 있다.

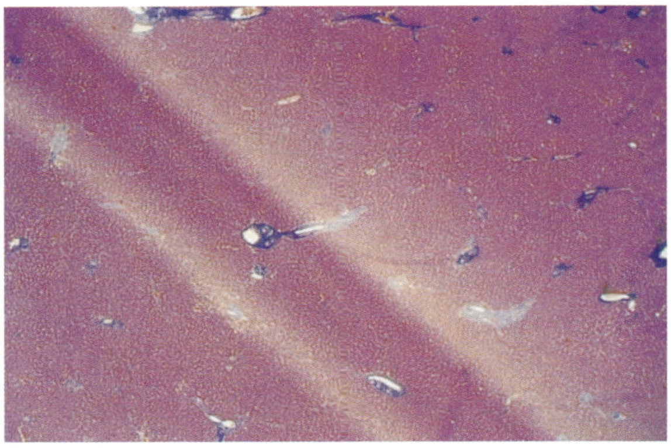

그림 26-10. 간. 박절도중 칼날을 일시 정지하였다가 다시 박절한 표본이다.

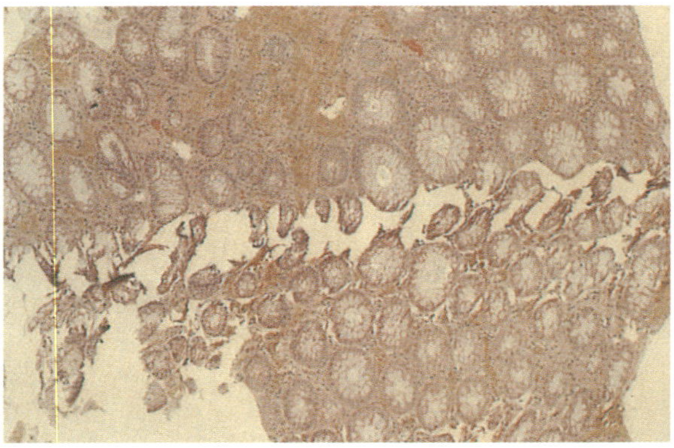

그림 26-11. 빈창자(공장). 칼날에 흠이 있거나 이물이 끼어 발생한 칼자국이다.

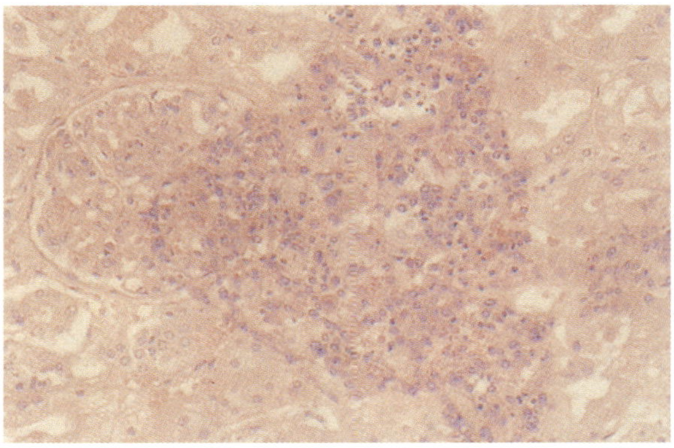

그림 26-12. 콩팥. 부유온수조에 오염된 뼈속질조직편이 콩팥 표본의 위에 중첩되어 있다.

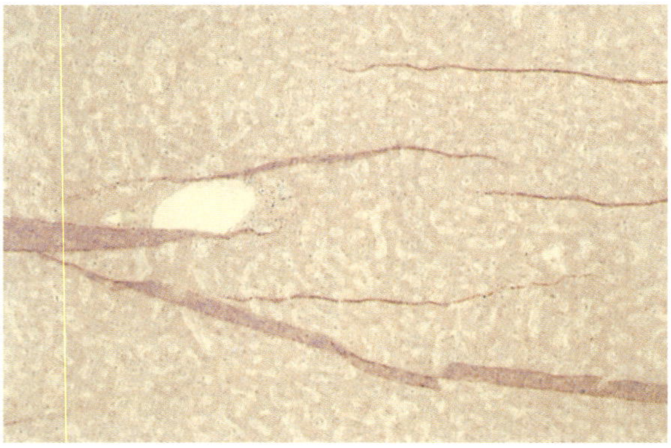

그림 26-13. 간. 부유온수조에 절편을 잘 펴지 않은 채로 띄었거나 신전기의 온도가 부적합하여 발생한 절편주름이다.

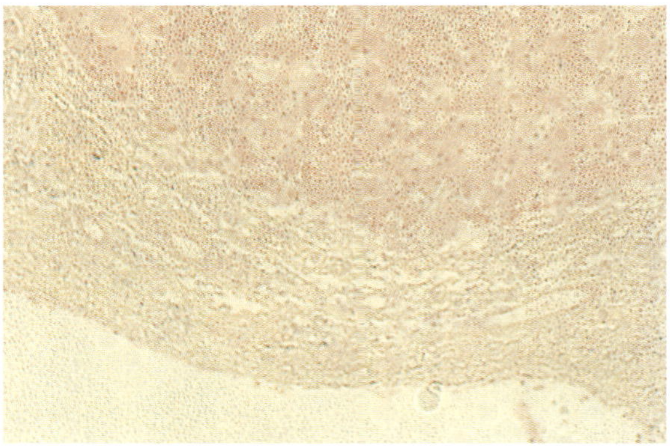

그림 26-14. 간. 염색 후 탈수부족으로 인하여 발생한 작은 물방울이 보인다.

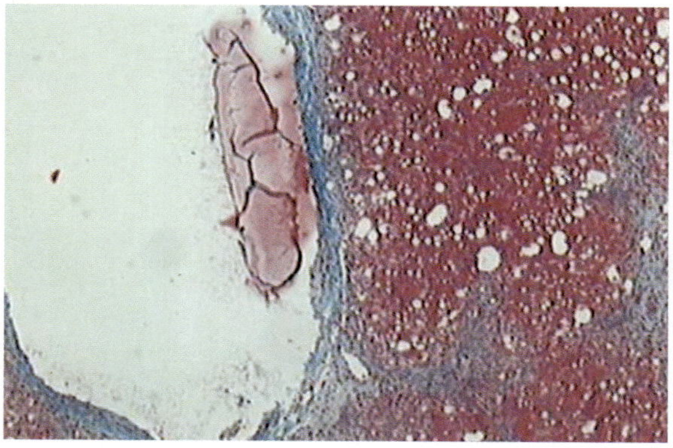

그림 26-15. 간. Masson trichrome 염색. 중심동맥 안쪽으로 과잉의 접착제로 인해 붉은색 얼룩이 관찰된다.

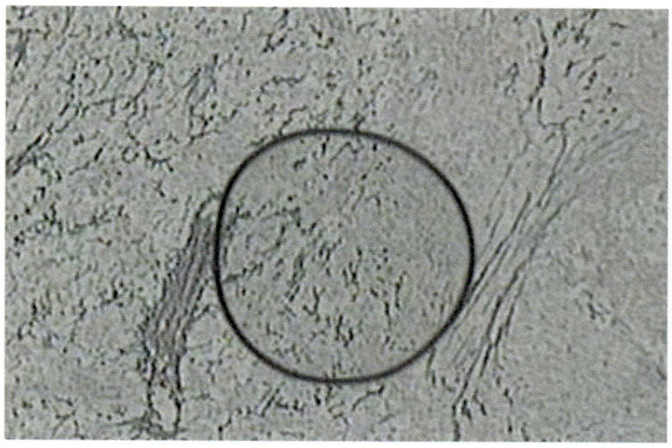

그림 26-16. 간. Gomori reticulum 염색. 봉입 시 생긴 기포

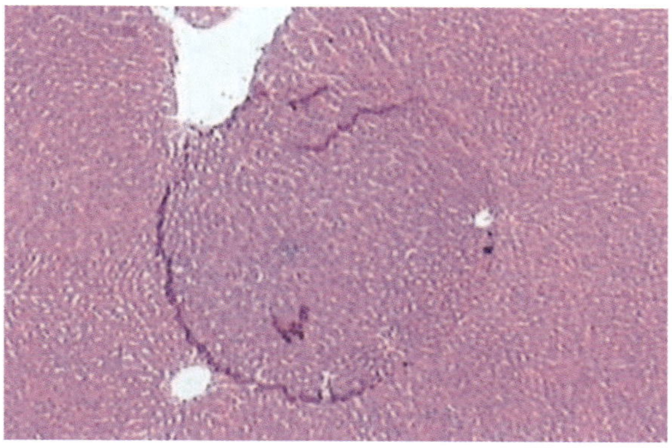

그림 26-17. 간. HE 염색. 조직에 생긴 기포가 봉입시 터진 상태로 봉입되어 있다.

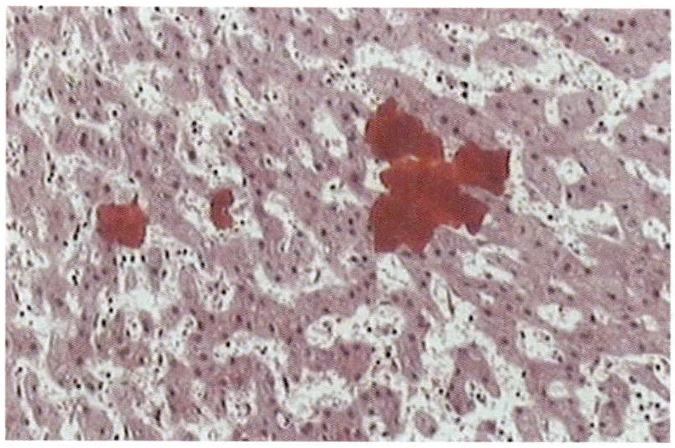

그림 26-18. 간. 부유온수조에서 오염된 절편 조각이 표본 위에 중첩되어 있다.

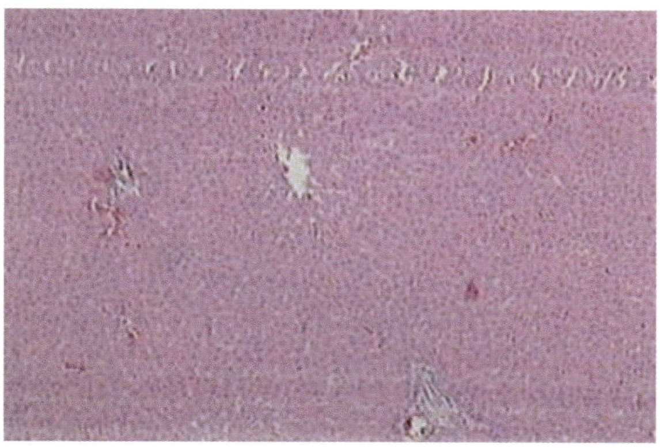

그림 26-19. 간. HE 염색. 칼날에 이물이 끼어 발생한 긁힌 자국이 관찰된다.

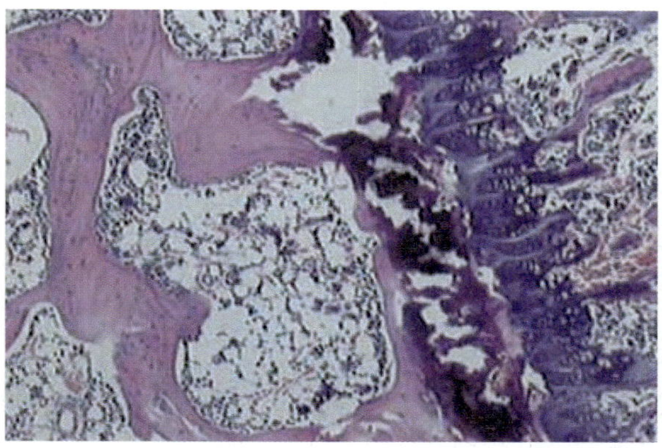

그림 26-20. 정강이뼈 탈회표본. HE 염색. 중앙의 연골 주위의 미탈회에 의해 칼슘이 남아 있다.

2. 원자량과 분자량

1) 원소의 원자량

원소명	기호	원자량	원소명	기호	원자량
Aluminum	Al	26.98	Magnesium	Mg	24.31
Antimony	Sb	121.8	Manganese	Mn	54.94
Arsenic	As	74.92	Mercury	Hg	200.6
Barium	Ba	137.3	Molybdenum	Mo	95.94
Beryllium	Be	9.012	Nickel	Ni	58.71
Bismuth	Bi	209.0	Nitrogen	N	14.01
Boron	B	10.81	Oxygen	O	16.00
Bromine	Br	79.90	Palladium	Pb	106.4
Cadmium	Cd	112.4	Phosphorus	P	30.97
Calcium	Ca	40.08	Platinum	Pt	195.1
Carbon	C	12.01	Potassium	k	39.10
Cerium	Ce	140.1	Selenium	Se	78.96
Chlorine	Cl	35.45	Silicon	Si	28.09
Chromium	Cr	52.00	Silver	Ag	107.9
Cobalt	Co	58.93	Sodium	Na	22.99
Copper	Cu	63.55	Strontium	Sr	87.62
Fluorine	F	19.00	Sulfur	S	32.06
Gold	Au	197.0	Tellurium	Te	127.6
Helium	He	4.003	Thallium	Tl	204.4
Hydrogen	H	1.008	Tin	Sn	118.7
Iodine	I	126.9	Titanium	Ti	49.90
Iron	Fe	55.85	Tungsten	W	183.8
Lanthanum	La	138.9	Uranium	U	238.0
Lead	Pb	207.2	Vanadium	V	50.94
Lithium	Li	6.941	Zinc	Zn	65.37

2) 완충액 조제 시 사용하는 시약의 분자량

시약		분자량
Acetic acid	CH_3COOH	60.03
Barbital sodium (sodium 5.5–diethyl barbiturate)	$C_8H_{11}O_3N_2Na$	206.18
Borax (sodium tetraborate)	$Na_2B_4O_7 \cdot 10H_2O$	381.43
Boric acid	$B(OH)_3$	61.84
Cacodylic acid	$(CH_3)_2AsO_2H$	137.99
Citric acid, anhydrous	$C_3H_4(OH)(COOH)_3$	192.12
Citric acid, crystals	$C_3H_4(OH)(COOH)_3 \cdot H_2O$	210.14
Glycine	NH_2CH_2COOH	75.07
Hydrochloric acid	HCl	36.465
Maleic acid	HOOCCH=CHCOOH	116.07
Nitric acid	HNO_3	63.01
Potassium acid phosphate (potassium dihydrogen phosphate)	KH_2PO_4	136.09
Potassium hydroxide	KOH	
Sodium acetate (anhydrous)	CH_3COONa	56.104
Sodium acetate crystals	$CH_3COONa \cdot 3H_2O$	82.04
Sodium acid phosphate	$NaH_2PO_4 \cdot H_2O$	136.09
(sodium dihydrogen phosphate)		138.01
Sodium citrate crystals	$C_3H_4OH(COONa)_3 \cdot 5H_2O$	357.18
Sodium citrate, granular	$C_3H_4OH(COONa)_3 \cdot 2H_2O$	294.12
Sodium chloride	NaCl	58.46
Sodium hydroxide	NaOH	40.0
Sodium phosphate, dibasic	Na_2HPO_4	141.98
Sulfuric acid	H_2SO_4	98.082
Tris (hydroxymethyl) aminomethane (tromethamine TRIS tris buffer)	$H_2NC(CH_2OH)_3$	121.14

3. 각종 시약의 용해도

	온도	용질의 양(g)	증류수의 양(mL)
Aluminium ammonium sulfate	25	13	92.0
Aluminum potassium sulfate	25	7.02	99.1
Aluminum sulfate	25	63	66.0
Ammonium molybdate	25	39	88.0
Ammonium nitrate	25	90.2	41.8
Ammonium oxalate	25	5.06	97.0
Calcium chloride	25	67.8	79.2
Chloral hydrate	25	120	31.0
Citric acid	25	88.6	42.7
Cobalt nitrate	18	78.2	79.1
Cupric sulfate	25	22.3	98.7
Dextrose	25	59	60.0
Ferric ammonium sulfate	16.5	22.4	94.3
Ferric chloride	25	131.1	48.3
Ferric nitrate	25	70.2	79.2
Glycine	25	21.7	86.8
L. glutamic acid	25	0.86	99.15
Hydroquinone	20	6.78	94.4
Lead nitrate	25	53.6	91.0
Lithium carbonate	15	1.38	100.0
Magnesium chloride	25	79	47.5
Magnesium nitrate	25	58.6	80.5
Magnesium sulfate	25	72	58.5
Oxalic acid	25	10.3	94.2
Phenol crystals	20	6.14	94.5
Phosphomolybdic acid	25	135	46.0
Phosphotungstic acid	25	160	64.0
Potassium acetate	25	97.1	44.3
Potassium bicarbonate	25	31.6	87.5
Potassium bromide	25	56	82.0
Potassium carbonate	25	82.2	73.5
Potassium chloride	25	31.2	86.8
Potassium dichromate	25	14.2	95.0
Potassium ferricyanide	22	38.1	80.8
Potassium ferrocyanide	25	28.2	89.2
Potassium hydroxide	15	79.2	74.2
Potassium iodide	25	13.2	69.1
Potassium nitrate	25	33.4	86.0
Potassium permanganate	25	7.43	97.3
Resorcin	25	67.2	47.2
Silver nitrate	25	164	65.5
Sodium acetate	25	40.5	80.0
Sodium bicarbonate	15	8.8	97.6
Sodium carbonate	25	28.1	96.5
Sodium chloride	25	31.7	88.1
Disodium hydrogen orthophosphate	17	4.4	99.9
Sodium hydroxide	25	77	74.0
Sodium hypophosphite	16	72.4	66.6
Sodium iodate	25	9.21	98.5
Sodium nitrite	20	62.3	73.8
Sodium periodate	25	13.9	96.2
Sodium sulfate	25	28.5	95.5
Sodium sulfate	25	26.4	94.5
Sodium thiosulfate	25	93	46.0
Sucrose	25	90.9	43.0
Trichloracetic acid	25	149.6	12.41

4. 완충액의 제조(Buffer)

1) Acetate Buffer (0.1 Molar)

(1) 저장액

- 용액 A : 0.1 N acetic acid (5.7 mL glacial acetic acid/1,000 mL)
- 용액 B : 0.1 M sodium acetate, $CH_3COONa \cdot 3H_2O$ (13.6 g/1,000 mL)

(2) 사용액

필요한 pH의 사용액은 다음과 같이 A와 B 용액을 혼합하여 200 mL를 만들어 사용한다.

pH	용액 A(mL)	용액 B(mL)
3.6	185	15
3.8	176	24
4.0	164	36
4.2	147	53
4.4	216	74
4.6	102	98
4.8	80	120
5.0	59	141
5.2	42	158
5.4	29	171
5.6	19	181

2) Citrate Buffer (0.1 Molar)

(1) 저장액

- 용액 A : 0.1 M sodium citrate, $Na_3C_6H_5O_7 \cdot 2H_2O$ (29.41 g/1,000 mL)
- 용액 B : 0.1 M citric acid, $C_6H_8O_7 \cdot H_2O$(21.01 g/ 1,000 mL)

(2) 사용액

필요한 pH의 사용액은 다음과 같이 섞어 50 mL를 만들어 사용한다.

pH	용액 A(mL)	용액 B(mL)
3.0	3.5	46.5
3.2	6.3	43.7
3.4	10.0	40.0
3.6	13.0	37.0
3.8	15.0	35.0
4.0	17.0	33.0
4.2	18.5	31.5
4.4	22.0	28.0
4.6	24.5	25.5
4.8	27.0	23.0
5.0	29.5	20.5
5.2	32.0	18.0
5.4	34.0	16.0
5.6	36.3	13.7
5.8	38.2	11.8
6.0	41.5	9.5
6.2	42.8	7.2

3) Phosphate-Citrate Buffer (McIlvaine's)

(1) 저장액

- 용액 A : 0.2 M disodium phosphate, Na_2H-PO_4 (23.39 g/ 1,000 mL)
- 용액 B : 0.1 M citric acid, $C_6H_8O_7 \cdot H_2O$(19.21 g/ 1,000 mL)

(2) 사용액

필요한 pH의 사용액은 다음과 같이 섞어 50 mL를 만들어 사용한다.

pH	용액 A(mL)	용액 B(mL)
2.4	12.4	187.6
2.6	21.8	178.2
2.8	31.7	168.3
3.0	41.1	158.9
3.2	49.4	150.6
3.4	57.0	143.0
3.6	64.4	135.6
3.8	71.0	129.0
4.0	77.1	122.9
4.2	82.8	117.2
4.4	88.2	111.8
4.6	93.5	106.5
4.8	98.6	101.4
5.0	103.0	97.0
5.2	107.2	92.8
5.4	111.5	88.5
5.6	116.0	84.0
5.8	120.9	79.1
6.0	126.3	73.7
6.2	132.2	67.8
6.4	138.5	61.5
6.6	145.5	54.5
6.8	154.5	45.5
7.0	164.7	35.3
7.2	173.9	26.1
7.4	181.7	18.3
7.6	187.3	12.7
7.8	191.5	8.5
8.0	194.5	5.5

4) Phosphate Buffer (0.1 Molar)

(1) 저장액

- 용액 A : 0.2 M monosodium phosphate, NaH_2PO_4 (27.58 g/1,000 mL)
- 용액 B : 0.2 M disodium phosphate, Na_2HPO_4 (28.39 g/ 1,000 mL)

(2) 사용액

필요한 pH의 사용액을 200 mL를 만들기 위해서는 다음과 같이 A와 B 용액을 섞은 다음 증류수로 200 mL까지 채운다.

pH	용액 A(mL)	용액 B(mL)
5.7	93.5	6.5
5.8	92.0	8.0
5.9	90.0	10.0
6.0	87.7	12.3
6.1	85.0	15.0
6.2	81.5	18.5
6.3	77.5	22.5
6.4	73.5	26.5
6.5	68.5	31.5
6.6	62.5	37.5
6.7	56.5	43.5
6.8	51.0	49.0
6.9	45.0	55.0
7.0	39.0	61.0
7.1	33.0	67.0
7.2	28.0	72.0
7.3	23.0	77.0
7.4	19.0	81.9
7.5	16.0	84.0
7.6	13.0	87.0
7.7	10.5	90.5
7.8	8.5	91.5
7.9	7.0	93.0
8.0	5.3	94.7

5) Tris-Maleate Buffer

(1) 저장액

- 용액 A : 0.2 M tris-maleate 용액(24.2 g tris (hydroxymethyl)−aminomethane + 23.2 g maleic acid 또는 10.6 g maleic anhydrate/ 1,000 mL)
- 용액 B : 0.2 N NaOH

(2) 사용액

필요한 pH의 사용액을 100 mL 만들기 위해서는 다음과 같이 용액 B에 용액 A를 25 mL 섞은 후, 증류수로 100 mL까지 채운다.

pH	용액 B(mL)
5.2	3.5
5.4	5.4
5.6	7.8
5.8	10.3
6.0	13.0
6.2	15.8
6.4	18.5
6.6	21.3
6.8	22.5
7.0	24.0
7.2	25.5
7.4	27.0
7.6	29.0
7.8	31.8
8.0	34.5
8.2	37.5
8.4	40.5
8.6	43.3

6) Tris Buffer (0.05 Molar)

(1) 저장액

- 용액 A : 0.2 M tris (24.2 g tris (hydroxymethyl)-aninomethane/1,000 mL)
- 용액 B : 0.2 M HCl(16.8 mL conc. HCl/1,000 mL)

(2) 사용액

필요한 pH의 사용액을 100 mL 만들기 위해서는 다음과 같이 용액 B에 용액 A를 25 mL를 가한 후, 증류수로 100 mL까지 채운다.

pH	용액 B(mL)
7.2	22.1
7.4	20.7
7.6	19.2
7.8	16.3
8.0	13.4
8.2	11.0
8.4	8.3
8.6	6.1
8.8	4.1
9.0	2.5

7) Barbital-Acetate Buffer

(1) 저장액

- 용액 A : 19.43 g sodium acetate ($CH_3COONa \cdot 3H_2O$) + 29.45 g barbital sodium/1,000 mL
- 용액 B : 0.1 N HCl

pH	용액 B(mL)
3.8	133.5
4.0	125.5
4.2	117.5
4.4	109.5
4.6	101.5
4.8	94.5
5.0	88.0
5.2	82.5
5.4	78.0
5.6	75.0
5.8	72.5
6.0	71.0
6.2	69.5
6.4	68.5
6.6	66.5
6.8	64.0
7.0	60.5
7.2	56.5
7.4	50.5
7.6	43.0
7.8	34.5
8.0	26.0
8.2	18.5
8.4	13.0
8.6	9.0
8.8	6.0
9.0	3.0

8) Barbital Buffer (Michaelis) (0.05 Molar)

(1) 저장액

- 용액 A : 0.2 N sodium barbital (41.2 g /1,000 mL)
- 용액 B : 0.2 N HCl (16.8 mL conc. HCl /1,000 mL)

(2) 사용액

필요한 pH의 사용액을 200 mL 만들기 위해서는 다음의 용액 B에 용액 A 50 mL를 가한 후, 증류수로 200 mL까지 채운다.

pH	용액 B(mL)
6.8	45.0
7.0	43.0
7.2	39.0
7.4	32.5
7.6	27.5
7.8	22.5
8.0	17.5
8.2	12.7
8.4	9.0
8.6	6.0
8.8	4.0
9.0	2.5
9.2	1.5

9) Borate Buffer (0.05 Molar)

(1) 저장액

- 용액 A : 0.1 M의 KCl이 포함된 0.1 M의 boric acid, H_3BO_3를 제조한다(6.18 g boric acid + 7.46 g KCl/1,000 mL).
- 용액 B : 0.1 N NaOH

(2) 사용액

필요한 pH의 사용액을 100 mL 만들기 위해서는 다음과 같은 용액 B에 용액 A 50 mL를 가한 후, 증류수로 100 mL까지 채운다.

pH	용액 B(mL)
7.8	2.6
8.0	4.0
8.2	5.9
8.4	8.5
8.6	12.0
8.8	16.3
9.0	21.3
9.2	26.7
9.4	32.0
9.6	36.8
9.8	40.8
10.0	43.9

10) Glycine Buffer

(1) 저장액

- 용액 A : 0.1 M의 sodium chloride가 포함된 0.1 M glycine을 제조한다(7.51 g glycine + 5.85 g NaCl / 1,000 mL).
- 용액 B : 0.1 N NaOH (4.0 g/ 1,000 mL)

(2) 사용액

필요한 pH의 사용액을 100 mL 만들기 위해서는 다음과 같이 A와 B 용액을 혼합한다.

pH	용액 A(mL)	용액 B(mL)
8.45	95	5
8.79	90	10
9.22	80	20
9.56	70	30
9.98	60	40
10.32	55	45
10.90	51	49
11.14	50	50
11.39	49	51
11.92	45	55
12.21	40	60
12.48	30	70
12.66	20	80
12.77	10	90

11) Cacodylate Buffer

(1) 저장액

- 용액 A : 0.2 M sodium cacodylate (42.8 g sodium cacodylate/1,000 mL)
- 용액 B : 0.2 N HCl

(2) 사용액

필요한 pH의 사용액을 100 mL 만들기 위해서는 다음과 같이 용액 B에 용액 A 25 mL를 가한 후, 증류수로 100 mL까지 채운다.

pH	용액 B(mL)
5.0	23.5
5.2	22.5
5.4	21.5
5.6	19.6
5.8	17.4
6.0	14.8
6.2	11.9
6.4	9.2
6.6	6.7
6.8	4.7
7.0	3.2
7.2	2.1
7.4	1.4

5. 양성대조 조직(Positive control tissues)

Acid phosphatase	Prostate, Liver
Adenosine triphosphatase	Muscle
Alkaline phosphatase	Kidney, Small intestine
Aluminum	Lung, Skin (Industrial disease)
Ascorbic acid	Liver, Adrenal cortex
Basement membrane	Kidney, Hair follicles, Epididymis
Beryllium	Lung (industrial disease)
Bilirubin, Biliverdin	Biliary cirrhosis, Choleithiasis
Calcitonin(C) cells	Thyroid (dog)
Calcium phosphate	Necrotic lesions, Tuberculous caseation, Atheroma
Calcium pyrophosphate	Synovium of pyrophosphate arthropathy
Calcium oxalate	Thyroid colloid (rarely)
Cerebrosides	Myelin
Charcot–Leyden crystals	Eosinophil granuloma of bone, Sputum from asthmatics
Chitin	Hydatid cysts of liver, lung
Cholesterol (Free and esterified)	Adrenal cortex
Chromaffin tissue	Adrenal medulla
Copper	Liver, Brain (Wilson's disease)
Cytochrome oxidase	Liver, Muscle
Degenerated myelin	Disseminated sclerosis, Subacute combined degeneration
Elastic cartilage	Pinna of ear
Elastic fibers	Dermis of skin, Medium–sized arteries
Enterochromaffin cells – argentaffin	Distal small intestine
Enterochromaffin cells – argyrophil	Stomach
Fatty acid (free)	Fat necrosis (pancreatitis)
Fibrin	Synovitis, Pericarditis, Peritonitis
Fibrous astrocytes	CNS white matter, Gliosis
Fibrous cartilage	Intervertebral disces
Fungi	Lungs (Aspergillosis)
Ganglion cells	Intestinal plexus of Auerbach
Glucose–6–phosphatase	Colon
Gylcogen	Liver, Voluntary muscle, Ectocervix
Goli apparatus	Neurones, Renal tubules

Gram-negative organisms	Meningitis, Typhoid, Colonic abscesses
Gram-positive organisms	Gas gengrene, Bronchopneumonia, Subacute endocarditis
Hematoidin	Infarcts, Abscesses
Hemosiderin	Tissue hemorrhage, Sclerosing Hemangioma
Harring bodies	Pars nervosa of pituitary
Highly sulfated mucins	Cartilage
Hyaline cartilage	Bone joints
Hyaluronic acid	Umbilical cord
Intercellular bridges of squamous cells	Palmar and plantar skin, Squamous cell papillomata
Juxtaglomerular(JG) cells	Kidney (mouse)
Keratin	Palmar and plantar skin, Seborrheic warts
Lipase	Pancrease
Lipofuscin	Neurones, Cardiac muscle, Leydig cells
Malaria pigment	Brain, Liver(Malarial)
Mallor bodies	Liver (active alcoholic cirrhosis)
Mast cells	Intermuscular connective tissue of intestine, Fibroadenosis of breast
Melanin	Negroid skin, Nevus tumors
Microglia	CNS grey and white matter, Myelin degeneration Cerebral infarcts
Mitochondria	Renal proximal convoluted tubules
Neuromelanin	Substantia nigra
Neuroseretory cells	Hypothalamus
Neutral fat	Subcutaneous tissue
Neutral mucin	Stomach
Neutrophils	Acute inflammation (acute appendicitis)
Nissle substance	Anterior horn cells of spinal cord. Betz cells of cerebral cortex
Non-specific cholinesterase	Throid
Non-specific esterase	Small intestine
5-nucleotidase	Thyroid
Oligodendrocytes	CNS grey and white matter
Osteoid seams	Trabecular bone of osteomalacia (or Paget's disease)
Oxytalan fibers	Periodontal ligaments
Pacinian corpuscles	Subcutaneous tissue (e.g. axilla)
Paneth cells	Small intestine
Phospholipids	Myelin
Plasma cells	Rheumatoid arthritis, Nasal polypi, Chronic inflammations
Plasmalogens	Adrenal cortex
Porphyrin	Liver(in porphyria)
Primary amyloid	Involved skin, Heart
Protoplasmic astrocytes	CNS grey matter, Gliosis
Reinke crystals	Some Leydig cells and ovarian hilus cells
Reticular fibers	Liver, Spleen
RNA (cytoplasmic)	Plasma cells, Pancreatic, Exocrine cells, Neurones
Russel bodies	Rheumatoid synovitis
Secondary amyloid	Involved liver, Kidney
Sex chromatin	Skin, Buccal scrapings
Sialomucin (enzyme labile)	Submandibular salivary gland
Sialomucin (enzyme resistant)	Submucous bronchial glands
Specific cholinesterase	Nerve endings (muscle), Glove power, contaminants of surgical specimens
Succinic dehydrogenase	Kidney tubules
Tryptophan	Pancrease

Tubercle bacilli	Untreated (Unsuspected). Tubercular lesions
Tyrosinase	Epidermal melanocytes
Tyrosine	Hair cortex, Pancreas
Urates	Gout tophus
Vascular fibrinoid	Intramuscular arteries (Polyarteritis nodosa)
Virus inclusion bodies	Viral warts, Molluscum contagiosum, Cytomegalic disease
Weakly sulfated mucins	Colonic goblet cells

6. 각종 약어 및 단위(The Merck Index, 8th ed. 1968)

중량

약어					
U.S.Bu. Stand	Pharmaceutical				
kg (kilo)	Kg	one kilogram	=	1,000.0	g
hg	Hg	one hectogram	=	100.0	g
dkg	Dg	one dekagram	=	10.0	g
g	Gm		=	1.0	g
dg	dg	one decigram	=	0.1	g
cg	cg	one centigram	=	0.01	g
mg	mg	one milligram	=	0.001	g
μg (mg or ɣ)	mcg	one microgram (gamma)	=	0.000001	g

용량

약어					
U.S.Bu. Stand	Pharmaceutical				
kl	Kl	one kiloliter	=	1,000.0	L
hl	Hl	one hectoliter	=	100.0	L
dkl	Dl	one dekaliter	=	10.0	L
l	L		=	1.0	L
dl	dl	one deciliter	=	0.1	L
cl	cl	one centiliter	=	0.01 L	
ml	ml	one milliliter	=	0.001	L
μL(λ)	μℓ	one microliter	=	0.000001	L

길이

약어		호칭		
IUPAC*	관용표현	IUPAC	상용어	
km	Km	kilometer	kilometer	1,000
hm	Hm	hectometer	hectometer	100
dam	dkm or Dm	decameter	decameter	10
m	m	meter	meter	1
dm	dm	decimeter	decimeter	0.1
cm	cm	centimeter	centimeter	0.01
mm	mm	millimeter	millimeter	0.001
μm	μ	micrometer	micron	0.000001
nm	mμ	nanometer	millimicron	0.000000001
–	Å	–	ångström	0.0000000001
pm	μμm	picometer	micromicron	0.000000000001

* International Union of Pure and Applied Chemistry (IUPAC)

단위대응표

접두어	의미	단위
Pico– (one trillionth)	$\frac{1}{1,000,000,000,000} = 10^{-12}$	
nano– (one billionth)	$\frac{1}{1,000,000,000} = 10^{-9}$	
micro– (one millionth)	$\frac{1}{1,000,000} = 10^{-6}$	
milli– (one thousandth)	$\frac{1}{1,000} = 10^{-3}$	길이 = m
centi– (one hundredth)	$\frac{1}{100} = 10^{-2}$	중량 = g
deci– (one tenth)	$\frac{1}{10} = 10^{-1}$	용량 = ℓ
unit (one)	1　1	
deka– (ten)	$\frac{10}{1} = 10$	
hecto– (one hundred)	$\frac{100}{1} = 10^{2}$	
kilo– (one thousand)	$\frac{1,000}{1} = 10^{3}$	
mega– (one million)	$\frac{1,000,000}{1} = 10^{6}$	
giga– (one billion)	$\frac{1,000,000,000}{1} = 10^{9}$	
tera– (one trillion)	$\frac{1,000,000,000,000}{1} = 10^{12}$	

7. 알파벳 표현법(The Merck Index, 8th ed. 1968)

로마숫자 표현법

I	II	III	IV	V	VI	VII	VIII	IX	X
1	2	3	4	5	6	7	8	9	10
XX	XXX	XL	L	LX	LXX	LXXX	XC	IC	C
20	30	40	50	60	70	80	90	99	100
CC	CCC	CD	D	DC	DCC	DCCC	CM	XM	M
200	300	400	500	600	700	800	900	990	1000

알파벳(그리스어)

자구명	대문자약어	소문자약어	음역	자구명	대문자약어	소문자약어	음역
alpha	Α	α	a	n	Ν	ν	n
beta	Β	β	b	xi	Ξ	ξ	x
gamma	Γ	γ	g	omicron	Ο	ο	o (짧게)
delta	Δ	δ	d	pi	Π	π	p
epsilon	Ε	ε	e (짧게)	rho	Ρ	ρ	r
zeta	Ζ	ζ	z	sigma	Σ	σ	s
eta	Η	η	e (길게)	tau	Τ	τ	t
theta	Θ	θ	th	upsilon	Υ	υ	y
iota	Ι	ι	i	phi	Φ	φ	f
kappa	Κ	κ	k, c	chi	Χ	χ	ch (h)
lamda	Λ	λ	l	psi	Ψ	ψ	ps
mu	Μ	μ	m	omega	Ω	ω	o (길게)

8. 일부 염료의 용해도

염료명	색인번호 일반명	3판 CI No	대략 용해도(g/100 mL)	
			물	알코올
Acridine Orange	Basic Orange 14	46005	용해	용해
Alcian Blue 8GX	Ingrain Blue 1	74240	5	1.6
Alizarin Red S	mordant Red 3	58005	7.5	0.15
Aniline Blue (H_2O sol) (Soluble blue 3M or 2R, water blue)	Acid Blue 22	42755	용해	약간
Auramine O	Basic Yellow 2	41000	0.7	4.5
Azophloxine	Acid Red 1	18050	3	약간
Azur A (McNeal)	52005	sol	용해	
Biebrich Scarlet	Acid Red 66	26905	용해	0.05
Bismark Brown Y (Vesuvian Brown)	Basic Brown 1	21000	1.3	1.1
Carmine	Natural Red 4	75470	sol	약간
Carminic Acid	Natural Red 4	75470	8.3	–
Chromotrope 2R	Acid Red 29	16570	19	0.15
Congo Red	Direct Red 28	22120	용해	0.2
Cresyl Fast Violet	–	–	용해	약간
Crystal ponceau 6R (brilliant Crystal Scarlet 6R, Ponceau 6R)	Acid Red 44	16250	3	0.5
Crystal Violet	Basci Violet 3	42555	1.7	13
Eosin, Yellowish (H_2O & alcohol sol, Eosin Y)	Acid Red 87	45380	44	2
Eosin Bluish (Eosin B, Erythrosin B)	Acid Red 51	45430	11	2
Fast Garner GBC salt	Azoic Diazo component 4	37210	5	–
Fast Green FCF	Food Green 3	42053	16	0.35
Fast Red B salt	Azoic Diazo component 5	37125	29	–
Fast Red TR salt	Azoic Diazo component 11	37085	29	–
Fluorescein	Acid Yellow 73	45350	–	2.1
Fuchsin acid	Acid Violet 19	42685	20	0.25
Fuchsin basic	Basic Violet 14	42510	0.4	8
Fuchsin new	Basic Violet 2	42520	1.13	0.41
Gallocyanine	Mordant Blue 10	51030	불용	약간
Haematoxylin	Natural Black 1	75290	1.5	30 이상
Indigo carmine	Food Blue 1	73015	1.1	–
Janus Green B	–	11050	5.3	1.1
Light Green SF	Acid Green 5	42095	20	0.8
Luxol Fast Blue	Solvent Blue 38	–	아주	약간 용해
Malachite Green	Basic Green 4	42000	7.60	7.52
Martius Yellow	Acid Yellow 24	10315	4.5	0.15
Metanil Yellow	Acid Yellow 36	13065	5.36	1.45
Methyl Blue	Acid Blue 93	42780	용해	약간
Methyl Green	Basic Blue 20	42585	용해	불용
Methyl Violet 2B	Basic Violet 1	42535	3	15
Methylene Blue	Basic Blue 9	52015	3.5	1.5
Neutral Red	Basic Red 5	50040	5.5	2.5
Nile Blue Sulphate	Basic Blue 12	51180	1.0	1.0
Oil Red O	Solvent Red 27	26125	불용	0.5
Orange G	Acid Orange 10	16230	10	0.2

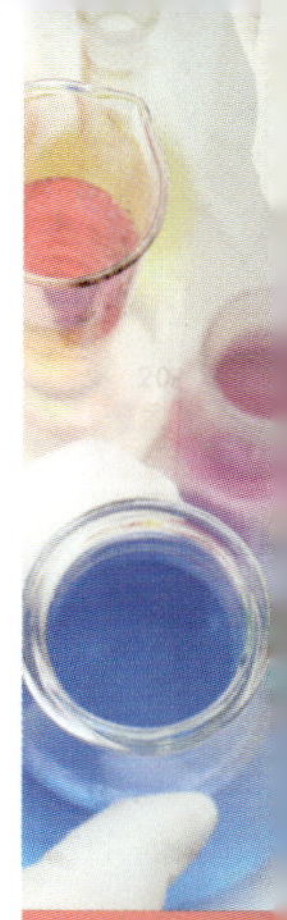

〈표 계속〉

염료명	색인번호 일반명	3판 CI No	대략 용해도(g/100 mL)	
			물	알코올
Patent Blue	Acid Blue 1	42045	8.4	5.23
Phloxine	Acid Red 92	45410	50	9
Phosphine	Basic Orange 15	46045	용해	용해
Picric Acid	–	10305	1.2	8
Ponceau 2R (Ponceau de xylidene)	Acid Red 26	16150	6	0.1
Pyronin Y (Pyronin G)	–	45005	9	0.6
Rhodamine B	Basic Violet 10	45170	0.8	1.5
Safranin O	Basic Red 2	50240	5.5	3.5
Solochrome cyanine RS (Eriochrome cyanine R)	Mordant Blue 3	43820	용해	용해
Scarlet R (Sudan IV)	Solvent Red 24	26105	불용	0.2
Sudan Black B	Solvent Black 3	26150	불용	1.13
Tartrazine	Food Yellow 4	19140	11	0.1
Thioflavine T	Basic Yellow 1	49005	용해	용해
Thionin	–	52000	0.25	0.25
Toluidine Blue	Basic Blue 17	52040	3.8	0.5
Victoria Blue B	Basic Blue 26	44045	0.5	4

9. 용액 안정성을 위한 정도관리

용액명	농도	사용되는 염색법	안전성
Absolute Alcoliolic Hematoxylin	10%	Pentachrome	6~12개월
Acetic Acid (aqueous)	3%	Alcian Blue	6개월
Acetic Acid Solution	10%	Luxol Fast Blue-PAS	12개월
Acid Alcohol	1%	Hematoxylin & Eosin	6개월
		Kinyoun's AFB	
Acid Fuchsin	0.5%	Mallorys Aniline Blue	6~12개월
Acid Fuchsin	1%	Masson's Trichrome	6개월
		Verhoeff's Elastic	
Alcian Blue	1%	Alcian Blue for Acid	
		Mucopolysaccharides	2개월
		Pentachrome	2개월
Alcian Blue	1%	Gridley-Fungus	2개월
Aldehyde Fuchsin (냉장고)	Stock	Pentachrome	6~12개월
Alkaline Alcohol	Stock		
Alkaline Alcohol-Sodium Chloride		Benhold's Congo Red	신선제조
Solution B	Stock	Masson's Trichrome	6~12개월
Aniline Blue	Stock	Mallorys Aniline Blue	6~12개월
Aniline Blue-Orange G	Stock	Auramine O-Rhodamine B	12개월
Auramine O-Rhodamine B	Stock	for Acid Fast	
		Bodians	6~12개월
Aqua-Regia	Stock	Prussian Blue	12개월
Basic Fuchsin	0.5%	Brown & Brenn	12개월
Basic Fuchsin (Saturated)	Stock	Working	신선제조
	0.25%	Masson's Trichrome	12개월
Biebrich Scarlet	1%	Masson's Trichrome	12개월
Bouin's Fluid	Stock	Grocott's	6~12개월
Borax	5%	Kinyoun's AFB	12개월
Carbolfuchsin Solution	Stock	Best's crrmine	6~8주
Carmine	Stock		신선제조
	Working	Frozen sections	6개월
Carnoy's Fixative	Stock	Grocott's Fungus	12개월
Chromic Acid	5%	Benhold's Congo Red	12개월
Congo Red Alkaline Solution	Stock	Benhold's Congo Red	신선제조
	Working	Brown & Brenn	3개월
Crystal Violet	1%	Liet-Amyloid	신선제조
Crystal Violet	Stock	Liet-Amyloid	신선제조
	Working	Gram-Weigert	1년
Crystal Violet (Stirlings)	Stock	PAS with diastase for glycogen	1주
Diatase of Malt (refrigerate)	Stock	Best's carmine	12개월
Differentiating solution	Stock	Normal use in H & E and also a	4개월
Eosin Alcoholic	Stock	counterstain	2주 또는 500
(95% ETOH 3 : eosin 7)	Working		slides 후
Ethyl-ether Acetone (highly volatile)	Stock	Brown & Brenn	신선제조
Ferric Chloride	10%	Pentachrome	6개월
		Verhoeffs for Elastic	
Ferric Chloride	2%	Pentachrome	신선제조
	Working	Verhoeffs	
Glacial Acetic Acid	1%	Giemsa	신선제조

〈표 계속〉

용액명	농도	사용되는 염색법	안전성
Giemsa Solution	Stock	Giemsa	6개월
	Working		신선제조
Gold Chloride	0.02%	Fontana Masson Wilders reticulum	신선제조
Gold Chloride	0.1%	Grocotts Fungus	신선제조
Gold Chloride	1%	Fontana-Masson	6개월
Gold Chloride	1%	Grocotts Fungus Weigerts reticulum	6개월
Hematoxylin (Harris)	Stock	Best's Carmine	6개월
		Routine H & E	2주 또는 500 slides 후
Hematoxylin (Mayers)	stock	Benholds Congo Red	6개월
	Working		2주 또는 500 slides 후
Hematoxylin Sol. A (Weigerts Iron)	Stock	Auramine O-Rhodamine B	6개월
Hematoxylin Sol. B (Weig)	Working	Mucicarmine Masson Trichrome	신선제조
Hematoxylin solution	Wokring	Pentachrome	신선제조
Hydrochloric Acid (1 normal)	Stock	Luxol Fast Blue-PAS PAS (McManus)	12개월
Hydrochloric Acid	20%	Prussian Blue	6개월
Hydrochloric Acid	Working	Prussian Blue	신선제조
Iodine (Lugol's)	Stock	Pentachrome Verhoeff's Elastic	6~12개월
Iodine (Gram's)	Stock	Multiple usages	6~12개월
Jenners Sol	Stock	Giemsa	6~12개월
	working		신선제조
Light Green	2%	Massons Trichrome	6~12개월
	0.5%	AFB-Grocott's Fungus	6~12개월
	Dilute	AFB-Grocott's Fungus	1~2주
Lithium Carbonate	0.05%	Luxol Fast Blue-PAS	12개월
Lithium Carbonate(포화)	–	Sudan IV for Fats & Lipids	6개월
Luxol Fast Blue	0.1%	Luxol Fast Blue-PAS	12개월
Magnesium Sulfite	10%	Alkaline Phosphatase	6~12개월
May Grünwald	Stock	May Grünwald	6~12개월
	Working		24시간
Metanil Yellow	Stock	Mucicarmine	6~12개월
Methanamine (냉장고)	3%	Grocott's Fungus	6~12개월
Methanamine-Silver Nitrate	Stock	Grocott's Fungus	6~12개월
	Working	Grocott's Fungus	신선제조
Methylene Blue Sol.	Stock	Ziehl Nielsen-AFB	6~12개월
	Working	Ziehl Nielsen-AFB	신선제조
Methyl Violet	Stock	Highman's Amyloid	6~8개월
Mucicarmine	Stock	Mucicarmine for Mucin	12개월
	Working		신선제조
Naphtanil Dizao Red R.C.		Alkaline Phosphatase	신선제조
Oxalic Acid	2%	Bodians	6~12개월
Oxalic Acid	5%	Mallorys PTAH	6개월
Phosphotungastic Acid Hematoxylin	Standard Stock	Mallorys PTAH	6~12개월

〈표 계속〉

용액명	농도	사용되는 염색법	안전성
Peanut oil & Xylene	–	Auramine O–Rhodamine B	신선제조
Periodic Acid(냉장고)	0.5%	McManus PAS	2개월
Periodic Acid(냉장고)		Luxol Fast Blue–PAS	2개월
Phloxine	2.5%	Gram Weigert	6~12개월
Phosphomolybdic Acid Sol	10%	Wilders reticulum	6개월
Phosphomolybdic–Phosphotungstic	Stock	Masson's Trichrome	6개월
Acid	0.1%	Brown & Brenn	6개월
Picric Acid–Acetone	Stock	Prussian Blue	6개월
Potassium Ferrocynanide	Working		신선제조
	0.25%	PTAH	6개월
Potassium Permanganate	1%	Bodians	신선제조
Protargol Solution	–	Bodians	신선제조
Reducing Sol (Coppershot)			
Saturated Sodium Chloride	Stock	Benhold's Congo Red	12개월
in 80% ethanol	Stock	McManus PAS	2~4개월
Schiff's Reagent (refrigerate)		Luxol Fast Blue–PAS	
Sodium Alpha Naphthyl Acid Phos–phatase	10%	Leukocyte Alkaline Phosphatase	신선제조
Sodium Barbitol	5%	Leukocyte Alkaline Phosphatase	6개월
Sodium Bicarbonate	1%	Brown & Brenn	6개월
Sodium Bisulfite	1%	Grocotts Fungus	6개월
Sodium Hydroxide	3%	Benhold's Congo Red	6개월
Sodium Hydroxide	10%	Wilder's Reticulum	6개월
Sodium Metabisulfite	5%	Luxol Fat Blue–PAS	12개월
		McManus–PAS	
Silver Nitrate (refrigerate)	10%	Grocotts Fungus	6~12개월
Silver Nitrate (refrigerate)	2%	Fontana Masson	4~6개월
		Wilder's Reticulum	
Sodium Thiosulfate	5%	Grocotts Fungus	6개월
Sodium Thiosulfate	Stock	Multiple usages	6개월
Sudan IV	Stock	Sudan IV for fats & lipids	6개월
Sulfurous Acid Rinse		McManus PAS	신선제조
		Luxol Fast Blue–PAS	
Sulfuric Acid	1%	Auramine O–Rhodamine B	6개월
Toludine Blue	Stock	Toludine Blue for Mucin	6~12개월
Uranium Nitrate Sol.	1%	Wilder's Reticulum	6개월
Van Giesons	Stock	Verhoeff's	12개월
Zenkers	Stock	Mallorys PTAH	2개월
	Working		2주

찾아보기

ㄱ

갈색위축 319
개방생검 388
결실 481
경질파라핀 75
고압멸균기 432
고정 36
고정액 41
골수종 239
공여 파라핀블록 76
과립세포질그물 216, 239
과망간산칼륨–옥살산 표백법 130
과산화효소 차단 446
과포화용액 22
광학계 499
그람당량 18
그람분자량 17
그물섬유 158
글리코겐 258
금속성 은 226
기계적 위해 5

ㄴ

난백 445
내인성 과산화효소활성 437
냉동조직미세배열 78
네마린 간상체 416
노인반 226, 228
니슬소체 216

ㄷ

다가음이온 207
다중종양조직미세배열 78
단세포 부유액 500
담록소 322
담즙색소 322
당기는 각 92
당나귀혈청 438
독성물질 3
동결절편 97, 126, 445
동시 짝짓기법 404, 408
돼지혈청 438
디아민은착체 163

ㄹ

라파트 근육생검 클램프 388
레이저 광선 498
레이크 염료 204
리포푸신 319
림프구 표면 마커 424

ㅁ

막대모양 조직기법 77
말이집 219
말혈청 438
매염제 118
메니스커스 16
멜라닌 312
멜라닌의 표백법 316
모세관 원리 461
몰과 노르말 농도 용액 17
무기성 매염염료 204
미터법 20
미토콘드리아 397

ㅂ

바닥막 184
박절 38, 91
발색 446
번호표시 장치 74
봉입 38, 109
봉입제 110
부식성 물질 3
부유온수조 92
부합과정 474
분리깔대기 240
분사식 동결제 100
불포화용액 22
비만세포 376
비생물학적 위험 7
뼈대근 생검조직 388
뼈속질천자 생검조직 63
뼈속질코어 생검조직 63
뼈탈회장치 58

ㅅ

사이토그램 498
산성수용액 351
산성점액 262
산성점액다당류 265
산성지질 302
생물학적 염료위원회 23
생물학적 위험 7
서던블롯 478
섭씨 21
세포분리기 499
수동 조직처리법 68
수산칼슘검사 59
수소 수용체 397
수용성 봉입제 110
수용 파라핀블록 76

수지 봉입제 112
수화물 20
스피로헤타 350
슬라이드 가온기 92
슬라이드 전도법 114
슬라이드 접착제 95
승홍계 고정액 44
승홍색소 제거 45
신경분비종양 372
신경섬유농축체 226
신경원섬유 222
신경원성 위축 412
신전기 92

ㅇ

아밀로이드 283
악성흑색종 312
알코올계 고정액 44
액체질소 388, 445
에피토프 445
역전사효소 481
연골조직 207
연질파라핀 75
염료색인 23
염산-알코올 탈색법 130
염색 38
예후조직미세배열 79
오실로스코프 498
온도 변환 21
온수조 433
완충액 22
용액의 희석 22
용해도 21
운동종 말판 412
위 40
위해 표시법 4
유니버설 차단 완충액 439
유도성 은환원성 반응 345
유독가스 제거장치 110
유세포 분석 498
유세포분석기 499
유전자 발현 482
유체계 499
육안 표시용 컬러잉크 49
은환원성 반응 312
이소펜탄 445
일반 염색법 106

ㅈ

자궁 40
자동면역염색기(autoimmunostainer) 464
자동 봉입기 114
자동 염색기 108
자동 조직처리법 69
자멸사세포 494
잘록창자흑피증 312
전기계 499
전반응액 393
절취 37, 46
절취실 46
절편기 90
제자리 부합법 470
조직미세배열 76
조직포매 장치 74
조직포매장치 72
주변액 499
주폐포자충 345
중량인자 19
중성점액 262
중성지질 302
중크롬산계 고정액 45
중크롬산염 색소제거 45
증폭 481
지라 41
지방염색 296
진균 345
진행성 염색 107
진행조직미세배열 78

ㅊ

창자 40
철 프라보 단백질 400
초산수 355
초산용액 145
최대 허용노출한계 3
최저 독성농도 3
최저 독성량 3
최저 치사량 3
축삭 219
침생검 389

ㅋ

칼슘 200
캐나다발삼 109
커버글라스 110
코어 조직기법 77
코팅 슬라이드 95
콜로이드용액 22
퀴노이드 화합물 316
클로로포름 추출과정 243

ㅌ

탄력섬유 174
탈수 37
탈지 57
탈회법 54
탈회 순서 56
탈회액 54
탈회 확인법 58
테트라졸륨 400
토끼혈청 439
퇴행성 염색 107
투명 37

트라가칸스 검 391
틈의 각 92

ㅍ

파라핀 분주기 73
파라핀 침투 37
파라핀 포매 37
파라핀 포매법 68
퍼센트 농도 용액 16
폐 41
포르마잔 색소 397
포르말린계 고정액 43
포르말린색소 제거법 43
포일겐 반응 236
포화용액 21
표면탈회법 58
프로테오글리칸 207, 376
피크르산계 고정액 44
핀셋에 의한 방법 113

ㅎ

항원 부활 446
항원부활 용액 429
핵형분석법 478
헤마테인 118
헤마톡실린 118
헤파린 379
현미경 25
현미방사선법 58
현상액 351
혈철소 324
혈청 차단 446
형광-제거 봉입제 113
형광제자리부합법 478
형광항체법 455
형질세포 239
호은성 226
호은성반응 350
호은성 세포 372
화씨 21
화재 및 폭발 위험성 물질 3
환원액 223, 373
황산콘드로이틴 379
효소면역조직화학 이중염색 451
효소항체법 424
히스타민 376
히스토그램 498

INDEX

A

acceptor paraffin block 76
acetate buffer 373
Acetate buffer 240
acid mucin 262
acid mucopolysaccharide 265
Acid phosphatase 403, 404
acidulated water 351
adhesives 95
AEC 443
aerosol spray 100
Alcian blue–PAS 262
Alcian blue–safranin O 379
Aldehyde fuchsin 179
Alizarine red S 204, 205
alkaline phosphatase 450
Alkaline phosphatase 408
Alkaline phosphatase antialkaline phosphatase (APAAP) 450
Ammoniacal silver 227, 313
Ammonia water 126
Ammonical silver 159
Ammonium sulfide 395
amplication 481
Aniline blue 138
Aniline blue–Orange G 191
antigen retrieval 446
antigen retrieval solutions 429
Apathy's mount 111
aqueous mountants 110
argentaffin reaction 312
argylophilia 226
argyrophil cell 372
argyrophilic reaction 350
ATPase 393
Auramine–rhodamine 343
autoclave 432
automatic coverslipper 114
automatic slide stainer 108
automatic tissue processing 69
Avidin/biotin 439
Avidin biotin complex (ABC) 445
avidin–biotinylated peroxidase complex 424
axon 219
AZAN 189
Azocarmine 190

B

Barbital acetate 394
Basic fuchsin 337
BCIP/NBT 444
Biebrich scarlet–acid fuchsin 138
Bielschowsky 226
bile pigment 322
bilirubin 322
biliverdin 322
biological danger 7
Biological Stain Commission, BSC 23
Bodian 222
body, Nissl 216
bone marrow aspiration biopsy 63
bone marrow core biopsies 63
Bouin 137
bowel 40
brown atrophy 319
buffer solution 22

C

calcium oxalate test 59
canada balsam 109
Canada balsam 112
capillary gap 461
Carbol–xylene 106
Celcius degree 21
cells, apoptotic 494
cell sorter 499
Cellulose caprate mountant 113
chondroitin sulfate 379
chromagen/substrate 446
Chrome–gelatin coated slide 95
chymase 379
Citrate 437
clearance angle 92
coating slide 95
Colloidal iron 265
colloidal solution 22
color index 23
congo red 282
connective tissue mast cells, CTMC 379
core tissue technique 77
corrosive substances 3
Cresyl echt violet 216, 217
Cryostat 98

cryo-tissue microarrays 78
cytochrome oxidase 400
cytogram 498

D

DAB 441, 497
Dako EnVision 448
Davidson marking system 49
defatting 57
deletion 481
developer 351
dextran polymer 448
dialdehyde 254
Diaphorase 397
Diastase 258
Diastase-PAS 258
Diethylpyrocarbonate (DEPC) 473
Diff-Quik Giemsa 354
dilution of solution 22
DMF (dimethylformamide) 444
DNA 236
DNA의 정제 489
DNA 추출 488
donor paraffin block 76
double immunostaining 451
DPX 112
Dubin-Johnson 312

E

EDTA-G 용액 55
egg albumin 445
electronic system 499
endogenous peroxidase activity 437
Eosin-phloxine 120
epitope 445

F

Fahrenheit degree 21
Farrants' medium 111
Ferric ferricyanide 320
ferric ferrocyanide 324
ferrous ferricyanide 319
Feulgen reaction 236
fire and explosive hazards 3
FITC (fluorescein isothiocyanate) 456
flotation bath 92
flow cytometer 499
flow cytometry 498
fluidic system 499
Fluorescence In Situ Hybridization, FISH 478
fluorescent-free mounting media 113
Fontana-Masson 312
forcep method 113
formazan pigment 397
Fouchet 322, 323
frozen sections 126
fume hood 110
fungus 345

G

Gallego 337
Gill hematoxylin 124
Glycerin jelly 288, 297
glycogen 258
Gomori aldehyde fuchsin 178
Gomori reticulum 161
Gomori trichrome 417
Gordon-Sweets 163
Gram 336
gram-equivalent weight 18
Gram iodine 149, 337
gram molecular weight 17
gravimetric factor 19
Grimelius 372
Grocott methenamine silver, GMS 345
gross cutting 46
Grosslab 49
gross room 46
Guanidium thiocyanate 492
Gum sucrose 101, 297
gum tragacanth 391

H

hard paraffin 75
Harris hematoxylin 119, 126
Harris hematoxylin-eosin 118
hazard identification 4
HBsAg 357
HCl-alcohol decolorization 130
Helicobacter pylori 350, 354
hematein 118
hematoxylin 118
hemochromatosis 324
hemosiderin 324
hemosiderosis 324
heparin 379
HID 270
High iron diamine-Alcian blue 269
histamine 376
histogram 498
HRP 446
hybridization 474
hydrates 20
hydrogen acceptor 397
hydroquinone 350
hypersaturated solution 22

I

induced argentaffin reaction 345
inorganic mordant dye 204
in situ hybridization, ISH 470
in situ polymerase chain reaction 481
inverted slide method 114
iron flavoprotein 400
isopentane 445
IS-PCR 481

K

Kaiser's glycerin jelly 111
karyotyping 478
Klüver-Barrera luxol fast blue 219
KMnO4-oxalic acid bleaching 130

L

Labeled streptavidin biotin, LSAB 447
lake dye 204
laser beam 498
LD50 3
lethal dose low 3
levamisole 444
Light geen 138
Light green 179, 186, 347
lipofuscin 319
liquid N2 388
liquid nitrogen 445
L-type embedding box 73
Lugol iodine 175
lung 41
Luxol fast blue 220
lymphocyte surface marker 424
L형 포매틀 73

M

malignant melanoma 312
Malt Diastase 259
manual tissue processing 68
Masson's trichrome 136
Mayer hematoxylin 123, 283, 358
Mayer hematoxylin-eosin 122
mechanical hazards 5
meniscus 16
metallic silver 226
Metanil yellow 252
Methenamine silver 185, 346
Methylene blue 341
Methyl green 241, 406
Methyl green-pyronin 239, 241
methyl violet 287
metric system 20
microradiography 58
microwave oven 431
mixed diamine 270
Modified Gomori trichrome 416
Moral and Normal solution 17
mordant 118
motor end plate 412
Mounting 109
Mucicarmine 250
mucosal mast cells, MMC 379
multi-tumors tissue microarrays 78
Mycobacterium leprae 339
myelin sheath 219
myeloma 239

N

NADH-TR (tetrazolium-reductase) 397
naphthol AS-BI phosphate 408
NBT 398, 402
NBT (nitro blue tetrazolium) 444
needle biopsy 389
nemaline rods 416
neurofibrillary tangles 226
neurogenic atrophy 412
neurosecretory tumor 372
neutral mucin 262
New fuchsin 443
nicotinamide adenine dinucleotide 397
Nile blue 302
nitro blue tetrazolium, NBT 397
nonbiological danger 7
Nuclear fast red 161, 267, 301

O

OCT compound 388, 445
Oil red O 296
open biopsy 388
optical system 499
Orcein 357
oscilloscope 498

P

PAMS (periodic acid methenamine silver) 184

paraffin dispenser 73
paraformaldehyde 472
Pararosaniline 413
Pararosaniline-HCl 405
PAS (periodic acid Schiff) 254
PCR 478
Pepsin 435
periodic acid-lysine-paraformaldehyde, PLP 425
permanant cassette marking system 74
permissible exposure limit, PEL 3
peroxidase blocking 446
phenol/chloroform 490
phosphate buffer 259
Phosphomolybdicacid-phosphotungstic acid 138
phosphotungstic acid hematoxylin 148
Phsophate-buffered glycerin jelly 111
picric acid 145
Picric acid 142
Picric acid-acetone 338
Picro-sirius red 144
Plank-Rychlo용액 55
plasma cell 239
pneumocystis jirovecii 345
polyanions 207
Poly-L-lysine coated slide 96
Polystyrene mountant 113
Polyvinyl pyrrolidone 112
potassium ferrocyanide 325
potassium permanganate-oxalic acid 316
preincubation medium 393
primary antibody 446
prognosis tissue microarrays 79
progression tissue microarrays 78
Pronase 436
Proteinase K 433, 489
Protein silver 223
proteoglycan 207, 376
prussian blue 324
Prussian blue 267, 324, 325
pseudomelanosis coli 312
PTAH 용액 149

Q

quinoid compound 316

R

Raypart muscle biopsy clamp 388
resinous mountants 112
reverse transcriptase 481
RITC (tetramethylrhodamine isothiocyanate) 456
RNA 추출 491
rod-shaped tissue techniques 77
rough endoplasmic reticulum 216, 239
Routine staining 106

S

Safranin O-fast green 207
saturated solution 21
Schiff 237, 255, 263
Schiff 시약 검정법 257
Schmorl 319
secondary antibody 446
senile plaques 226, 228
separatory funnel 240
serum blocking 446
sharp container 5
sheath fluid 499
sialomucin 269
signal/noise 447
silver diamine complex 163
silver nitrate 227
simultaneous coupling method 404, 408
slide warmer 92
slope angel 92
snap-frozen tissues 390
Sodium dodecyl sulfate (SDS) 436
soft paraffin 75
solubility 21
southern blot 478
specific gene expression 482
spirocheta 350
spleen 41
stomach 40
streptomyces avidin 447
Succinic dehydrogenase, SDH 400
Sudan black B 300
Sulfite rinse 237
sulfomucin 269
surface decalcificaton 58

T

temperature conversion 21
tetrazolium 400
Thioflavine T 289
tissue embedding center 72, 74

tissue microarray, TMA 76
TLC 242
Toluidine blue 376, 377
toxic concentration low, TCL 3
toxic dose low, TDL 3
Tris buffered saline (TBS) 428, 472
Trypsin 435
tryptase 379
TUNEL 494
Turnbull blue 319

U

universal blocking buffer 439
Unna–Pappenheim 239
unsaturated solution 22
uterus 40
UV 201

V

van Gieson 142
Vector ImmPRESS 449
Verhoeff elastic stain 175
Verhoeff iron hematoxylin 174
Veronal acetate 405
Victoria blue 360, 361
von Kossa 200

W

Warthin–Starry 350
water bath 433
Weigert iron hematoxylin 137, 142, 208, 251

X

Xylene–peanut oil 340

Z

Ziehl–Neelsen 339
Ziehl–Neelsen carbol–fuchsin 340

기호

0.1% cresyl violet 220
0.1% sirius red 145
0.02% fast green 208
0.2 % gold chloride 160
0.2 M sodium succinate 401
0.2M Tris 409
0.3% eriochrome black T 343
0.3% H_2O_2/methanol 438
0.5~1% ammonia water 120
0.5% lithium carbonate 120
0.5% periodic acid 255
0.5% potassium permanganate 159
0.15% hydroquinone 351
0.15% potassium permanganate 358
0.25% methyl violet 288
0.25% potassium permanganate 149, 317
1 254
1% acid fuchsin 142
1% alcian blue 263, 270
1% calcium chloride 395
1% crystal violet 337
1% eosin–alcohol 119
1% HCl–alcohol 120
1N HCl 237
1N hydrochloric acid 255
1% periodic acid 185
1% safranin 208
1% α–naphthyl acetate 413
1차 항체 446
2% cobaltous chloride 395
2% eosin 126
2% ferric ammonium sulfate 159
2 glycol 254
2% oxalic acid 317
2% potassium metabisulfite 159
2% sodium thiosulfate 160
2차 항체 446
3–aminopropyltriethoxysilane coated slide 96
3% sodium metabisulfite 358
4% sodium nitrate 413
4% sodium nitrite 405
5% borax 185
5% chromic acid 346
5% nitric acid 수용액 54
5% oxalic acid 149
5% phosphotungstic acid 191
5% silver nitrate 201
5% sodium thiosulfate 149, 201
10% EDTA 용액 55
10% ferric chloride 175
10% formalin–saline 402
10% formic acid 수용액 55
20% formalin 160
60% isopropanol 297
% solution 16
α-Naphthyl acetate esterase 412

조직검사 실습 6판

1997년 3월 10일 2판 발행
2009년 3월 5일 3판 발행
2012년 8월 30일 4판 발행
2016년 3월 3일 5판 발행
2019년 9월 2일 6판 발행
2020년 8월 3일 6판 2쇄 발행
2021년 7월 26일 6판 3쇄 발행
2023년 1월 10일 6판 4쇄 발행
2024년 2월 20일 6판 5쇄 발행

정가 38,000원

편 저 자 : 한국임상병리학과
조직 · 세포학교수회 편
발 행 자 : 최 병 진
발 행 처 : 도서출판 **고 려 의 학**
(02880) 서울 성북구 성북동로 9길 1 보문빌딩 3층
Tel. 765-0333, 0337
Fax. 743-2288
등록번호 : 제 1-519호 1978. 6. 29.

ISBN 979-11-89210-23-6